Ennenbach

BUDDHISTISCHE PSYCHOTHERAPIE

Matthias Ennenbach

BUDDHISTISCHE PSYCHOTHERAPIE

Ein Leitfaden
für heilsame
Veränderungen

WINDPFERD

6. Auflage 2020

Umschlaggestaltung: Kuhn Grafik Communication Design, Amden (CH)
Bildquelle Cover: iStock
Layout und Grafik: Marx Grafik und ArtWork
Lektorat: Sylvia Luetjohann
Gesetzt aus der Adobe Garamond
Druck und Bindung: C. H. Beck, Nördlingen

MIX
Papier aus verantwortungsvollen Quellen
FSC® C019821

Printed in Germany
ISBN 978-3-89385-639-8
www.windpferd.de

Inhalt

Einleitung

Liebe*r Leser*in,
Sie halten ein Buch in den Händen, dass 2010 erstmals veröffentlicht wurde. Heute möchte ich Ihnen in dieser aktualisierten Einleitung in Kürze berichten, wie es zur Entwicklung der Buddhistische Psychotherapie BPT kam, was darunter verstanden werden kann, zudem möchte ich Ihnen gerne ein paar Eckpfeiler der BPT beschreiben. Damit haben Sie dann eine gute Einstimmung für dieses Buch.

Mein Name ist Matthias Ennenbach, ich hatte zwischen 1990 und 2000 mein Psychologiediplom, ein paar Psychotherapieausbildungen und meine Approbation absolviert. Später promovierte ich noch in der medizinischen Fakultät. Für viele Jahre war ich in unterschiedlichen Kliniken beschäftigt. So bestand meine berufliche Sozialisation aus einer westlich-wissenschaftlichen Herangehensweise. Ich erinnere mich zudem noch an Ausbildungskurse, in denen vermittelt wurde, dass wir es mit schwer kranken und gestörten Menschen zu tun haben und wir einen sehr belastenden Beruf ausüben. Aber seitdem S. Freud die Dynamik des Unbewussten entschlüsselt hätte, wäre unser Handwerkszeug effektiver.

Diese Erfahrungen musste ich mit anderen Informationen in Einklang bringen. Zum Beispiel interessierte mich schon früh die westliche und später, seit Ende der 1980er Jahre die östliche Philosophie. Und als ich dort las, dass Buddhisten seit 2500 Jahre wissen, dass eine signifikante Quelle für menschliches Leiden unsere starke Neigung zum Unbewussten sei, begann ich die westlichen Geisteswissenschaften mit anderen Augen zu sehen. Der historische Buddha, war ein Mann, der nicht auf der Suche nach seinen Göttern war, sondern einen Weg finden wollte, menschliches Leiden aufzulösen oder zu mindern. Also eine Herangehensweise, die stark an das erinnert, was Menschen in den sozialen Berufen auch versuchen. Die Entwicklung der BPT war immer ein Integrationsversuch und niemals der Wunsch nach einer neuen Buddhismusvariante. Die BPT ist eine Beratungs-, Coaching- und Therapiemethode, sie ist wissenschaftlich orientiert und in keiner Weise religiös gebunden.

Buddhisten wie der Dalai Lama betonen, dass der Buddhismus von seinem Ursprung her, keine Religion, sondern eine Geisteswissenschaft sei. Allerdings hat sich die buddhistische Lehre als Geisteswissenschaft durch dessen Integration in die verschiedenen Kulturen verändert. So entstand z. B. der tibetische, japanische, vietnamesische oder chinesische Buddhismus, und mittlerweile entwickeln sich auch westliche Zugänge zum Buddhismus.

Natürlich ist der Buddhismus heute eine große Weltreligion und viele Buddhisten praktizieren diese Lehre als Religion mit Gebeten, Heiligenverehrung und Feiertagen, aber der Ursprung dieser Lehr- und Praxismethode war unreligiös.

Die BPT nutzt daher die ursprünglichen, nicht-religiösen Grundideen der buddhistischen Lehre. Schon vor 2500 Jahren wurden Herangehensweisen genutzt, wie wir sie in heutigen Therapiemethoden antreffen. Wir finden in den antiken buddhistischen Schriften Persönlichkeits- und Charaktertypologien, Erklärungsmodelle für psychische, psychosomatische und physische Leiden, die Dynamik des Unbewussten wird explizit beschrieben und wir finden dort strukturierte Darstellungen menschlicher Bewusstseins-, Wahrnehmungs- und Erkenntnisfähigkeiten. Das Meister-Schüler-Verhältnis erinnert sehr an das Therapeut-Klienten-Verhältnis. Das Weltverständnis des Buddhismus ist zutiefst systemisch und zudem auf das Hier und Jetzt konzentriert.

Auf genau diese Schwerpunkte fokussieren auch die modernen System- und Verhaltenstherapeuten. Die Verhaltenstherapie (VT), neben der Psychoanalyse und der Tiefenpsychologie eine der zentralen westlichen Therapieformen, verändert sich stetig. Die Verhaltenstherapeuten sprechen von „Wellen“ der Entwicklung: In der ersten Welle, zu Beginn der VT-Entwicklung, konzentrierte sich die VT noch völlig auf das Verhalten. Der Fokus lag dementsprechend auf der Verhaltensebene. Hier sollten Trainingsprogramme neues Verhalten fördern. Im weiteren Verlauf kam es zu einer zweiten Welle: Jetzt wurden die Kognitionen (Gedanken) in den Mittelpunkt gestellt. Die VT nannte sich nun Kognitive Verhaltenstherapie (KVT), ihr Schwerpunkt lag bei den Bewertungen und Erwartungen eines Menschen. Danach entwickelte sich vor ein paar Jahren die dritte Welle: Die KVT entdeckte für sich die Achtsamkeit und damit einen der zentralen Eckpfeiler buddhistischer Lehr- und Praxismetoden, die nun auch in der westlichen Behandlungswelt ankommt.

Die buddhistischen Lehr- und Praxismethoden sind also kein alter versteinerter Kuchen, sondern eine Art sehr gut erprobtes und millionenfach getestetes Rezept, um jederzeit „frischen Kuchen“ backen zu können.

Es war überfällig, dass sich die westliche Herangehensweise von der negativen Psychologie wegentwickelt, die stets nur die Störungen im Blick hat. Konkret bedeutete es, dass fast sämtliche Forschungsgelder für Studien bereitgestellt wurden, die sich mit Ängsten, Schmerzen, Depressionen, Süchten, etc. befasste. Erst seit relativ kurzer Zeit befasst sich die Forschung damit, wie wir die positive Psychologie nutzen können, also die konkrete Förderung von heilsamen Eigenschaften, wie Freude, Güte, Mitgefühl oder Achtsamkeit.

Nachdem ich mich etwa bis ins Jahr 2000 sehr viel mit der östlichen Philosophie beschäftigt hatte und sehr von Meditationsausbildungen, buddhistischen Seminaren, Selbsterfahrungen, Reisen und Teilnahme an Zeremonien in Asien, inspiriert war, begann ich diese Erfahrungen und Sichtweisen immer mehr in meine tägliche Arbeit als Psychotherapeut einfließen zulassen. Für buddhistisch gebildete Menschen gibt es z. B. keine Einteilung in psychisch Kranke und Gesunde, sondern die Erkenntnis, dass kein Mensch ein Leben ohne Schwierigkeiten durchleben kann. Zumindest Alter, Krankheit und Tod sind für uns alle unvermeidbar. Und auch die vielen Probleme des Alltages sind für uns alle eine Herausforderung. Das gipfelt in dem Verständnis, dass Probleme zwar nicht gut, aber normal sind. Wenn wir Behandler uns diese Tatsache mehr verdeutlichen könnten, wäre es leichter mit den Hilfesuchenden auf Augenhöhe zu sprechen. Schließlich zählen gerade die sozialen Berufe zu den Risikoberufen, sodass wir oft nicht sicher sein können, ob die Hilfesuchenden oder die

Behandler gerade in einer besseren Verfassung sind. Schließlich benötigen wir alle von Zeit zu Zeit etwas Hilfe und Unterstützung.

Der Begriff „Gesundheit“ wurde bereits 1948 in der Konstitution der Weltgesundheitsorganisation (WHO) beschrieben als „ein Zustand vollständigen physischen, geistigen und sozialen Wohlbefindens, der sich nicht nur durch die Abwesenheit von Krankheit oder Behinderung auszeichnet“.

Mehr als 70 Jahre nach dieser Forderung der WHO können viele Therapiemethoden heute immer noch keine Konzepte vorlegen, die über eine bloße Beseitigung von Symptomen hinausgehen. Damit wird der Mensch in seinen Bedürfnissen und auch Potenzialen nicht ausreichend gewürdigt.

Die buddhistische Psychotherapie erfüllt die von der WHO aufgestellte Forderung nach einer Erweiterung des Begriffs Gesundheit, denn sie behandelt nicht nur Krankheiten, sondern fördert gleichzeitig die in allen Menschen angelegten positiven Möglichkeiten.

Es gibt eine fast verwirrende Vielzahl ganz unterschiedlicher Behandler, wie Ärzte, Psychologen, Psychotherapeuten der verschiedensten Schulen, Heilpraktiker, Berater jeder Art, Neurologen, Psychiater etc., und noch mehr psychotherapeutische Methoden, etwa die Psychoanalyse, die Tiefenpsychologie, die systemischen Therapien, die Verhaltens-, Gesprächs- ,Gestalt-, Hypnosetherapie und vieles mehr. Neben den sich daraus ergebenden unterschiedlichen Techniken liefern die verschiedenen Schulen auch sehr unterschiedliche Erklärungsmodelle für das Entstehen von Krankheiten. Eine große Mehrheit der Behandler muss – scheinbar in Ermangelung von konkurrenzfähigen Alternativen– immer noch auf psychoanalytische Krankheitsmodelle zurückgreifen. Die Ursachen für aktuelle Konflikte und Symptome werden von ihnen vorzugsweise in der Kindheit gesucht. Andere forschen in den Stoffwechselprozessen des Gehirns, wieder andere konzentrieren sich eher auf problematische systemische Interaktionsprozesse oder auf die individuellen Aspekte der Gesellschaftsschicht oder der Geschlechtszugehörigkeit des Klienten. Wieder andere Behandler vermeiden derartige Überlegungen ganz und gehen davon aus, dass wir sozusagen als leere Wesen, also als unbeschriebenes Blatt diese Welt betreten und das gesamte Emotionsspektrum sowie auch das Verhalten an- oder abtrainierbar sind. Die Vorstellungen und die Erklärungs- beziehungsweise Krankheitsmodelle des Behandlers sind von entscheidender Bedeutung für die Behandlung. Für Hilfesuchende ist dieser Aspekt oft nicht klarerkennbar, aber trotzdem von größter Relevanz, denn alle Aspekte der bei ihnen durchgeführten therapeutischen Maßnahmen, angefangen von der Suche nach den Ursachen bis hin zu den Behandlungsmethoden, sind abhängig von dem ihnen zugrunde liegenden Verständnis der Behandler.

In der Regel sind viele Behandlungsmodelle nur auf die Beseitigung der Symptome konzentriert und übersehen leider oftmals das menschliche Potenzial. Wir Menschen wollen jedoch nicht nur nicht leiden, sondern auch glücklich sein. Wir brauchen daher dringend Arbeitsmodelle, deren Zielsetzung die aktive und konkrete Förderung von positiven Geisteszuständen wie Güte, Zufriedenheit, Mitgefühl, Freude, etc. ist.

Die BPT ist wohl auch deshalb eine so erfolgreiche Methode geworden, weil die Grundlage vollkommen integrativ ist. Es werden die buddhistischen Lehr- und Praxismethoden ebenso nutzbar gemacht, wie die verschiedenen westlichen Therapiemethoden, allen voran die verhaltenstherapeutischen, die tiefenpsychologischen, die systemischen und die hypnotherapeutischen. Zudem werden neurowissenschaftliche Fakten anschaulich gemacht und integriert.

Von vielen Menschen werden die in der Neuzeit entstandenen Aufspaltungen und Polarisierungen von wichtigen Lebensbereichen als schmerzlich empfunden: Arbeitswelt und Kreativität; Job und Familie; Work-Life-Balance; Schulbildung und Charakterbildung; Politik und gesunder Menschenverstand; Ökologie und Ökonomie; Klimaschutz und Wirtschaftswachstum; bürokratische Verwaltung und Menschlichkeit; Religion und lebensnahe Bedürfnisse; konsumorientierte Wirtschaft und eigentliche Grundbedürfnisse des Menschen, etc. Unser Wohlbefinden und wahrscheinlich sogar unser Überleben auf diesem Planten könnte davon abhängen wie gut wir es in den nächsten Jahren fertigbringen integrativ und ganzheitlich zu denken und zu handeln. Dieser Ansicht ist die BPT zutiefst verbunden.

Ein weiterer sehr zentraler Aspekt ist die Integration aus positiver Psychologie (Aufbau und Stärkung von Ressourcen) und negativer Psychologie (Linderung von Problemen und leidvollen Empfindungen).

Insbesondere die Ressourcenstärkung und die Potenzialentfaltung sind sehr spannende und konstruktive Elemente der BPT. Das dazu passende Statement lautet, dass es nicht in immer darum geht, sich selbst zu entdecken, sondern sich selbst zu kreieren.

Sowohl die buddhistische als auch die neurowissenschaftliche Sicht auf unser Selbst beschreibt eine sehr dynamische Struktur, vergleichbar mit einem stetig sich verändernden Netzwerk. Dort finden wir die Bausteine, die unsere Persönlichkeit ausmachen. Aber wir werden dort keinen festen letztendlichen Kern vorfinden. Deshalb bieten wir konkrete Methoden, die es ermöglichen, eigene Schwerpunkte zu setzen: Stellen Sie sich vor, Sie könnten in einen Zauberspiegel schauen und sich selbst betrachten, wie sie in 5 Jahren sein werden. Dabei meine ich weniger ihr Äußeres sondern die Eigenschaften der Person, die Sie in 5 Jahren sein werden. Bei der genaueren Betrachtung der Situation müssen wir leider feststellen, dass Sie in Ihren heutigen Zustand lediglich ein Zufallsprodukt sind. Sie haben sich, wie wir alle, einfach nur irgendwie entwickelt, indem Sie meist auf äußere Ego-Impulse reagiert haben. Möchten Sie in 5 Jahren auch wieder nur das Zufallsprodukt Ihrer äußeren und womöglich noch inneren Gewohnheitsmuster sein? Viele Menschen möchten sich selbst bestimmen, Einfluss darauf nehmen, wer sie in ein paar Jahren sein werden. Sie möchten mehr Gelassenheit, mehr Zufriedenheit, mehr Achtsamkeit? Kein Problem, selbst wenn Sie solche oder ähnlich heilsame Eigenschaften gar nicht zu besitzen meinen, zumindest sind sie bei Ihnen als Veranlagung vorhanden. Dieser Aspekt ist ein sehr bedeutsamer in der BPT. Er erlaubt eine enorm konstruktive Sicht auf Menschen, eröffnet Handlungsspielräume und stellt festgefahrene Muster kritisch in Frage.

Da sich immer mehr Behandlungsmethoden der Ressourcenkonsolidierung widmen, werden die Fragen lauter, wie sich spirituelle Ressourcen in westlich-wissenschaftliche Modelle integrieren lassen. Die BPT kann ein konkretes Konzept vorlegen, indem Spiritualität ein fester Bestandteil ist. Dieser Aspekt unterscheidet die BPT von vielen anderen Methoden. Zwar ist auch die BPT bemüht, Leiden zu lindern und Ressourcen zu stärken, aber wenn die Hilfesuchenden dann ein ausreichend starkes Ego stabilisieren konnten, enden herkömmliche Behandlungsmethoden. Dabei wird übersehen, dass starke Egostrukturen permanent Ego-Impulse produzieren (ich will, ich meine, ich möchte, ich denke, etc.), ebenso wie ein schwaches Ego eben schmerzliche Egoimpulse liefert (ich kann nicht, ich fühle mich schlecht, ich bin hilflos, etc). In der BPT werden also auch starke Egoimpulse als eine Quelle von Problemen identifiziert. Grübelzwänge, die Unfähigkeit ohne Konsum zu entspannen und das Denken und Bewerten zu lockern, zählen wohl mittlerweile zu den Volkskrankheiten.

Hier beginnt in der BPT ein weiteres Angebot zur Linderung von Ego und der Kultivierung von Spiritualität. Diese kann nämlich nur auf der Grundlage einer soliden Egostruktur aufgebaut werden. Buddha soll gesagt haben „Meditiere, aber binde deinen Elefanten an." Vielleicht können wir es übersetzten als eine Anregung sowohl auf spirituelle, als auch auf materielle Aspekte des Lebens zu achten. Nicht wenige Menschen, die ihrem Leid entgehen möchten, fliehen sich in künstliche Welten. Das können Drogenwelten, virtuelle Computerwelten, Arbeitswelten oder Konsumwelten sein, aber es können auch Fluchtimpulse sein, die Menschen zu den buddhistischen Lehren und zur Meditation führen. Es heißt doch, dass Nomaden niemals ohne Grund reisen. Ebenso suchen sich Menschen, die vor Verantwortung fliehen und verständlicher Weise nicht mehr leiden möchten irgendeine Methode, die ihnen die Flucht zu versprechen scheint. Wenn wir meditieren, nur um nicht mehr zu fühlen, dann bauen wir eine spirituelles Haus auf Sand.

Wenn in religiös-buddhistischen Seminaren davon gesprochen wird, dass wir unser Ego loslassen sollten, weil es die Hauptursache für unser Leiden darstellt, dann eröffnen sich große Gefahren, denn es gibt im Entwicklungsprozess keine Abkürzungen. Der Weg vom Leiden in die Befreiung kann nur über die Etappe der Konsolidierung funktionieren. Zuerst müssen psychische und physischen Stabilisierungen abgesichert sein, erst dann haben unsere spirituellen Übungen einen Sinn.

Also erst Stabilisieren und dann loslassen lernen. Das ist der tiefere Sinn des Praktizierens. Es geht nie darum sofort alles stehen und liegen zu lassen und seine Zeit auf dem Sitzkissen nach Erleuchtung zu suchen.

Weder Hilfesuchende noch Behandler müssen Buddhisten sein oder werden, um von der BPT zu profitieren. Wenn Sie den buddhistischen Weg vertiefen und verstehen, wohin er führen kann, dann können sie bemerken, dass es überhaupt keinen Sinn macht Buddhist zu werden. Das Ziel ist es Buddha zu sein.

Erinnern Sie sich daran, dass Buddha zwar eine historische Person war, aber kein Gott. Und realisieren Sie bitte, dass Buddha in erster Linie „ein Titel ist keine Person".

Buddha bedeutet übersetzt soviel wie Erleuchteter, Erwachter, Ausgelöschter.

Und dieser Weg wiederum setzt voraus, dass Sie Ihre Anhaftungen an Ihre Egoidentifikationen erkennen, lockern und dann lösen lernen. Das ist ein Übungsweg für den es seit 2500 Jahren konkrete Methoden gibt. Und durch die heilsame Integration zwischen östlichen und westlichen Geisteswissenschaften konnten wir diese Methoden weiter verfeinern und in einer Weise anbieten, sodass sie nun gezielter und erfolgreicher einsetzbar sind. Ein Aspekt, der das verdeutlicht, ist die differenziertere Psychodiagnostik der westlichen Psychotherapie. Hier können Widerstände und Anhaftungen sowie auch strukturelle Probleme, wie eine Persönlichkeitsstörung, erheblich differenzierter diagnostiziert werden. Mit einem klareren Bild von der Ausgangssituation ist jeder Weg leichter. Die Erfolgswahrscheinlichkeit steigt erheblich, weil wir die Gefahren und Behinderungen klarer erkennen und Gegenmaßnahmen ergreifen können.

Viele Suchende mühen sich lange ab mit Yoga, Meditation, Tai Chi, Qigong, etc., nur um irgendwann ernüchtert feststellen zu müssen, dass sie sich nicht befreien können aus ihren inneren Gewohnheitsmustern im Denken, Reden, Fühlen und Handeln. Hier fehlt ein professioneller Zugang. Sein Lehrer oder Therapeut, der sich mit den hier dargestellten Zusammenhängen auskennt und z.B. zuerst Diagnostik, dann Konsolidierung und erst danach spirituelle Methoden individuell abgestimmt empfiehlt.

Seit etwa 2000 ließ ich immer mehr buddhistischen „Spirit“ in meine Arbeit als Therapeut einfließen. Ich musste nicht mehr nur Störungen beseitigen, sondern konnte einen Weg nutzen und anbieten, der ganzheitlicher und umfänglicher war. Diese Herangehensweise nutze ich in meiner Arbeit täglich und ich vermittle sie in den Ausbildungskursen. Ein weiteres Anliegen ist es den Menschen in den sozialen Berufen ein Werkzeug anzubieten, dass es möglich macht, die nicht immer leichte Arbeit mit Leidenden auch aus anderen, z.B. spirituellen Aspekten zu betrachten und mit den konkreten Angeboten eine spürbare Erleichterung zu erfahren. Und den Hilfesuchenden möchte ich verdeutlichen, dass sie nicht Pech hatten, schlechte Eltern oder dass sie einfach nur falsch sind, sondern dass wir alle ziemlich ähnlich funktionieren und wir alle zu lernen haben. Aber ein Lernen, dass nicht urteilt und in Schubladen einteilt, sondern ein freundvolles Lernen, dass tiefe Zufriedenheit und Gelassenheit zu erzeugen.

Es ist ungemein hilfreich, nicht bei und mit jedem Klienten das Rad neu erfinden zu müssen. Sicherlich ist jede*r von uns einzigartig, aber eben auch nicht vollständig. Oder haben Sie jemals ein Problem erlebt, das nicht vor Ihnen schon Millionen andere erlitten haben? Es gibt sehr viele Facetten unserer Verbundenheit und diese für den Alltag konkret nutzen zu lernen, liefert eine wohltuende Erleichterung. Sicherlich kommen viele Hilfesuchende mit einem spürbaren Leidensdruck, aber das muss uns heute nicht mehr in Aktionismus verfallen lassen, der z.B. auch darin bestehen kann, in möglichst kurzer Zeit alles Störende wegzumachen. Ein Leistungsanspruch an Therapeut und Klient, der destruktiv werden kann. Achtsamkeit bedeutet unter anderem auch, dass wir mit den Klienten zusammen die Situation erst einmal nur betrachten. Nur Hinschauen? werden wohl nicht wenige denken, was soll das bringen? Aber tatsächlich geschieht dabei etwas Wunderbares, es fließt Bewusstheit in eine Region, in der vorher nur unbewusstes Abspulen von gelernten Mustern geschah. Dieser Aspekt ist für den Weg in der BPT grundlegend: Das Erkennen der inneren Gewohnheitsmuster im Denken, Reden und Handeln.

Ich nutzte immer häufiger Meditationsvarianten, Atemübungen, Sitzhaltungskorrekturen und spirituelle Anregungen. Und immer häufiger wurde die Frage an mich gestellt: Wo kann ich das nachlesen? So entstand 2010 dieses Buch.

Zum Aufbau dieses Buches möchte ich Ihnen verdeutlichen, dass es sich in 22 Grundlagen aufgliedert. Die 1. Grundlage möchte die Essenz des gesamten Buddhismus und der buddhistischen Psychotherapie prägnant darstellen. Die 2. Bis 4. Grundlage beschreibt relevante Details für Hilfesuchende und Therapeuten und Aspekte des Behandlungsablaufs. Die 5. Bis 7. Grundlage vermittelt das notwendige Basiswissen über unsere körperlichen, geistigen und emotionalen Belange. Die 8. bis 18. Grundlage vermittelt die notwendigen buddhistischen Lehren und Anleitungen zur Übungspraxis. Die 19. Grundlage umfasst die konkreten buddhistisch-psychotherapeutischen Übungen, Maßnahmen, Interventionen und Techniken. Es werden Beispiele aus der Praxis beschrieben (da es in der BPT nur Menschen und keine Fälle gibt, bezeichnen wir die Beispiele auch nicht als Fallbeispiele). Einige der dargestellten Techniken sind weit über 2500 Jahre alt, andere über 1000 Jahre lang erprobt und erst seit kurzer Zeit auch westlichen Hilfesuchenden zugänglich. Die 20. Grundlage der BPT konzentriert sich auf die konkrete Umsetzung der buddhistischen Maßnahmen, unserer Erkenntnisse und Fortschritte im Alltag. Abschließend wird in der 21. Grundlage ein Ausblick sowie auch eine Relativierung angeboten. Die 22. Grundlage bietet eine Auswahl an Literatur an, deren Studium für die BPT hilfreich sein könnte.

Generell möchte ich Ihnen in diesem Buch verdeutlichen, wie die zentralsten Buddhistischen Themen heute in unserer westlichen Kultur, in Ihrem ganz normalen Alltag funktionieren, wie sie zu verstehen, wie sie anwendbar und wie sie nutzbar zu machen sind.

Wenn Buddhisten behaupten, alles Leben sei Leiden, was bedeutet es tatsächlich?

Wenn Buddhisten behaupten, alles Leiden sei aufzulösen, was bedeutet es tatsächlich? Meine sie, dass wir keine Gefühle mehr haben sollten?

Wenn Buddhisten behaupten, das es keine Ego gebe, was bedeutet es tatsächlich? Schließlich spüren Sie Ihr Ego doch tagtäglich.

Wenn Buddhisten behaupten, wir könnten uns vollkommen transformieren, was bedeutet es tatsächlich?

Was bedeutet die Erleuchtung? Ist das eine Realität oder eine esoterische Metapher?

Wenn Buddhisten behaupten, der Weg wäre immer ein mittlerer Weg, was bedeutet es tatsächlich? Sollen wir immer das Mittelmaß anstreben und damit zufrieden sein?

Wenn Buddhisten behaupten, dass Widerstand Leiden erzeugt, was bedeutet es tatsächlich? Sollen wir uns alles gefallen lassen.

Wenn Buddhisten behaupten, dass Anhaftung Leiden erzeugt, was bedeutet es tatsächlich? Sollen wir alles weggeben und in Armut leben?

Wenn Buddhisten behaupten, Meditation sei der Königsweg, was bedeutet es tatsächlich? Sollen wir den Mittelpunkt unseres Lebens mit geschlossenen Augen auf einem Sitzkissen verlegen?

Können wir wahre Gelassenheit nur im Kloster erreichen? Müssen wir uns kahlrasieren, vegetarisch leben und zum Buddhismus konvertieren?

Vielleicht haben Sie sich die eine oder andere Frage auch schon mal gestellt. In diesem Buch wird der Versuch unternommen, all diese Fragen auf eine Weise zu beantworten, die für Sie persönlich alltagstauglich sein möchte. Es werden hier also keine schöngeistigen östlichen Philosophien diskutiert. Vielmehr möchte ich Ihnen zeigen wie konkret wir die zentralsten buddhistischen Themen im Alltag umsetzen können. Dafür benötigen Sie nichts weiter, als ein bisschen Interesse und Experimentierfreude.

Ein Buch wie dieses möchte gerne persönliche Fragen aufwerfen und dazu anregen, neue Wege auszuprobieren. Dabei geht es gar nicht um Vorgaben oder Verpflichtungen, sondern natürlich entstehende Fragen: Wenn Sie lesen, wie zum Beispiel unser Denken und unsere Gefühle das Bewusstsein eintrüben können, dann kommen doch automatisch beim Lesen Fragen auf, wie zum Beispiel: Ist das bei mir auch so? Wie funktioniert das denn bei mir? Oder wenn eine Übung beschrieben wird, bekommen Sie womöglich Lust, das einmal selbst auszuprobieren. Im Buddhismus lautet ein Leitsatz: Nicht Glauben, sondern Wissen. Und das bedeutet, dass es im Rahmen der buddhistischen Lehre keine Glaubenssätze gibt, keine Dogmen, die vermitteln: „Du musst“ oder „So darfst nicht". Stattdessen werden Erfahrungswerte weitergegeben, nach dem Motto: „Wenn Du diese Übung praktizierst, besteht die Möglichkeit, dass du diese Erfahrung machst, aber bevor du es als Wahrheit akzeptierst, prüfe es unbedingt nach."

Das funktioniert sogar auch bezüglich aller fundamentalen Erkenntnisse des Buddhismus. Der Dalai Lama sagt dazu sinngemäß: Wenn es wissenschaftliche Ergebnisse gibt, die bestimmte Aspekte des Buddhismus widerlegen, dann wird sich der Buddhismus dementsprechend anpassen.

Interessanter Weise gibt es seit Jahrzehnten wissenschaftliche Kooperationen zwischen buddhistischen gelehrten und westlichen Wissenschaftlern. Das Mind and Life Institut ist eine recht bekannte Institution auf diesem Gebiet geworden. Zudem überprüfen Neurowissenschaftler seit etlichen Jahren geisteswissenschaftliche Konstrukte wie die Struktur unseres Egos. Und bislang musste noch kein Aspekt der 2500 Jahre alten Lehr- und Praxismethode weder relativiert, noch revidiert werden.

Bei genauerer Betrachtung ist das allerdings keine so große Überraschung, denn schließlich lädt die buddhistische Herangehensweise dazu ein, alles selbst zu hinterfragen. Und so wurden alle Details seit 2500 Jahren von einer Anzahl Praktizierender geprüft, die wohl kaum noch zu benennen ist.

Es ist für mich eine ganz besondere Ehre, eine so wirkungsvolle und heilvolle Quelle nutzen zu dürfen. Sie hat mich persönlich auf eine so heilsame Weise beeinflusst, dass es mir schwer fällt, dass in Worte zu fassen.

Seit 2010 werden Buddhistische Therapeut*innen und Achtsamkeitstrainer*innen im Zentrum für Buddhistische Psychotherapie BPT ausgebildet. Menschen, die entweder aus den sozialen Berufen kommen oder die an ihren eigenen Themen arbeiten möchten, finden zu den Ausbildungen zusammen.

Die Behandlungsmethode ist mittlerweile gut etabliert, es bestehen umfangreiche Erfahrungswerte über die große Wirkungsweise dieser Methode. Sie wurde auch wissenschaftlich überprüft und die Studie wurde 2017 peer reviewed in der Zeitschrift Spiritual Care veröffentlicht. Die

Ergebnisse zeigten signifikant bessere Behandlungsergebnisse der BPT im Vergleich zur Verhaltenstherapie.

Wahrscheinlich weisen ganzheitlichere Methoden meist bessere Ergebnisse auf.

Wer den detaillierten Ablaufplan vom Erstgespräch, über die weiteren Schritte bis zum Abschluss einer BPT-Behandlung nachlesen möchte, sei auf der Buch „Buddhistische Psychotherapie in der Anwendung" verwiesen.

Alle Bücher der BPT, sowie Informationen zu den Ausbildungskursen finden Sie auf meiner Website: www.Info-BPT.de

Ich wünsche Ihnen mit diesem Buch eine inspirierende Lektüre. Sich einem Buch zu widmen ist immer kostbare Lebenszeit. Ich wünsche den Leser*innen viel Vergnügen.

Matthias Ennenbach
2020

Die 1.

Grundlage der BPT

Erkenne und vermittle die Essenz des Buddhismus

> Streng genommen gibt es überhaupt
> keine erleuchteten Menschen,
> nur erleuchtetes Handeln.
>
> – Shunryu Suzuki Roshi –

Die Überlegungen zur Essenz des Buddhismus und der buddhistischen Psychotherapie sind als eine Art Leitfaden gedacht, der uns für die unterschiedlichsten Herangehensweisen zur Verfügung steht. Darüber hinaus kann es für viele von Interesse sein, so etwas wie eine Zusammenfassung, eine Art Destillat einer so umfassenden Lehre, wie es der Buddhismus ist, zu erhalten. Wir werden erfahren, dass diese Essenz die gesamte Lehre und auch die Praxisübungen durchdringt. Wir müssen nur den Blick schärfen, um zu erkennen, dass dieselbe Essenz in jedem Aspekt der recht umfangreichen buddhistischen Lehren enthalten ist.

Worin besteht nun diese Essenz? Streben tatsächlich alle Buddhisten die Erleuchtung an? Hat etwa auch die buddhistische Psychotherapie das Ziel, ihre Klienten auf Erleuchtung hin zu trainieren? Es ergeben sich auch noch grundsätzlichere Fragen, wie etwa: Ist Erleuchtung überhaupt realistisch? Und was genau ist eigentlich damit gemeint? Welche Auswirkungen hätte die Erleuchtung für mein Leben? Das alles sind sehr wichtige und durchaus berechtigte Fragen.

Beginnen wir vielleicht mit der Überlegung, worum es eigentlich im Buddhismus und der buddhistischen Psychotherapie geht. Wenn sich komplexe und komplizierte Sachverhalte vereinfachen lassen, ist das immer eine große Hilfe. Tatsächlich können wir ein so vielschichtiges System wie den Buddhismus und die BPT und deren Ziele sehr vereinfachen und im Grunde auf den Satz reduzieren:

Die Essenz des Buddhismus ist die Befreiung

Alle Bücher zum Buddhismus, jeder Lehrinhalt, jede Übung und Praxis verfolgen letztlich das eine Ziel: Befreiung. In den vielen buddhistischen Texten und deren zahllosen Übersetzungen finden sich eine Reihe von synonym verwendeten Begriffen, die alle das Gleiche meinen: Befreiung, großes Erwachen, Erleuchtung, Erlöschen oder Nirvana. Der Sanskrit-Begriff *Nirvana* bedeutet übersetzt so viel wie „auswehen" oder „verwehen". Welchen Begriff auch immer wir verwenden, wir wollen damit einen *Zustand* der Befreiung im Diesseits und keinen mystischen Ort im Jenseits beschreiben (wie das jüdische, christliche oder islamische Paradies).

Ein zentrales Anliegen der BPT ist es, diese grundlegenden Aspekte *erfahrbar* zu machen. Reine Wissensvermittlung, auch eine noch so detaillierte Beschreibung beispielsweise von einer Bergbesteigung kann die eigene Erfahrung nie ersetzen, jemals selbst oben auf einem Berg gestanden zu haben.

Fälschlicherweise wird der Buddhismus oft als eine Negativphilosophie angesehen, in der es nur um dic Darlegung eines allumfassenden Leidens geht. Wir werden noch erfahren, wie dieser Sachverhalt einzuordnen ist. Grundsätzlich soll jedoch schon an dieser Stelle verdeutlicht werden, dass nach der Feststellung und Analyse des erfahrenen Leidens unbedingt die nächsten Schritte folgen müssen, die zur Befreiung von diesem Leiden führen. Das ist die zentrale Aussage Buddhas: Ja, es gibt Leiden, aber wir können uns davon befreien. Das bezieht sich auf die Befreiung vom menschlichen Leiden und damit die Befreiung vom ewigen Kreislauf der (leidvollen) Existenz, dem *Samsara.* Neben dieser Negativdefinition, also der Beschreibung dessen, was unterbrochen und aufgelöst werden soll, kann umgekehrt festgestellt werden, dass die angestrebten Ziele sich auf die Entwicklung und Aufrechterhaltung von heilsamen Geisteszuständen beziehen: Güte, Liebe, Mitgefühl, Gelassenheit sowie die Fähigkeit zu einer erhöhten Selbststeuerung, d. h., in Ruhephasen wirklich zur Ruhe zu kommen und in aktiven Phasen über genügend Energie und Tatkraft zu verfügen, um unsere Ziele verfolgen zu können.

Unser ganzes Leben lang bewegen wir uns, wenn wir daran nichts ändern, in einem Kontinuum zwischen Glücklichsein und Unglücklichsein (wobei Glück hier stellvertretend für alles Positive und Unglück für alles Negative steht). Dabei werden wir mal mehr zu der einen, mal mehr zu der anderen Seite gezogen. An dem glücklichen Pol wollen wir festhalten, den unglücklichen möglichst vermeiden. Doch es sind einige Erfahrungen nötig, um zu erkennen, dass nicht das Unglücklichsein das Problem ist, sondern unser Leben in diesem Kontinuum zwischen Glück und Unglück. Aus diesem Verständnis heraus sind Glück und Unglück eins. Wir scheinen nur immer nach Glück zu streben und wundern uns, dass ihm das Unglück stets nachfolgt. Die Befreiung aus diesem Kreislauf bedeutet, sich jenseits von dieser zwangsläufigen Aufeinanderfolge zu bewegen. Jenseits von Glück und Unglück liegen Frieden und Befreiung.

Diesen Frieden haben wir alle – wenn auch immer nur kurzfristig – schon öfter erfahren. Es sind die Momente, die wir ganz im Hier und Jetzt erleben konnten; Momente, in denen wir nicht überlegt haben, was gestern geschehen ist oder was morgen wohl kommen wird. Friedvoll erleben wir dann den Augenblick. Viele Menschen erleben diese Augenblicke nach körperlicher Anstrengung, nach sexueller Vereinigung, bei Erfahrungen in der Natur, auf Berggipfeln oder am Meeresstrand etc. Solche Erfahrungen sind wichtig und wertvoll, aber ohne Geistesschulung immer nur von kurzer Dauer und abhängig von äußeren Bedingungen.

Der Weg der Befreiung ist verbunden mit der Konzentration auf das Hier und Jetzt

Tatsächlich streben alle Buddhisten nach der Befreiung von leidvollen Geisteszuständen und darüber hinaus auch von Anhaftung an positive Zustände, die zwangsläufig zu leidvollen Konsequenzen führen. Wir werden später noch genauer beschreiben, warum Buddhisten nicht grundlegend zwischen positiven und negativen Gefühlen unterscheiden. Der Wunsch nach Befreiung bezieht sich auf beide Arten, da beide uns jeweils auf ihre Weise zu binden vermögen. Zum Beispiel kann auch ein vordergründig angenehmes Gefühl wie Genuss und Begehren zu unheilsamen Geisteszuständen wie Gier, Sehn-Sucht oder Eifer-Sucht etc. führen.

Generell lässt sich aber feststellen, dass heilsame Geisteszustände angestrebt und negative oder unheilsame eliminiert werden sollen. Dafür wird eine Vielzahl von möglichen Wegen aufgezeigt, die jeweils unterschiedliche positive Wirkungen herbeiführen. Die Auflösung von Anhaftung oder Ablehnung, die Empfindungen von Isolation, Negativität etc. auslösen können, und insbesondere die ständige Verminderung unserer Unwissenheit und Verblendung können heilsame Bewusstseinsveränderungen hervorrufen. Das alles dient der Befreiung. Wir werden in den Ausführungen dieses Buches noch genauer darauf eingehen, um verstehen zu können, was gemeint ist, wenn Buddhisten von der Befreiung sprechen.

Eine sehr zentrale Differenzierung sollte in diesem Zusammenhang verstanden werden: Wir befreien uns nicht *von* unseren Gefühlen, sondern *inmitten* unserer Gefühle.

Diese Unterscheidung ist eine sehr wesentliche, da sie unseren Weg menschlich macht. Wir wollen natürlich unsere Fähigkeiten und Qualitäten bewahren, indem wir auch weiterhin alle emotionalen menschlichen Regungen spüren. Wir werden uns auch im fortgeschrittenen Zustand der buddhistischen Praxis beispielsweise nicht *von* unseren ärgerlichen Gefühlen, sondern *inmitten* unserer ärgerlichen Gefühle befreien.

Buddha sagt, dass seine gesamte Lehre, welchen Aspekt auch immer wir herausgreifen, mit dem Ozean vergleichbar sei: Egal wo wir ihn kosten, er schmeckt immer und überall gleich „salzig“ – und zwar nach Befreiung. Folglich müssen wir uns auch nicht durch die gesamten buddhistischen Lehren des *Dharma* arbeiten und jahrelangen Meditationsübungen hingeben, um eine Chance auf Befreiung zu erhalten. Wir werden immer wieder feststellen, dass wir alles dazu Nötige bereits *jetzt* besitzen. Durch die BPT lernen wir, wie wir unsere Ressourcen so kanalisieren können, dass wir unser Ziel erreichen.

Im Christentum gibt es einen ungefähr dazu passenden Vergleich. Hier wird gefragt: Müssen wir uns quälen und abmühen, um Gott irgendwo in der Ferne entdecken zu können? Nein, er ist bereits bei uns, wir müssen nur achtsam hinschauen und zuhören.

Was bedeutet Befreiung?

Der Prozess des spirituellen Durchbruchs bei der Befreiung, beim Erwachen, bei der Erleuchtung hat viele Namen, aber was ist eigentlich damit gemeint? Befreiung wovon? Erwachen woraus? Erleuchtung von welcher Dunkelheit?

Es gibt naturgegebene und unvermeidbare Leidenserfahrungen kleinerer und größerer Art: Krankheiten, Todesfälle, Verluste, Trennungen, negative Veränderungen etc. Wir streben nach Sicherheiten und merken oft, dass wir uns bemühen können, wie wir wollen: Wir werden nie eine absolute Sicherheit finden. Auch wenn wir Reichtümer ansammeln, wird damit keine absolute Sicherheit und schon gar kein wirklicher Frieden einkehren. Selbst wenn es gegenwärtig keine *äußeren* Ursachen für Unglück und Stress gibt, machen wir uns oft selbst das Leben schwer durch Selbstkritik, Ruhelosigkeit, Grübeleien, Ängste, Sorgen, ärgerliche Gereiztheit und Wut etc. Das ist der ständige Kreislauf des Lebens, Buddhisten nennen es *Samsara:* das Rad des Lebens und Leidens.

Aus diesem Kreislauf wollte Siddhartha Gautama sich selbst und alle anderen Wesen befreien. Damit war er einer der ersten und berühmtesten (und erfolgreichsten!) „Aussteiger“ der Geschichte. Wir werden aber noch erfahren, dass dieser Ausstieg sich nur auf den Leidenskreislauf bezieht. Der Buddhismus ist eine sehr weltliche und alltagsbezogene Lebensphilosophie und damit eigentlich eher etwas für „Einsteiger“. Nachdem er erwacht war, wurde Siddhartha zum Buddha, dem Erwachten. Er gab seine Erfahrungen, wie dieser Zustand zu erreichen ist und welche Verantwortung daraus erwächst, in seinen weiteren Jahren des Lehrens als Mönch an viele andere weiter, um auch seinen Mitmenschen den Weg zur Befreiung zu weisen.

Der Buddhismus hat sehr alte Wurzeln

Buddha ist und war niemals ein Gott. Er war ein (fast) gewöhnlicher Mensch, der vor etwa 2500 Jahren in Nordindien lebte. Der Legende nach soll er seine ersten Lebensjahre als Prinz Siddhartha Gautama im Luxus verbracht haben. Bevor Siddhartha zum Buddha wurde, war er nicht auf der Suche nach Gott, sondern wollte für sich und seine Mitmenschen einen

Weg zur Beendigung des menschlichen Leidens finden. Nach langjähriger Suche, die er ganz nach indischer Tradition bei verschiedenen Gurus verbrachte, nach ebenso langer wie intensiver meditativer Versenkung und extremen asketischen Praktiken (die er im weiteren Verlauf als nicht hilfreich erkannte) erreichte er tatsächlich das von ihm gesuchte Ziel: den Weg, der das menschliche Leiden beenden kann und zu dauerhaftem Glück und zur Befreiung von unheilsamen Geisteszuständen führt. Er fand diesen Weg im Alter von etwa 35 Jahren durch sein Erwachen (Sanskrit *Bodhi*). Durch ihn erfahren wir auch, dass es bereits vor ihm „Erwachte“ oder Buddhas gegeben hat und dass es auch nach ihm Buddhas geben wird. Wir reden hier also über eine jahrtausendealte Tradition einer Wissenschaft des Geistes, die durch Generationen von Studierenden, Lehrenden, Lernenden, Praktizierenden etc. in jeder Facette immer wieder überprüft, erprobt und in den Alltag transportiert wurde und wird.

Die Anfänge und die Verbreitung der Lehre

Der Legende zufolge soll Buddha nach seiner Erleuchtung zunächst 49 Tage geschwiegen haben, bevor er damit begann, seine Erfahrungen und sein Wissen weiterzugeben. Er ging zuerst zu seinen fünf Weggefährten, mit denen er vor seinem Erwachen lange meditiert hatte. Diesen erklärte er ausführlich seine Erleuchtungserfahrung und die sich daraus ergebenden Erkenntnisse. Diese erste Lehrrede, die später die „Lehrrede vom Ingangsetzen des Rades der Lehre“ genannt wurde, enthält schon die zentralen Aspekte der gesamten, sich noch weiterentwickelnden buddhistischen Lehre.

Die berühmte *Lehrrede vom Ingangsetzen des Rades der Lehre* beinhaltet drei wesentliche Aussagen

1. Bleibe auf dem Mittleren Weg (vgl. dazu die 9. Grundlage der BPT)
2. Nutze die Erkenntnisse, um im Hier und Jetzt dir selbst und anderen zu helfen (vgl. die 10. Grundlage der BPT)
3. Erfasse die Vier Edlen Wahrheiten (vgl. die 11. und die 13. bis 17. Grundlage der BPT)

Die Lehren wurden über einen langen Zeitraum nur mündlich jeweils vom Lehrer an die Schüler weitergegeben. Erst ungefähr 500 Jahre nach dem Tod Buddhas wurden seine Lehrreden niedergeschrieben. Dabei ist anzumerken, dass Buddha ausschließlich Magadhi/Ardhamagadhi sprach, einen regionalen indischen Dialekt, doch die Sutras sind in Pali oder Sanskrit aufgezeichnet worden. Es gibt diese 152 Sutras zum Beispiel in einer mittellangen Fassung in der sogenannten Mittleren Sammlung (vgl. die Literaturliste in der 22. Grundlage der BPT). Wenn wir Buddhas Reden heute lesen, fallen uns etliche Besonderheiten auf: Die Sprache ist geprägt von tiefen Einblicken in die menschliche Psyche und auch in die sozialen Belange unseres Zusammenlebens. Die Texte und Formulierungen zeigen eine große Klarheit in ihrer Struktur. Auch in den vielen heute verfügbaren Übersetzungen sind die ursprünglichen Strategien enthalten, die bereits zu Buddhas Zeiten helfen sollten, die Lehre zu verstehen, zu verinnerlichen und umzusetzen. So haben die Lehrreden beispielsweise die Besonderheit, dass alle wichtigen Fakten numerisch aufgezählt werden, wie etwa die Vier Edlen Wahrheiten oder Achtfache Pfad, was die Erinnerung erleichtert. Dass die Lehrreden lange nur mündlich weitergegeben wurden, ist auch daran zu merken, dass die Texte wie Lieder klingen; Sie alle haben eine Art Anfangsrefrain, einen Mittelteil mit den zu übermittelnden Informationen und einen Schlussrefrain. In den Sutras werden stets mehrere Fakten vermittelt, zum Beispiel gibt es im „Sutra der sieben Faktoren des Erwachens“ siebenmal einen Anfangsrefrain, einen Mittelteil mit jeweils einer der sieben zu übermittelnden Informationen und einen Schlussrefrain, an den sich dann wieder der Anfangsrefrain anschließt.

Der buddhistische Weg setzt sich aus zwei grundlegenden, voneinander untrennbaren Aspekten zusammen:

1. die Lehre (Erkennen und Verinnerlichen)
2. die Praxis (Vermitteln und Umsetzen im Alltag)

Auf die Gleichwertigkeit und Relevanz von Lehre und Praxis werden wir noch oft zurückkommen.

Das Ziel immer vor Augen

Buddha sagte selbst, dass wir niemals das Ziel, also die Befreiung, aus den Augen verlieren sollten. Die Lehre darf kein Selbstzweck werden, wir dürfen uns nicht in ihren Details verfangen.

Buddha verglich die Lehre mit einem Floß, das uns an das andere Ufer des Flusses, zur Befreiung bringen soll. Sobald wir dieses Ufer aber erreichen, ist das Floß nicht mehr wichtig. Das doppelte Missverständnis, das durch dieses Bild vermittelt werden könnte, besteht darin, dass wir vielleicht meinen, wir müssten uns (erstes Missverständnis) sehr lange auf dem Fluss abmühen und, (zweites Missverständnis) wenn wir das gewünschte Ufer der Befreiung erst einmal erreicht haben, könnten wir für immer dort verweilen. Wir sollten uns jedoch weder übermäßig auf das Floß und dessen Ausschmückung konzentrieren noch großen Stolz auf seinen Besitz entwickeln, sondern mit Achtsamkeit üben, das Floß zu lenken, und immer das Ziel (das andere Ufer der Befreiung) im Auge behalten. Genau diese Schwerpunkte vermittelt die BPT.

Wie kommen wir über den Fluss und wie sieht das Ziel genau aus? Was passiert, wenn wir ankommen? Auch darum geht es in diesem Buch.

Wir werden durch den Buddhismus und die buddhistische Psychotherapie genaue Einsichten erhalten, damit wir erkennen, dass Leiden nicht unser Fehler ist (siehe 11. Grundlage der BPT) und nicht nur eine Minderzahl von Unglücklichen, sondern universell alle Menschen betrifft. Bei dieser kritischen Bilanz bleibt jedoch weder der Buddhismus noch die BPT stehen. Wir werden detailliert erfahren, wie dieses Leiden entsteht (siehe 12. bis 15. Grundlage der BPT), welche Ursachen wir dafür verantwortlich machen können, wie wir die Ursachen dauerhaft beseitigen können (vgl. 16. und 19. Grundlage der BPT) und welche Konsequenzen für unseren Alltag daraus entstehen (vgl. 17. und 20. Grundlage der BPT).

Die Entmystifizierung der Befreiung

Die gute Nachricht lautet, dass jeder Mensch in der Lage ist, Befreiung zu erlangen, und alle Voraussetzungen dafür bereits in sich trägt. Wir werden erfahren, dass Befreiung ein durchaus erreichbarer Zustand ist, den wir im Hier und Jetzt jederzeit umsetzen können.

Es gibt sicherlich unterschiedliche Vorstellungen darüber, wie das Ziel Erleuchtung, Befreiung oder wie auch immer wir es nennen aussehen könnte. Viele Buddhisten sprechen von *absoluter* Befreiung; damit gemeint ist ein Zustand, der nach äußerst intensiver Praxis erreicht werden kann. Wer einen solchen Durchbruch erlebt, gilt dann als absolut und vollkommen erleuchtet. Andere Buddhisten äußern sich dazu mit weniger hochfliegenden Zielvorstellungen. Jack Kornfield etwa, ein bekannter amerikanischer Meditationslehrer, hat zu diesem Thema das Buch *Das Tor des Erwachens* geschrieben. Darin werden buddhistische und andere spirituelle Meister in Bezug auf ihre Erleuchtung befragt und beschrieben. Kornfield vermittelt die Quintessenz, dass Befreiung kein Dauerzustand ist, den wir einmal erreichen und dann für immer konservieren können. Des Weiteren lässt sich Erleuchtung oder Befreiung auch nicht als ein Entweder-oder-Phänomen darstellen, sondern als eine Art Wachstumsprozess mit vielen verschiedenen Phasen des Fortschritts und auch der Rückschläge.

Es gilt auch zu berücksichtigen, dass viele spirituelle Meister ein Leben als Mönch oder Nonne leben und daher vielen Problemen und Konfrontationen des Alltags gar nicht erst ausgesetzt sind, denen sich die meisten Menschen zu stellen haben. Es sei angemerkt, dass ein Klosterleben im Buddhismus keineswegs als oberstes Ziel angesehen wird. Wir werden noch erfahren, wie deutlich Buddha seine Anweisungen für ein Leben *in* der Welt formulierte und damit das Gegenteil von einer sogenannten Weltflucht propagierte.

Eine Überbewertung von Erleuchteten käme einer Heiligenverehrung gleich. Auch wenn das Vorbild erleuchteter Wesen für viele Menschen ein hoher Ansporn sein kann, tut sich jedoch in der Regel auch eine meist unproduktive Distanz zwischen den Menschen und dem von ihnen verehrten Ziel auf. Das betrifft natürlich auch den Umgang mit buddhistischen Lehrern, Meistern und Heiligen.

Durch das buddhistische Verständnis der Verbundenheit erfolgt zwar eine heilsame Verknüpfung zwischen dem, was verehrt wird, und demjenigen, der verehrt, doch sollte sehr achtsam wahrgenommen werden, ob sich dadurch für einige Menschen nicht eventuell die angesprochene Distanz noch vergrößert. Menschen, die sich auf den Weg machen, brauchen dringend Ermutigung. Wenn wir die Ziele zu hochstecken, müssen wir wahrnehmen, dass Menschen sich möglicherweise aus Angst, Selbstzweifel, Unsicherheit etc. davon abwenden („Das schaffe ich bestimmt nicht, das kann nur der Dalai Lama"). Schon Buddha hob die Nähe zur Erleuchtung hervor, indem er feststellte, dass sie für jeden Menschen im Hier und Jetzt erreichbar sei.

Zur Essenz der buddhistischen Psychotherapie

Die 1. Grundlage der buddhistischen Psychotherapie (Erkenne und vermittle die Essenz des Buddhismus) fordert buddhistische Psychotherapeutinnen und Psychotherapeuten dazu auf, die Essenz des Buddhismus zu erkennen, zu verinnerlichen und sie dann ihren Klienten zu vermitteln.

Wir erweitern also den für westliche Psychotherapien oftmals üblichen Fokus, der sich nicht selten auf reine Symptombeseitigung reduziert. Damit erfüllt die BPT die bereits erwähnte Forderung der WHO, wonach Gesundheit weit mehr ist als nur das Fehlen von Krankheit. Die WHO gab also schon vor über 60 Jahren den Impuls, unser Verständnis von Krankheit beziehungsweise von Gesundheit zu überdenken und tiefer zu schauen, um zu erkennen, welche Aspekte bei der Förderung von Gesundheit verwirklicht werden sollten. Das Wohlergehen, die Gesundheit darf sich nicht nur auf das Fehlen von Störungen reduzieren lassen. Wir müssen unser menschliches Potenzial ausschöpfen und in die Überlegungen zur Förderung einer umfassenden Gesundheit einbeziehen.

Wie nähern wir uns der Essenz?

Was die buddhistische Psychotherapie für Klienten bedeuten kann und von diesen fordert, werden wir im Rahmen der 2. Grundlage der BPT erfahren; was sie für Therapeuten bedeuten kann und von ihnen fordert, lernen wir dann im Kontext der 3. Grundlage der BPT kennen. Die speziellen Übungen und Techniken werden in der 19. Grundlage der BPT dargestellt.

Der Buddhismus liefert schon seit vielen Jahrhunderten sehr gut erprobte Techniken zur Linderung des menschlichen Leidens und zur Förderung von heilsamen Geisteszuständen. Alle heutigen Psychotherapien haben direkt oder indirekt (meist unausgesprochen) davon profitiert. Die BPT stellt eigentlich nur explizit die Verbindung zu den Wurzeln der Psychotherapie im Buddhismus her. Sie besinnt sich auf wesentliche Quellen und führt dadurch altbewährtes Wissen und moderne Wissenschaft zusammen. Auf diese Weise entsteht ein sehr vielschichtiges Gebäude aus medizinischen, psychologischen, psychotherapeutischen, soziologischen, pädagogischen, theologischen und spirituellen Bausteinen. Das Grundverständnis ist sowohl auf das Individuum bezogen als auch zutiefst systemisch. Natürlich ist die BPT von ihren Wurzeln und ihrem Wesen her ganz klientenzentriert, was bedeutet, dass die Wünsche, Vorstellungen und die Weltsicht des Hilfesuchenden respektvoll gewürdigt und aufgenommen werden. Meist kommen die Menschen mit einem konkreten Anliegen zur BPT, zum Beispiel mit dem Wunsch, sich von aktueller Trauer, Angst oder Ärger zu befreien. Die BPT kann auf dieser Basis sowohl einen Halt gebenden und sicheren Rahmen für die folgenden therapeutischen Prozesse als auch weiterführende und umfassendere Strukturen, Hilfsangebote und Perspektiven liefern.

Die relative und die absolute Ebene

Abschließend sollte noch erwähnt werden, dass wir hier über wichtige Aspekte der *relativen* Essenz gesprochen haben. Diese sollen uns als Leitfaden und Hilfe dienen. Wir sprechen von relativen Dingen, wie der Essenz, um auf konkreter Ebene eine gemeinsame Sprache und ein Verständnis zu gewinnen und diese Elemente dadurch leichter vermitteln zu können.

Der Zugang zu den *absoluten* Elementen ist schwieriger, da sie nicht konkret erfahrbar und leicht zugänglich sind. Wir sollten aber im weiteren Verlauf unserer Praxis darüber hinausgehen und unser Bewusstsein auch für die *absolute* Essenz öffnen. Für diesen Zugang brauchen wir eine gute und vertiefte Praxis (vgl. dazu die 21. Grundlage der BPT, die sich detaillierter mit den *relativen* und den *absoluten* Aspekten befasst). Die *absolute* steht nicht über der *relativen* Essenz und ist auch nicht wichtiger, sondern sie zeigt eine andere Ebene. Auf einer *relativen* Ebene können wir über Gefühle, Gegenstände, Grundsätze etc. sprechen, doch auf der *absoluten* Ebene gibt es all diese Dinge nicht wirklich. Wir klammern uns daher nicht an irgendwelche Dogmen, sondern bleiben offen für den Fluss des Lebens.

Wir können in diesem Buch nur Worte benutzen, um etwas auszudrücken, das zu einem nicht geringen Teil jenseits aller Worte liegt. Halten wir uns also nicht zu sehr an den Worten fest, sondern bleiben achtsam für den Geist, der vermittelt werden soll. Wir können uns zwar bemühen, mit Worten einen Apfel zu beschreiben, aber nichts ist so wirkungsvoll wie die direkte Erfahrung, in einen Apfel zu beißen. Es reicht nicht aus zu wissen, dass wir es mit einem runden, saftigen, süßsauren Ding zu tun haben. Wir brauchen die Information, wo wir ihn finden, um dann selbst eigene Erfahrungen damit machen zu können.

Selbst Begriffe wie Buddhismus und buddhistische Psychotherapie sind nur Etiketten, die etwas andeuten wollen, das sich dahinter befindet. Wir sollten uns nicht zu sehr mit den Namen befassen und achtsam sein, welche (falschen) Erwartungen eventuell damit assoziiert werden. Die Begriffe sollten, wenn möglich, nur als Hilfe dienen. Wir bleiben offen für die dahinterliegende Botschaft und unsere eigenen Erfahrungen damit.

Die Schilderung der Essenz soll in keiner Weise suggerieren, dass jedes individuelle Streben, Denken und Fühlen auf ein identisches Ziel hinausläuft. Der gemeinsame Nenner ist zwar die Befreiung, diese wird aber bei jedem Menschen sehr unterschiedlich aussehen.

Eine Unterweisung im August 2009, an der der Dalai Lama teilnahm, stand unter dem Motto *One World, One Mind, One Heart.* Der Dalai Lama sagte sinngemäß: „One World? Yes. One Mind? I don't know, I think no. One Heart? No." Ja, wir teilen eine Welt, aber wir sind bald sieben Milliarden Menschen, also sieben Milliarden unterschiedliche Ideen, Wünsche, Eigenarten etc. Auf einer sehr grundlegenden Ebene sind wir alle gleich, nämlich menschliche Wesen, aber ansonsten doch sehr verschieden. Selbst jeder Einzelne ist vielleicht am Morgen ein völlig anderer als am Abend.

Wenn wir uns also mit der Essenz befassen, sollten wir die wichtige Erkenntnis von unserer *Gleichheit* der richtigen Ebene zuordnen und den Blick für die herrliche *Vielfalt* aller Individuen offenhalten.

Henry B. kam in die BPT, um zu lernen, wie er in jeder Situation entspannen und meditieren und auf diesem Wege alle seine Sorgen auflösen könne. Er sagte, er habe über den Buddhismus erfahren, dass es hier Übungen gebe, die die Befreiung von allen Problemen bewirken können. Vor allem die Meditation sollte ihm dabei helfen, seine belastenden Gefühle loszuwerden. Sein Studium der Grundlagen der BPT, sein Besuch der Dharma-Vorträge und die Gespräche mit den anderen Teilnehmern ließen ihn erkennen, wie ein für ihn realistischer Weg aussehen könnte. Insbesondere die Formulierung: „Wir befreien uns nicht *von*, sondern *inmitten* all unserer Belange" war für Henry ein Aha-Erlebnis.

Auch in den Meditationen erfuhr er selbst, wie wenig Meditation mit Abschalten und wie viel sie mit „Einschalten" zu tun hat.

Diese Grundlage sollte uns Folgendes vermitteln:

Das Ziel der 1. Grundlage der buddhistischen Psychotherapie ist es, sowohl den möglichen Kurs und das Ziel (= die Befreiung) zu beschreiben als auch eine als dringend notwendig erachtete Entmystifizierung des Begriffs Erleuchtung (Erwachen, Befreiung etc.) nahezulegen.

Die glaubhafte Vermittlung kann allerdings nicht über eine auch noch so überzeugende schriftliche Beschreibung erfolgen, sie muss direkt von den buddhistischen Psychotherapeuten vermittelt werden und für die Hilfesuchenden ebenso deutlich spürbar sein.

Die **2.**
Grundlage der BPT

Die buddhistische Psychotherapie ist für jeden Menschen geeignet

> Die unheilsamen Aspekte unserer Persönlichkeit können erkannt und umgewandelt werden, sodass unser natürliches Temperament heilsamen Ausdruck findet.
>
> – Jack Kornfield –

Wenn wir zum ersten Mal von buddhistischer Psychotherapie hören, werden wir uns vielleicht fragen: Könnte das etwas für mich sein? Es hört sich interessant an, aber ich kenne mich mit Buddhismus doch gar nicht oder nur wenig aus. Ist diese Therapieform vielleicht nur etwas für Buddhisten?

Wie der Wortlaut der 2. Grundlage schon verrät: Die BPT ist für jeden Menschen, jeden Alters und mit jedem kulturellen und intellektuellen Hintergrund gleich gut geeignet. Auch wenn wahrscheinlich die individuellen Ziele der hilfesuchenden Menschen und ebenso die mit ihnen umzusetzenden Übungen und Maßnahmen der BPT sehr unterschiedlich sein werden, so werden wir doch immer das übergeordnete Ziel der Befreiung im Blick behalten. Wir werden noch erfahren, dass eine buddhistische Psychotherapie stets die individuellen Ziele und Wünsche respektiert und verfolgt und darüber hinaus auch universelle Ziele wie die Befreiung oder Erleuchtung anzubieten hat und umzusetzen weiß. So können wir höchst produktiv und klientenorientiert beide Aspekte integrieren, um unter anderem eine deutlich höhere Nachhaltigkeit zu gewährleisten und außerdem zum Wachstum des Individuums, seiner Familie, seines Umfeldes und aufgrund einer umfassenden Verbundenheit aller anderer Wesen beitragen.

Für die BPT gilt es zu vermitteln, dass *jeder* Mensch in der Lage ist, zur Befreiung, zum Erwachen zu kommen – und zwar jederzeit. Der befreite Zustand, das Nirvana, ist nicht reserviert für alte, weise, tibetische Meditationskünstler, sondern ist ein universeller, für jeden frei zugänglicher Zustand, der im Hier und Jetzt für jeden erreichbar ist beziehungsweise sein könnte.

Die Behandlung erfordert aktive Zusammenarbeit

Die Behandlung der buddhistischen Psychotherapie erfordert vom Klienten eine grundsätzliche Aufgeschlossenheit gegenüber psychotherapeutischen Maßnahmen und eine *aktive* Mitarbeit. Im Unterschied dazu verlangt beispielsweise die Konsultation bei einem Chirurgen lediglich ein Mindestmaß an Vertrauen; ansonsten erduldet der Patient mehr oder weniger *passiv* die notwendigen Eingriffe. Die BPT erfordert dagegen ein recht hohes Maß an *aktiver* Kooperationsbereitschaft und Motivation für die Umsetzung regelmäßiger Übungen. Bei der BPT ist diese Haltung in einem besonderen Maße erwünscht, da die Behandlung nicht nur einmal pro Woche für 50 Minuten die Aufmerksamkeit der Hilfesuchenden verlangt, sondern eine fast tägliche Praxis und Umsetzung der Übungen beinhaltet. Im Gegenzug erfährt der Hilfesuchende eine spürbar rasche und nachhaltige Veränderung. Vom Hilfesuchenden wird daher mit einer gewissen Dringlichkeit eine produktive Einstellung erwartet. Diese sollten wir aber vielleicht nicht direkt Disziplin nennen, da dieser Begriff oftmals mit negativen Assoziationen verknüpft ist, sondern eher den Terminus „Geduld" dafür nutzen. Wir alle brauchen Geduld für uns selbst und für alle anderen. Zwar ist Geduld oft das Letzte, was ein leidender Mensch aufbringen mag, doch ein zielorientiertes Voranschreiten kann die nötige Zuversicht schaffen. Jeder Hilfesuchende, der die BPT konsultieren möchte, bringe also bitte ein wenig Geduld für sich selbst und für die Übungen mit. Er sollte sich im Klaren darüber sein, dass diese Therapieform eine sehr aktive und praxisorientierte Behandlungsform ist. Der verbale Austausch steht mit den praktischen Übungseinheiten in einem ausgewogenen Verhältnis von etwa 1:1. Ansonsten ist aber keinerlei (buddhistische) Vorbildung für die Klienten erforderlich.

Buddha nahm jeden in seine Gemeinschaft auf

Ein wesentlicher Baustein der BPT ist neben der Übungspraxis die Vermittlung der Grundideen des Buddhismus. Buddha gab seine Lehren an alle weiter, die Interesse dafür zeigten. Der persönliche, materielle oder intellektuelle Hintergrund seiner Schüler war dabei unwesentlich; sowohl einfache Bauern und Kuhhirten als auch Beamte und Adlige hatten Zugang dazu. Damit widersetzte sich Buddha bewusst dem tradierten Kastendenken der altindischen Gesellschaft. Insbesondere durch die Aufnahme von sogenannten Unberührbaren, die noch unterhalb der tiefsten Kaste lebten, machte er klar, dass jeder Mensch Aufnahme in die buddhistische Gemeinschaft, den *Sangha,* findet. Auch die Aufnahme von Frauen, die damals (und zum Teil bis heute) in Indien keine Gleichstellung erfuhren, zumindest als Laienpraktizierende ist bedeutungsvoll. Buddha entstammte zwar dem Adelsgeschlecht der Shakyas, aber als er seine Suche nach Befreiung begann, soll er seine reiche Kleidung gegen ärmliche eingetauscht und später ein einfaches Mönchsgewand getragen haben. Es scheint ihm leichtgefallen zu sein,

Menschen aus *allen* Gesellschaftsschichten anzusprechen. Auch scheint er über die Gabe verfügt zu haben, sich auf jeden Menschen sehr individuell einstellen und seine Sprache sprechen zu können. Diese durchaus als therapeutisch zu bezeichnende Kunst hat auch bis heute noch nichts von ihrer Relevanz für die Behandlung verloren. Auf diese Weise bekam jeder Schüler auch immer individuelle Übungsanleitungen. Schienen sich Unterweisungen zu widersprechen, soll Buddha darauf hingewiesen haben, dass jemand, der „zu weit links" geht, die Anweisung erhält, sich „weiter rechts" zu bewegen – und umgekehrt.

Ein wichtiger Aspekt bei der Behandlungskunst besteht auch darin, für jeden Hilfesuchenden den richtigen Ton, die richtige Sprache zu finden. Auch Buddha wird sich zweifellos mit den Rinderhirten anders verständigt haben als mit den Soldaten oder mit den Beamten und Adligen, die zu ihm kamen. Für unsere Arbeit bedeutet dies, dass wir ebenfalls den individuellen Hintergrund der Hilfesuchenden würdigen und diesen Gegebenheiten unsere Vermittlung anpassen. Ein Hilfesuchender, der sich eher mit geistigen, logischen, rationalen Aspekten vertraut fühlt, sollte auch über diesen Zugang die Lehren logisch erklärt bekommen. Ein Mensch mit eher praktischem Verstand, mit vielleicht weniger Zugang zu den intellektuellen Aspekten, sollte eher klare, nachvollziehbare Handlungsanweisungen erhalten. Nachdem diese Erfahrungen vermittelt und konkretisiert worden sind, können dann im zweiten Schritt auch die Lehren leichter zugänglich gemacht werden.

Die buddhistische Psychotherapie hat also eine universelle und eine individuelle Seite. Der universelle Aspekt beleuchtet die seit 2500 Jahren unverändert gültigen Prinzipien des menschlichen Verhaltens. Die östliche Wissenschaft des Geistes besitzt ein sehr umfangreiches, fundiertes und gut gesichertes Wissen über den menschlichen Geist (vgl. die 6. Grundlage der BPT).

Der individuelle Aspekt ermöglicht es jedem Einzelnen, seinen ganz persönlichen Zugang zu finden und seine speziellen Themen mittels buddhistischer Übung zu bewältigen. Egal wie das individuelle Thema auch aussehen mag, ob es sich eher um Probleme psychischer Natur (Ängste, Zwang zum Grübeln, Wut, Depression etc.) handelt oder um personenabhängige (Partnerkonflikte, Mobbing), stoffgebundene (Süchte) oder psychosomatische Themen (Schlafstörungen, Schmerzzustände, körperliche Missempfindungen), oder ob es um eine spirituelle Suche oder Sinnfindung geht, die BPT bietet durch ihre individuelle und universelle Ebene für jeden Menschen die persönlich zu ihm passende Unterstützung, Unterweisung und Übungspraxis. Der Bildungsgrad, die Intelligenz, die buddhistische Vorbildung, das Geschlecht, die sexuelle Ausrichtung, die religiöse Bindung etc. sind für die BPT nur insofern von Belang, als die buddhistischen Psychotherapeuten diese Sachverhalte wertfrei wahrzunehmen haben und für ihr Verständnis nutzen.

Worauf Hilfesuchende beim Therapeuten achten sollten

Der Hilfesuchende wird einen buddhistischen Psychotherapeuten vorfinden (vgl. dazu die 3. Grundlage der BPT), der mit viel Gelassenheit, Achtsamkeit, Humor und menschlichem Einfühlungsvermögen eine den

Klienten spürbar annehmende Haltung vermittelt. Ein strenger Lehrer, der seine Schüler unterweist, ist er nicht. Falls nötig, werden zwar durchaus auch deutliche Worte ausgesprochen, aber stets aus einer wertschätzenden und respektvollen Grundhaltung heraus. Der Hilfesuchende wird sich als zugehörig erleben können und erfahren, dass das Prinzip der Verbundenheit und des Mitgefühls zentrale Aspekte der buddhistischen Lehre *und Praxis* sind.

Die therapeutische Zusammenarbeit ist in vielerlei Hinsicht ein Bündnis. Den elementar wichtigen Aspekt unserer Verbundenheit und die sich daraus ergebenden Konsequenzen werden wir in diesem Buch noch genauer kennenlernen, doch an dieser Stelle sei schon einmal festgestellt, dass zum Beispiel diese Verbundenheit uns zu dem macht, was wir heute sind.

Der Hirnforscher Prof. Dr. Gerald Hüther erklärt, dass wir zwar genetische Anlagen für die unterschiedlichsten Fähigkeiten mitbringen, aber ob diese sich auch tatsächlich ausbilden, hängt voll und ganz ab von der Welt, mit der wir auf so intensive Weise verbunden sind. Beispielsweise haben alle „gesunden" Menschen von Geburt an meist in der linken Hirnhälfte ein sogenanntes Sprachzentrum (Nervenzellen, die unsere Sprachfähigkeit steuern), doch nur wenn andere Menschen mit uns sprechen, entwickeln wir auch Sprache, sonst bleiben wir stumm. Ebenso geschieht das mit vielen anderen essenziellen Eigenarten und Wesenszügen. Wir haben die Anlagen für Liebe, Mitgefühl, Gelassenheit, Selbstdisziplin etc., doch wenn wir in einem Umfeld aufwachsen müssen, wo wir diese Qualitäten nie oder nur selten erfahren, können wir diese Wesenszüge leider nicht oder nur sehr eingeschränkt entwickeln. Was westliche Wissenschaftler hier genetische Anlagen nennen, bezeichnen Buddhisten schon seit Jahrhunderten als sogenannte Samen oder Keime in unserem Speicherbewusstsein (vgl. dazu die 6. Grundlage der BPT über den Geist), die in ihrer Qualität sowohl heilsame als auch unheilsame Wirkungen haben können. Wir selbst können durch gezieltes Training, beispielsweise im Rahmen der BPT, entscheiden, welche Samen wir fördern möchten und welche wir nicht aktivieren.

Thich Nhat Hanh, ein vietnamesischer buddhistischer Lehrer, sagt ebenfalls, dass alles Positive wie Negative bereits als Keim in uns enthalten ist. Auch wenn wir verschiedene Aspekte nicht spüren oder sogar verleugnen, sie sind da. Wir müssen achtsam werden, welche Keime wir nähren oder von anderen nähren lassen.

Alle Hilfesuchenden werden mit sehr unterschiedlichen Ressourcen, Problemen und Stärken zu uns in die BPT kommen, doch für jeden werden individuell angepasste Strategien entwickelt (vgl. dazu z. B. die 19. Grundlage), um Störungen zu lindern oder zu beseitigen und um Gesundheit zu stabilisieren, zu sichern und zu fördern. Ob auch das übergeordnete Ziel der Befreiung angestrebt wird, hängt von jedem einzelnen Hilfesuchenden selbst ab,

Die buddhistische Psychotherapie kann für uns (fast) alles sein

Die BPT bietet nicht nur eine konstruktive Hilfe in Krisen, sondern kann durchgängig ein hilfreicher Begleiter, eine Zuflucht für schlechte *und* gute Zeiten sein oder werden. Neben der Ausrichtung auf *Buddha* und seine Lehren *(Dharma)* bilden wir eine Gemeinschaft *(Sangha)* mit wöchentlichen Unterweisungen in der Gruppe und sich anschließender Meditation. Damit orientieren wir uns an den Drei Kostbarkeiten oder Juwelen, zu denen ein Buddhist formell Zuflucht nimmt.

Die Drei Kostbarkeiten sind: Buddha, Dharma und Sangha

Den Weg Buddhas zu gehen, die Lehren zu studieren und in der Gemeinschaft zu praktizieren sind die Eckpfeiler des Buddhismus. Sie können gleichsam als Werkzeuge genutzt werden, doch sie können auch als eine Art Schlüssel zur Verfügung stehen, die uns Türen öffnen und zu Bereichen Zugang gewähren, die uns vorher verschlossen oder auch einfach nicht-existent zu sein schienen.

Ein Appell an die Hilfesuchenden

Wir sollten uns Zeit nehmen und achtsam schauen, ob der buddhistische Psychotherapeut eine heilsame Ausstrahlung für uns hat. Entscheidend für den ganzen Verlauf und insbesondere auch für den Erfolg der Therapie ist die „Chemie" zwischen den Menschen. Wenn ein Arbeitsbündnis zustande kommt, werden die Hilfesuchenden zwar viel Neues kennenlernen, Instruktionen erhalten und konkrete Übungen zu absolvieren haben, aber sowohl beim Behandler als auch beim Klienten sollte zudem ein Bewusstsein von Gleichwertigkeit und Verbundenheit vorhanden sein. Hilfesuchende sollten ferner darauf achten, dass der buddhistische Psychotherapeut zwar ernsthaft und fachkompetent ist, aber unbedingt auch Humor und Gelassenheit besitzt sowie eine durchgängige Wertschätzung aller Menschen (Vorbehandler, Fachkollegen anderer Disziplinen, Menschen anderer Religionszugehörigkeit etc. eingeschlossen).

Erleuchtete buddhistische Psychotherapeuten?

Ja, auch wir Psychotherapeuten streben ebenso nach Befreiung oder Erleuchtung wie die Hilfesuchenden, die zu uns kommen. Wir werden noch viel darüber hören, wie wir das bewerkstelligen und wie es möglich sein kann, diesen Zustand der Befreiung immer öfter immer länger zu halten. Davon werden die Zusammenarbeit und das Arbeitsbündnis mit den Hilfesuchenden deutlich geprägt sein.

Wenn wir im Rahmen der BPT etwas über Verbundenheit, Arbeitsbündnis und insbesondere über die Gleichwertigkeit zwischen Behandlern und Hilfesuchenden hören, werden wir als Hilfesuchende vielleicht auch Enttäuschung darüber verspüren, dass die buddhistischen Heiler und Psychotherapeuten zumindest in der Regel nicht weit über uns stehende erleuchtete Wesen sind. Viele von uns wünschen sich doch sehnlichst den erleuchteten Guru. Wir sollten dann achtsam schauen, welche tiefer liegenden Erwartungen und Hoffnungen uns hier antreiben. Wünschen wir uns nicht vielleicht, einen Erleuchteten zu finden, der etwas ganz Besonderes mit uns macht und wir scheinbar wie von selbst das Wunder der Erleuchtung oder besser Erlösung durch ihn erfahren?

Viele von uns möchten am liebsten gleich Belehrungen direkt vom Dalai Lama erhalten. Eine recht bekannte deutsche Zeitschrift nannte 2007 die Titelstory über den Dalai Lama „Ein Gott zum Anfassen". In dieser Aussage bündelt und verdichtet sich wohl etwas, das sich viele von uns sehnlichst wünschen. Aber ebendieser Dalai Lama nimmt solche Äußerungen sehr ernst, wenn er sagt, dass manche Menschen ihn wie einen Gott verehren und andere ihn wie einen Dämon fürchten. So wird der Dalai Lama in seinen vielen Unterweisungen weltweit nicht müde, fast jeden seiner Lehrvorträge und Diskussionsbeiträge mit den Worten zu beginnen, er sei lediglich ein einfacher buddhistischer Praktizierender oder Mönch. Darin mag vielleicht auch ein wenig vorgelebte Demut enthalten sein, aber es zeugt auch von der dahinterliegenden tiefen Einsicht, dass wir alle auf der *grundlegenden* Ebene gleichwertige menschliche Wesen sind, die nach sehr ähnlichen Zielen streben und sehr ähnliche geistige Hindernisse erleben.

Die „schlechte" Botschaft lautet also: Es gibt keinen Guru, der seine Erleuchtung gleichsam wie eine Fackel direkt, ohne unser eigenes Bemühen an uns weitergeben wird. Wir müssen den Weg schon selbst gehen. Die gute Nachricht lautet: Dieser Weg ist seit über 2500 Jahren von Buddhisten begangen worden und mittlerweile gut ausgeschildert, wir können ihm folgen. Es bleibt anzumerken, dass es natürlich ein innerer und kein äußerer Weg ist, vom Retreat zur Meditationssitzung zur Therapiesitzung zum Gebet etc. Trotzdem brauchen wir manchmal für innere Wege viel länger als für äußere.

Über die Gleichheit (auch zwischen Behandlern und Hilfesuchenden)

Wir alle besitzen universelle und individuelle Eigenschaften. Der Dalai Lama erklärt, dass wir grundsätzlich, d. h. universell, als menschliche Wesen ziemlich identisch sind. Darauf aufbauend, individualisieren wir uns immer weiter als Angehörige eines Kontinents, einer Rasse, einer Nation, einer Geschlechtszugehörigkeit, eines Glaubens, eines Berufs, einer politischen Richtung und weiterer Rollen, wie Sohn, Tochter, Vater, Mutter, Sportler etc. Der Dalai Lama betont, dass wir also – je nach Betrachtungsebene – sowohl unterschiedlich als auch sehr ähnlich sind. Keine der vielen möglichen Rollen darf Priorität vor der grundlegenden Ebene haben, dass wir alle menschliche Wesen sind. Unsere Rollen als Angehörige einer politischen Gruppe, einer Nation oder einer Religionsgemeinschaft dürfen niemals Vorrang haben vor unserer grundlegendsten Rolle als Menschen. Keine Gruppierung darf sich über die Menschlichkeit erheben. Die Menschenrechte stehen also über allem. Die Würde jedes einzelnen und die Gleichheit und Gleichwertigkeit aller sind im Buddhismus demnach unumstößlich.

Wir könnten jetzt vielleicht anmerken, dass diese Grundwerte leider in vielen Gesellschaften (auch in buddhistischen, wie z. B. in Myanmar) immer noch nicht umgesetzt werden. Wir sollten uns selbst fragen, ob wir sie in *unserer* Gesellschaft wirklich umsetzen und auch, ob wir sie *persönlich* tief verinnerlicht und in unserem Umfeld verwirklicht haben. Wenn wir das zumindest weitgehend permanent vermögen, haben wir bereits einen hohen Grad an Verwirklichung erreicht. Der Buddhismus liefert dazu eine Vielzahl von hilfreichen Modellen (vgl. die 8. Grundlage der BPT) und konkreten Maßnahmen (vgl. die 19. und 20. Grundlage der BPT).

Setzen wir also unsere buddhistischen Psychotherapeuten und auch sonst niemanden auf einen Thron, sondern seien wir achtsam, auf welchen Quellen unser Wunsch, andere zu idealisieren, sich gründet. Die immer vorhandene Verbundenheit kann gefühlsmäßig während der Behandlung deutlich variieren, sie sollte aber nie in eine Abhängigkeit einmünden. Wir dürfen uns von keinem Meister oder wem auch immer abhängig machen. Schon Buddha sagte: Sei dein eigener Meister. Achten wir also auch als Hilfesuchende auf ein gutes Verhältnis von Nähe und Distanz.

Generell ist die BPT eine Hilfe zur Selbsthilfe. Es kann nicht um die Belange und Fortschritte des Therapeuten gehen, sondern wir verfolgen letztendlich die Befreiung aller Wesen.

Ein Neuanfang ist immer möglich

Wenn wir hadern und Selbstzweifel uns blockieren, wenn wir meinen, nie wirklich weiterzukommen, sei es auf unserem persönlichen oder auf unserem spirituellen Weg, wenn wir glauben, nie so perfekt und rein leben zu können wie eine Nonne oder ein Mönch, sollten wir uns daran erinnern, dass alle Bedingungen, die wir zur Befreiung benötigen, schon in uns liegen. Alle heilsamen Samen und Keime befinden sich, ebenso wie alle unheilsamen Anlagen, bereits in uns. Es liegt an uns, ob wir sie aktivieren möchten.

Wenn uns die großen Vorbilder, wie vielleicht der 14. Dalai Lama, manchmal inspirieren, so können sie uns bisweilen durch ihre Ferne und vermeintliche Abgehobenheit aber auch demotivieren. Vielleicht wenden wir uns dann besser anderen Beispielen zu. Es gibt innerhalb der buddhistischen Literatur sehr berühmte Befreiungsgeschichten selbst von Schwerverbrechern (Angulimala, Milarepa), die durch das Erkennen, Verstehen und Verinnerlichen der buddhistischen Lehre und ihre intensive Übungspraxis einen heilsamen Weg für sich fanden.

Angulimala (Sanskrit *Anguli* = „Finger“, *Mala* = „Kette“) sammelte, wie sein Name schon sagt, der Legende nach die Finger seiner Opfer, um sie zu einer Kette aufgezogen um den Hals zu tragen. Dies geschah zu Lebzeiten Buddhas und Buddha konnte durch seine furchtlose Annäherung an Angulimala diesen auf einen heilsamen Weg bringen. Selbst Angulimala fand also seinen Frieden und Befreiung. Das gilt auch für Milarepa (1040–1123 unserer Zeitrechnung), der durch Schicksalsschläge verarmte und tödliche Rache an seinen Verwandten nahm. Auch er soll eine Umkehr vollzogen und einen heilsamen Weg gefunden haben.

Etliche fortgeschrittene Meditationsmeister berichten von ihren buddhistischen Aktivitäten in Gefängnisanstalten, wo sie Meditationstechniken und buddhistische Lehren anbieten und in diesem Zusammenhang viele sehr positive Erfahrungen auch mit Schwerstkriminellen schildern. Diese Menschen sind uns auf einer tieferen Ebene völlig ähnlich. Leider haben sie ihre unheilsamen Keime gefördert oder die in uns allen latent schlummernden unheilsamen Keime wurden bei ihnen durch negative Lebensumstände oder andere Menschen aktiviert. Es ist lediglich ein psychischer Selbstschutz, wenn wir behaupten, dass zum Beispiel Gewaltverbrecher „Monster“ seien und in ihrem Wesen völlig anders als wir. Jeder von uns trägt alle nur denkbaren heilsamen wie unheilsamen Anlagen in sich. Welche davon aktiviert werden, liegt oft nicht nur an uns selbst, zumal wenn wir uns nicht in Geistesschulung üben. Ohne gezieltes Geistestraining, wie es der Buddhismus und die buddhistische Psychotherapie anbieten, haben wir Menschen nur unser *Muster,* aber keine freie *Wahl.*

Jeder Mensch ist ein Mensch

Diese Überschrift klingt vielleicht banal, aber wir wollen damit hier feststellen, dass kein Mensch auf einem Podest oder Sockel steht. Nachdem wir kurz umrissen haben, dass selbst schwerste Probleme und Verfehlungen gereinigt werden können, soll noch darauf hingewiesen werden, dass auch Menschen, die wir verehren, immer stets Menschen bleiben und sich demgemäß „menschlich" verhalten. Zum Beispiel ist Mahatma Gandhi zu einem Inbegriff für Friedfertigkeit geworden, obwohl er große Konflikte mit seinem Sohn hatte, zu dem der Kontakt abbrach, und ebenso Probleme mit seiner Frau, die mit seinen Vorstellungen nicht immer konform gewesen sein soll. Es gibt bei Gandhi, wie bei allen anderen Menschen, eben auch das sogenannte Rollenverhalten: In der Rolle als Vater, als Ehemann, als Politiker, als Praktizierender einer Religion kann es ohne gezieltes Geistestraining zu großen Abweichungen und Differenzen im Verhalten kommen. Ein besonnener Politiker ist nicht unbedingt immer auch ein besonnener Vater und umgekehrt.

Wir müssen also Vorsicht walten lassen, wenn wir unsere Lehrer zu sehr idealisieren. Idealisierung schafft Distanz, die unter Umständen auch für unser eigenes Wachstum hinderlich sein kann. Wir müssen verstehen, dass wir als Menschen zwar sehr unterschiedlich sind, aber grundlegend viele Gemeinsamkeiten aufweisen. Jeder von uns trägt seinen Inneren Edlen Kern in sich (vgl. die 8. Grundlage der BPT) und alle Menschen verfügen bereits über alle Notwendigkeiten, die sie brauchen, um sich zu befreien.

Kathrin K., alleinerziehende Mutter, kam erst allein in die BPT. Sie klagte sehr über Gefühle von Stress und Überforderung. Im Laufe der Therapie und durch ihre regelmäßige Übungspraxis lernte sie sich selbst und ihre Leistungsgrenzen und Bedürfnisse mehr wahrzunehmen. Dadurch konnte Kathrin sich einerseits selbst besser beruhigen, andererseits wurde sie sich ihrer Sorgen um ihren 14-jährigen Sohn bewusster. Als sie ihn eines Abends zur Meditation mitbrachte, fand der Teenager einen guten und recht schnellen Zugang zur Praxis. Seine ersten Erfolge machten ihn ein wenig stolz und auch neugierig, und er kam jetzt regelmäßig zu den

Abendmeditationen mit, die er in einer ersten Phase als eine Art Sporttraining verstand. Mit zunehmender Übung konnte er dann auch ein gutes Verständnis der Zusammenhänge entwickeln.

Diese Grundlage sollte uns Folgendes vermitteln:

Die BPT ist für jeden Hilfesuchenden unabhängig von Bildung, Religionszugehörigkeit, Geschlecht, sexueller Ausrichtung, Alter, Rasse etc. bestens geeignet. Der Hilfesuchende sollte sich aber im Klaren darüber sein, dass in der BPT *aktive* Mitarbeit mit täglichen kleinen Übungen und regelmäßigen, wöchentlich stattfindenden Einzel- und Gruppensitzungen unumgänglich sein werden.

Die 3.
Grundlage der BPT

Die buddhistischen Psychotherapeuten sind achtsam, auch sich selbst gegenüber

Das Zuhören ist eine Kunst an sich. Wenn wir mit stillem und konzentriertem Geist zuhören, ist es möglich, tatsächlich für das empfänglich zu sein, was Worte sagen.

– Joseph Goldstein –

. . .

Bleibe natürlich, während du dein inneres Streben veränderst.

– Geshe Kelsang Gyatso –

Die Rolle der buddhistischen Psychotherapeuten ist zugleich wunderbar und wunderbar schwierig. Sie bietet eine herrliche Chance für tägliche Praxis, für stetes persönliches Wachstum – und dies auch noch als bezahlte Arbeit. Wir verdienen Geld und erhalten gleichzeitig die Möglichkeit, täglich viele Stunden den Dharma zu praktizieren und weiterzugeben. Aus buddhistischer wie auch aus Sicht anderer Religionen und der humanistischen Ethik sind die helfenden Berufe besonders ehrenwerte Tätigkeiten, die dem persönlichen wie auch dem universellen, d. h. alle Wesen betreffenden Wachstum förderlich sind

Auffallend ist allerdings, dass sich fast alle Befragten in diesem Punkt sofort einig sind, doch erfahren diese Berufsgruppen im Rahmen des Sozial- und Gesundheitswesens in der Regel nur eine geringe Unterstützung. Wenn es zu Einsparungen und Kürzungen kommt, dann nicht selten genau dort.

Das Berufsrisiko

Die helfenden Berufe zählen zu den Risikoberufen, d. h., dass Menschen, die einen der vielen helfenden Berufe ausüben (Krankenschwestern, Pfleger, Sanitäter, Ärzte, Seelsorger, Psychotherapeuten etc.), einem erhöhten Risiko ausgesetzt sind und daher selbst durchgängig Hilfe und Unterstützung benötigen. Erschwerend kommt hinzu, dass insbesondere im Sozial- und Gesundheitswesen einerseits immer wieder Mittel und Arbeitsplätze eingespart werden, andererseits bei den leitenden Vorgesetzten wenig Kenntnisse im Personalmanagement und Führungsqualitäten ausgebildet wurden, die als dringend benötigte Ressourcen für die Angestellten zur Verfügung stehen sollten.

Vielleicht müsste auch stärker einbezogen werden, dass eine Vielzahl der dort Beschäftigten von dem sozialen Wunsch geleitet werden, anderen Menschen zu helfen. Der Umgang mit bedürftigen Menschen setzt ein hohes Maß an Geschick voraus, mit Nähe und Distanz umzugehen beziehungsweise zwischen eigenen und fremden Bedürfnissen gut differenzieren und handeln zu können. Gemeint ist hier die Problematik des Helfersyndroms, das in *jedem* Menschen mehr oder weniger angelegt ist, denn die Fähigkeit des Mitfühlens und der sich daraus ergebende Impuls zu helfen zeichnen uns als Menschen aus. Die Folgen, welche die genannte Dynamik zum Beispiel für Psychotherapeuten haben kann, sind vielfältiger Natur. In ihrem Buch *WIR: Psychotherapeuten über sich und ihren „unmöglichen“ Beruf* lassen die Autoren Kernberg, Dulz und Eckert viele unterschiedliche, zumeist ärztliche Therapeuten zu Wort kommen und zitieren Studien, die verdeutlichen, welchen Risiken die Helfer ausgesetzt sind. Hier nur einige Beispiele: erhöhte Suchtgefahr, Selbstmordtendenzen, hohe Scheidungsrate, psychische Erkrankungen, Burn-out. Es wurden aber auch andere, vielleicht nicht so auffällige Besonderheiten beobachtet, wie etwa die Eigenart der Helfer, zu wenig auf sich selbst zu achten. Das drückt sich beispielsweise darin aus, dass sie in der Regel nicht gut organisiert sind, sich als Angestellte selten zu Wort melden, um Unterstützung einzufordern, dass sie nur wenig Wert auf einen schön gestalteten Arbeitsraum legen etc.

Die therapeutische Grundhaltung

Wir haben schon an die Hilfesuchenden appelliert (vgl. die 2. Grundlage der BPT), sich ihren buddhistischen Psychotherapeuten im Hinblick auf bestimmte Eigenschaften genauer anzuschauen. Es ist wünschenswert, dass buddhistische Psychotherapeuten über eine Reihe von Eigenschaften und Fähigkeiten verfügen oder mit festem Willen auf dem Weg sind, diese zu verinnerlichen. Als hilfreicher Leitfaden dafür können die buddhistischen Vier Grenzenlosen Geisteszustände herangezogen werden. Diese vermitteln wunderbare Eckpfeiler einer heilsamen und therapeutisch wirksamen Haltung.

Die Vier Grenzenlosen Geisteszustände

1. Liebe
2. Mitgefühl
3. Freude
4. Gleichmut

Mit *Liebe* ist hier natürlich eine gänzlich nicht-sexuelle Grundhaltung gemeint, die sich in einer annehmenden, unterstützenden, respektvollen und wertschätzenden Haltung zeigt. Das schließt allerdings nicht aus, notfalls auch Grenzen zu ziehen und klare Worte zu finden. Die hier angesprochene Liebe reduziert sich auch nicht auf ein bestimmtes Liebesobjekt, sondern beschreibt eine allgemeine Grundhaltung im Leben und dem Leben gegenüber. Diese ist in etwa vergleichbar mit der christlichen Vorstellung der *Agape,* einer allumfassenden Liebe allen Wesen und der Welt gegenüber.

Mitgefühl ist etwas anderes als Mitleid. Therapeuten werden mitfühlen, aber möglichst nicht mitleiden, sonst verlieren sie ihre notwendigen therapeutischen Ressourcen wie Kreativität, Heilungsenergie, Motivation, Zuversicht etc. Des Weiteren drücken Buddhisten mit dem Begriff Mitgefühl auch ihr Verständnis von untrennbarer Verbundenheit zwischen sich und allen anderen Wesen aus.

Gelegentlich wird der Buddhismus als eine pessimistische Religion missverstanden, deren Anhänger glauben, alles Leben sei Leiden. Es gibt zwar unumgängliches Leiden für uns alle, doch die freudige Botschaft lautet, dass das Leiden überwunden werden kann. Diesen freudigen Geist sollten buddhistische Psychotherapeuten vermitteln und ausstrahlen. Auch in den Symbolen des Buddhismus kommt diese *Freude* zum Ausdruck. Der Buddha lächelt uns von Millionen Statuen weltweit an; darin äußert sich eine freudige, optimistische und auch gelassene Grundhaltung. Eine wesentliche Eigenschaft, die auch die ernsthafteste Psychotherapie begleiten sollte, ist der Humor. Mittlerweile ist auch wissenschaftlich belegt, dass ihm eine große Heilkraft zugesprochen werden kann.

Gleichmut und Gelassenheit sind sehr wichtige Grundhaltungen, die nur erreichbar sind durch intensive eigene tägliche Praxis. Dabei ist aber gewiss nicht Gleichmut um jeden Preis gemeint. Eine wichtige Qualität des Therapeuten ist die sogenannte Kongruenz, die sich auf seine Echtheit und Authentizität bezieht. Es widerspricht dem Wunsch nach Gelassenheit überhaupt nicht, sich auch als Therapeut emotional adäquat auszudrücken, doch als Therapeuten haften wir nicht an den Gefühlen. Wir versuchen unsere Emotionen wie eine Wolke zu betrachten, die wir ansehen, würdigen und dann weiterziehen lassen, um mit klarem Blick und Gelassenheit arbeiten zu können.

Zu den Ausprägungen und dem richtigen Maß der angestrebten Vier Geisteszustände müssen wir stets die Weisheit des Mittleren Weges heranziehen (vgl. die 9. Grundlage der BPT).

Die buddhistischen Psychotherapeuten vermitteln eine Haltung, die sie dem Klienten in gewisser Weise vorleben, sodass schon auf dieser Ebene eine heilsame Energie entstehen kann. Nur auf dieser Basis können alle weiteren Lehrinhalte und Methoden vermittelt werden. Ein übellauniger, gestresster Psychotherapeut kann die Prinzipien der BPT nicht glaubhaft vermitteln. Liebe, Mitgefühl, Freude und Gleichmut dienen als Ausdruck für eine spürbar annehmende, wertschätzende und konstruktiv-produktive Grundhaltung. Um diese wertvollen Eigenschaften als Mensch und insbesondere in der Rolle als Therapeut entwickeln und aufrechterhalten zu können, müssen alle buddhistischen Behandler selbst die buddhistische Psychotherapie durchlaufen, die damit verbundenen Erfahrungen tief verinnerlichen und auch in einer täglichen Übungspraxis verwirklichen.

Eine besondere Rolle kommt dem Humor zu: Eine ernsthafte Therapie sollte nicht falsch verstanden werden als bitterernste Therapie. Es darf und soll auch gelacht werden, aber nicht *über* den Klienten, sondern *mit* ihm oder ihr.

In der BPT gibt es keine autoritären Lehrer, die ihre Schüler von oben herab unterweisen. Sie werden sich auch nicht unnötig verausgaben, da sie keinen Missionierungseifer besitzen. Wenn wir für uns eine heilsame Entdeckung gemacht haben, zum Beispiel in Form der buddhistischen Lehren, so könnte leicht der Impuls entstehen, auch andere müssten das doch verstehen, nachvollziehen, übernehmen und davon begeistert sein. Der achtsame Umgang damit bremst uns hier auf ein heilsames Mittelmaß. Wir werden gewissermaßen zum schlauen „Igel", der weiß, „wie der Hase läuft". Wir können den Hasen seinen Weg laufen lassen, sind aber immer bequem zur Stelle, ohne mit ihm rennen zu müssen. Das entspricht unserer gelassenen Grundhaltung. Sicherlich haben wir die Absicht, für andere hilfreich zu sein. Wir lassen uns auf die Welt der Hilfesuchenden ein, doch ohne vorgefasste rigide Zielvorstellung, denn eine solche wird jeweils gemeinsam mit dem Klienten erarbeitet.

Gelassenheit ist wichtig

Jack Kornfield erzählt die Geschichte von dem Mann, der seinen Hund sehr liebte und ihm deshalb regelmäßig Lebertran verabreichen wollte. Er hielt den Hund fest und versuchte den Lebertran direkt in das Maul des Hundes zu träufeln. Der Hund wehrte sich stets dagegen. Der Mann merkte, dass der Hund den Lebertran nicht mochte; er wusste aber, dass dieser gut für ihn war und fuhr deshalb mit der für beide schwierigen Prozedur fort. Eines Tages riss sich der Hund dabei los, doch zur Verwunderung des Mannes kam der Hund von sich aus und leckte den verschütteten Lebertran auf. Da erkannte der Mann, dass der Hund nicht den Lebertran verabscheut hatte, sondern die Zwangsmaßnahme.

Eine gelassene Grundhaltung kann auch bedeuten, dass wir niemanden direkt heilen *müssen.* Wir können Wege aufzeigen, Einladungen und Angebote machen, aber den Weg zur Heilung gehen muss jeder selbst.

In der 2. Grundlage haben wir zwar erklärt, dass die BPT für jeden geeignet ist, aber das ist natürlich nicht gleichbedeutend mit einer Erfolgsgarantie. Jeder Mensch ist auf seinem ganz individuellen Weg, der auch nicht stets und automatisch in eine gute Richtung führen muss. Viele wichtige Lebenserfahrungen machen wir (leider) erst durch schmerzhafte Erlebnisse. Deshalb ist es oft unmöglich, ein bestimmtes aktuelles Ereignis mit Sicherheit als positiv oder negativ zu bewerten. Vieles, was wir beim ersten Eindruck als negativ erleben, stellt sich im weiteren Verlauf als eine hilfreiche Lehre heraus. Davor können und wollen wir niemanden bewahren.

Es gibt auch Fälle, die verdeutlichen, dass zum gegebenen Zeitpunkt eine Psychotherapie nicht fruchtbar wäre, sodass der oder die Hilfesuchende vielleicht nicht wirklich von unseren Bemühungen profitieren kann. Jack Kornfield zitiert dafür eine recht plakative Redewendung: Wenn ein Taschendieb einen Heiligen trifft, interessiert er sich nur für den Inhalt von dessen Taschen. Wir können zwar als Therapeuten heilsame Wege aufzeigen und die ersten Schritte gemeinsam üben, aber letztlich muss diese jeder selbst gehen.

Als buddhistische Psychotherapeuten können wir vielleicht die eigene Gelassenheit eher fördern, wenn wir uns sehr klar verdeutlichen, dass wir nicht jeden heilen können und müssen. Außerdem sollte unser Fokus stets orientiert sein am Mittleren Weg, der in Bezug auf dieses Thema zwischen den Polen Engagement für den Hilfesuchenden und Engagement für uns selbst entlangführt.

Konfrontation als Technik?

Sehr zu beachten ist der Sachverhalt, dass Konfrontation *keine* therapeutische Technik und schon gar keine therapeutische Haltung sein darf. Konfrontation ist stets eine therapeutische Behandlungs*kunst.* Sie kann ein mächtiges Handwerkszeug sein, um schnelle therapeutische Veränderungen zu erzielen beziehungsweise zu forcieren. Das darf jedoch nur im Rahmen einer sicheren und wertschätzenden therapeutischen Arbeitsbeziehung geschehen. Leider wird die Konfrontation oft einfach nur als Technik übernommen, weil sie bei fähigen Behandlern beobachtet wurde. Das führt dann nicht selten zu unnötigen und auch destruktiven Konflikten. Es scheint besser zu sein, einmal mehr zu unterstützen und zu fördern, als vorschnell zu konfrontieren. Frei nach dem Motto: Mit einem Teelöffel Honig fängt man mehr Fliegen als mit einem ganzen Fass Essig.

Therapeuten und Klienten bilden ein Team

Vielleicht im Unterschied zu anderen Therapieformen ist die buddhistische Psychotherapie unter anderem eine Behandlungsform, die ihre Prinzipien sehr transparent macht. Ein Eckpfeiler der Therapie ist denn auch die Vermittlung der relevanten buddhistischen Lehrinhalte und der dazugehörigen Praktiken. In unserem Behandlungsrahmen gibt es keinen „gesunden" Behandler und „kranken" Klienten. Wir alle stecken noch im Lebensrad des Leidens und wir alle sind (hoffentlich) auf dem Weg zur Befreiung. In unserem Kontext bedeutet das zum Beispiel, dass nicht nur die Hilfesuchenden mittels buddhistischer Techniken behandelt werden, sondern dass gerade auch die Behandler im Fokus stehen und gefordert sind, gleichsam vorbildhaft die buddhistischen Prinzipien zu praktizieren. Plakativ könnte das in dem Statement zusammengefasst werden, dass der erste Klient des buddhistischen Psychotherapeuten er beziehungsweise sie selbst ist.

Natürlich kann es sich hierbei nicht um einen allgemeinen Gleichmachungsprozess handeln. Höchstwahrscheinlich hat der buddhistische Therapeut fachlich gute psychotherapeutische und menschliche Kompetenzen, aber daraus ergeben sich noch keine besonderen Privilegien oder eine Höherstellung. Die Psychotherapeuten der BPT tragen natürlich keine weißen Kittel oder andere Uniformen, die eine rigide Rollenzuschreibung und den Wunsch nach Distanzierung sichtbar signalisieren. Zwar dient die BPT unter anderem auch der Vermittlung einiger wichtiger buddhistischer Lehrinhalte, doch hat diese Vermittlung nur oberflächlich etwas mit einem Lehrer/Schüler-Verhältnis zu tun. Wenn wir tiefer blicken, sollten wir feststellen, dass wir als Hilfesuchende nicht etwas völlig Neues lernen müssen. Alles, was wir hören werden, klingt wie eine alte vertraute Wahrheit.

Die Menschen sind miteinander verbunden und natürlich auch innerhalb der BPT nicht voneinander getrennt. Die Therapeuten stehen nicht höher und sind selbst nicht getrennt vom Therapieprozess, sondern Teil des Geschehens.

Wir sollten uns als Therapeuten oft fragen, worüber wir uns definieren. Sind wir wieder in die Falle der Identifikationen geraten? *Sind* wir Buddhisten, *sind* wir Therapeuten, *sind* wir Europäer, *sind* wir Frauen,

Männer, Kinder, Mütter etc.? Die Identifikation mit einer oder auch mehreren Rollen wollen wir vermeiden lernen.

Buddhistische Psychotherapeuten mögen vielleicht für viele Menschen eine Art Vorbild- oder sogar Lehrerfunktion haben, aber umgekehrt können auch alle anderen Menschen, mit denen wir zu tun haben, unsere Lehrer sein. Oft sind Menschen, die uns beschäftigen, mit denen wir Probleme haben, unsere größten Lehrer. Jede noch so schwierige Situation kann unser Lehrer sein. Wir Therapeuten sind dankbar für die Chance, ständig praktizieren und permanent lernen zu können. In scheinbar unangenehmen Situationen können wir, auch wenn negative Emotionen in uns aufkommen, zumindest innerlich lächeln und uns sagen, dass wir hier und jetzt die Chance für eine gute Lektion bekommen.

Der kritische Blick

Auf der Basis einer konstant wertschätzenden respektvollen Haltung allen Menschen gegenüber werden wir als Therapeuten, auch im Sinne einer möglichst guten Beratung und Behandlung, die hilfesuchenden Menschen, die zu uns kommen, genau betrachten. Im Blickpunkt stehen hier Risikofaktoren, die den Menschen und/oder eine produktive Behandlung bedrohen könnten. Es werden mögliche Beeinflussungsfaktoren identifiziert, das jeweilige Funktionsniveau der Hilfesuchenden, wozu insbesondere die Ich-Strukturen und auch ihre unbewussten psychischen Abwehrfähigkeiten gehören, und ihre Weltsicht sowie ihre Erklärungen und Interpretationen für die gegenwärtige Situation.

1. *Risikofaktoren:* körperlicher Zustand, mögliche ernsthafte und medizinisch behandlungsbedürftige Erkrankungen, Drogen (Alkohol, Medikamente, Nikotin, harte und weiche Drogen etc.), Suchtverhalten (Essstörungen, Spielsucht, Sexsucht, Kaufsucht etc.), Übergewicht, Bewegungsmangel, genetische Dispositionen etc.

2. *Beeinflussungsfaktoren:* Berufsfähigkeit, eventuelle Arbeitslosigkeit, Familienstand, Beziehungen, materieller und Bildungsstatus, Motivation, Vorerfahrungen, Erwartungen, Dringlichkeit etc.

3. Ich-Strukturen: Wir kommen ohne Ich-Strukturen regelrecht hilflos auf die Welt. Die Ich-Strukturen bilden sich dann langsam bis zum Ende der Pubertät aus. Gemeint sind hier die unterschiedlichsten Fähigkeiten und Kompetenzen zum Bedürfnisaufschub, zur Frustrationstoleranz, zur Realitätsprüfung, zur Ort-Zeit-Orientierung, zur Affekt-Impuls-Kontrolle, zur Flexibilität, zur Bindungsfähigkeit, zum Handlungsaufschub, zur Antizipation, zur Empathie, zur Selbstreflexion/Introspektion, zum Sozialverhalten, zu psychischen Abwehrtechniken und zu Selbstentlastungsressourcen sowie die Objektrepräsentanzen (s. u.). Viele dieser Aspekte sind für das Kontaktverhalten, die Therapie und die Prognose sehr relevant.

Ergänzender Hinweis: Psychoanalytiker, Tiefenpsychologen und psychodynamisch orientierte Therapeuten gehen davon aus, dass diese Ich-Strukturen unser innerstes Gerüst bilden. Buddhistische Psychotherapeuten gehen davon aus, dass wir um unseren tiefsten Inneren Edlen Kern (vgl. die 8. Grundlage der BPT) Schutzschichten anlegen und dass sich die genannten Ich-Strukturen gleichsam als Schutz- und Bewältigungstechniken auf diesen *Außen*schichten ansiedeln.

Von besonderer Bedeutung für das therapeutische Arbeitsbündnis und die Auswahl der buddhistischen Therapiemaßnahmen sind die zu den Ich-Strukturen zählenden *Objektrepräsentanzen* der Klienten. Das betrifft unter anderem die Bewertungen der Hilfesuchenden gegenüber ihren Mitmenschen. Sind diese Bewertungsmuster insbesondere im Hinblick auf ihre Bezugspersonen relativ stabil oder wechseln die Empfindungen je nach Stimmung deutlich? Bei Menschen, die zum Beispiel unter sogenannten Persönlichkeitsstörungen leiden, schwanken die Objektrepräsentanzen erheblich. Persönlichkeitsstörungen definieren sich dadurch, dass die Ich-Strukturen nur sehr unreif ausgebildet oder beschädigt sind. Das könnte sich so auswirken, dass der Behandler anfangs idealisiert wird und beim ersten Problem eine so starke Entwertung durch den Hilfesuchenden erfährt, dass die Therapie abgebrochen wird.

Auch das Niveau der psychischen Abwehrfähigkeiten, die ebenfalls zu den Ich-Strukturen gehören, sollte genauere Beachtung finden. Die Abwehr geschieht in der Regel unbewusst. Abwehrtechniken sind Sublimierung, Verleugnung, Verdrängung, Projektion, etwas ins Gegenteil verkehren, Rationalisierung, Identifikation (mit dem Aggressor), Abspaltung etc.

Als Psychotherapeuten müssen wir verstehen, dass jeder Mensch, obwohl er sich vielleicht für eine Therapie entscheidet, gleichzeitig auch Anteile in sich trägt, die den Status quo aufrechterhalten wollen, selbst wenn dieser noch so unangenehm ist. Veränderung wird rational zwar oft gewünscht, löst aber emotional in den tieferen Schichten unserer Psyche Alarmfunktionen aus, die automatisch Selbstverteidigungsmechanismen aktivieren. Eigentlich möchte sich niemand gerne wirklich grundlegend verändern. Nicht selten treten die größten Veränderungen auch erst nach durchlebten Krisen ein.

4. Weltsicht: Folgende Fragestellungen könnten hierüber Aufschluss geben: Wie interpretiert der Hilfesuchende selbst seine Situation? Welche Hypothesen werden vorgebracht? Werden Probleme eher externalisiert, d. h. andere Menschen und äußere Umstände dafür verantwortlich gemacht, oder zu sehr als Selbstvorwürfe interpretiert? Wie verwurzelt und bodenständig ist der Hilfesuchende?

Eine wertschätzende und respektvolle Grundhaltung widerspricht keinesfalls einem kritischen Blick. Wir Psychotherapeuten müssen schon aus Verantwortung für die Hilfesuchenden eine umfassende Sichtweise aufrechterhalten. Dazu gehört auch der kritische Blick, der Verständnis und Mitgefühl zeigt und liebevolle Zuwendung anbietet, um die kritischen Bereiche gemeinsam zu bearbeiten, wo dies notwendig ist.

Wir betrachten daher aufmerksam die Hilfesuchenden und reflektieren unsere eigene Position, sodass die sogenannte Beziehungsarbeit stets einen Platz in der gemeinsamen Therapie findet. In der Beziehungsarbeit versuchen wir, im Hier und Jetzt die typischen Reaktions-, Gefühls- und Übertragungsmuster der Hilfesuchenden und unsere eigenen Reaktionen darauf aufzudecken.

Namasté anstelle von Idealisierung

Eine moderate sanfte Idealisierung, die uns die Hilfesuchenden entgegenbringen, kann zu Beginn der gemeinsamen Arbeit unter Umständen hilfreich sein. Dennoch sollte dieser Aspekt vom Therapeuten stets im Auge behalten werden. Eine konstante Idealisierung schafft oft eine unproduktive Trennung und Distanz.

Nicht selten sind darin auch unsere unbewussten Abwehrmechanismen enthalten. Wir meinen als Hilfesuchende dann vielleicht, dass wir es bestimmt nie schaffen, so gelassen zu werden wie der Therapeut. Also können wir auch gleich so bleiben, wie wir sind. Oder wir warten ab, bis dieser ach so perfekte Therapeut es doch nicht schafft, uns zur Befreiung zu katapultieren. Wir können so bleiben, wie wir sind, und sogar noch eine Entthronung des Therapeuten herbeiführen.

Die Hilfesuchenden finden also durch die Idealisierung des Therapeuten nicht selten einen schwereren Zugang zu ihrem eigenen Weg, zu ihrer Befreiung und zu ihrer Buddhanatur. Seien wir daher als Therapeuten und Lehrer gleichzeitig auch immer Schüler. Wenn wir gelobt werden, sollten wir genau auf unsere Identifikationen, unseren vielleicht mehr oder weniger versteckten Narzissmus achten. Lassen wir uns als Therapeuten ruhig jederzeit von unserem imaginären Thron absetzen.

Buddhistische Lehrer und Meister sitzen bei buddhistischen Seminaren, Unterweisungen, Meditationen etc. in der Regel auf einem Thron oder Podest. Diese Sitzanordnung darf nicht mit der Symbolik anderer monarchischer oder klerikaler Sitzordnungen mit Thron gleichgesetzt werden. Wer im buddhistischen Kontext einen Thron oder einen erhöhten Sitzplatz einnimmt, ist *generell* allen anderen gleichwertig. Als Menschen besitzen wir alle die gleichen Voraussetzungen zur Erleuchtung. Eine der grundlegendsten buddhistischen Überzeugungen ist das Verständnis der *Verbundenheit* zwischen uns und allen anderen Wesen.

Mit diesem Wissen zeigen wir Respekt und Verehrung für buddhistische Lehrer, die auf Podesten sitzen, und ehren dadurch auch die dem genau entsprechenden eigenen Anteile in uns selbst. Die Verehrung von Buddhastatuen oder von heiligmäßigen Mönchen und von fortgeschrittenen Meistern bedeutet also sowohl die Verehrung für diese Wesen als gleichzeitig und gleichwertig auch die Achtung vor diesen heiligen Anteilen in uns selbst.

Genau dies ist auch mit *Namasté* gemeint. Wörtlich bedeutet es: „Ich grüße das Licht in dir." Dabei handelt es sich um eine im Osten weitverbreitete Form der Begrüßung zwischen zwei Menschen, die sich dabei mit aneinandergelegten Handflächen voreinander verneigen: vor dem inneren Licht, dem göttlichen Funken, der Buddhanatur, die sie auch selbst in sich tragen.

Respekt

Buddhistische Psychotherapeuten sind achtsam und respektvoll gegenüber jeder anderen Behandlungsform und generell auch jeder anderen Lebensart. Sowohl Buddha vor etwa 2500 Jahren als auch heute der Dalai Lama bezeugen einen großen Respekt vor *allen* Religionen. Sie betonen, dass jeder sich seiner eigenen Wurzeln bewusst sein sollte und diese zu respektieren hat. Diese Haltung schließt eine nachträgliche Umorientierung aber nicht aus.

Nicht selten haben Klienten, bevor sie die BPT beginnen, schon andere Therapieerfahrungen gemacht. In den unterschiedlichen Lebensphasen hat jede Therapieform wahrscheinlich ihren Sinn gehabt. Ein Therapeut sollte jedoch hellhörig werden, wenn es für alle vorausgegangenen Therapien stets ein negatives Fazit gibt. Mit der Aussage, dass sämtliche therapeutischen Vorgänger nicht so gut gewesen sein sollen, muss achtsam umgegangen werden.

Die BPT ist keine Therapieform, die dem Hilfesuchenden im Sinne einer sicheren Allheilmethode etwas bringt, das er passiv nur noch anzunehmen braucht. Hier sollte dem Hilfesuchenden gleich zu Beginn verdeutlicht werden, dass viel *aktive* Mitarbeit von ihm gefordert sein wird.

Vielleicht passt hierzu die folgende Metapher von der Goldkiste: Ein Bettler kommt in eine Stadt, setzt sich auf eine Kiste und erbittet von den Mitmenschen Almosen. Aber er bekommt immer entweder zu wenig oder nicht die richtige Hilfe. So vergehen die Jahre. Er ist verzweifelt und frustriert. Wann kommt endlich der Mitmensch, der ihm wirklich helfen kann? Ein alter Mann kommt vorbei. Er hat zwar kein Geld zu geben, aber er gibt den Rat, doch mal in der Kiste nachzuschauen, auf der der Bettler schon so lange sitzt. Der „arme" Mensch entdeckt, dass die Kiste voller Goldmünzen ist.

Eine ähnliche Dynamik erleben wir nicht selten in den Behandlungen. Der Hilfesuchende verlangt nach *dem richtigen* Therapeuten und *der richtigen* Methode, die ihm die Heilung *bringen.* Im Verständnis der buddhistischen Psychotherapie ist jeder bereits im Besitz seiner eigenen Goldkiste und damit alles Notwendigen für ein erfülltes und friedvolles Leben.

Unterstützende Faktoren für eine erfolgreiche Therapie

Die eigene Glaubwürdigkeit

Sowohl der Behandler selbst als auch der Behandlungsraum sind konkrete Faktoren für eine Erfolg versprechende Therapie. Es ist seit Langem bekannt, dass die therapeutische Beziehung für die Heilung ein größerer Garant ist als etwa die verschiedensten therapeutischen Maßnahmen. Das bedeutet, dass die Glaubwürdigkeit und Authentizität des Behandlers von entscheidender Bedeutung sind.

Jack Kornfield beschreibt eine interessante Beobachtung: Auf dem Weg zu einer Klinik sollte eine geringfügige Straßenbenutzungsgebühr in einen dafür angebrachten Kasten eingeworfen werden. Eine versteckte Kamera filmte, welche Ärzte auf dem Weg zu ihrem Arbeitsplatz in der Klinik diese Gebühr bezahlten und welche nicht. Das Interessante an dem Ergebnis war, dass sich bei den Patienten derjenigen Ärzte, welche die Gebühr zahlten, ein schnellerer Heilungserfolg zeigte als bei den Patienten, deren Ärzte nichts bezahlten.

Sicherlich gibt es viele Diskussionspunkte bei einer solchen Studie, doch die Autoren wollten damit unterstreichen, welchen Stellenwert das Verhalten beziehungsweise die Integrität und die Haltung von Behandlern haben können.

Jeder Hilfesuchende möchte – mehr oder weniger deutlich ausgesprochen – mehr als nur seine bedrückenden Emotionen, wie Ängste, Sorgen,

Wut, Enttäuschung oder Trauer, loswerden, sondern darüber hinaus auch Gelassenheit, Glück, Zufriedenheit etc. erreichen. Es kann zwar durchaus ratsam sein, diese Möglichkeiten in Aussicht zu stellen, aber hauptsächlich sollte ein Klient im Kontakt mit dem buddhistischen Psychotherapeuten *spüren,* dass eine derartige Entwicklung möglich ist.

Unser therapeutisches Umfeld

Ein weiterer konkreter Aspekt betrifft den achtsamen Umgang mit dem Behandlungsraum: Ist er ausreichend groß und hell, gibt es Fenster oder nur künstliche Lichtquellen? Herrscht dort (kreatives) Chaos oder ist eine klare Linie erkennbar? Wird regelmäßig gelüftet und gesäubert, wie riecht es in dem Raum? Können Kerzen oder Räucherstäbchen angezündet werden, ohne dass der Feuermelder aktiviert wird?

Besondere Beachtung sollten Behandlungsräume erfahren, die von mehreren Behandlern benutzt werden. Hiervon sind speziell auch Gruppenräume betroffen, die in ihrer Lieblosigkeit und reinen Funktionalität nicht selten den Charakter einer Turnhalle oder eines Warteraums aufweisen.

Für viele in einem buddhistischen Kontext Tätige sind buddhistische Bilder oder Buddhafiguren eine wichtige Inspirationsquelle. Für die Helfer kann insbesondere der Medizinbuddha als Bild oder Figur eine Unterstützung sein.

Die Relevanz eines heilsamen therapeutischen Umfeldes kann nicht genug betont werden. So zeigen zum Beispiel Studien, dass Menschen in positiver Umgebung deutlich bessere Heilungsprognosen aufweisen. Andere Ergebnisse zeigen, dass Menschen, die neben einem Spiegel arbeiten, sich wesentlich aufrichtiger verhalten. Diese unterschiedlichen Beispiele wollen auf einen bestimmten Punkt hinweisen: Wir werfen einen achtsamen Blick auf unseren Arbeitsraum.

Hilfreiche Rituale

Eine nicht unbedeutende Hilfe bei einer Behandlung können auch Anfangs- und Schlussrituale sein. Symbole und Riten dienen seit sehr langer Zeit als wichtige, auch therapeutische Unterstützung. Als bewährtes Mittel haben sich dafür zum Beispiel Atemübungen, aber auch das

Anschlagen von Klangschalen oder Zimbeln bewährt. Das Abschlussritual ist vor allem für den Behandler von besonderer Wichtigkeit. Er benötigt oft eine deutliche Reinigungs-, Abschluss- und Loslassübung, um zwischen zwei Behandlungen den Kopf wieder freizubekommen. Auch ein Feierabendritual kann sehr hilfreich sein, um die Themen und Energien der Hilfesuchenden im Behandlungsraum zu lassen beziehungsweise durch Lüften auch diesen davon zu säubern. Es ist nicht ratsam, regelmäßig Arbeit mit nach Hause zu nehmen, und sei es auch nur in Form von Arbeit an Berichten, wenn wir dort nicht über einen eigenen Arbeitsraum verfügen, der klar vom sonstigen Lebensraum getrennt ist.

Die Verbindung von Psychotherapie und Buddhismus in der Person des Therapeuten

Können nur Buddhistinnen und Buddhisten die buddhistische Psychotherapie ausüben?

Hier schließt sich sofort die Frage an: Wann ist jemand Buddhist? Was zeichnet eine Buddhistin und einen Buddhisten aus?

Wir können uns dann als Buddhisten bezeichnen, wenn wir

1. Buddha als Lehrer annehmen
2. uns intensiv mit der Lehre (Dharma) auseinandersetzen und
3. mit Gleichgesinnten (Sangha), möglichst unter der Leitung eines buddhistischen Lehrers, regelmäßig praktizieren (Meditation und Dharmaerörterungen).

Des Weiteren gibt es viele unterschiedliche Lebensregeln für Buddhisten. Buddha hat für Laien (Nicht-Mönche und Nicht-Nonnen) fünf Regeln aufgestellt:

1. kein Lebewesen (dazu gehören auch Tiere) bewusst zu töten oder zu verletzen
2. nichts zu nehmen, was einem nicht gegeben wird
3. ein sittliches Leben zu führen
4. Lügen und grobe Worte zu vermeiden
5. die Bewusstheit nicht durch Drogen zu trüben

Wir werden auf diese Regeln später noch zurückkommen.

Wie weit wir uns auf den buddhistischen Weg einlassen möchten, ist natürlich individuell verschieden. Nach der Umsetzung der bisher geschilderten Vorgaben wären die nächsten Schritte zum Beispiel das Beschreiten des Bodhisattvaweges, wofür zur formellen Bekräftigung das Bodhisattvagelübde abgelegt wird. Ein Bodhisattva ist ein menschliches Wesen, das sich sehr intensiv um die Befreiung nicht nur für sich selbst, sondern für alle anderen Wesen bemüht.

Für die buddhistischen Psychotherapeuten ist die Sorge für sich selbst mehr als nur die übliche und notwendige berufsbezogene Psychohygiene. Hier spielen die buddhistischen Sichtweisen der *Verbundenheit* aller Dinge miteinander und andere Erfahrungen und Konzepte eine wichtige Rolle, wie die Wertigkeit des *Mitgefühls,* der *Leerheit* der Objekte und der *Illusion* von einem eigenständigen Selbst. Die Gleichwertigkeit der Sorge für sich selbst als Psychotherapeut und der Sorge für den Hilfesuchenden ist also auch ein für den Buddhismus typisches Element, das Ähnlichkeit mit dem christlichen Appell hat: *Liebe deinen Nächsten wie dich selbst.*

Buddhistische Therapeuten müssen zwar keine ordinierten Buddhisten sein, um die BPT auszuüben, aber sie sollten über einige grundlegende Qualitäten und Kenntnisse verfügen. Von welchen Qualifikationen sprechen wir hier?

Weiter oben wurde bereits der hohe Stellenwert der *Integrität* des Behandlers betont. Dabei geht es natürlich nicht nur um die *Glaubwürdigkeit* des Heilers, sondern auch um die *Qualifikation* für die möglichst beste und fundierte Behandlung der Hilfesuchenden.

Eine Behandlung, der buddhistische Prinzipien zugrunde liegen sollen, braucht Behandler, denen diese gut vertraut sind. Um BPT praktizieren zu können, sind eine solide Ausbildung, Kompetenz und Sicherheit in den beiden Bereichen Psychotherapie und buddhistische Lehre erforderlich. Heiler, die BPT praktizieren möchten, sollten sich intensiv mit den zentralen buddhistischen Grundsätzen auseinandersetzen, sie verinnerlichen und in ihrem eigenen Leben verwirklichen. Um welche Grundsätze es sich dabei handelt, wird in diesem Buch dargestellt.

Zur Ausbildung der buddhistischen Psychotherapeuten

Die BPT ersetzt keine Berufsausbildung. Um eine fundierte buddhistische Psychotherapie praktizieren zu können, sollte eine professionelle psychotherapeutische Grundausbildung absolviert werden. Damit Hilfesuchenden ein möglichst sicherer und professioneller Rahmen angeboten werden kann, sollten bestimmte Grundqualifikationen dafür erworben werden.

Für viele Hilfesuchende sind die diversen Berufsbezeichnungen ein Buch mit sieben Siegeln. Wer kennt schon den Unterschied zwischen einer Psychologischen Psychotherapeutin, einer Ärztlichen Psychotherapeutin, einer Diplom-Psychologin, einem Psychoanalytiker, einem Psychiater etc.? Für das Verständnis des Behandlers und für die gesamte Behandlung ist der Ausbildungshintergrund jedoch ziemlich entscheidend. Für Hilfesuchende gibt die nachfolgende Tabelle einen kleinen Überblick zum hoffentlich besseren Verständnis der verwirrenden Begrifflichkeiten.

<table>
<tr><th>Medizinstudium</th><th colspan="2">Psychologiestudium</th><th>Andere Ausbildungen</th></tr>
<tr><td>Arzt</td><td colspan="2">Diplom Psychologe</td><td rowspan="3">Pädagoge
Heilpraktiker
Heiler
Theologe
Seelsorger
Coach
etc.</td></tr>
<tr><td>Approbierter Ärztlicher Psychotherapeut
ÄPT</td><td>Approbierter Psychologischer Psychotherapeut
PT</td><td rowspan="2">Gesprächs-Therapeut
Hypnose-Therapeut
Gestalt-Therapeut
System. Therapeut
Familien-Therapeut
Bioenergetik-Therapeut
etc.</td></tr>
<tr><td>Facharzt (FA) für Neurologie
FA für Psychiatrie + Psychotherapie
FA für Psychosomatische Medizin
etc.</td><td>Psychoanalytiker
Tiefenpsychologe. PT
Verhaltenstherapeut</td></tr>
<tr><td colspan="4">buddhistische Psychotherapeuten/buddhistische Therapeuten *</td></tr>
</table>

* Anmerkung: Nur Approbierte Ärztliche und Psychologische Psychotherapeuten dürfen den Titel „Psychotherapeutin/Psychotherapeut" führen. Alle anderen nutzen die Bezeichnung Therapeut.

Nach dem Medizinstudium können sich Ärzte dann in einer weiterführenden Facharztausbildung für die verschiedensten Fachdisziplinen qualifizieren. Die Diplom-Psychologen beginnen ebenfalls nach ihrem Studium eine von vielen möglichen beruflichen Zusatzausbildungen. Sie wählen entweder eine der drei Ausbildungen, die nach Abschluss von der Krankenkasse anerkannt werden (Psychoanalyse, Tiefenpsychologie, Verhaltenstherapie), oder eine von sehr vielen anderen Therapieausbildungen (Gesprächs-, Hypnose-, Gestalttherapie etc.). Auch andere Studiengänge, wie Soziologie, Pädagogik, Sozialpädagogik oder Theologie, können als Basis für eine fundierte psychotherapeutische Zusatzausbildung dienen.

Das sollte ein sehr solides Fundament für die Ausbildung zum buddhistischen Psychotherapeuten sein. Diese Ausbildung beinhaltet die Absolvierung einer eigenen buddhistischen Psychotherapie, eine regelmäßige intensive buddhistische Schulung, tägliche buddhistische Übungspraxis und die Einhaltung der fünf buddhistischen Regeln für Laien (s. o.).

Wenn wir als Buddhisten den Weg weitergehen und die Bodhisattvahaltung erlangen möchten, verfolgen wir dann noch einen realistischen Weg, oder sind durch die hohen Ansprüche Misserfolge nicht bereits vorprogrammiert?

Einer der Lieblingsautoren des Dalai Lama, er heißt Shantideva und lebte etwa im 8. Jahrhundert unserer Zeitrechnung, schreibt in seinen Grundlagentext *Bodhicharyavatara,* dem „Eintritt in das Leben zur Erleuchtung“, wie verrückt es ihm erscheint, derart anspruchsvolle Gelübde abzulegen. Er erkennt, wie schnell wir für eine gute Sache zu begeistern sind und wie schwer es dann in der Folge ist, diese auch in unser Leben hineinzubringen, umzusetzen und zu praktizieren.

Der Entschluss allein und selbst das Ablegen von Gelübden reichen also nicht aus. Wir erhalten aber mit der buddhistischen Psychotherapie einen sehr heilsamen äußeren und nach einiger Zeit auch inneren Rahmen, um für uns selbst und für alle anderen Wesen heilsam wirkend zu werden. Jeder Fortschritt wird für uns spürbar und festigt die Gewissheit und die Zuversicht. Das Heilsame wirkt bereits nach den ersten Schritten und nicht erst beim Erreichen des Ziels.

Die in diesem Buch vorgestellten Lehrinhalte und Praxisanweisungen sind für *alle* Menschen geeignet, also für Therapeuten ebenso wie für Hilfesuchende. Dadurch wird auch deutlich, dass die grundsätzliche

Kategorisierung in „heile“ Therapeuten und „kranke“ Hilfesuchende letzten Endes unsinnig ist: Wir sind alle Hilfesuchende und in diesem Sinne gleichwertig, wenn auch nicht gleich.

Ist ein Heiler selbst immer „heil“?

Die alte Frage, ob ein Lehrer immer seine eigenen Lehren verkörpern soll oder muss, ist ein wichtiger Aspekt auch für die buddhistische Psychotherapie. Die Wirkungskräfte, die eine Behandlung zur erfolgreichen Behandlung machen, sind vielfältiger Natur. Sicherlich sollte ein Mathematiklehrer das Fach Mathematik beherrschen, aber kann nicht auch ein unsportlicher Mensch anderen den Sport näherbringen? Nietzsche sagte sogar: Manch einer kann seine eigenen Fesseln nicht lösen, ist dem Freunde aber ein Erlöser.

Wir kommen also wieder auf die Qualifikationen beziehungsweise Qualitäten der Behandler zurück. Neben den beruflichen Ausbildungskriterien sind die schon erwähnten menschlichen Eigenschaften der Authentizität, Glaubwürdigkeit, der menschlichen Wärme, des Einfühlungsvermögens und andere Ressourcen gefragt, die sich kaum messen oder objektivieren lassen und auch nur schwer zu lehren sind. Deshalb sprechen wir bei guten Behandlern auch von ihrer *Kunst* und bei groben Fehlern von *Kunst*fehlern.

Innere und äußere Regeln für buddhistische Psychotherapeuten

Wenn wir uns tiefer auf den buddhistischen Weg zur Befreiung einlassen, kann es hilfreich sein, diesen Weg jeden Tag auf Neue bewusst zu beschreiten. Dabei können uns heilsame Rituale, wie Gebete und Gelübde, als Unterstützung dienen. Neben den vielen *äußeren* Regeln, Anweisungen und Geboten fehlen nicht selten die *inneren* Regeln. Die Bedeutung von Gebeten, Gelübden, Ritualen, Symbolen etc. werden wir noch gezielter kennenlernen. Wir werden insbesondere auch erfahren, dass wir durch geistige Tätigkeiten konkrete Veränderungen in uns und unserem Umfeld bewirken können (vgl. die 6. und die 19. Grundlage der BPT).

Für eine Vielzahl von Menschen, die sich bewusst auf den Weg begeben, für sich und andere Befreiung zu erlangen, ist das Bodhisattvagelübde eine sehr hilfreiche Leitlinie sowohl für die therapeutische Arbeit als auch für alle anderen alltäglichen Belange und für die Grundhaltung im Leben. Wir entscheiden uns dafür, Eigenschaften in uns zu fördern, die für uns selbst und alle anderen heilsam sind. Durch das regelmäßige Rezitieren unseres Gelübdes (vgl. die 20. Grundlage der BPT), das wir dadurch gleichsam als Gebet nutzen, können wir die heilsame Wirkung auf uns und unsere Mitmenschen übertragen.

Im Hinblick darauf werden wir nicht nur beschreiben, wie sich geistige Tätigkeiten wie zum Beispiel das Rezitieren dieses Gelübdes auswirken, sondern insbesondere auch konkrete Übungen kennenlernen, die diese Informationen als sinnliche eigene Erfahrung für jeden nachprüfbar und spürbar vermitteln. Wir wollen schließlich keinen Glauben vermitteln, sondern Erfahrungen. So können wir jeden Aspekt selbst auf seine Richtigkeit und Relevanz überprüfen.

Neben den verschiedenen, bereits existierenden Gelübden werden wir in der buddhistischen Psychotherapie für jeden Hilfesuchenden auch ein individuelles Gelübde entwickeln.

Nachfolgend wird das insbesondere für Therapeuten sehr hilfreiche und heilsame Bodhisattvagelübde im Wortlaut zitiert:

Das Bodhisattvagelübde

Die leidenden Wesen sind ohne Zahl.
Ich gelobe, sie alle zur Befreiung zu bringen.

Die Anhaftung ist grenzenlos.
Ich gelobe, mich vollkommen davon abzuwenden.

Die Tore zur Wahrheit sind ohne Zahl.
Ich gelobe, sie alle zu durchschreiten.

Die Wege zum Erwachen sind erhaben.
Ich gelobe, sie alle zu verwirklichen.

Frank H. ist selbst Psychotherapeut. Er brauchte lange Jahre des Leidens, um sich Hilfe zu holen. Es war für ihn anfangs schambesetzt, als Behandler selbst Hilfe in Anspruch zu nehmen. Frank litt schon lange unter Symptomen eines Burn-out-Syndroms. Er sagte, er habe sich immer sehr intensiv um seine Patienten gekümmert und keinen Neuzugang ablehnen können, auch wenn er eigentlich gar keine Zeit mehr gehabt habe. Das Studium dieser 3. Grundlage bot für ihn sehr hilfreiche Inspirationen. Insbesondere aber durch die Erfahrungen der Verbundenheit in einer Gruppe der BPT und die Achtsamkeitsübungen fand Frank einen selbstsicheren Zugang zu sich. Er erkannte, dass die Wertschätzung und die Bedürftigkeit nach Hilfe umfassend sind und daher auch ihn selbst betreffen. Frank entwickelte eine andere Sichtweise, die ihn verstehen ließ, dass wir *alle* Hilfe und Unterstützung brauchen.

Diese Grundlage sollte uns Folgendes vermitteln:

Die buddhistischen Psychotherapeuten achten auf ihre hilfesuchenden Klienten ebenso wie auf sich selbst. Auf der Basis des tiefen Respekts vor jeder Individualität erkennen und achten wir unsere Verbundenheit auf den tieferen Ebenen unseres Menschseins.

Buddhistische Psychotherapeuten und ihre hilfesuchenden Klienten bilden eine Gemeinschaft, die für alle heilsam wirken soll.

Die 4.
Grundlage der BPT

Die buddhistische Psychotherapie ist Lehre und Praxis

> Man könnte den Buddhismus vielmehr als eine Wissenschaft des Geistes und einen Weg zur Transformation bezeichnen.
>
> – Matthieu Ricard –

. . .

> Die buddhistischen Lehren sind keine Religion, sondern eine Wissenschaft des Geistes.
>
> – Dalai Lama XIV –

Wir werden die 4. Grundlage der BPT dafür nutzen, um ein paar *theoretische* Aspekte der Behandlung darzustellen. Der buddhistische Weg ist eine überaus alltagstaugliche, praxisnahe und von unzähligen Erfahrungsberichten angereicherte geistige, spirituelle und therapeutische Tradition, die sich über die Jahrhunderte ausdifferenzieren konnte und trotz ihrer langen Geschichte Ihrem Wesen nach aktuell und auf die Realität bezogen geblieben ist. Der 14. Dalai Lama sagte bewusst etwas plakativ, wenn die Naturwissenschaft neue Erkenntnisse über den Menschen liefere, solle der Buddhismus sich diese zunutze machen. Das heißt für uns, dass wir keine exotischen Ideen aus dem Osten blind zu glauben haben. Nach guter buddhistischer Tradition sollte jede Aussage in einem achtsamen Prozess kennengelernt, geprüft, erprobt und bei positiver eigener Erfahrung übernommen und praktiziert werden. Dieser Lernprozess ist auch für die buddhistische Psychotherapie zu befolgen, da er uns dabei anleiten kann, wie wir die Lehre und Praxis für uns selbst nutzen und wie wir sie an andere weitergeben können.

Der folgende Drei-Schritte-Prozess beschreibt in groben Zügen, welche Schwerpunkte die Vermittlung der Lehre haben sollte. Besonders zu beachten ist neben dem Erkennen und Verstehen (1) sowie dem Vertiefen und Verinnerlichen (2) der für den Buddhismus typische dritte Schritt, nämlich die Wichtigkeit der (3) Umsetzung im Alltag. Hierbei wird wieder die buddhistische Grundhaltung deutlich, dass wir nicht nur Fortschritte für *uns* erreichen wollen, sondern ebenso für alle anderen Wesen. Darüber hinaus darf die Auseinandersetzung mit den Lehrinhalten nicht nur eine rein geistige Beschäftigung bleiben, denn erst die aktive praktische Umsetzung in unserem Alltag rundet den Prozess ab und gibt ihm auch seine eigentliche Berechtigung.

Der Drei-Schritte-Prozess des Umgangs mit der buddhistischen Lehre

1. Erkennen und Verstehen: Die Wissensaneignung der Lehrinhalte erfolgt im Kontext von Einzel- und Gruppensitzungen in Form von Unterweisungen und Dialogen sowie durch das Studium der Literatur und der Grundlagen der buddhistischen Psychotherapie.
2. Vertiefen und Verinnerlichen: Die innere Auseinandersetzung mit den Lehrinhalten wird im Rahmen der Therapie internalisiert.
3. Verwirklichen und Umsetzen: Die Umsetzung der Lehrinhalte im Alltag erfolgt parallel dazu, wofür zum Beispiel die Inhalte aus der 20. Grundlage der BPT herangezogen werden.

Es bleibt also festzustellen, dass wir es mit einer Einheit von Lehre und Praxis zu tun haben. Ein wesentlicher Aspekt des Buddhismus besteht darin, dass wir nicht blind an irgendwelche Dogmen zu glauben haben. Buddha benutzt dafür die bildhafte Allegorie, dass das Morgenrot (die Erkenntnis) immer dem hellen Tag (dem Zustand der Befreiung) vorausgeht. Das bedeutet unter anderem für die buddhistische Psychotherapie, dass wir die wesentlichen Aspekte der buddhistischen Lehre verinnerlichen und verständlich weitergeben müssen. Der Dharma sollte zuvor erkannt und verstanden werden, bevor wir weitere Schritte gehen und ihn auch praktizieren können.

Zum Ablauf der buddhistischen Psychotherapie

Die Anfangsphase der BPT setzt sich aus folgenden Bereichen zusammen:

1. die *Kontaktaufnahme* mit dem Klienten durch die *Anamnese* (Aufnahme der Lebens- und Problemsituation) und Erst- beziehungsweise *Probegespräche;*

2. die Vermittlung der ersten buddhistisch-psychotherapeutischen Grundlagen mit den folgenden Fragestellungen:
   - Wie wird die Behandlung ablaufen, was ist zu beachten?
   - Welche individuellen Absprachen und Informationen können wichtig sein?
   - Welches konkrete Ziel wird verfolgt?

Die Kontaktaufnahme, Probegespräche und Anamnese

In der BPT finden nach der Kontaktaufnahme drei bis fünf Probegespräche statt. Diese beinhalten sowohl die fundierte Anamnese (Biografie, Ausbildungs- und Arbeitssituation, sozialer Status, Krankengeschichte mit aktueller Symptombeschreibung, Krankheitshypothese des Klienten, psychischer Befund mit der Abklärung der psychischen Stabilität und den Faktoren Denkmuster, Neigung zum Grübeln, eventuelle Selbstmordtendenzen, innerer Antrieb, Affektstabilität, Vorbefunde etc.) als auch die gegenseitige „Prüfung" von Therapeut und Klient.

Die Hilfesuchenden gewinnen in den ersten Stunden – oder oft auch nur Minuten – einen alles entscheidenden Eindruck von der Behandlerin oder dem Behandler. Dieser Faktor ist bekanntlich maßgeblich verantwortlich für den Erfolg oder Misserfolg einer Therapie. Doch auch die Behandler nehmen intensiv auf, wo die Hilfesuchenden stehen: Wie begreifen sie die Welt beziehungsweise ihren Platz darin? Welche Ursachen machen sie für ihre aktuelle Situation verantwortlich? Welche Ressourcen an Konzentrationsvermögen haben sie und wie ist ihre intellektuelle Ansprechbarkeit? Wie entwickelt ist ihre Fähigkeit zu Introspektion und Motivation? Welche Worte und Begriffe benutzen sie wiederholt? Über welche Kanäle (visuell, olfaktorisch, auditiv, taktil etc.) machen sie wesentliche Erfahrungen und Aussagen?

Darüber hinaus sollte auch eine Einschätzung von möglichen Risiken stattfinden: Wie stabil sind die Ich-Strukturen (vgl. die 3. Grundlage der BPT), insbesondere die Fähigkeiten zur Realitätsprüfung, zur Frustrationstoleranz, zur Selbstentlastung, zur Affekt-Impuls-Kontrolle, zur Bindungsfähigkeit, zum Sozialverhalten, zur Selbstreflexion/Introspektion, zur Empathie, und wie ist das Niveau der Abwehrfähigkeiten und der Möglichkeiten zur Selbststabilisierung?

Die ersten Aufschlüsse, die sich aus der durchgeführten Anamnese ergeben, sind vor allem auch für die Details der sich anschließenden Behandlungstechniken entscheidend. Sie geben Auskunft darüber, wie sicher die Hilfesuchenden Krisensituationen durchstehen können beziehungsweise wie viel Unterstützung sie dabei brauchen könnten. Des Weiteren liefern sie Informationen, wie tief die Hilfesuchenden in Visualisierungsübungen eintauchen sollten, wie ihre Fähigkeit zum Loslassen ist, wie ihr Verhältnis zur Meditation ist und welche Meditationsformen geeignet sein könnten.

Die Stabilität des Klienten und der therapeutischen Beziehung sowie die Kunstfertigkeit des Psychotherapeuten entscheiden auch darüber, wie viel an Konfrontation dem Hilfesuchenden zugemutet werden kann. Ebenso dienen sie der besseren Einschätzung, wie die Gewichtung zwischen Schutz und Forcierung, zwischen Einbremsung und Motivierung aussehen könnte und sollte.

Dabei sind die eigenen Krankheitshypothesen der Hilfesuchenden besonders zu beachten. Wen oder was machen sie für ihren Istzustand verantwortlich? Wie sieht ihr Interpretationsschema aus? Neigen sie zum Beispiel zur Internalisierung oder eher zur Externalisierung von Verantwortlichkeit?

Auch der aktuelle Status des Sozialgefüges der Klienten ist entscheidend: Leben die Hilfesuchenden eventuell allein-vereinsamt oder allein-zufrieden, gibt es Freunde, Verwandte, Familie, wie werden diese Bezugspersonen eingeschätzt? Wie sicher und Halt gebend, wie verlässlich sind diese sozialen Netze?

Eine fundierte Analyse ist also eine wichtige und unumgängliche erste Maßnahme. Diese professionellen Beobachtungen und Einschätzungen sollten unbedingt achtsam aufgenommen und für die konstruktive

Zusammenarbeit genutzt werden, zum Beispiel auch durch einen offenen, transparenten Umgang damit.

Das bedeutet, dass die buddhistischen Psychotherapeuten offen ihre Einschätzungen und Eindrücke mit den Hilfesuchenden kommunizieren.

Zusammenfassend lässt sich feststellen, dass wir als buddhistische Psychotherapeuten ein besonderes Augenmerk auf folgende Punkte legen sollten:

- Wie wach und bewusst lebt und funktioniert der Mensch, den wir vor uns haben?
- Wie sehr identifiziert er sich mit seinen Rollen und mit seinen emotionalen Mustern?
- Wir intensiv wünscht er sich die Befreiung?

Zum Gebrauch von Medikamenten

Zu Anfang sollte mit den Hilfesuchenden geklärt werden, welche Medikamente die BPT unterstützen und welche die Arbeit eher blockieren könnten. Hier ist meist die Kooperation mit einem entsprechenden Facharzt ratsam.

Die medikamentöse Behandlung (Pharmakotherapie) zum Beispiel zur Linderung psychischer Störungen darf lediglich eine Begleittherapie sein. Eine Behandlung, die sich ausschließlich auf die Einnahme von Psychopharmaka stützt, wird heute als Kunstfehler definiert. Auch fordert die BPT *vor* der Medikamenteneinnahme die labortechnische Feststellung des individuellen Verträglichkeitstypus. Dieser Test ist so einfach wie die Bestimmung jedes anderen Blutwertes, doch leider gehört er nach wie vor noch immer nicht zur Standardbehandlung. Jeder Mensch baut chemische Stoffe, wie beispielsweise Medikamente, mit sehr unterschiedlicher Geschwindigkeit ab. Die Fachkommission der Europäischen Union empfiehlt deshalb seit Jahren die Bestimmung des Verträglichkeitstyps *vor* einer Pharmakotherapie. Prof. J. Bauer berichtet, dass etwa 30 Prozent der Menschen zu den mittelschwachen Entgiftern *(intermediate metabolizer)* gehören. Sie weisen eine vierfach verminderte Abbaugeschwindigkeit, d. h. Entgiftungsleistung von Chemikalien und damit auch von Medikamenten auf. Etwa 10 Prozent der Menschen sind schwache Entgifter (*poor metabolizer).* Sie weisen eine hundertfach verminderte Entgiftungsleistung von Medikamenten auf. Demnach sind ungefähr 40 Prozent aller pharmakotherapeutisch behandelten Personen höchstwahrscheinlich deutlich bis massiv überdosiert. Demgegenüber sind etwa 2 Prozent der Menschen überstarke *Entgifter (rapid metabolizer).* Sie weisen eine so starke Entgiftungsleistung von chemischen Stoffen und Medikamenten auf, dass die medikamentöse Wirkung nicht spürbar wird. Bei ihnen entsteht nicht selten, wenn auch zu Unrecht, der Verdacht, dass sie die ihnen verschriebenen Medikamente überhaupt nicht einnehmen.

Die medikamentöse Behandlung wird zu Beginn der BPT individuell mit jedem Hilfesuchenden besprochen.

Wichtig ist der Kontakt

In der ersten Kontaktphase sollte der Behandler sich sehr darum bemühen, auf eine professionelle Art und Weise in die Welt des vor ihm sitzenden Hilfesuchenden einzutauchen, gewissermaßen dessen Sprache zu sprechen und ihm dadurch unter anderem auch den ersten Zugang zur Therapie zu erleichtern.

Im Gegensatz zu vielen Therapeuten, die ihre Behandlung beginnen, ohne explizit auf das ihr zugrunde liegende Konzept einzugehen, erfordert die BPT im weiteren Verlauf der Anfangsphase eine Beschreibung der buddhistischen Behandlungsphilosophie durch die Therapeuten. Das gilt umso mehr, da ein wesentlicher Baustein der Behandlung bereits darin besteht, das Behandlungskonzept der buddhistischen Psychotherapie kennenzulernen. Den Aspekt der Verschränkung von Lehre und Praxis, der in manch einem anderen Kontext oft als schwierig empfunden wird, werden wir noch sehr häufig antreffen. Eines der „Erfolgsrezepte" des Buddhismus und auch der buddhistischen Psychotherapie sind aber gerade die konkreten Anleitungen zur Überwindung der Kluft zwischen Theorie und Praxis.

Nach zumeist drei bis fünf Probegesprächen werden die gemeinsam vereinbarten individuellen Schwerpunkte der Therapie schriftlich festgehalten und die eigentliche Behandlung kann beginnen.

Die Vermittlung der Grundlagen der buddhistischen Psychotherapie

In diesem Schritt wird die Frage beantwortet, wie die Behandlung ablaufen und was zu beachten sein wird.

Das Behandlungskonzept sieht sowohl Einzel- als auch Gruppensitzungen vor. Die Einzelbehandlungen finden einmal pro Woche statt und dauern etwa 50 Minuten. Darüber hinaus wird jeder Hilfesuchende individuelle Übungen zum *täglichen* Praktizieren erhalten. Die Gruppenbehandlungen bestehen aus geleiteten Gesprächsgruppen, die meistens einmal pro Woche stattfinden, und zusätzlich noch etwa zweimal pro Woche gibt es Unterweisungen oder Dharmavorträge von buddhistischen Psychotherapeuten mit anschließender Gruppenmeditation. Die regelmäßige Teilnahme an den Gruppenveranstaltungen ist in der BPT von besonderer Bedeutung.

Als Buddha einmal gefragt wurde, ob die spirituelle Gemeinschaft nicht mindestens die Hälfte unseres spirituellen Lebens ausmache, soll er geantwortet haben, dass das aktive Handeln in einer spirituellen Gemeinschaft nicht die Hälfte, sondern das ganze spirituelle Leben ausmache.

Dies ist eines von sehr vielen Beispielen, die verdeutlichen sollen, wie sehr Buddha selbst und auch die Buddhisten, die nach ihm kamen, gegen eine Abkapselung und eine betonte Selbstbezogenheit der buddhistischen Schüler waren und sind. Natürlich bemühen wir uns auch um uns selbst, aber gleichzeitig ebenfalls um alle anderen Wesen. Wir sind dabei weder selbstaufopfernd, selbstverleugnend oder nur auf andere bedacht noch egozentrisch und weltabgewandt. Die Weisheit des Mittleren Weges, die sich hierin zeigt, wird uns noch oft begegnen (insbesondere im Rahmen der 9. Grundlage der BPT).

Individuelle Informationen

Die BPT hat eine große Vielfalt an Hilfsangeboten und Perspektiven anzubieten. Diese dürfen aber in keinem Fall jedem Hilfesuchenden unterschiedslos übergestülpt werden, sondern müssen sehr persönlich und individuell angepasst werden.

Gleich zu Beginn, noch vor einer Behandlung, müssen die Zielvorstellungen der Hilfesuchenden eruiert und im Hinblick auf ihre Umsetzbarkeit durchleuchtet werden. Welches konkrete Ziel möchten die Hilfesuchenden verfolgen? Die Beseitigung von Konflikten, Ängsten, Schmerzen, Suchtproblemen, Depressionen etc.? Besteht Klärungsbedarf im Hinblick auf akute Lebensentscheidungen? Oder geht es um eine Sinnsuche? Dies sollte möglichst detailliert festgestellt und gleich zu Beginn realistisch und kritisch mit den Klienten besprochen werden.

Ein weiteres wichtiges Thema, das in der Anfangsphase vermittelt werden muss, betrifft die Aufklärung darüber, wie körperliche und geistige Probleme entstehen. Hier werden zwei Bereiche vom Therapeuten integrativ dargestellt:

1. die medizinisch-wissenschaftlichen Informationen
2. die buddhistisch-geisteswissenschaftlichen Aspekte

Die westlichen medizinischen und psychotherapeutischen Aspekte beziehen sich auf die Vermittlung von psychosomatischen Zusammenhängen. Es gibt keine körperlichen (= somatischen) ohne geistige (= psychische) und emotionale Symptome, und es gibt auch keine emotionalen und geistigen Veränderungen ohne körperliche Reaktionen (vgl. die 5., 6. und 7. Grundlage der BPT).

Der zweite Bereich umfasst eine die Therapie fortlaufend begleitende Vermittlung der buddhistischen Lehre durch die Grundlagen der BPT.

Ein wichtiges Anliegen zu Beginn der Behandlung besteht darin, dem Klienten die *Einheit* der östlich-wissenschaftlichen (= buddhistischen) und der westlich-wissenschaftlichen (= psychosomatischen) Seite der BPT zu verdeutlichen. Eine Hilfe und ein Leitfaden dafür können und sollen die hier vorgestellten Grundlagen der buddhistischen Psychotherapie sein.

Die Hilfesuchenden sollten schon früh ein gutes Verständnis für die Psychotherapie und ebenso für den Buddhismus entwickeln. Sicherlich bestimmt der therapeutische Kontext die genaue Umsetzung der notwendigen Vermittlung von relevanten Wissensinhalten (Psychoedukation). Ob die Behandlung oder Beratung in einer Klinik, einer ambulanten Einrichtung oder in der Privatpraxis, im Einzel- oder Gruppensetting stattfindet, spielt für die genaue Konzeption der Umsetzung eine nicht unerhebliche Rolle. Die BPT ist mittlerweile in jedem Kontext erfolgreich erprobt worden und dementsprechend auch überall anwendbar.

Im Einzelkontakt kann auf individuelle persönliche Hintergründe und Belange des Klienten besser eingegangen werden. In der Gruppensituation werden an den buddhistischen Psychotherapeuten wieder andere Anforderungen gestellt. Die Gruppendynamik ist durchgängig ebenso zu berücksichtigen wie das individuelle Aufmerksamkeitsniveau. Hierbei ist stets die „Bekömmlichkeitsregel“ zu beachten: Die Vermittlung der Lehre ist kein Selbstzweck, sie muss an die Zuhörer angepasst sein.

Die Vermittlung der relevanten buddhistischen Belehrungen wird mit der Darstellung von psychologischen und medizinischen Hintergründen verbunden. Eine effektive Verknüpfung zwischen östlich-buddhistischen und westlich-medizinisch-psychologischen Ressourcen hat sich als sehr wirkungsvoll erwiesen. Auf diese Weise erreichen wir immer wieder eine hohe Nachhaltigkeit und einen größeren Heil bringenden Nutzen für die Hilfesuchenden. Wissenschaftlich sprechen wir in diesem Zusammenhang von einem positiven Synergie-Effekt. (Eine Synergie kommt dann zustande, wenn das Resultat mehr ist als die Summe der einzelnen Teile.)

Buddhismus und Wissenschaft

Buddhismus *ist* selbst Wissenschaft. Er gilt mittlerweile als eine der ältesten und am besten erprobten Wissenschaften des Geistes, die für viele westliche Geisteswissenschaften eine Quelle der Inspiration war und ist. Die Verbindung von buddhistischer Lehre und westlicher Wissenschaft ist mittlerweile zu einer soliden Tradition geworden.

Die buddhistische Psychotherapie ist eine von verschiedenen Varianten der Verknüpfung zwischen östlich-buddhistischen und westlich-wissenschaftlichen Integrationsmodellen. Solche Projekte entwickeln sich weltweit in den unterschiedlichsten Bereichen. Ein recht bekanntes derartiges Integrationsmodell ist das *Mind and Life Institute.* Seit 1987 treffen sich regelmäßig verschiedene Wissenschaftler mit buddhistischen Meistern, um den internationalen, interreligiösen und interkulturellen wissenschaftlichen Austausch zu fördern. 1990 wurde dann offiziell das *Mind and Life Institute* gegründet. Jedes Jahr bekommt die Konferenz ein neues aktuelles Thema, an dem sich international führende Wissenschaftler beteiligen, um zum Beispiel mit dem 14. Dalai Lama und anderen namhaften Buddhisten zu diskutieren. Themen waren bisher zum Beispiel:

Emotionen und Gesundheit, Kosmologie und Mitgefühl, Umgang mit destruktiven Emotionen. Die Aufgabe dieser Konferenzen dient unter anderem dem beiderseitigen Wunsch, von den reichhaltigen Wissens- und Erfahrungsressourcen der jeweils anderen wissenschaftlichen Kultur zu lernen. Dementsprechend sind beide Gruppen sowohl Lehrende als auch Lernende.

Die westlichen Geisteswissenschaften (wie z. B. die Psychologie und die Psychotherapie) und die östlichen Wissenschaften des Geistes (wie z. B. der Buddhismus) weisen einige bemerkenswerte *Gemeinsamkeiten* auf: So verfolgen beide das Ziel, das menschliche Leiden zu verringern und den Menschen Hilfestellungen zu geben. Beide konzentrieren sich stärker auf reale Lebensbedingungen als auf transzendente, jenseitige Kräfte. Beide forschen nach Ursachen und möchten Probleme lösen.

Früher bestanden fundamentale *Unterschiede* zwischen westlicher und östlicher Wissenschaft. Über einen sehr langen Zeitraum waren westliche Wissenschaftler davon überzeugt, dass unser Gehirn sehr früh in unserer Kindheit durch die dort erfahrenen Eindrücke geprägt wird und sich damit gleichsam festigt. Im Gegensatz dazu wussten Buddhisten schon seit vielen Jahrhunderten, dass sich unser Geist sehr fundamental transformieren kann. Durch die Entdeckung der Neuroplastizität (Veränderungsfähigkeit unseres Nervensystems, vgl. die 5. Grundlage der BPT) und insbesondere auch durch die modernen bildgebenden Verfahren wie etwa die Kernspintomografie, die es uns ermöglichen, Einblick in die Funktionsweise unseres Gehirns zu bekommen, wird nun das buddhistische Wissen im Hinblick auf unsere Fähigkeiten zu geistiger Veränderung bestätigt. Demnach sind wir tatsächlich dazu in der Lage, sogar noch in späteren Lebensjahren unseren Geist auch auf der biologischen Ebene der Nervenzellen grundlegend zu transformieren. Das, was wir denken, womit wir uns regelmäßig beschäftigen, was wir immer wieder tun, hat einen fundamentalen Einfluss auf unseren Geist und unsere Nervenzellen. (Mehr darüber in der 5. Grundlage über unseren Körper und in der 6. Grundlage über unseren Geist.)

Diese relativ neuen Ergebnisse hatten einen großen Einfluss auf die nachfolgenden neurologischen Studien und insbesondere auch auf unser Bild vom Menschen. Sie zeigen auf und beweisen uns, bis zu welch fundamentalen Ebenen wir uns verändern können, und verdeutlichten unsere Möglichkeiten und unser Potenzial. Damit war natürlich auch eine perfekte Themenstellung für das *Mind and Life Institute* gegeben. Der 14. Dalai Lama initiierte und unterstützte in Kooperation mit namhaften Wissenschaftlern etliche diesbezügliche Studien. Beispielsweise wurden fortgeschrittene Meditationsmeister während gezielter Meditationsübungen mittels Elektroenzephalogramm (EEG) und funktioneller Magnetresonanztomografie (fMRI) untersucht. Das EEG konnte die Stärke der elektrischen Spannungen der jeweiligen Hirnregion messen, und das fMRI lieferte eine Abfolge von bildhaften Darstellungen der Prozesse des arbeitenden Gehirns. Ein beispielhaftes Ergebnis dabei war, dass Meditationsmeister wie Yongey Mingyur Rinpoche durch die Kraft ihrer Meditation Aktivitäten in Hirnregionen, die zum Beispiel für das Glücksempfinden zuständig sind, um bis zu 800 Prozent steigern konnten. Im Vergleich dazu waren Meditationsanfänger lediglich in der Lage, die Aktivitäten in ihren entsprechenden Hirnregionen nur um 10 bis 15 Prozent zu erhöhen.

Derartige wissenschaftliche Sachverhalte werden auch in der buddhistischen Psychotherapie vermittelt. Sie sind in dieses Buch integriert, weil sie erfahrungsgemäß gerade westlichen Menschen den Zugang zur BPT und deren Übungen erleichtern. Ihre Vermittlung sollte von den buddhistischen Psychotherapeuten achtsam, verständlich, wohldosiert und klientenzentriert vorgenommen werden.

Psychoedukation und die Gefahr der Identifikation

Zwar kennt natürlich auch die westliche Psychotherapie den Wert der Psychoedukation, also die Aufklärung des Patienten über seine Erkrankung, aber nicht selten gehen die Therapeuten hier von der Notwendigkeit der eigenen Krankheitseinsicht aus. Die Hilfesuchenden sollen einsehen, dass sie jetzt Menschen mit der Krankheit X *sind*, zum Beispiel: Ich *bin* eine Alkoholikerin; ich *bin* ein Depressiver; ich *bin* persönlichkeitsgestört. Die ambivalente Problematik ist wohl offensichtlich: Information ist gut, Identifikation ist problematisch. Leider existiert immer noch die oft katastrophale Gleichsetzung: Diagnose = Schicksal.

Auf die Problematik der Rollenübernahme und der Identifikationen werden wir noch öfters zurückkommen. Sie begleitet uns stetig und wird uns schon recht früh im Leben eingeimpft. Hören wir als Kinder zum Beispiel: „Du *bist* ein böser Junge“ oder „Du *bist* ein störrisches Mädchen“, wäre wohl eher die Formulierung sinnvoll: „Es ärgert mich, wie du dich jetzt *verhältst.*“

Der Aspekt der Identifikation wird in der BPT gänzlich anders gehandhabt. Ein wesentlicher Baustein der buddhistischen Lehre betrifft Übungen mit dem Ziel, sich von den verschiedensten Identifikationen wieder zu lösen. Wir sollten aber dennoch respektieren, dass eine gute Psychoedukation sehr hilfreich für die Betroffenen sein kann, wenn sie die durch sie bestehenden Risiken berücksichtigt. Form und Inhalt sollten in jedem Fall gezielt auf die Kompetenz der Adressaten zugeschnitten sein. Generell ist auch hier der Mittlere Weg der richtige. So sollten zum Beispiel neben der Information auch Humor und Leichtigkeit eine Rolle spielen. Das buddhistische Grundthema hat mit Leiden zu tun beziehungsweise mit der Befreiung vom Leiden, also einem recht ernsten Thema. Genau deshalb erscheint die Integration von Humor und Leichtigkeit unverzichtbar. Ein wichtiges Medium, um gemeinsam mit dem Klienten auf einen guten Weg zu kommen, ist eine Haltung des Therapeuten, die Ernsthaftigkeit und Humor kombiniert. Es darf, es soll sogar gelacht werden. Elemente wie Humor, Nachsicht, Verständnis, Flexibilität, Wertschätzung, Spaß, Genuss etc. sollen in der BPT durchaus kritisch erfahrbar gemacht werden. Die Verquickung von Information und Entertainment ergibt Infotainment, die unterhaltsame Darbietung von Information als eine oft sehr wirksame Kunst der Vermittlung.

Der Grundgedanke der BPT ist der Wunsch, Menschen bei ihrer Suche nach der Beendigung des Leidens möglichst nachhaltig und effektiv zu unterstützen. Das individuelle Thema ist dabei zweitrangig. Das Ziel sollte für den Klienten nachvollziehbar sein, im Idealfall durch die nachahmenswerten Eigenschaften der buddhistischen Therapeuten.

Die Vermittlung des buddhistischen Grundprinzips der Selbstlosigkeit für Menschen mit Selbstwertproblemen

Wie können buddhistische Psychotherapeuten ihren Klienten, wenn diese sich selbst nicht adäquat wahrnehmen und anerkennen, sich nicht angemessen selbstschützend verhalten und abgrenzen können, das zentrale buddhistische Konzept der Selbst- oder Egolosigkeit vermitteln?

Jack Kornfield nimmt zu dieser Frage klar Stellung, wenn er erklärt: „Dass der Mensch ein gesundes Selbst (beziehungsweise Ich) braucht, ist eine Tatsache, die sowohl vom Buddhismus als auch von der westlichen Psychologie anerkannt wird." Sozusagen als Funktionseinheit benötigen wir ein sicheres Selbstgefühl. Gleichzeitig werden wir im Rahmen buddhistischer Unterweisungen und der buddhistischen Psychotherapie erfahren, dass unser Selbstgefühl eine Illusion ist. Dieses scheinbare Paradox können wir vielleicht auf folgende Weise auflösen: Nur in einem gestärkten Zustand können wir tiefer schauen und haben die nötige Kraft, um uns zu lösen. Im geschwächten Zustand kann es eigentlich nur noch um Selbsterhaltung gehen. Wir brauchen also erst einmal ein sicheres Selbstgefühl und einen guten Zugang zu unseren Ressourcen, um dann weiterzugehen und zu erkennen, dass wir mehr erreichen können, als nur gut zu funktionieren. Mit einem guten Selbstgefühl können wir uns zwar im Kreislauf des Lebens behaupten und „mitschwimmen", bleiben dann jedoch auch weiter gefangen in diesem Kreislauf aus stetigem Wechsel zwischen Glück und Leiden und immer mehr Leiden. Zur endgültigen Befreiung müssen wir uns auch von unserer Ego-Illusion befreien.

Vielleicht können wir diesen Zusammenhang vergleichen mit dem virtuellen Geld eines Aktienspekulanten. Er wird sein Geld die meiste Zeit über wohl nie wirklich in seinen Händen halten, sondern hofft nur, dass es schon irgendwo existiert. Er handelt täglich damit, es ist seine Existenz. Wenn dieses virtuelle Geld ständig bedroht und immer zu knapp ist, kann er nicht über die Virtualität nachdenken, er ist zu sehr in Sorge. Wenn er aber über eine, wenngleich auch nur virtuelle, hohe Summe verfügt, kann er vielleicht schon häufiger über den wirklichen Wert und die tatsächliche Substanz des Geldes nachdenken. Er spürt dann, dass Geld eigentlich nicht „wirklich" existiert, sondern ein Hilfsmittel ist, auf das sich alle geeinigt haben.

Der Fokus der buddhistischen Psychotherapie ist das Hier und Jetzt

In der ersten und zentralen buddhistischen Lehrrede vom *Ingangsetzen des Rades der Lehre* wird neben den Vier Edlen Wahrheiten und der Weisheit vom Mittleren Weg insbesondere auch die Bedeutung des Augenblicks hervorgehoben: Nutze die Erkenntnisse, um im Hier und Jetzt dir selbst und anderen zu helfen.

Wir werden uns in der 10. Grundlage der BPT mit diesem Sachverhalt näher beschäftigen, wollen aber schon an dieser Stelle betonen, dass wir diesen Aspekt in unserer psychotherapeutischen Arbeit sehr ernst nehmen. Unser Fokus konzentriert sich also in erster Linie auf die achtsame Würdigung aller Geschehnisse im Hier und Jetzt. Die Bearbeitung von vergangenen Erfahrungen ist nicht obligatorisch, sondern lediglich eine Facette, die ihren Platz in der Regel nur dann bekommt, wenn zurückliegende Erlebnisse den gegenwärtigen Fortschritt blockieren. In diesem Kontext ist besonders darauf zu achten, dass wir die Klienten nicht darin unterstützen, neue Selbstdefinitionen und Identifikationen zu schaffen oder alte zu festigen. Der mögliche Identifikationsprozess sollte achtsam reflektiert und möglichst eingegrenzt beziehungsweise abgeschwächt und aufgelöst werden. Zum Beispiel könnte in der Therapie eine alte Erinnerung wieder zugänglich werden, in welcher der Klient das Opfer von Missständen war. Hier sollte die Opferrolle sicherlich gewürdigt und sehr ernst genommen werden; dennoch ist es unumgänglich, auch das wieder loszulassen und sich eben möglichst nicht mit der Opferrolle allgemein zu identifizieren. Wir sollten einbeziehen, dass wir Menschen sehr gerne generalisieren. In diesem Zusammenhang könnte es zu sehr unheilsamen Übertragungsprozessen kommen, die sich für die Therapie und die weitere Entwicklung der Hilfesuchenden eher blockierend auswirken könnten.

Teamarbeit auf der Grundlage des buddhistischen Menschenbildes

Eine Teamarbeit setzt die gleiche Suche bei den buddhistischen Therapeuten und den Hilfesuchenden voraus. Demzufolge kann nicht mehr grundlegend zwischen krankem Klienten und gesundem Behandler differenziert werden. Leiden ist universell und unvermeidbar. Jeder ist an seinem individuellen Platz auf dem Weg zur Befreiung. Beide, Behandler und Klient, beschäftigen sich in der therapeutischen Sitzung *und* vor allem auch in ihrem persönlichen Alltagsleben mit den buddhistischen Lehren und insbesondere der buddhistischen Praxis. Hierin besteht eine offensichtliche Differenz zu westlichen Behandlungsmethoden. Bei diesen gibt es in der Regel nur gesunde Behandler und kranke Hilfesuchende. Die trotz Unterschieden vorhandene Gleichwertigkeit aller Menschen, auch zwischen den Behandlern und den Hilfesuchenden, wird durch das buddhistische Menschenbild verdeutlicht. Die Erkenntnis, dass jeder Mensch einen göttlichen Funken in sich trägt, ist kulturübergreifend; sie hat jedoch im Buddhismus, wo vom Edlen Inneren Kern (vgl. die 8. Grundlage der BPT) gesprochen wird, auch spezifisch alltagspraktische Konsequenzen.

Bevor wir aber den Bereich der Überlegungen über die *Formen* und Rahmenbedingungen einer Therapie verlassen und zu den *Inhalten* der Behandlung übergehen, gibt es noch einen kurzen Grundsatz über die Vermittlung der Lehre, den wir als die „Vier Bezugspunkte der Wahrheit" bezeichnen.

Die Vier Bezugspunkte der Wahrheit

1. Der erste Bezugspunkt ist eher allgemein und weist darauf hin, dass sämtliche Aspekte der Lehre in die Sprache und das Verständnis der jeweiligen Kultur einzufügen sind. Eine deutsche buddhistische Psychotherapie hätte demnach andere Schwerpunkte als zum Beispiel eine italienische buddhistische Psychotherapie.
2. Der zweite Bezugspunkt ist auf das Individuum bezogen und weist darauf hin, dass sich der Vermittler der buddhistischen Lehre im Hinblick auf seine Wortwahl, den Umfang und die Inhalte der Lehre dem Weltbild und der persönlichen Situation seiner Zuhörer anzupassen hat.
3. Der dritte Bezugspunkt weist darauf hin, dass es bei der Vermittlung der buddhistischen Lehre immer um das Wohl und die Heilung der Hilfesuchenden geht und niemals um Missionierung. Die Verbreitung der Lehre ist kein Selbstzweck.
4. Der vierte Bezugspunkt betrifft ein generelles Anliegen und weist darauf hin, dass trotz der empfohlenen Anpassung an die Zuhörer

die Vermittlung von tiefen Wahrheiten ein zentrales Anliegen bleibt. Die verschiedenen Inhalte der buddhistischen Lehre sind beim ersten Kontakt eventuell noch nicht leicht verständlich, weil sie zum Teil in ihrer Gesamtheit nicht unserem zumeist oberflächlichen Alltagserleben entsprechen. Trotzdem sollten sie offen ausgesprochen und praxisnah vermittelt werden.

Der Buddhismus als Quelle

Die buddhistische Praxis ist sehr vielfältig. In den 2500 Jahren ihrer Existenz sind viele Übungen hinzugekommen und die vorhandenen wurden verfeinert. Sie sind ein riesiger Pool an funktionierenden Strategien zur Linderung und Auflösung menschlichen Leidens. Alle heute existierenden Formen der Psychotherapie haben ihre grundlegenden Theorien, Vorstellungen und Ideen und nicht zuletzt auch ihre Techniken direkt oder indirekt aus den alten Quellen der östlichen Wissenschaften des Geistes geschöpft, wozu auch der Buddhismus zählt:

- die Konzeption von Charakter- und Persönlichkeitstypen
- die Vorstellung vom individuellen und universellen (kollektiven) Unbewussten
- die Vorstellung von Unwissenheit oder Unbewusstheit als Ursache des Leidens
- die Traumdeutung
- die Nutzung von Trance, Hypnose, Entspannung und Meditation
- die Konzentration auf das Hier und Jetzt
- die Vorstellungen von systemischen Zusammenhängen
- die Erkenntnisse über die Zusammenhänge zwischen Wahrnehmung, Interpretation und daraus entstehenden Gefühlen

Die Gewichtung zwischen Lehre und Praxis

Die Aspekte von Lehre und Praxis haben beide einen außerordentlich hohen Stellenwert in der buddhistischen Psychotherapie. Die genaue Abstimmung zwischen beiden sollte stets individuell für die jeweiligen Hilfesuchenden erfolgen. Dabei geht es aber niemals um eine Entweder-oder-Wahl, sondern nur um die Frage nach der Feinabstimmung. Es wird auch dargestellt und beschrieben, dass *vor* dem Beginn einer Übungspraxis zuerst stets Unterweisungen in der Lehre erfolgen, nach dem Prinzip: zuerst das Fundament, dann der praktische Aufbau.

Jeder Hilfesuchende hat eigene Schwerpunkte und Stärken, die es zu erkennen und zu nutzen gilt. Während der eine Mensch vielleicht besser über rationale Erklärungen erreicht werden kann, brauchen wir für einen anderen Menschen eher klare Handlungsanweisungen. Einige benötigen erst Erklärungen, um sich einlassen zu können, andere vielleicht die eigene konkrete sinnliche Erfahrung.

Marion K. hatte sehr viel buddhistische Literatur gelesen und regelmäßig alleine meditiert, doch sie war kurz davor aufzugeben. Sie berichtete von den verschiedenen buddhistischen Meistern, die sie teilweise sogar zitieren konnte. Sie war von den Berichten, die sie gelesen hatte, und den sich bietenden Möglichkeiten sehr angetan, fand allerdings, wenn sie sich zur Meditation hinsetzte, keinen spürbaren Zugang zu dem, was sie vorher von den Meistern gelesen hatte. Marion weckte den Eindruck, als wolle sie quasi direkt vom Buch in die Befreiung „springen".

Die ersten therapeutischen Schritte bestanden in der Vermittlung einer Ausgewogenheit zwischen Theorie und Praxis, Lehre und Übung. Viele Einzel- und Gruppensitzungen dienten ihr in der ersten Phase dazu, eine heilsame Übungspraxis zu entwickeln, sodass sie die Meditation als eine Technik erfahren konnte, die ihr weiterhalf.

Diese Grundlage sollte uns Folgendes vermitteln:

Die buddhistische Psychotherapie kombiniert Lehrinhalte und konkrete praktische Übungen. Sie erhofft sich von den Hilfesuchenden eine *aktive* Mitarbeit, vor allem deshalb, weil sich der Therapieablauf nicht nur auf eine Einzelstunde pro Woche beschränkt, sondern zusammensetzt aus Einzelsitzungen, Gruppensitzungen, Gruppenunterweisungen mit Gruppenmeditationen in jeder Woche sowie Praxisübungen für jeden Tag.

Wir verlassen nun den Bereich der Überlegungen über die *Formen* und Rahmenbedingungen einer Therapie und kommen zu den *Inhalten* der Behandlung.

Die 5.
Grundlage der BPT

Erkenne und vermittle die Bedeutung des Körpers

> Die Achtsamkeit des Körpers erlaubt uns, unser Leben ganz zu leben.
>
> – Jack Kornfield –

Die körperliche Seite des Menschen ist in den Geisteswissenschaften und auch in den spirituellen Disziplinen oftmals sehr vernachlässigt worden. Um es gleich klar und deutlich zu sagen: Wir werden unseren Körper in diesem Leben niemals überwinden. Wir werden nur *mit* ihm glücklich, niemals ohne die körperbezogene Achtsamkeit. Auch weit fortgeschrittene Meister, wie zum Beispiel Shunryu Suzuki Roshi, sind körperlichen Erkrankungen erlegen. Unser Körper kann also niemals „besiegt" werden. In einem Kampf zwischen Geist und Körper kann es nur Verlierer geben, keine Gewinner.

Wir widmen diese 5. Grundlage der buddhistischen Psychotherapie dem Verständnis körperlicher Belange und wollen verdeutlichen, wie hilfreich uns unser Körper auf dem Weg zur Befreiung sein kann.

Da wir uns hier mit der buddhistischen *Psycho*therapie befassen, könnte dies den Verdacht nahelegen, dass die psychischen *vor* den körperlichen Belangen im Mittelpunkt stehen. Wir werden noch sehen, wie problematisch die Abgrenzung zwischen nur körperlichen und nur psychischen Aspekten ist. Die Gleichwertigkeit beider Begriffe soll im Rahmen der 5. und der 6. Grundlage transparent gemacht werden. Auch ohne nennenswerte medizinische Kenntnisse können wir feststellen, dass unsere verschiedenen Geisteszustände, wie zum Beispiel Wut, Angst oder Trauer, niemals ohne körperliche Reaktionen auftreten. Demzufolge können wir unseren Körper also durch geistige Aktivitäten manipulieren. Umgekehrt führen körperliche Aktivitäten, wie zum Beispiel Sport, Drogenkonsum, Sexualität oder Askese, zu veränderten geistigen Zuständen. Veränderungen lassen sich also von beiden Seiten, der geistigen und der körperlichen, erreichen. Durch geistige Schulung können wir heilsame Geisteszustände wie Güte, Freude, Liebe, Mitgefühl etc. erzeugen und werden auch deren positive körperliche Auswirkungen erfahren. Ebenso werden durch körperliche Übungen, wie zum Beispiel Atemtraining, verschiedene aktivere Meditationsformen, achtsames Arbeiten etc., heilsame Geisteszustände erzeugt. Wenn wir die jeweiligen Methoden genauer betrachten, verschwinden die Grenzen zwischen körperlichen und geistigen Aspekten zunehmend.

Die Integration beider Seiten verdient auch deshalb besondere Aufmerksamkeit, weil der Körper für viele Menschen seine „Heiligkeit" verloren hat. Er wird nicht selten als etwas betrachtet, das zu funktionieren hat, und oftmals nur dann wahrgenommen, wenn er sich in Form von Schmerzen meldet. Liebe Leserin und lieber Leser, wie fühlt sich jetzt gerade dein linker Fuß an? Das mag vielen vielleicht unwesentlich erscheinen (solange der Fuß seinen Dienst tut und nicht irgendwie schmerzt), aber wir werden noch genauer betrachten, welchen Stellenwert unsere Achtsamkeit und insbesondere auch die körperliche Achtsamkeit hat.

In vielen Lehrreden hat Buddha selbst den hohen Wert unsers Körpers, unserer körperlichen Gesundheit und Unversehrtheit hervorgehoben. Auch in seiner zentralen Lehre vom Mittleren Weg wird uns die große Bedeutung des Körpers begegnen (vgl. die 9. Grundlage der BPT). In einer Lehrrede (119. Sutra aus der Mittleren Sammlung), die zu Lebzeiten Buddhas entstanden ist, sprechen Mönche über etwas, das ihr Lehrer Buddha gesagt hat: „Erstaunlich, ihr Brüder, außerordentlich ist es, ihr Brüder, wie sehr da von Ihm, dem Erhabenen, dem Kenner, dem Seher, dem Heiligen, vollkommen Erwachten, Einsicht in den Körper, übt man und pflegt man sie, als hoch lohnend gepriesen wurde, hochförderlich." Als die Mönche Buddha daraufhin ansprechen und fragen, wie wir Einsicht in den Körper bekommen und sie pflegen können, erklärt er ihnen, dass wir diese Einsicht erhalten durch:

- die Meditation
- das Bewusstsein im Hier und Jetzt
- den schonungslosen analytischen Blick auf unseren Körper
- das Bewusstsein unserer Vergänglichkeit und Sterblichkeit

Wir sollen unseren Körper achtsam und schonungslos ehrlich betrachten und ihn dann ganz annehmen. Buddha zieht dafür den folgenden bildlichen Vergleich heran: so als wenn wir uns vom Scheitel bis zur Sohle in einen weißen Mantel einhüllen, sodass keine Körperstelle unbedeckt bleibt. Buddha meint mit dem weißen Mantel, dass wir mit geläutertem Gemüt, einem wissenden und bewussten Blick unseren Körper umhüllen sollen. Unser Körper verdient unsere volle Achtsamkeit.

Wir werden auf diesen Begriff noch oft treffen. Achtsamkeit besitzt für buddhistische Übungen und für die von uns angestrebte Transformation so etwas wie eine Schlüsselfunktion (vgl. dazu insbesondere die 6. Grundlage der BPT über unseren Geist).

Körper und Achtsamkeit

Achtsamkeitsübungen gehören im buddhistischen Praxisalltag zu den zentralen Aspekten. Bezeichnenderweise spielt in diesem Kontext gerade unser Körper eine unentbehrliche Rolle, denn die Wahrnehmung der Achtsamkeit beginnt auf der *körperlichen* Ebene.

Buddha vermittelt die *Umsetzung der Achtsamkeit* sehr anschaulich im 10. Sutra der Mittleren Sammlung knapp und strukturiert in einem vierstufigen Prozess:

Die Vier Grundlagen der Achtsamkeit

1. Körper
2. Gefühl
3. Geist
4. Dharmas (Geistobjekte)

Die Vier Grundlagen der Achtsamkeit verdeutlichen uns, dass wir zum Beispiel bei Fragen, wie wir uns fühlen, was wir wollen etc., die richtigen Antworten eher über das Fühlen als über das Denken und eher über den Körper als über das Gefühl erhalten. Kurz zusammengefasst können wir also durch Buddha erfahren, dass wir mithilfe unseres Körpers unsere Achtsamkeit erhöhen können und bei verschiedenen unklaren Situationen unsere Achtsamkeit zuerst auf unseren Körper lenken, um den aktuellen Status wahrzunehmen.

Wir werden noch eine Reihe von Übungen kennenlernen, die uns dabei helfen werden, unsere Achtsamkeit zu kultivieren (vgl. dazu auch die 6. Grundlage der BPT). Diesen Aspekt können wir gar nicht oft genug betonen, denn häufig werden die Hilfesuchenden uns beispielsweise fragen, wo sie ansetzen sollen und wie sie zu einer guten Entscheidung finden können. Wir beginnen also stets mit der *körperlichen* Achtsamkeit. Unser Körper signalisiert uns wichtige Antworten und Impulse.

Der wissende Körper

Die buddhistische Wissenschaft differenziert das Bewusstsein in verschiedene Untergruppierungen. So trennt sie beispielsweise zwischen unserem Körperbewusstsein und dem Geistbewusstsein.

Der Körper scheint oftmals mehr zu wissen als wir beziehungsweise unser denkender Geist. Zum Beispiel „wissen" meine Finger wesentlich schneller als ich, wo sich die Buchstaben, die ich schreiben möchte, auf der Computertastatur befinden. Bewusst weiß ich eigentlich gar nicht, wo sich der Buchstabe L oder O auf der Tastatur befindet, aber beim Schreiben kann ich manchmal fast mit einer gewissen Bewunderung registrieren, wie schnell meine Finger die richtigen Tasten finden. Der Körper verdient also unsere achtsame Wahrnehmung, denn er gilt als ein untrügliches Messinstrument, das oft besser als unser Verstand anzeigen kann, wie die innere Bilanz gegenwärtig aussieht.

Erst wenn wir die *körperlichen* Empfindungen erkennen, wenden wir uns den dazugehörigen *Gefühlen* zu und danach den entsprechenden *Gedanken,* um dann den ganzen Prozess auf die *Geistobjekte* und damit auf alle Phänomene der Erscheinungswelt auszudehnen. Sowohl die Vier Grundlagen der Achtsamkeit als auch die zentrale buddhistische Lehre vom Wert des Augenblicks, dem Wunsch, möglichst ganz im Hier und Jetzt zu leben, sind gleichbedeutend damit, die Körperlichkeit ganz wahrzunehmen. Denn nur wenn wir unseren Körper ganz bewohnen, können wir uns auch im Hier und Jetzt verankern.

Unser Geist (Verstand) kann sich mühelos in Sekunden durch Zeit und Raum bewegen und gedanklich spontan überall hingelangen, wohingegen unser Körper stets im Hier und Jetzt bleiben muss. Wenn wir es zulassen, dass sich unser Geist und unser Körper zu häufig und zu lange voneinander trennen, entstehen erhebliche Spannungsempfindungen sowohl auf körperlicher als auch auf geistiger Ebene. Dadurch kommt es zu einer Art von geistigen Hilferufen und körperlichen Warnsignalen mit dem Appell, die Einheit von Körper-Geist möglichst schnell wiederherzustellen.

Viele Psychotherapeutinnen und Psychotherapeuten haben eine psychologische und keine medizinische Ausbildung, sodass ihnen die körperlichen Aspekte einer Problematik oft nicht verständlich oder auch nicht wirklich wichtig sind. Neben der individuell unterschiedlichen Notwendigkeit einer Kooperation zwischen ärztlich-medizinischen und psychotherapeutischen Kollegen scheint es aber für buddhistische Psychotherapeuten unumgänglich zu sein, sich einerseits ein Basiswissen psychosomatischer (geistig-körperlicher) Zusammenhänge anzueignen und darüber hinaus auch ein umfassendes Verständnis der Untrennbarkeit von körperlichen und geistig-seelisch-emotionalen Vorgängen zu entwickeln, zu verinnerlichen und den Hilfesuchenden zu vermitteln.

Schon Buddha forderte neben der meditativen Achtsamkeitspraxis auch einen geschulten analytischen Blick auf unseren Körper. Dafür müssen wir unser Wissen über relevante körperliche Vorgänge vertiefen. Wir sollten und werden unseren Körper gut kennenlernen.

Der gleichberechtigte und der missachtete Körper

Eigentlich wäre es korrekter, die buddhistische Psychotherapie als buddhistische Psychosomatik zu bezeichnen. Darin liegt bei genauerer Betrachtung zwar kein wirklich fundamentaler Widerspruch, aber der Begriff der Psychosomatik benennt im Grunde genommen korrekter und umfassender das hier vermittelte Verständnis vom Menschen.

Bei dem Begriff der Psychosomatik handelt es sich nicht um eine Erfindung moderner westlicher ganzheitlicher Therapeuten. Schon im alten Indien wurde das Verständnis des *Namarupa* vermittelt (Sanskrit:

nama = Name/Geist; *rupa* = Form/Körper; *namarupa* = Geist-Körper = Psychosoma).

Viele therapeutische, philosophische und geisteswissenschaftliche Schulen ebenso wie viele Vertreter der medizinischen Disziplinen polarisieren immer noch zwischen geistig-psychisch auf der einen und körperlich auf der anderen Seite. Manche Ärzte drücken sich diesbezüglich recht unmissverständlich aus: „Hat der Patient wirklich etwas oder ist es *nur* psychisch?" Ein solches Verständnis hinkt dem aktuellen Stand der Wissenschaft mindestens einige Jahrzehnte hinterher.

Im Gegenzug wird in den unterschiedlichsten spirituellen und psychotherapeutischen Ausrichtungen nicht selten alles Geistig-Psychische favorisiert und der Körper eher vernachlässigt. Sich den körperlichen Bedürfnissen zuzuwenden hat oftmals den Beigeschmack von (verbotenem) Genuss. Dieses Phänomen lässt sich sehr weit zurückverfolgen bis hin zu den ältesten hinduistischen Askesepraktiken, die den Körper völlig missachteten und ihn damit sozusagen bezwingen und überwinden wollten. Die für bestimmte, durchaus sehr hilfreiche und heilsame Rituale notwendigen asketischen Reinigungszeremonien, bei denen gefastet und auf Sexualität verzichtet wurde, nahmen in vielen Kulturen auch immer wieder extremistische Formen an, indem diese Komponenten in den Mittelpunkt gerückt, einseitig übertrieben und damit alle körperlichen Belange degradiert wurden.

Auch die westlichen kulturellen Wurzeln zeigen diese Tendenz. In christlichen Kulturen wurden zum Beispiel körperliche Aspekte entweder tabuisiert (Sexualität) oder in noch extremeren Varianten wurde der als minderwertig empfundene Körper gegeißelt (Flagellanten), bewusst gequält und gefoltert, um durch das „Feuer" zu läutern und die reine Seele zu befreien.

Die ersten Naturforscher erhielten von der Kirche sehr lange keinerlei Genehmigung, den menschlichen Körper zu sezieren. Dies geschah nicht etwa als Schutz gegenüber körperlichen Belangen, sondern um die Seele nicht zu verletzen. Als diese Regeln aufgelockert wurden, bestand aber immer noch das Gebot, aus Schutz für die Seele beim Sezieren des menschlichen Körpers sehr achtsam vorzugehen. Bei Verstößen drohte der Scheiterhaufen. Der unreine Körper, der aus Blut, Knochen, Säften und Exkrementen bestand, wurde als Herberge der Sünde aufgefasst. Im Gegensatz dazu war die Seele (griech. *psyche*) absolut göttlich und rein. Aus diesem mittelalterlichen Verständnis heraus haben wohl auch heute noch viele Ärzte große Furcht vor der Seele/Psyche und viele Seelsorger, Psychologen und Psychotherapeuten glauben, dass die Seele/Psyche gleichsam als göttlicher Funke der einzig entscheidende Faktor sei, alle Symptome nur psychisch bedingt seien und der Körper lediglich ein Ausdrucksmittel der dominierenden Steuereinheit unserer Psyche.

Wie wichtig die Entwicklung einer Ausgewogenheit zwischen Körper und Psyche ist, kann gar nicht genug betont werden. Die buddhistische Weisheit des Mittleren Weges ist auch hier aktuell und allgemeingültig wie schon immer.

Der Körper und seine Grenzen

Wir haben unseren Körper schon immer auch dafür benutzt, um psychische Wandlungsprozesse zu forcieren. In Übergangszeremonien oder Initiationsriten wurden Übungen und Techniken genutzt, um den Körper an seine Grenzen zu bringen und über diese Grenzerfahrungen einen mentalen Entwicklungsschritt zu vollziehen. In der Regel war die Palette der Möglichkeiten, um solche Zustände zu erreichen, recht vielfältig: Tanz, Askese, Trommeln, Drogen, Schmerz, körperliche Anstrengungen etc. Rauschhafte Körpererfahrungen sind zwar schon immer ein wesentliches Ritual in der Menschheitsgeschichte gewesen, doch sie wurden während einer längeren Phase in festen zeitlichen Abläufen, eben dem Ritual, festgelegt. Auch wurden Grenzerfahrungen, die für unsere psychische Entwicklung sehr wichtig zu sein scheinen, nur selten mittels Drogen erreicht. Das immer stärkere Auftreten von Suchterkrankungen, insbesondere auch bei Jugendlichen, deren Einstiegsalter immer weiter sinkt, ist vielleicht auch ein Hinweis darauf, dass körperliche und psychische Belange in den Halt gebenden Einrichtungen wie Familie und Schule offenbar nicht ausreichend kanalisiert werden.

Für eine gezielte Forcierung von mentalen Prozessen zur Förderung der geistigen Entwicklung bedienten sich – wie bereits angedeutet – verschiedene Kulturen ganz unterschiedlicher Methoden. Die klassischen buddhistischen Techniken konzentrieren sich auf oft viele Wochen oder mehrere Jahre andauernde Retreats (Zurückziehungen). Die Achtsamkeitspraxis wird unterstützt durch eine maßvolle und reduzierte Ernährung, einen sehr frühen Tagesbeginn, lange Meditationssitzungen, durchgängiges Schweigen, achtsames Gehen, meditatives Arbeiten etc. Für eine psychische Bereicherung muss den körperlichen und geistigen, auf Genuss gerichteten Sehnsüchten geduldig entgegengewirkt werden. Als Dosierungshilfe sollte uns auch hier stets die Weisheit des Mittleren Weges zur Seite stehen.

Unser Körper ist wichtig

Einer sehr großen Anzahl von modernen medizinischen Studien verdanken wir faszinierende Erkenntnisse über unseren Körper und dessen Funktionsweise. Diese Einblicke zeigen uns, wie wenig körperliche Aspekte mit mechanischen Vergleichen und Analogien verstanden werden können. Die wichtigsten Systeme unseres Körpers (Nerven-, Organ-, Muskel-, Immun- und endokrinologisches System) scheinen ein interagierendes Kommunikationssystem zu bilden, dessen Komplexität wir jetzt erst zu begreifen beginnen.

Die buddhistische Tradition basiert als Wissenschaft des Geistes zwar auf der intensiven Schulung des Geistes, aber schon Buddha bezog sich auf den Körper und stellte beispielsweise die Bedeutung der körperlichen Unversehrtheit noch vor die Wichtigkeit der Meditationspraxis. Als seine Mönche zum Meditieren gingen, ließen sie einen kranken Mönch zurück. Buddha selbst soll sich um die Versorgung des Kranken gekümmert haben und später den zurückkommenden Mönchen deutlich vermittelt haben, dass der eigenen wie auch der gegenseitigen Sorge um körperliche und gesundheitliche Belange große Bedeutung zukomme. Das heißt, wir können uns geistig nicht weiterentwickeln, wenn wir uns und unsere Mitmenschen in ihrer, auch körperlichen Bedürftigkeit nicht achten.

Durch solche Beispiele wird der Realitätsbezug des Buddhismus einmal mehr deutlich: Entwickle dich weiter und setze das Erreichte für dich selbst und andere im Hier und Jetzt um.

Das Abwägen zwischen körperlichen und geistigen Belangen ist oft nicht leicht. Selbst das Austarieren nur geistiger oder nur körperlicher

Bedürftigkeiten ist eine Herausforderung: Wo enden die achtsamen Notwendigkeiten zum Beispiel der körperlichen Bedürfnisse, wo beginnt ein noch tolerierbarer Genuss, wo fangen Begehrlichkeit, Anhaftung etc. an und ab wann stellen wir Süchte fest? Die Abwägung und die sich oft daraus ergebende Gratwanderung sind nicht leicht umzusetzen. Nicht selten finden oft erst einmal heftige Pendelbewegungen zwischen Kontrolle (z. B. Verzicht) und Kontrollverlust (ungezügelter Konsum) statt. Diese Vorgänge spielen sich stets auf der geistigen *und* der körperlichen Ebene ab. Wir können sowohl körperlich als auch geistig hungern oder einen ungezügelten Konsum entwickeln und das rechte Maß verlieren. Stets ist dann immer auch unser Körper mitbetroffen, denn es gibt keine geistige Tätigkeit ohne körperliche Reaktion und keine körperliche Tätigkeit ohne geistige Reaktion.

Buddha konnte über den Körper – wie in allen anderen Fällen auch – auf der Basis eigener (leidvoller) Erfahrungen sprechen. Auch er soll seinen Körper in jüngeren Jahren als privilegierter Adliger mit Genüssen verwöhnt und später auf seiner Suche nach Befreiung mit extremen asketischen Praktiken (Fasten und Zölibat) fast überfordert haben. Eine wichtige Erkenntnis sei ihm deutlich geworden, als er einen Musiker sprechen hörte, der einem Schüler etwas über sein Instrument und das Musizieren darauf vermitteln wollte. Der Musiker sagte sinngemäß: Wenn du die Saite zu stark spannst, zerreißt sie. Spannst du sie zu locker, kannst du keinen Ton erzeugen. Aus konkreten Alltagsbedingungen wie diesen und tiefgründigen Erkenntnissen, die er daraus zog, entwickelte Buddha seine Lehre vom Mittleren Weg (vgl. die 9. Grundlage der BPT).

Dieser wichtige buddhistische Aspekt wird uns auch in Bezug auf die Überlegungen zum Verhältnis von Körper und Geist weiterhelfen können: vordergründig zum Beispiel mit der Feststellung, dass wir die Einheit aus Geist/Psyche/Seele und Körper weder zu straff spannen noch zu locker und nachgiebig behandeln sollten.

Den Körper bewohnen

Wir bewohnen unseren Körper? Das klingt so, als würden wir unseren Körper wie unsere Wohnung oder unser Haus bewohnen. Trotz der Einheit von Körper und Geist/Psyche scheint es oft vorzukommen, dass wir unseren Körper instrumentalisieren. Das bedeutet, er soll möglichst reibungslos funktionieren, möglichst perfekt aussehen, nicht oder zumindest nur sehr langsam altern etc. Oft wollen oder dürfen wir sogar nicht auf unsere körperlichen Leistungsgrenzen achten. Zahlreiche notwendige, zum Beispiel berufliche Tätigkeiten lassen sich scheinbar nur noch bewerkstelligen, wenn wir unseren Körper wie eine Maschine benutzen. In manchen Fällen könnte eine größere Sensibilität gegenüber den körperlichen Bedürfnissen vielleicht sogar problematisch sein. In der buddhistischen Psychotherapie werden wir solche konkreten Situationen sehr detailliert betrachten und Verhaltensalternativen dafür trainieren.

Von Menschen mit traumatischen Erlebnissen wissen wir, dass Körper und Geist sich in derartigen Krisensituationen voneinander trennen können. Dann wird von Erfahrungen berichtet, in denen sich der Betreffende beispielsweise wie ferngesteuert fühlt oder meint, neben sich zu stehen oder sich wie von außen zu betrachten. Diese Eigenart im Verhalten ist sowohl eine Fähigkeit als auch ein Problemsymptom. Wenn schwierige Phasen länger andauern, kann sich diese Trennung anscheinend chronifizieren. Hierbei scheint es besonders wichtig zu sein, mittels einer Behandlung die Einheit zwischen Körper und Geist wiederherzustellen.

Neben größeren Traumatisierungen finden wir diese Trennung aber auch als alltägliches Stresssymptom, wobei der Körper noch mit einer bestimmten Tätigkeit beschäftigt ist, während der Geist sich schon wieder drei Schritte weiter befindet. In solchen Momenten oder auch in längeren Zeitabschnitten kommt es zu einer unheilsamen Trennung zwischen unserem Geist- und unserem Körperbewusstsein (vgl. dazu auch die 6. Grundlage der BPT).

Die Gefahr eines „wenig bewohnten“ Körpers wird im Buddhismus mit dem folgenden Gleichnis umschrieben: Ist der Meister nicht zu Hause, kommen ungebetene Gäste ins Haus. Gehen wir wenig achtsam mit unserem Köper um, sind wir wenig bewusst, dann ist der Meister (Geist) nicht wirklich im Haus (Körper). Die ungebetenen Gäste können sich dann in Form von allen möglichen Überforderungssymptomen einfinden.

Ein wichtiger Aspekt der buddhistischen Psychotherapie ist also ein Baustein, den die Psychologen „Psychoedukation“ nennen, d. h. die Informations- und Wissensvermittlung. Wir werden uns daher bemühen, den Hilfesuchenden je nach Vorwissen und Bildungsgrad die relevanten Informationen über unsren Geist und unseren Körper und damit die Grundlagen der Psychosomatik (Sanskrit *Namarupa*) zu vermitteln.

Namarupa: Die Bedeutung der Psychosomatik für die buddhistische Psychotherapie

Die Gründe für einen Klienten, sich auf die buddhistische Psychotherapie einzulassen, sind individuell sehr unterschiedlich. Manchmal sind es schwerpunktmäßig eher psychische, seelische, spirituelle Faktoren, manchmal eher körperliche und in vielen Fällen auch eine Kombination aus beidem, also psychosomatische Probleme. Selbst wenn die vom Klienten dargestellte Problematik auf den ersten Blick keine körperlich-somatischen Begleiterscheinungen aufzuweisen scheint, wird der buddhistische Psychotherapeut diesem Aspekt trotzdem Beachtung schenken – insbesondere auch deshalb, weil eine Vielzahl der nachfolgenden therapeutischen Maßnahmen sich mit den unterschiedlichsten körperlichen Übungen beschäftigen werden.

Neben einer detaillierten, unter anderem auch körperlichen Anamnese im Erstgespräch (vgl. die 4. Grundlage der BPT) werden den Hilfesuchenden, entsprechend ihrer Vorbildung, die wesentlichen Aspekte des Zusammenwirkens beziehungsweise der Verschränkung von geistigen und körperlichen Vorgängen transparent gemacht. Hier werden wichtige Weichen gestellt, die mit darüber entscheiden, wie tiefgründig die Hilfesuchenden im weiteren Verlauf der Behandlung einen persönlichen Zugang zu diesem Ansatz erfahren können. Es sollte gelingen, ihnen zu verdeutlichen, wie sich geistiges Training nachmessbar auf körperliche Vorgänge auswirkt und wie körperliche Übungen unsere geistige Ebene beeinflussen. Auch soll für sie nachvollziehbar werden, dass alle Übungen, jede Thematik, jede buddhistische Grundlage eine messbare wissenschaftliche Basis besitzt.

Ein wesentlicher Baustein der buddhistischen Psychotherapie konzentriert sich – wie der Buddhismus überhaupt – auf die Frage: Wie funktionieren wir Menschen? Eine Einzel- oder, noch effektiver, eine

Gruppensitzung sollte von den Therapeuten dazu genutzt werden, um die Grundlagen und die Zusammenhänge der Psychosomatik zu vermitteln.

Die Aufklärung über unsere Psychosomatik sollte ein paar wichtige Punkte verdeutlichen:

1. Wie funktionieren unser Körper und unser Geist?
2. Sind wir, unser Geist und unser Körper, eins, zwei, drei oder viele?
3. Geistiges und körperliches Training verändert unser Gehirn (Neuroplastizität).
4. Alle geistigen, psychischen und körperlichen Empfindungen und Aktivitäten sind exakt messbar.
5. Ist unser Verstand noch unser Diener oder bereits unser Herr?
6. Was prägt uns?

Wie funktionieren unser Körper und unser Geist?

Sehr viele Menschen können sich Sachverhalte deutlich besser einprägen und entwickeln einen leichteren Zugang zu ihnen, wenn die Informationen in *bildhafter* Form dargeboten werden. Darüber hinaus sollten wir Therapeuten, egal was wir vermitteln, immer verständlich machen, warum wir es tun. Möglicherweise haben viele Menschen eine gewisse Scheu vor psychologischen und medizinischen Themen, fühlen sich dafür vielleicht nicht intelligent genug und können wichtige Informationen deshalb nicht wirklich aufnehmen. Hier ist es wichtig, als Therapeuten den richtigen Ton zu treffen, Ängste offen anzusprechen und durch eine adäquate Wortwahl den Zugang zu erleichtern.

Die Therapeutin oder der Therapeut kann ein einfaches Bild aufzeichnen, um die grundlegenden und notwendigen Informationen zu vermitteln. In Abb. 1 sehen wir einen Kopf mit verschiedenen Strukturen, die unser Gehirn darstellen sollen. Dieses hat sich im Laufe unserer Evolution deutlich verändert und unterscheidet sich heute von den Gehirnen anderer und weniger entwickelter Säugetiere, doch die Entwicklungslinie wurde nie unterbrochen. Das bedeutet, dass sich die Evolution vom Reptil über kleinere Säugetiere bis hin zum Affen und Menschen auch als eine kontinuierliche Entwicklung der Gehirne beschreiben lässt. Im Laufe der Jahrmillionen und der Entstehung zum Beispiel von Säugetieren erfolgte eine Vergrößerung des Reptiliengehirns zu einem Säugetiergehirn.

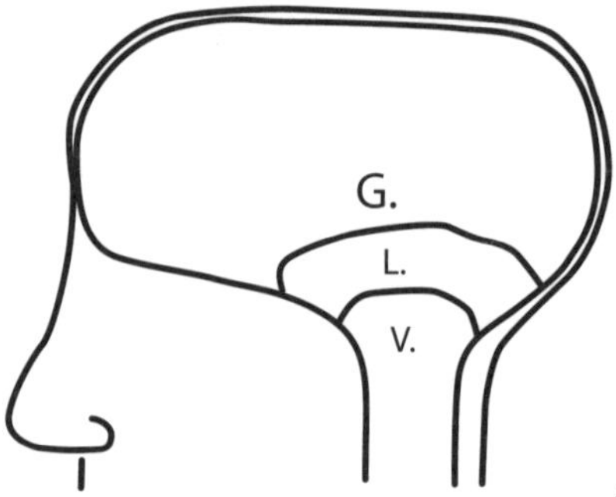

Abb. 1

In Abb. 1 finden wir tatsächlich noch eine Art Reptiliengehirn: Der mit V (für vegetatives Nervensystem) gekennzeichnete Bereich entspricht etwa der Art von Gehirn, wie es Reptilien auch heute noch haben. Hier werden die elementaren Lebenserhaltungsmaßnahmen (Hunger, Durst, Fortpflanzung, Verdauung, Herz-Kreislauf-Tätigkeiten etc.) ebenso gesteuert wie die grundlegenden Gefühlsqualitäten (Anspannung, Wohlbefinden, Flucht- und Angriffsreflexe).

In anderen Lebewesen als den Reptilien, nämlich bei den Säugetieren, entwickelten sich die Gehirne weiter. In Abb. 1 ist der entsprechende Bereich mit L (für limbisches System) gekennzeichnet. Säugetiere verfügen also über ein Reptiliengehirn plus einem zusätzlichen „Überbau". In diesem werden emotionale Belange deutlich differenzierter gesteuert, sodass sich soziale Strukturen bilden können. (Das funktioniert übrigens auch ohne Gehirn, wie wir an etlichen Staaten bildenden Insekten sehen.)

Der Bereich G in Abb. 1 bezieht sich auf unser Großhirn, über das wir Menschen und einige wenige Tierarten (Affen, Wale, Delfine) verfügen. Das Großhirn macht etwa 80 Prozent des gesamten Gehirns aus. Sehr grob gerechnet nimmt das Gehirn nur etwa 2 Prozent der Gesamtkörpermasse ein, verbraucht aber ungefähr 20 Prozent unserer gesamten Energiezufuhr pro Tag.

Zwar können wir heute relativ deutlich mittels der unterschiedlichen bildgebenden Verfahren (MRI, fMRT) erkennen, welche Hirnareale bei welchen Aktivitäten in Anspruch genommen werden, doch aufgrund einer von uns nur schwer begreifbaren Komplexität lassen sich kaum wirklich exakte Landkarten für unser Gehirn festlegen. Sehr grob können wir zwar bestimmen, wo unser Sprachzentrum angesiedelt ist oder wo wir bildhafte Erinnerungen oder unsere körperlichen Bewegungsabläufe steuern, ebenso wie wir wissen, wo die Herztätigkeit, die Verdauung oder Emotionen gesteuert werden. Dennoch sind eine Vielzahl von elementaren Abläufen in uns nur durch das Zusammenwirken von ganz unterschiedlichen Arealen möglich. Andere Phänomene, die wir zumindest mit dem Gehirn in Verbindung bringen, so wie unser Bewusstsein, sind im Hinblick auf die exakte Funktions- und Entstehungsweise noch weitgehend unbekannt.

Diese erste Einführung sollte uns grob erkennen lassen, dass wir instinkthaft physisch reagieren können, sozusagen wie ein Reptil. Richten wir uns, wenn auch blind, nach Gefühlen und emotionalen Verbindungen aus, befinden wir uns zumindest schon auf dem Niveau von niederen Säugetieren. Die menschlichen Potenziale, die wir durch ein derart unendlich komplexes Organ wie unser Großhirn in die Wiege gelegt bekommen, stellen eine Chance und auch einen Appell an uns dar, diese Möglichkeiten auch zu nutzen. Da wir diese Potenziale sowohl positiv konstruktiv als auch negativ destruktiv nutzen können, ist es unumgänglich, die Hintergründe genauer zu beleuchten.

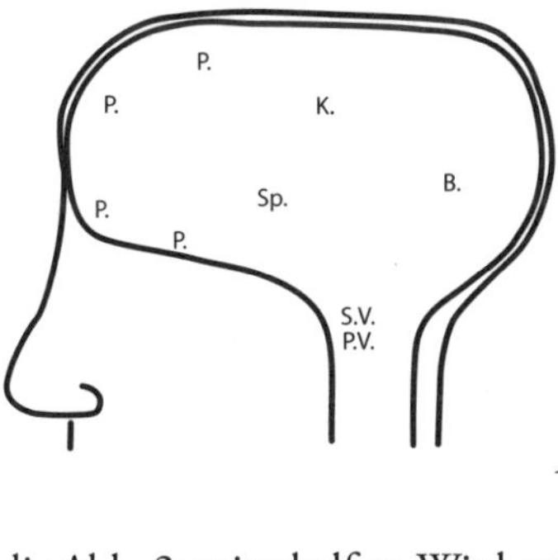

Abb. 2

Dabei sollte uns die Abb. 2 weiterhelfen. Wir beginnen mit ein paar konkreten Beispielen: Wenn wir unsere rechte Hand bewegen, gibt es ungefähr an der Stelle im Gehirn, die in Abb. 2 mit K (für Körper) gekennzeichnet ist, elektrische Spannungen in den Nervenzellen.

Denken wir einen Moment an unser Wohnzimmer: Wie sieht es dort aus? Gibt es ein Sofa? Welche Farbe hat es? Wie sehen die Wände im Wohnzimmer aus? Gibt es Pflanzen oder Bilder, wie sehen diese aus? Wenn wir solche Erinnerungsbilder entstehen lassen, entstehen an der Stelle im Gehirn, die in Abb. 2 mit B (für Bilder) gekennzeichnet ist, elektrische Spannungen in den Nervenzellen.

Natürlich gibt es keine Nervenzellen oder einen Verband von Zellen, in denen das exakte Bild eines Gegenstandes abgespeichert ist. Einige Nervenzellsysteme liefern Informationen zu den Konturen, einige zu geraden Linien oder runden Flächen, einige zu Farben und Kontrasten etc. Das bedeutet, dass bildhafte Erinnerungen durch einen kreativen Zusammenführungsprozess entstehen. Daraus folgt wiederum, dass unsere Erinnerungen nie exakt sind, sondern ein Produkt darstellen, das durch eine Vielzahl von Vorbedingungen entstanden ist. Wir müssen also mit Erinnerungen, insbesondere auch in der Psychotherapie, achtsam verfahren. Die Problematik der Identifikation, zum Beispiel mit Vergangenem, die der Buddhismus erkannt hat, wird damit ebenfalls untermauert.

Wenn wir sprechen, werden in unserem Sprachzentrum, das in Abb. 2 mit Sp (für Sprache) gekennzeichnet ist, elektrische Impulse nachweisbar sein. Das alles sind Funktionen, die wir auch bewusst beeinflussen können. Ich kann willentlich meinen Arm bewegen und dadurch die entsprechende Hirnregion stimulieren (ein Aspekt, der zum Beispiel körperlichen Aktivitäten eine wichtige Rolle zuweist). Würden wir jedoch die Aufforderung erhalten: Stoppe sofort deine Verdauung, verdopple jetzt deine Herztätigkeit, reduziere sofort deine Stresshormone um 20 Prozent, schlafe auf der Stelle ein, senke sofort deine Cholesterinwerte, beginne sofort zu schwitzen etc., dann stellen wir fest, dass wir die wesentlichen und insbesondere die lebenserhaltenden Funktionen unseres Körpers mit Ausnahme der Atmung nicht willentlich kontrollieren können.

Diese wichtigen Abläufe werden sozusagen weiter unten, nämlich in tieferen und phylogenetisch älteren Strukturen unseres Gehirns gesteuert. Sie sind von uns nicht direkt, sondern bestenfalls nur indirekt beeinflussbar. Im vegetativen Nervensystem, in Abb. 2 mit SV und PV gekennzeichnet, werden alle lebenswichtigen Abläufe kontrolliert. Dieses Zentrum kann sowohl durch äußere Einflüsse (Gefahrensituationen, Konflikte mit anderen Menschen, selbst durch Sport etc.) als auch durch innere Prozesse (Selbstvorwürfe, negative Erwartungen, negative Erinnerungen etc.), also durch sämtliche Geisteszustände aktiviert werden. Bei beruhigenden äußeren oder inneren Zuständen wird ein bestimmter Bereich des vegetativen Nervensystems VNS aktiviert: der Parasympathikus, in Abb. 2 mit PV gekennzeichnet. Wenn aber bedrohliche oder scheinbar bedrohliche äußere oder innere Zustände vorliegen, wird ein anderer Bereich des vegetativen Nervensystems VNS aktiviert: der Sympathikus, in Abb. 2 mit SV gekennzeichnet.

Wenn der Sympathikus aktiviert wird, haben wir in der Regel hohe Anspannungen und Stress. Dann werden in dieser Schaltzentrale folgende Maßnahmen ergriffen:

- Die Blutgefäße verengen sich, dadurch steigt der Blutdruck. Das ist ähnlich wie bei einem Gartenschlauch, dessen Druck wir erhöhen können, indem wir ihn zusammendrücken.
- Die Blutwerte (Zucker, Fette, Sauerstoff) nehmen zu. Wir sind jetzt auf Stress programmiert. Die Muskeln brauchen Nahrung (nämlich Zucker, Fette, Sauerstoff), die das Gewebe zur Verfügung stellt. Der Blutdruck erhöht sich auch deshalb, damit diese Stoffe schnell zu den Muskeln gelangen, wenn der Arzt also sagt: „Ihre Cholesterinwerte (Blutfette) sind zu hoch, essen Sie nicht so viel Fleisch", und wir diesen Rat zwar befolgen, aber nach wie vor viel Stress haben, dann werden wohl auch weiterhin hohe Blutfettwerte gemessen.
- Der Säurespiegel des Gewebes nimmt zu. Wir werden bei Stress also sowohl psychisch als auch physisch sauer.
- Stresshormone (z. B. Adrenalin) werden freigesetzt.
- Die Verdauung wird verlangsamt. Das Blut wird aus dem Verdauungstrakt „geborgt" und in die größeren Muskelgruppen geleitet.
- Das Immunsystem wird in seiner Tätigkeit reduziert. Wenn das Immunsystem zusammen mit dem Sympathikus hochfahren würde, käme es möglicherweise zu Attacken des Immunsystems auf unseren eigenen Körper. Das ist einer der Gründe, warum wir in Phasen

von Dauerstress ein erhöhtes Infektionsrisiko haben, also deutlich anfälliger für Erkrankungen sind.

- Die unbewusste Muskelspannung steigt. Wir können Muskeln teilweise bewusst steuern (z. B. den Bizeps), doch einige Muskeln werden unbewusst gesteuert. Wir alle haben eine unbewusste Muskelspannung in Nacken und Hals, andernfalls würde unser Kopf zur Seite herunterhängen. Bei Stress erhöht sich die gesamte Muskelspannung; deshalb laufen wir nicht selten, wenn wir gestresst sind, mit hochgezogenen Schultern herum und bekommen stressbedingt Nackenverspannungen und davon ausstrahlend Kopfschmerzen.

Das ist nur ein Ausschnitt an körperlichen Reaktionen bei Stress, wenn also der Sympathikus aktiviert wurde. Diese Aktivierung kann, wie bereits erwähnt, von außen angeregt werden, wofür alle möglichen auslösenden Reize denkbar sind. Manche Menschen reagieren zum Beispiel auf große Hunde mit Stress- und Panikgefühlen, bei anderen Menschen lösen diese wiederum freudige Gefühle aus. Hierbei wird die Bedeutung der eigenen Erfahrungen überdeutlich. Diese Erfahrungen sind alle in uns abgespeichert. Entweder wir erinnern uns bewusst an etwas oder eine bestimmte Situation, ein Ausspruch, ein Geruch etc. können Erinnerungen wieder wachrufen. Entsprechend dieser Erinnerungsqualität reagiert dann unser vegetatives Nervensystem mit verschiedenen Graden von Stress oder bei neutraler Erinnerung ohne nennenswerte Reaktionen.

Diese Prozesse sind aus unterschiedlichen Gründen sehr bedeutsam für uns. Scheinbar existiert kein wirklich ausgewogenes Verhältnis zwischen dem Sympathikus und dem Parasympathikus. Damit schließt sich zwingend die Frage an, wie wir diese Strukturen selbst besser kontrollieren können. Wir sollten diese Steuerungsschaltzentralen deshalb gut kennenlernen. Natürlich ist die Darstellung hier sehr vereinfacht. Auch haben wir uns nur auf das *zentrale* Nervensystem, unser Gehirn, konzentriert, doch ist unser gesamter Körper komplett „durchwachsen“ mit kilometerlangen Nervenbahnen.

Die Abb. 3 zeigt unsere großen Hauptnervenbahnen, kann aber leider nur andeuten, wie stark verästelt die davon ausgehenden kleineren Nervenbahnen sind.

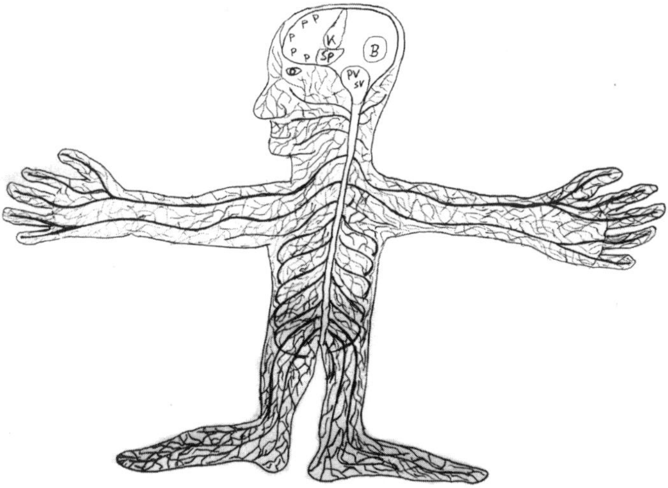

Abb. 3

Die Nerven vermitteln elektrische Impulse im Millivoltbereich, deren Gehalt wir als Informationen interpretieren können (vgl. dazu auch die 6. Grundlage der BPT über unseren Geist). Des Weiteren findet neben diesem elektrischen auch ein erheblicher Informationsaustausch auf chemischer Basis im gesamten Gewebe unseres Körpers mittels unserer *Neurotransmitter* statt. Unsere Organe sind sowohl mit Nervenfasern als auch mit einer Proteinschicht ummantelt, die über Rezeptoren in der Lage dazu sind, spezielle Neurotransmitter zu empfangen und auszusenden.

Wenn wir ein Stück unseres Gewebes, egal an welcher Stelle, herausschneiden, ist dieses vollständig angefüllt mit chemischen und neuronalen Informationseinheiten. Wir werden darin ebenso Nervengewebe wie eine Vielzahl von chemischen Botenstoffen finden. Wenn wir nun dieses Stück Fleisch betrachten, ist es dann ein Teil unserer Physis, unseres Körpers? Die Antwort lautet: Ja. Wenn wir weiterfragen, ob dieses Stück von uns auch ein Teil unserer Psyche ist, dann lautet die Antwort ebenfalls: Ja. Mit diesen Beispielen und Erklärungen wollen wir Folgendes verdeutlichen:

- Überall in unserem Körper sind Neurone (Nervenzellen), Nervenverbindungen.
- Überall in unserem Körper fließt messbar Elektrizität als Informationsüberträger.

- Überall in unserem Körper ist (elektrische) Energie, sind Spannungen.
- Überall in unserem Körper, in unserem gesamten Gewebe sind chemische Botenstoffe.
- Überall in unserem Körper findet nonstop 24 Stunden täglich ein Austausch von Informationen statt.

Unsere Aufmerksamkeit kann die elektrischen Ladungen in den verschiedenen Regionen des Körpers, auch im Gehirn verändern. Die Wahrnehmung des inneren elektrischen Feldes können wir als Verbindungs-Link zwischen unserem physischen Körper und den unendlichen geistigen Bereichen nutzen. Eine geschulte Aufmerksamkeit entweder in Richtung geweiteter Achtsamkeit oder punktgerichteter Konzentration kann unsere Energie zum Beispiel in den jeweiligen Körperregionen bündeln und Blockaden lösend verändern.

Diese Themen gehören zu den spannendsten Aspekten, die sich durch eine Verknüpfung zwischen den buddhistischen und den Neurowissenschaften erhellen lassen. Die wechselseitigen Einflussmöglichkeiten werden insbesondere im Rahmen der 19. Grundlage der BPT dargestellt.

Mit dieser Schulung verfolgen wir in der buddhistischen Psychotherapie das Ziel, Abläufe in unserem Geist-Körper transparenter zu machen. Die buddhistische Herangehensweise beruht auf einer zutiefst wissenschaftlichen und gleichzeitig stark erfahrungsbezogenen Haltung. Wir wollen erkennen, verstehen, durchschauen, um auf dieser Basis besser und sicherer, mit mehr Verständnis handeln zu können.

Oft erleben und erleiden wir unsere inneren Prozesse wie ein Opfer: Wir werden scheinbar automatisch und reaktiv traurig-niedergeschlagen, antriebsarm-kraftlos oder wütend, ängstlich, ärgerlich, gereizt etc. Wer steuert das alles wirklich? Sind es die Situationen, die etwas in uns auslösen? Oder gibt es irgendwo, zum Beispiel in unserem Gehirn, ähnlich wie das Sprachzentrum auch ein Persönlichkeitszentrum, wo unser Ich entsteht, das dann gleichsam wie ein Kapitän alles steuert?

Sind wir, unser Geist und unser Körper, eins, zwei, drei oder viele?

Vielleicht scheint das eine unsinnige Frage zu sein, da unser spontanes Gefühl uns zusichert, dass *wir* natürlich nur eine Person mit einem Körper, einem Herzen, einem Verstand, einer Persönlichkeit etc. sind. Wenn wir uns eingehender mit dieser Thematik befassen, stoßen wir aber auf faszinierende Erkenntnisse, die unseren spontanen Alltagserfahrungen teilweise sogar widersprechen.

Tatsächlich bestätigt die moderne Hirnforschung, dass es nirgendwo im Gehirn einen neuralgischen Knotenpunkt gibt, der das Ich oder das Selbst hervorbringt. Von den Neurowissenschaftlern wird unser Gehirn in verschiedene Bereiche eingeteilt, ähnlich wie eine Landschaft mittels einer Landkarte zur besseren Übersicht in verschiedene Zonen eingeteilt wird. Unser gesamtes Gehirn ist in sogenannte Lappen unterteilt (Frontal-, Parietal-, Temporal- und Scheitellappen; in *jedem* dieser Lappen sind Persönlichkeitsstrukturen angesiedelt, d. h. Bereiche, die aktiviert werden, wenn wir Teile unseres Selbstgefühls wahrnehmen. Wie in Abb. 2 zu sehen ist, sind solche Persönlichkeitszentren über weite Teile unseres Gehirns verteilt (mit P gekennzeichnet). Die neurophysiologische Forschung beschreibt das Ich als *modular,* d. h., dass das Ich keine feste Einheit bildet, sondern ein zusammengesetztes, aus Modulen bestehendes und sich über sämtliche Gehirnlappen erstreckendes Gefüge ist. Je nach akuter Notwendigkeit werden verschiedene Ich-Anteile aktiviert: Ich höre auf mein Gewissen (ethisches Ich), erinnere mich an Vergangenes (autobiografisches Ich), betrachte meinen Körper (Körper-Ich), führe eine Handlung aus (Handlungs-Ich), prüfe meine Orientierung (Verortungs-Ich), denke über mich nach (Reflexions-Ich) etc.

Die Nervenstrukturen, die verschiedenste Aspekte unseres Ich-Gefühls erzeugen, sind zwar an unterschiedlichen Stellen unseres Großhirns angesiedelt, doch eine Reihe von planerischen und auch von ethischen Fähigkeiten konzentrieren sich in unseren Schläfen- und Stirnregionen. Einerseits sind diese Regionen durch die bildgebenden Verfahren (fMRT, MRI), andererseits durch die Analyse von Gehirnverletzungen identifiziert worden. Besondere Beachtung in der neurologischen Fachpresse fand die Beschreibung eines Unfalls, den ein Bahnarbeiter in Amerika erlitt. Phineas Cage war ein liebevoller Familienmensch *vor* seinem Arbeitsunfall gewesen, bei dem eine Eisenstange in sein Gehirn eindrang. Trotz der enormen Verletzung überlebte er, doch die Eisenstange zerstörte einige Bereiche seines Frontalhirns. Seitdem gibt es den alten Phineas Cage, den liebevollen Familienvater, nicht mehr. Jetzt ist er ein selbstbezogener, rücksichtsloser, reizbarer und oft aggressiver Mensch.

Es gibt allerdings auch gegenteilige Berichte, zum Beispiel von einem Menschen, der sein Leben lang kriminell war und nach einer Hirnschädigung zu einer sensiblen künstlerischen Person wurde. Der britische Neurologe Oliver Sacks beschreibt eine Vielzahl solcher und ähnlicher faszinierender menschlicher Schicksale.

Beispiele wie das von Phineas Cage sollen nicht belegen, dass alles Psychische doch durch unsere Physis bestimmt wird, sondern möchten die Notwendigkeit unterstreichen, keine voreiligen Urteile zu fällen. Viele gegenwärtige Zustände verdienen eine vertiefte ganzheitliche Sicht. Manchmal können Katastrophen unser Leben sehr drastisch und unübersehbar verändern. Allerdings besteht auch sonst kein statischer Zustand, sondern vielmehr ein sehr dynamischer Prozess in uns. Nicht nur ein Unfall, auch jede andere, weniger ruckartige Erfahrung kann unser Leben verändern. Darüber hinaus gibt es eine Vielzahl von kleineren Ursachen, die teilweise auch unbemerkt Veränderungen in uns hervorrufen.

Aus der Humanbiologie wissen wir, dass eine Vielzahl von wichtigen Abläufen in unserem Körper tagesperiodischen Zyklen unterliegen. Davon betroffen sind Blutdruck, Temperatur, Schlaf, Verdauung, Aufmerksamkeit, Aktivitätsniveau, Hormone etc. Diese sich ständig verändernden Faktoren sind ganz zentrale Steuerungseinheiten in uns und determinieren (ohne Geistesschulung und Achtsamkeit) unser Befinden, unsere Stimmungen und unsere Geistesverfassung. Daraus ergibt sich logischerweise, dass wir im jetzigen Moment definitiv nicht die gleiche Person sind, die wir noch vor vier Stunden waren. Auch im Kontakt zu unterschiedlichen Menschen verändern wir unsere grundlegenden Persönlichkeitsstile innerhalb von kürzester Zeit: Während wir einem kleinen Kind gegenüber vielleicht sehr geduldig und nachsichtig sind, scheinen uns diese heilsamen Eigenschaften bei bestimmten anderen Mitmenschen plötzlich nicht mehr zugänglich zu sein. Wir ahnen also langsam, wie dynamisch und flexibel oder vielleicht auch wie trügerisch und uneinheitlich unser Ich-Gefühl ist. Auf der Suche danach werden wir keine feste verlässliche Substanz vorfinden, denn es gibt keinen Ich-Kern in unserem Gehirn.

Diese neurowissenschaftlichen Ergebnisse kommen dem buddhistischen Verständnis unserer Illusion von einem festen Selbst, also einer Art Ich-Kern, sehr nahe. Sowohl Buddhisten als auch Neurowissenschaftler gehen davon aus, dass unser Ich-Gefühl lediglich eine mehr oder weniger hilfreiche, aber dennoch instabile Konstruktion ist, die bei genauerer Betrachtung keinen Bestand hat.

Geistiges und körperliches Training verändert unser Gehirn (Neuroplastizität)

Wir haben schon einen Einblick gewonnen, dass sich auch so grundlegende Strukturen wie unser Ich-Gefühl verändern können. Alte Sprichwörter, wie „Einen alten Baum verpflanzt man nicht", „Was Hänschen nicht gelernt hat, lernt Hans nimmer mehr" oder „Einem alten Hund bringt man keine neuen Kunststücke bei" wurden lange unkritisch als wahr akzeptiert. Was die Bäume und die Hunde betrifft, mögen diese Sprüche vielleicht ihre Berechtigung haben. Für Hans aber und ganz allgemein für uns Menschen trifft das allerdings nicht in dieser generellen Form zu.

Insbesondere seitdem wir in der Lage dazu sind, nicht nur totes Hirngewebe auf seine Funktionalität hin zu untersuchen, sondern durch direkte Beobachtungen mittels Computer unserem Gehirn sozusagen bei der Arbeit zusehen zu können, wissen wir, dass sich Nervenstrukturen durch Lernen und neue Erfahrungen verändern. Immer wieder beanspruchte Nervenbahnen verstärken sich und bilden neue Verbindungen untereinander. Beispielsweise konnte festgestellt werden, dass bei Jugendlichen ein erhebliches Nervenwachstum im Gehirn an der Stelle stattgefunden hat, die für die Kontrolle des rechten Daumens zuständig ist. Dieses Nervenwachstum besteht, seitdem es Handys gibt und die Jugendlichen ihren Daumen besonders oft benutzen, um SMS zu schreiben.

Zur neurologischen Untersuchung unseres Gehirns

Wir verfügen mittlerweile über Methoden der direkten Beobachtung von Aktivitäten in unseren Nervenzellen. Zu diesen Methoden gehören: Kernspintomografie, Elektroenzephalogrammmessungen (EEG), Elektrodentests (direkt im Gehirn) und die klinischen Beobachtungen von neurologischen Ausfallerscheinungen durch Unfälle, Schlaganfälle, Stoffwechselerkrankungen etc. Wir erhalten also eine Menge Informationsdaten, die wir mithilfe unserer Computerprogramme auszuwerten haben.

Reinhard Olivier, ein Mathematiker, kritisiert zu Recht, dass der Interpretationsvorgang oft nicht schlüssig ist. Die Interaktionen unserer Nervenzellen sind, unter anderem auch aufgrund einer unüberschaubar großen Komplexität, noch weitgehend undurchsichtig. Trotzdem wird angenommen, dass zum Beispiel Regionen, die besonders viel Energie (wie Glucose und Sauerstoff) verbrauchen, auch die wichtigsten sind. Reinhard Olivier fragt zu Recht, ob stets diejenigen am wichtigsten sind, die am lautesten reden. Er weist auf die enorme Relevanz von sogenannten „Orten des Schweigens" hin. Wir können diese spannende Diskussion hier nicht weiter vertiefen, ziehen jedoch den buddhistischen Schluss, dass alle unsere Wahrheiten, die wir in Worte kleiden, relativ sind und dass das Wesen aller Dinge Unbeständigkeit ist. Wir nutzen den aktuellen Wissensstand als das, was er ist: ein Zeitgeschehen, mit dem wir hantieren, an dem wir uns aber nicht festhalten.

Unser Gehirn ist nach wie vor ein „mystischer" Ort, der sich nicht leicht entzaubern lässt. Respektieren wir also die Vorläufigkeit unseres Wissens und versuchen die dahinterliegende Realität zu ergründen.

Wie schnell verändert sich unser Gehirn?

In einer amerikanischen Versuchsanordnung erhielten Durchschnittsbürger zuerst ein Computerscan ihres motorischen Kortex (der Region im Gehirn, die unsere Bewegungen vermittelt). Dann bekamen sie die Instruktion, eine einfache Fingerübung ein paar Mal am Tag mit ihrer linken Hand durchzuführen. Nach nur fünf Tagen zeigten sich im Comupterscan deutlich sichtbare vermehrte Nervenverbindungen im entsprechenden Gehirnareal. Dies ist ein sehr klarer und eindrücklicher

Beweis für die rasche Anpassungsfähigkeit unseres Gehirns auch auf der physiologischen Ebene.

Dieser Vorteil hat einige beachtenswerte Konsequenzen: Einerseits dokumentiert und beweist er unsere guten Chancen, dass wir uns durch ein regelmäßiges Training grundlegend, auch auf den tieferen Strukturen unseres Gehirns, verändern können. Andererseits bedeutet die schnelle Anpassungsfähigkeit, dass wir einmal „eingegrabene" Strukturen nicht sehr leicht lösen können. Neurowissenschaftler benutzen dafür häufig den Vergleich mit einem verschneiten Berg: Der Berg symbolisiert unser Gehirn, dessen Form und Beschaffenheit genetisch weitgehend vorgegeben sind. Jede Handlung ist wie ein Skifahrer, der im Schnee eine Spur hinterlässt. Gewohnheiten sind demnach eine Vielzahl von identischen Abfahrten, auf denen die Skifahrer immer dieselbe Spur benutzen.

Wir können durch neue Tätigkeiten schnell neue Spuren erzeugen. Damit ist es aber nicht automatisch auch leicht, aus alten Spuren herauszukommen. Teilweise ist es also leichter, etwas Neues zu festigen, eine neue Spur anzulegen, als eine alte Spur zu verändern. Wenn wir aber eine neue Spur häufiger nutzen, wird diese schnell gefestigt und alte Spuren „verwehen" dann nach und nach. Deshalb ist es schwer, einfach nur eine Gewohnheit aufzugeben, ohne einen Ersatz dafür zu haben. Wenn wir etwas verändern oder vermeiden wollen, brauchen wir unbedingt eine Alternative dazu, eine neue „Spur", eine neue Tätigkeit. – Diese bildhaften Vergleiche sind sicherlich starke Vereinfachungen, die aber dadurch eine Information vielleicht verständlicher und einprägsamer transportieren können.

Die Komplexität unseres Gehirns ist kaum zu überbieten. Wir verfügen normalerweise über etwa 100 Millionen Nervenzellen (Neuronen) in unserem Gehirn. Jeder dieser kleinen Zellkörper kann tatsächlich Zehntausende von kleinen „Ästchen" (Dendriten, Axone) ausbilden, sodass ein Netzwerk aus über 100 Billionen Verbindungsstellen entsteht, die wiederum astronomisch hohe Kombinationen an Verknüpfungsmustern bilden können. Neurowissenschaftler berichten, dass es in unserem Gehirn mehr Verbindungsmöglichkeiten gebe, als Atome in unserem Universum existieren!

Wir sollten dieses Wunder an Komplexität in uns sehr respektvoll würdigen. Dies ist übrigens auch einer der Gründe dafür, warum Buddhisten auf Drogen verzichten.

Dieses einzigartige Organ, das menschliche Gehirn, ist ein ausgesprochen lernbegieriges Wesen. Es verbraucht fast 20 Prozent unserer täglichen Energiezufuhr, es stellt seine Tätigkeiten niemals (auch nachts) nicht ein. Es reagiert auf jeden äußeren Reiz und auf jeden inneren Prozess. Jeder Gedanke, jede Erfahrung, jede Erinnerung, jede Wahrnehmung, jeder neue Reiz, jede körperliche Aktion, jeder Lernvorgang verändert die Verknüpfungsmuster. Dieser Prozess der Neuroplastizität funktioniert stetig, und zwar sowohl im Kleinen, dem alltäglichen Geschehen als auch im Großen, auf der übergeordneten Ebene unserer Menschwerdung und der Phylogenese (Entwicklung der Arten).

Beispielsweise verfügen Fische nur über wenige Nervenzellen zum Erkennen von Farben oder zur Regulation ihrer Koordination und des Gleichgewichts etc. Sie brauchen es einfach nicht in ihrem Lebensraum, weshalb sich die entsprechenden Nervenfasern auch nie bilden mussten. Die Lebensumwelten von Affen sind im Vergleich dazu deutlich unterschiedlicher und wechselhafter. Für Affen sind zum Beispiel Farberkennung, Gleichgewicht und Koordination überlebensnotwendig, weshalb sich die Kompetenzen auch neurologisch manifestiert haben. Wir können recht plakativ zusammenfassen: Äußere Erfahrung erzeugt innere Verknüpfung, Leben erzeugt inneres Leben. Leben = Verknüpfung. Ohne Leben gibt es keine Verknüpfungen, ohne Anregung kommt es zu einem Absterben von Nervenzellen.

Wir werden nun zwar aus einem noch so talentierten und motivierten Fisch keinen Affen machen können, aber uns Menschen steht mit unserem Gehirn ein hochkomplexes lernbegieriges Organ zur Verfügung, das wir entweder fördern oder verhungern lassen können.

Diese Feststellung ist weit mehr als nur ein wissenschaftliches Detail. Es zeigt und beweist uns, dass wir durch gezieltes Training sowohl auf geistig-emotionaler als auch auf körperlich-physiologischer Ebene grundlegende Veränderungen erreichen können. Dass die Trennungslinie zwischen beiden Bereichen immer diffuser wird, werden wir noch detaillierter erfahren.

Es verdeutlicht uns aber auch, was Buddhisten schon seit Jahrhunderten wissen: Was du ständig wiederholst, prägt dich, deinen Charakter und dann auch dein Schicksal. Ein weiteres buddhistisches Prinzip konnte in diesem Zusammenhang ebenfalls bestätigt werden: die enorme Relevanz einer Geistesschulung. Die Neurowissenschaften konnten nämlich beweisen, dass es für unsere Gehirnstimulanz und für das erwünschte Herausbilden neuer Nervenverbindungen und – damit verbunden – für Lernprozesse im Allgemeinen völlig unerheblich ist, ob wir nur körperlich oder nur geistig trainieren. Das bedeutet, dass wir auch dann unser Gehirn verändern können, wenn wir still dasitzen und uns die erwünschten Veränderungen intensiv vorstellen.

Dass ein gezieltes Training sich also direkt auf unsere Nervenzellen auswirkt, ist eine faszinierende Erkenntnis. Darüber hinaus gibt es eine ganze Reihe weiterer wichtiger Auswirkungen von geistigen und körperlichen Schulungen. In dieser 5. Grundlage über unseren Körper sollte zum Beispiel nicht unerwähnt bleiben, dass ein körperliches Ausdauertraining zu messbaren Veränderungen, meist Erhöhungen von Neurotransmittern (wie z. B. Dopamin, Serotonin, Noradrenalin) führt. Diese sind in der Lage, elementare Steuerungsprozesse in unserem Körper zu übernehmen und haben beispielsweise großen Einfluss auf unsere Gefühlsregulation, unser Stressmanagement und die Lenkung unserer Aufmerksamkeit.

Diese jetzt auch durch westliche Wissenschaftler bestätigten Zusammenhänge zwischen Körper und Geist waren den alten Kulturen natürlich schon sehr viel früher bekannt.

Dementsprechend verfügen wir heute auch im Westen über Möglichkeiten, auf sehr alte Körper-Geist-Schulungen zurückgreifen zu können, wie sie uns beispielsweise Yoga und Tai-Chi bieten.

Die Enzwicklung unserer Potentiale und deren Grenzen

Eine Zeit lang wurde propagiert, dass klassische Musik sich förderlich auf die Hirnentwicklung von Kleinkindern auswirke. Daraufhin wurden wohl viele Kinder intensiv „beschallt". Es sollte aber klar sein, dass jede Art von sogenanntem monokausalem und eindimensionalem Denken keine nachhaltigen Effekte zeigen kann. Keine CD, keine Tablette, kein Buch etc. werden uns zu besseren oder intelligenteren Menschen machen.

Dafür braucht es ein sehr viel umfassenderes multimodales Programm. Sicherlich gibt es bestimmte sensible Phasen, Zeitfenster, in denen wir viel leichter etwas Neues lernen können als in der Zeit danach. Mit sechs Jahren können wir eine Fremdsprache wesentlich leichter und besser lernen als mit 60 Jahren, doch auch mit 60 ist es durchaus noch möglich. Es ist aber besonders im Alter leichter, etwas Neues zu lernen, wenn wir nicht erst dann damit anfangen; wenn wir dagegen ein Leben lang interessiert bleiben und bereit und motiviert sind, dann werden wir auch im Alter leichter neue Informationen aufnehmen. Der geistige Abbau bei vielen älteren Menschen entsteht nicht dadurch, dass wir alle eben älter und debiler werden, sondern dass viele ältere Menschen immer in demselben Laden dieselben Dinge einkaufen, meist das Gleiche essen, dieselben Menschen treffen und womöglich über immer wieder die gleichen Dinge reden. Sie verreisen nur noch selten und beschäftigen sich kaum mit neuen Dingen. Das ist das beste Rezept für ein langsames Absterben von Nervenzellen.

Die Grenzen unserer Fähigkeiten, Versäumtes nachzuholen, sind aber zugegebenermaßen auch nicht unerschöpflich. Wenn bestimmte Zeitfenster nicht genutzt werden konnten, entstehen Defizite, die nur schwer zu kompensieren sind. Wir kennen traurige Beispiele von Kindern, die erst (zu) spät aus Familien gerettet werden konnten, in denen die Eltern grausam und/oder psychotisch mit ihnen umgegangen sind. Es gibt Berichte von Kindern, die in völliger Isolation, ohne Kommunikation und positive Kontakte in einem Zimmer oder Kellerraum aufwachsen mussten. Ein Kind, das mit 13 Jahren aus einer solchen Gefangenschaft befreit wurde, konnte auch nach langen Jahren der Behandlung nur sehr eingeschränkte soziale und kommunikative Fähigkeiten nachentwickeln. Das Kind war später nur in der Lage, zum Beispiel Sätze wie „Apfelmus kaufen Geschäft" zu bilden. Ein Kind, das mit sechs Jahren aus einer vergleichbaren Situation befreit werden konnte, war nach etwa 1½ Jahren dazu in der Lage, vollständige komplizierte Sätze zu artikulieren (vgl. John J. Ratey).

Diese Beispiele sollen verdeutlichen, welchen hohen Stellenwert insbesondere auch Erfahrungen sozialer Art für uns haben. Ebenso wie sich unsere sprachlichen Fertigkeiten nur entwickeln konnten, wenn mit uns kommuniziert wurde, so können sich auch soziale Kompetenzen, wie beispielsweise Mitgefühl und Güte, nur festigen, wenn wir sie auch tatsächlich selbst erfahren haben.

Wir brauchen also eine fundierte Analyse unserer Fertigkeiten im Abgleich zu unseren früheren Erfahrungen, um uns ein klares Bild darüber machen zu können, an welchen Stellen wir unsere Defizite nachtrainieren sollten. Beide Aspekte sollen gewürdigt werden: unsere großen Potenziale und natürlich auch unsere Grenzen.

Alle geistigen, psychischen und körperlichen Empfindungen und Aktivitäten sind exakt messbar

Dieses Statement muss einfach nochmals so deutlich formuliert werden. Wer sich mit den unterschiedlichen Behandlern im Gesundheitswesen beschäftigt, sei es als Hilfesuchender oder selbst als Behandler, wird immer noch auf andere Behandler treffen, die die Probleme von Hilfesuchenden in wirkliche (= medizinische) und in eingebildete (= psychologische) Symptome einzuordnen versuchen. Wer sich die neurologischen Abläufe vergegenwärtigt – und sei es auch noch so oberflächlich, wie wir es eben getan haben –, wird verstehen, dass jeder Gedanke, jedes Gefühl mit einer nervlichen, d. h. elektrischen und chemischen Aktivität einhergeht und daher messbar ist. Kein Millimeter unseres Gewebes ist nicht von Nervenfasern durchzogen und mit chemischen Informationsstoffen, den Neurotransmittern, „durchtränkt".

Wir sollten verstehen und auch den Hilfesuchenden vermitteln können, dass Namarupa, also Psychosomatik, keine bestimmte psychische Erkrankung oder eine spezielle Behandlungsform darstellt, sondern vielmehr ein Begriff dafür ist, wie *jeder* Mensch funktioniert. Jedes menschliche Wesen funktioniert psychosomatisch.

Unser Verstand: Diener oder Herr?

Wie wollen wir die inneren Stimmen in uns nennen? Verstand, Geist, Bewusstsein, Ich? Zu dieser Problematik werden wir mehr in der 6. Grundlage der BPT über unseren Geist erfahren.

Die geistigen Tätigkeiten, die wir jetzt unter die Lupe nehmen wollen, können wir vielleicht erst einmal unter dem Begriff „Verstand“ zusammenfassen. Vielleicht sollten wir hier kurz innehalten und dankbar sein für die Gabe des Verstandes. Er hilft uns, schützt uns, warnt uns bei sehr vielen Dingen im Alltag und lässt uns unseren Beruf, unsere täglichen Aktivitäten effektiv ausführen. Durch ihn haben wir eine gewisse Cleverness erreicht, um uns als dominante Spezies auf diesem Planeten durchzusetzen. Durch seine Leistungen können wir diesen Planeten sogar verlassen. Die Liste der Vorteile für den Menschen, seinen Verstand zu haben, könnte noch beliebig fortgesetzt werden.

Betrachten wir aber einmal, welche Auswirkungen und Schattenseiten unser Verstand uns auch liefert. Die provokante These lautet: Es ist zu einer stillen „Revolution“ in uns gekommen und der Verstand, der eigentlich unser Diener oder zumindest unser Gehilfe sein sollte, hat sich langsam, still und heimlich zum Herrscher über uns aufgeschwungen – und das auf eine anscheinend so geschickte Art und Weise, dass wir es sehr lange Zeit gar nicht bemerkt haben.

Wenn diese These Skepsis hervorrufen sollte, versuchen wir jetzt sofort den Beweis dafür anzutreten. Legen Sie das Buch gleich einmal zur Seite und sagen Sie Ihrem Verstand, er soll sich doch bitte einmal für nur fünf Minuten nicht zu Wort melden … Sie ahnen sicher, was nun geschieht: Unser Verstand wird nie schweigen. Selbst wenn wir ihn bitten, sich auf nur eine für uns wichtige Sache zu konzentrieren, bemerken wir oft, wie schwierig das ist. Unser Verstand ist wie ein kleiner schlauer Affe: immer aktiv, immer unterwegs, immer auf der Suche nach der nächsten Banane.

Wir haben allerdings, in der Regel unbewusste Strategien entwickelt, um unseren Verstand zu manipulieren und zu beruhigen. Diese Techniken verdienen eine genauere Betrachtung, und zwar vor allem deshalb, weil viele von ihnen einen erheblichen Selbstschädigungscharakter aufweisen.

Was tun wir, um unseren Verstand zu besänftigen? Eine Strategie besteht darin, ihn ständig zu füttern. Wir sorgen für einen permanenten Input: Fernsehen, Bücher, Zeitschriften, Internet, Handy, Telefon, Kommunikation, Bewegung, Arbeit, Tätigkeiten, Ablenkungen, Alkohol, Drogen etc. Wie viele Minuten des Tages bleiben übrig, wenn wir alle eben aufgelisteten Aktivitäten abziehen? In der Regel ist das der Moment, wenn wir uns zum Schlafen hinlegen. Und nicht selten erleben wir dann eine der folgenden Volkskrankheiten: Schlafstörungen, Zwang zum Grübeln, Unruhe etc.

Eine weitere „Verstandesplage" wird von Eckhart Tolle sehr anschaulich beschrieben: Unser Verstand vertreibt uns aus der Gegenwart, dem einzigen Moment, in dem wir wirklich ganz leben können. Der Verstand hat eine Vorliebe für Sorgen, Gedanken und Pläne – entweder in der Zukunft oder in der Vergangenheit. Wie schwer fällt es uns meistens, im Hier und Jetzt zu bleiben! Doch nur hier haben wir eine Chance auf Genuss, Erfüllung und Ruhe.

Wir werden noch hören, dass die Konzentration auf das Hier und Jetzt einer der Eckpfeiler buddhistischer Übungen ist. Nicht ohne Grund hat die Bedeutung des Hier und Jetzt Eingang gefunden in eine der zentralen Lehrreden Buddhas, dem *Sutra vom Ingangsetzen des Rades der Lehre* (vgl. die 10. Grundlage der BPT).

Wenn es uns schwerfällt, den Verstand auf eine heilsame Art zur Ruhe zu bringen, um im Hier und Jetzt verweilen zu können, sollten wir erkennen, dass dies nicht primär unser Fehler, unsere Schwäche oder Unfähigkeit ist, sondern dass der Verstand ganz allgemein und bei jedem Menschen so funktioniert. Das hat natürlich auch eine grundlegende physiologische Basis: Unser Gehirn ist ein sehr aktives Organ mit extrem komplexen Aufgaben und Funktionen. Das können wir beispielsweise auch daran erkennen, dass bislang noch kein Computer alle unsere Hirnaktivitäten kopieren konnte. Diese Komplexität wird ständig in Aktion gehalten. Unser Gehirn verbraucht etwa 20 Prozent unserer Energien, obwohl es mit 1 bis 1,5 Kilogramm in Relation zu dem hohen Energiebedarf recht klein ist. Ähnlich wie unser Herzmuskel, der ohne Unterlass unser Leben lang schlägt, arbeitet unser Gehirn ebenfalls unentwegt und ist selbst noch im Schlaf durchgängig aktiv.

Die Grundidee der buddhistischen Psychotherapie basiert darauf, die Vorteile eines funktionierenden Verstandes zu würdigen und achtsam zu nutzen, doch mithilfe von Geduld und regelmäßiger täglicher Geistesschulung zu lernen, den Verstand zu zügeln, zu lenken und auch immer wieder zur Ruhe zu bringen. Wenn wir erkennen, wie unser Verstand arbeitet, können wir uns vielleicht auch leichter von unrealistischen Zielwünschen, wie komplettes Abschalten, dauerhafte Ruhe etc., befreien. Die Techniken werden genauer in der 19. Grundlage der BPT beschrieben.

Trotz der bewundernswerten Fähigkeiten und der Komplexität unseres Körpers und besonders auch unseres Zentralnervensystems sollten wir uns dessen sehr bewusst sein, dass sich dieses Nervensystem den Gegebenheiten unserer Umwelt angepasst hat. Wir müssen unbedingt realisieren, dass seine Grundfunktion darin besteht, unseren Köper zu steuern und Dinge in unserer Umwelt in einen Zusammenhang zu setzen: Dunkle Wolken signalisieren schlechtes Wetter, ein grimmiges Gesicht uns gegenüber deutet auf Ärger hin, Schmerzen hier bedeuten dieses, Geräusche dort bedeuten jenes etc. Unser Gehirn ist bestens dafür geschaffen, um diese Zusammenhänge herzustellen, obwohl auch hier bei unseren Hypothesen darüber nicht selten Fehleinschätzungen auftreten können. Wofür unser Gehirn aber (leider?) überhaupt nicht geschaffen wurde und wozu es auch nie trainiert werden konnte, ist, die Welt so zu sehen, wie sie „wirklich" ist. Unser Gehirn arbeitet oberflächlich, nicht tiefgründig. Wir sind gut darin, Hypothesen zu entwickeln, aber nicht eine fundamental tiefe Einsicht.

Die geistigen Qualitäten finden oftmals durch unsere Gehirnstrukturen ihre Grenzen. Indem wir unseren Geist gezielter lenken und trainieren, können wir unsere Gehirnstrukturen erweitern, sodass sich wiederum unser Geist verändern kann. Ein faszinierender wechselseitiger Prozess, der auch verdeutlichen soll, dass unser Gehirn und unser Geist *nicht* identisch sind. Die Frage, ob unser Gehirn unseren Geist hervorbringt oder ob unser Geist unser Gehirn gewissermaßen nur benutzt, um sich zu manifestieren, ist nicht geklärt.

Was prägt uns?

Diese Frage ist deshalb so bedeutsam, weil wir, wenn wir wissen, wie wir wurden, was wir sind, eventuell daraus folgern können, wie wir uns verändern können. Zu dieser elementaren Menschheitsfrage gibt es natürlich eine fast unübersehbare Fülle an Erklärungsmodellen. Die beiden bekanntesten Modelle wurden im Kontext der sogenannten Anlage-Umwelt-Kontroverse viele Jahrzehnte lang strittig diskutiert: Eine Fraktion sah in unserer genetischen Anlage den wesentlichen Faktor, der erklärt, warum wir uns in einer ganz bestimmten Weise entwickeln. Die Gegenpartei formulierte, dass die Umwelt, in der wir leben, den größten Einfluss auf uns ausübe. Natürlich gibt es für beide Modelle und auch für die Kombination beider Modelle eine Vielzahl von Beweisen. Darüber hinaus gibt es noch etliche weitere kultur- und religionsabhängige Erklärungsversuche.

Wir werden uns im Rahmen dieser 5. Grundlage der BPT, die sich auf die körperlichen Belange konzentriert, auch im Wesentlichen auf körperliche Erklärungsmodelle konzentrieren, um ein wenig mehr darüber zu verstehen, inwieweit unsere körperliche Veranlagung über unser Werden mitentscheidet. Relevante Erklärungsmodelle, die sich mit geistigen Aspekten befassen, werden in der 6. Grundlage der BPT behandelt.

Welche körperlichen Bedingungen werden uns von unserer Natur vorgegeben? Einerseits gibt es *generelle* genetische Faktoren, die jeden „gesunden" Menschen betreffen, und andererseits gibt es *spezielle* Bedingungen, die wir aufgrund unserer familiären Vererbungslinie zu berücksichtigen haben. Die *generellen* Faktoren legen zum Beispiel fest, dass wir mit zwei Beinen, Armen, Herz, Lunge etc. und bestimmten sensorischen Fähigkeiten wie Sehen, Hören und Riechen ausgestattet sind. Die *speziellen* Faktoren bestimmen zum Beispiel Haut-, Haar- und Augenfarbe, aber auch unsere speziellen Dispositionen für Erkrankungen und zumindest teilweise auch unser Temperament. Lange Zeit galt es als ausgeschlossen, dass wir auch Erfahrungen unserer Eltern vererbt bekommen, doch hat sich dieser Sachverhalt in letzter Zeit grundlegend verändert.

Die Epigenetik

Die Epigenetik ist eine relativ neue Fachdisziplin, die danach forscht, ob und wie weit sich unsere Genetik durch äußere Einflüsse verändern lässt und ob diese Veränderungen dann auch an die Nachfahren vererbbar sind. Schon lange Zeit wusste man, dass äußere Umstände bestimmte Sequenzen in den Erbanlagen oder Gensträngen „an- und ausschalten" können. Beispielsweise entscheidet die Wassertemperatur darüber, ob bestimmte Froscharten als Männchen oder Weibchen heranwachsen. Äußere Einflüsse lassen spezifische Proteine entstehen, die in der Lage sind, gezielte Passagen unserer Genstränge zu aktivieren oder zu deaktivieren. Vor Kurzem konnte eine holländische Studie nachweisen, dass die Kinder und Enkel von Menschen, die längere Zeit unter einer extremen

Hungersnot gelitten hatten, erhebliche Gesundheitsrisiken aufweisen. Das zeigt, dass Erfahrungen prinzipiell vererbbar sind. Damit kann verdeutlicht werden, dass uns sowohl unsere eigenen als auch die Erfahrungen unserer Vorfahren prägen. Eine solche Übertragungslinie wurde von westlichen Wissenschaftlern lange Zeit als undenkbar angesehen. Wir erkennen hier eine sehr tief greifende Vernetzung und Verbundenheit zwischen Menschen verschiedener Generationen.

Das zeigt und verdeutlicht gleichzeitig jedoch auch, dass wir als Menschen noch einzigartiger sind, als wir bislang glaubten: Selbst eineiige Zwillinge sind in ihrer Genetik unterschiedlicher als bislang angenommen. Sie besitzen zwar fast identisches Genmaterial, aber dieses ist sehr unterschiedlich „angeschaltet". Aus diesem Sachverhalt kann also wissenschaftlich belegt werden, dass wir in einer sehr umfassenden Weise mit unseren Mitmenschen verbunden sind, und gleichzeitig kann auch die Erkenntnis daraus abgeleitet werden, dass wir als Individuen noch einzigartiger sind, als lange vermutet.

Wir sollten uns immer wieder in Erinnerung rufen, dass Buddhisten alle Phänomene als zusammengesetzt erkennen. Das bedeutet, dass alles Existierende sein Zustandekommen einer Vielzahl von gegenseitig abhängigen Vorbedingungen verdankt. Der Buddhismus als sehr alte Wissenschaft des Geistes zeichnet sich durch ein zutiefst systemisches Grundverständnis aus.

Genetik und Verbundenheit

Die Analyse unserer genetischen Struktur und insbesondere die vergleichende Genanalyse mit anderen Völkern dieser Erde offenbaren, wie wir Menschen von Afrika ausgehend sukzessiv die ganze Welt besiedelten. Faszinierenderweise scheinen alle heute lebenden Menschen der Spezies *Homo sapiens* von einer relativ überschaubaren Gruppe von Menschen abzustammen, die Afrika vor etwa 100.0000 Jahren in einem sogenannten „zweiten Exodus" verließen. Es ist ein Faszinosum, dass wir alle über diese kurze Zeitspanne hinweg – in Relation zur Entwicklungsgeschichte anderer Arten – dieselben Urahnen haben. Demzufolge sind wir Menschen nicht nur auf einer rein physiologischen Ebene fast identisch, sondern auch auf einer sozusagen familiären Ebene.

Da dieser Stammbaum unserer menschlichen Entwicklung nur ein Teil eines viel größeren Stammbaums aller Arten auf dieser Erde ist, müssen wir natürlich die Verbundenheit auch auf alle anderen Wesen übertragen. Dazu sei ergänzt, dass diese große und umfassende Verbundenheit, die wir Menschen miteinander teilen, unsere tiefen Strukturen des Menschseins betrifft. Natürlich ist es kein Widerspruch, wenn wir gleichzeitig feststellen, dass wir auf einer individuelleren und oberflächlicheren Ebene einzigartige Wesen sind.

Wir finden hier also ein weiteres schönes Beispiel dafür, wie moderne westliche Wissenschaft die buddhistische Wissenschaft zum Beispiel über das Thema der Verbundenheit bestätigen kann.

Wir kommen nun zu einem weiteren, sehr wichtigen körperlichen Aspekt: die Signale unseres Körpers, das, was er uns vermittelt.

Was unser Körper uns sagt und uns damit verrät

Wir alle sind, wahrscheinlich ohne dass es uns bewusst ist, sehr gut darin, die körperlichen Signale bei unseren Mitmenschen zu deuten. Im Rahmen wissenschaftlicher Untersuchungen wurden Fotos von Menschen mit unterschiedlicher Mimik (lächelnd, wütend, angeekelt, ängstlich etc.) den Angehörigen aller möglichen ethnischen Gruppen (Afrikaner, Asiaten, Indianer, Eskimos, Aborigines etc.) gezeigt. Jeder Mensch, gleich welcher Herkunft und Rasse, kann die Mimik eines anderen unmittelbar erkennen und richtig deuten. Dieses Phänomen wird unbewusst täglich von uns genutzt. Wenn wir jemanden treffen, läuft ein innerer Check ab, der uns zeigt, wie wir unser Gegenüber und das, was er oder sie sagt, einzuordnen haben. Nur mit diesen Informationen können wir uns überhaupt erst verstehen. Wenn wir nur den Satz nehmen: „Das ist ja lustig", ist dessen wahre Bedeutung noch lange nicht erkennbar. Entweder brauchen wir mehr schriftliche Information oder die Mimik und den Tonfall des Sprechers, um möglicherweise auf Ironie, Sarkasmus oder Ernsthaftigkeit beziehungsweise Spaß schließen zu können.

Ein wesentlicher Aspekt ist hier auch unsere Interpretation der *eigenen* Körpersignale. Wie wir heute wissen, sendet unser Körper pausenlos

Informationen an das Zentralnervensystem in Relation zu Ort, Position, Haltung, Zustand, Spannungslevel etc. (Die hier vorgenommene Differenzierung zwischen Körper und Nervensystem soll nur dem besseren Verständnis dienen.) Wieso können wir beispielsweise mit herunterhängender Kinnlade schlechter kopfrechnen als mit geschlossenem Mund? Warum fühlen wir uns in gebeugter Haltung schlechter als in aufrechter? Wenn wir den ganzen Tag mit hängenden Schultern herumlaufen, hat das für unser Nervensystem eine ebenso große Bedeutung wie die Information einer dunklen Hautveränderung. Jede dieser Informationen wird von uns interpretiert und bewertet. Unsere Haltung im Leben und die Haltung unseres Körpers sind in der Regel deckungsgleich. Die geistige und die körperliche Haltung beeinflussen sich wechselseitig. Wenn Trauer uns beugt, kann eine gute Haltung genauso wie ein Antidepressivum wirken. Unsere Körperlichkeit als Ganzes ist also von besonderer Bedeutung für die Arbeit der buddhistischen Psychotherapie. Diese Zusammenhänge werden in der 19. Grundlage der BPT noch vertieft.

Der Körper in der westlichen Psychotherapie

Die von Sigmund Freud um 1900 begründete Psychoanalyse war im westlichen Kulturkreis – abgesehen von geistig-seelischen Heilungswegen früherer westlicher Kulturen – eine der ersten Methoden der Psychotherapie. Schon relativ schnell nach der Entwicklung der Psychoanalyse entstanden sogenannte Abstinenzgrundsätze: Der Psychoanalytiker musste sich jeglicher Übergriffe gegenüber seinen Klienten enthalten, d. h. nichttherapeutische und vor allem körperliche Kontakte waren untersagt. Dieser Abstinenzgrundsatz entstand nicht zufällig: Etliche Psychoanalytiker führten an ihren Patientinnen nicht selten sowohl psychoanalytische als auch zum Beispiel gynäkologische Untersuchungen durch oder ließen sich mit ihnen auf eine sexuelle Beziehung ein. Für viele Psychotherapeuten entwickelte sich die Körperlichkeit in der Therapie zu einem Problem. Die körperlichen Aspekte wurden daher in der westlichen Psychotherapie oft tabuisiert und demzufolge vernachlässigt.

Ein Pionier und wegweisender Forscher in dem Bereich Psyche und Körper war sicherlich Wilhelm Reich. Er erkannte eine Vielzahl von faszinierenden Zusammenhängen zwischen psychischen und körperlichen Abläufen. Beispielsweise beschrieb er sogenannte Charakterpanzerungen: Dabei handelt es sich um blockierte und erstarrte Emotionen, die sich in unseren verschiedenen Muskelgruppen festsetzen. Das ermöglichte die Rechtfertigung von körperlichen Maßnahmen in der Psychotherapie und die psychische Intervention bei körperlichen Problemen. Dies war zum Beispiel die Geburtsstunde der Bioenergetik und einer Vielzahl von anderen körperorientierten Verfahren in der Psychotherapie.

Rainer G. ist selbst Arzt und fragt sich, ob seine Verspannungsschmerzen eher körperliche oder eher psychische Ursachen haben. Als Internist kennt er seine körperlichen Belange recht gut. Diese Ressource wird in Kombination mit den Grundlagen der Achtsamkeit genutzt, da die körperliche Wahrnehmung ebenfalls als ein erster Schritt zur Achtsamkeit gesehen wird (vgl. die 6. Grundlage der BPT). Rainer sollte seinen Körper weiterhin ernst nehmen und erspüren. In den anfangs geführten Meditationen sollte er darauf achten, wo im Körper die Schmerzen auftreten, wie sie sich anfühlen und ob sie sich eventuell verändern. In den therapeutischen Einzelsitzungen wurden diese Empfindungen weiter vertieft und die damit assoziierten Gefühle und Gedanken bearbeitet. Für Rainer waren dann bald die Kategorien „körperlich" oder „psychisch" nicht mehr wichtig.

Diese Grundlage sollte uns Folgendes vermitteln:

Eine gewünschte positive Veränderung, eine Transformation oder gar Befreiung, Erleuchtung oder wie immer wir es nennen wollen, wird niemals *gegen* unseren Körper erreicht werden können, geschweige denn ohne ihn. Wir müssen hier ein vordergründiges Paradoxon verstehen, verinnerlichen und dann den Hilfesuchenden vermitteln: Es gibt nicht uns *und* den Körper, wir *sind* der Körper. Doch ebenso wenig sind wir *nur* der Körper. Vor allem die letzte Anschauung hat in der geistigen, geistlichen, spirituellen und psychotherapeutischen Szene oft zur unheilsamen Missachtung körperlicher Belange und zu einer Vielzahl von letztlich schädlichen, weil körperfeindlichen Übungstechniken geführt. Unser Körper lässt uns diese Welt erst ganz erleben, durch ihn werden wir gleichsam geerdet. Er kann uns bei vielem behilflich sein und die Quelle für manch einen Genuss. Doch durch ihn erleben wir auch unsere Grenzen und einen Gutteil unserer Leiden.

Wie Jack Kornfield in seinem Buch *Das Tor des Erwachens* schreibt, werden wir nie eine dauerhafte Erleuchtung und Befreiung beibehalten können; wir müssen vielmehr einen Praxisweg erlernen, durch den wir stetig unser Ziel aufs Neue bewältigen. Insbesondere wird uns unser Körper immer wieder auf die Erde zurückholen. Wir erfahren im psychotherapeutischen und spirituellen Prozess also etwas über den Wert unseres Körpers sowie auch über seine Bedeutung für unsere tägliche Praxis. Wir erkennen den Wert, haften aber nicht daran an. Wir wertschätzen unseren Körper, identifizieren uns aber nicht mit ihm. Wir verinnerlichen seine Halt gebende hilfreiche Basis, bleiben aber nicht in diesem Fokus stecken. Unser Körper wird definitiv vergehen. Er warnt uns aber schon lange vorher, vielleicht mit dem Appell: Entwickle deinen Geist, denn auf der materiellen Ebene wirst du früher oder später alles verlieren.

Die Bearbeitung der folgenden 6. Grundlage der buddhistischen Psychotherapie führt uns nicht vom Körper weg, doch vielleicht ein Stück über ihn hinaus.

Die 6.
Grundlage der BPT

Erkenne und vermittle die Bedeutung der Geisteszustände

> Der Geist ist die Quelle aller Erfahrung.
> Indem wir die Ausrichtung des Geistes
> ändern,
> können wir die Qualität all dessen,
> was wir erfahren und wahrnehmen,
> ändern.
>
> – Yongey Mingyur Rinpoche –
>
> ...
>
> Es ist unser Geist, und unser Geist
> allein, der uns fesselt oder befreit.
>
> – Dilgo Khyentse Rinpoche –

Wir wollen möglichst umfassende Informationen über unsere Geistestätigkeiten erhalten, um auf dieser Basis ein sichereres Gespür für unsere Stärken und Schwächen zu erhalten. Mit diesem Know-how sollten wir mit mehr Bewusstheit in unsere tägliche Übungspraxis gehen können.

Die Begriffe

Wir werden uns hier mit *Begriffen* befassen (wie Geist, Bewusstsein, Psyche etc.) und deren Auswirkungen und Funktionsweisen kennenlernen. Täglich nutzen wir so viele Begriffe, ohne uns über die ihnen zugrunde liegenden Sachverhalte im Klaren zu sein. Ein Begriff oder Label kann vieles vereinfachen, aber nicht selten entsteht der irrige Eindruck, mit dem Begriff schon alles Nötige erklärt zu haben. Seit Jahrzehnten bemüht sich zum Beispiel die Bewusstseinsforschung hier um eine tiefer gehende Klärung, doch trotzdem zählt die Frage nach dem Ursprung, der Ursache und Quelle unseres Bewusstseins zu den größten noch ungelösten

Rätseln. Wenn es auch keine letzten Antworten gibt, so bestehen doch innerhalb der lange tradierten Wissenschaften des Geistes, zum Beispiel dem Buddhismus, eine große Vielfalt an Erkenntnissen und differenzierten Ausarbeitungen zu diesem Thema. Darüber hinaus ist die intensive Auseinandersetzung mit diesem spannenden Thema auch deshalb unumgänglich, weil die Geistesschulung einen zentralen Bereich buddhistischer Übungen ausmacht.

Bevor wir uns den buddhistischen Begrifflichkeiten zum Thema Geist und Bewusstsein zuwenden, müssen wir noch ein paar sprachliche Probleme erörtern.

Das Problem mit den Begriffen

Was genau meinen wir, wenn wir von Geist sprechen? Meinen wir damit dasselbe wie die Psychologen, die von der Psyche sprechen? Oder bezieht sich der Geist-Begriff eher auf solche Termini wie Verstand, Intelligenz, Bewusstsein, Spiritualität, Gesinnung oder Gedächtnis? Noch komplizierter wird es bei der Frage, ob zum Beispiel Tibeter, Chinesen, Inder, Engländer, Franzosen, etc. mit ihren Begriffen ungefähr das Gleiche meinen, d. h., gibt es in jeder Sprache identische oder ähnliche Entsprechungen dafür? Wenn wir im Deutsch-Englisch-Wörterbuch nachschlagen, bekommen wir für den Begriff „Geist" unterschiedliche Übersetzungsangebote: spirit, soul, mind, intellect, wit. Jeder dieser Begriffe führt uns jeweils in einen anderen Kontext und Sinnzusammenhang. Auch wenn wir im Englisch-Deutsch-Wörterbuch den englischen Begriff „mind" nachschlagen, finden wir unterschiedliche Übersetzungsangebote: Sinn, Gemüt, Herz, Seele, Geist, Verstand, Meinung, Absicht, Neigung, Gedächtnis und vieles mehr. In den westlichen Sprachen haben wir also eine komplizierte Bedeutungsvielfalt beim Begriff „Geist", doch es scheint eine klare Abgrenzung zwischen geistigen, intellektuellen Aspekten einerseits und gefühlsbetonten, emotionalen Aspekten andererseits zu geben: Herz und Bauch (Gefühl) gegen Kopf (Verstand).

Der Dalai Lama unterweist uns darin, dass diese Trennung interessanterweise im Buddhismus nicht existiert. Für die unterschiedlichen Erfahrungen, seien sie eher *geistiger* oder auch *emotionaler* Art, benutzen Buddhisten den Sanskritbegriff *Chitta* oder tibetisch *sems.* Die Chinesen und auch die Japaner benutzen für geistig-emotionale Erfahrungen den Oberbegriff *xin* oder *shin.*

In diesen Kulturen werden also geistige *und* emotionale Qualitäten in einem Begriff zusammengefasst und demzufolge auch als eine Einheit gesehen.

Auch aus der Sicht westlicher Wissenschaften, wie der Hirnforschung, muss festgestellt werden, dass das Verständnis der Einheit – oder zumindest der engen Verknüpfung – zwischen Gedanken und Gefühlen der Realität am nächsten kommt. Wenn wir unsere Erinnerungen, Gedanken und Erkenntnisse abrufen oder neue wahrnehmen, geschieht das nie ohne die Mitaktivität von Hirnregionen, die unsere Gefühle beeinflussen, womit diese die scheinbar nur rationalen Aspekte emotional einfärben. Jeder unserer Gedanken hat auch einen emotionalen Aspekt; es gibt keine Gedanken, die nicht emotional eingefärbt sind. Sicherlich gibt es relativ „nüchterne" Gedanken und Wissensbereiche, bei denen wir unsere neutrale emotionale Spannung nicht *so* deutlich spüren wie zum Beispiel bei unseren biografischen Informationen (vgl. dazu auch die 7. Grundlage der BPT).

Die Trennung zwischen Geist und Gefühl, zwischen Rationalem und Emotionalem ist nicht in jeder Kultur gegeben. Sie entspricht einer unvollständigen Sicht. Wir sollten uns im Hinblick darauf die buddhistischen Erkenntnisse, die auch durch westliche Wissenschaften Bestätigung finden, genauer anschauen, denn hier gibt es kulturelle Unterschiede. Wenn in den buddhistischen Texten zum Beispiel von *Chitta* gesprochen wird, wird für die Übersetzung ins Englische zumeist *mind* und ins Deutsche *Geist* gewählt, obwohl diese Übersetzungen, wie wir jetzt wissen, nicht ganz zutreffend sind. Eine weitere Unterschiedlichkeit besteht darin, dass Europäer den Geist oftmals gleichsam als eigenständiges Objekt betrachten, zum Beispiel wenn angenommen wird, dass unser Geist irgendwo, etwa im Kopf, lokalisiert ist oder wenn sich *unser* Geist mit etwas befasst oder wir uns etwas *im* Geiste vorstellen.

Im Gegensatz dazu verstehen Buddhisten unter *Chitta* eher eine Tätigkeit. Der Dalai Lama schlägt dafür den Begriff „Erfahrung" vor, aber nicht in dem Sinne, dass wir viele Erfahrungen *haben.* Gemeint ist hier vielmehr jede geistige und emotionale Aktion, Wahrnehmung etc. Es gibt im Buddhismus keinen Geist als etwas Eigenständiges, ohne Inhalt. Der Geist hat immer ein Objekt. *Chitta* lässt sich übersetzen als das, was ein Objekt hat.

Es gibt also keinen Geist ohne Geistobjekte und ebenso auch keinen Wahrnehmenden ohne Wahrzunehmendes.

Das mag sich erst einmal kompliziert anhören, vor allem da uns unser spontanes und unreflektiertes Grundgefühl meist vermittelt: Hier bin ich, dort draußen sind die anderen. Die Welt verändert sich, aber ich bleibe als Konstante erhalten. Ohne tiefere Einsichtsübungen empfinden wir uns als getrennt von unserer Umwelt und allen Dingen, die wir „da draußen" wahrnehmen.

Ein Gedankenexperiment

Stellen wir uns vor, wir wären in einem unendlich großen Raum aufgewachsen, ohne Schwerkraft, wir würden nichts anderes als den schwebenden Zustand kennen. Der ganze Raum wäre einfach nur weiß und angenehm hell, ansonsten gäbe es dort überhaupt nichts. (Dieses Denkmodell basiert auf der Annahme, wir bräuchten nichts zu essen, nichts zu trinken und deshalb auch nichts auszuscheiden.) Es ist womöglich nicht leicht, sich etwas Derartiges vorzustellen, doch die Frage lautet: Wie würden wir uns beziehungsweise wie würde sich unser Geist entwickeln ohne irgendeine Form von Input? Wir könnten spekulieren, dass wir vielleicht verrückt würden oder auch völlig still und leer. Ein Geist ohne Inhalt ist nach buddhistischen Vorstellungen nicht denkbar.

Eine sehr abgeschwächte Variante davon können wir nachempfinden, wenn wir uns in einen Isoliertank begeben. Das ist eine Art Tank, der mit warmem Wasser mit konzentriertem Salzgehalt so weit gefüllt ist, dass wir darin ohne Anstrengung im Wasser schwebend liegen können. Der Tank wird geschlossen, sodass wir im Dunkeln sind. Der Sinn dieses Experiments liegt in der Unterbrechung von äußerer Reizzufuhr. Wir müssen mit keinem Input mehr umgehen. Darüber gibt es eine Vielzahl sehr unterschiedlicher Erfahrungsberichte. Eine Gemeinsamkeit bei diesen Erfahrungen sind Auflösungserscheinungen beispielsweise unseres Körpergefühls, des Zeitgefühls und teilweise auch der Gedankenkontrolle. Ohne Input von außen scheint unser Geist seine gewohnte Funktionsweise und Struktur fast völlig zu verlieren. In einem solchen Kontext sind Grenzerfahrungen möglich, weil unser Geist ohne diese Reize von außen seine eigenen Grenzen verliert.

Wir können demnach ungefähr nachvollziehen, dass unser Geist mit Wahrnehmungen unserer Umwelt, anderen Menschen etc. untrennbar verbunden ist. Unsere Geisteszustände, Gedanken und Gefühle können also niemals objektiv sein.

Wir haben nun eine Vielzahl von Begriffen ins Feld geführt, die mit dem Geist assoziiert werden. Die möglichst genaue Nutzung dieser Begriffe ist eine wichtige Verständnishilfe. Ähnlich wie Buddhisten nicht zwischen guten und schlechten Gefühlen unterscheiden, sondern eher heilsame und unheilsame Zustände differenzieren, unterscheiden wir auch nicht grundlegend zwischen emotionalen und intellektuellen Aspekten. Wir sprechen daher von heilsamen Geisteszuständen, die wir anstreben, und von unheilsamen Geisteszuständen, die es zu überwinden gilt. Heilsame Geisteszustände können also sowohl emotionale Aspekte, wie Freude, Liebe, Güte und Mitgefühl, als auch geistig-intellektuelle Inhalte aufweisen, wie Gedanken, Ideen, Wörter, Erinnerungen oder Glaubenssätze. Es ist daher korrekter, über unsere Geistes*zustände* und Geistes*inhalte* zu sprechen anstatt über *den* Geist.

Die hilfreiche Übung des Rumpfdrehens

Wenn wir den Hilfesuchenden die Bedeutung des Geistes vermitteln wollen, müssen wir das anschaulich, konkret und möglichst nachvollziehbar tun. Hier helfen uns konkrete Übungen (vgl. dazu besonders die 19. Grundlage der BPT). Die hier beispielhaft dargestellte Übung soll den Zusammenhang zwischen geistigen und körperlichen Abläufen verdeutlichen. Deshalb sollte sie schon früh mit den Hilfesuchenden durchgeführt werden. Wir können die folgende Übung jederzeit problemlos und ohne nennenswerte Vorbereitung umsetzen.

Das Rumpfdrehen

Wir stellen uns aufrecht hin. Die Füße stehen schulterbreit auseinander fest auf dem Boden. Die Arme sind in Schulterhöhe gerade zur Seite ausgestreckt, parallel zum Boden. Jetzt drehen wir uns nach rechts (oder links), so weit es möglich ist, ohne die Füße zu bewegen. Wir zeigen an der Stelle, wo es nicht mehr weitergeht, mit dem Zeigefinger geradeaus, um uns die Stelle zu merken, wie weit wir uns drehen konnten. Dann gehen wir in die Ausgangsposition zurück, senken die Arme, bleiben aber mit den Füßen weiter exakt an derselben Stelle stehen. Wir schließen die Augen und stellen uns nun vor, dass wir uns wieder drehen. Äußerlich bleiben wir still stehen, nur geistig „bewegen" wir uns. Wir stellen uns also bildlich vor, wie wir uns drehen, so weit es eben geht. Diese Vorstellung vom Rumpfdrehen wiederholen wir etwa zehn Mal. Danach öffnen wir die Augen, heben sofort wieder die Arme, drehen uns nochmals in dieselbe Richtung wie zu Anfang und sehen, wie weit wir jetzt kommen.

Neun von zehn Menschen werden sich bei der Wiederholung bestimmt deutlich weiter drehen können als zu Anfang. Das löst bei vielen einen spürbaren „Aha-Effekt" aus. Wir erfahren durch diese Übung sehr konkret die spürbare und auch messbare Auswirkung geistiger Übungen auf den Körper.

Diese Übung ist eine sehr einfache und vielleicht gerade deshalb umso eindrücklichere Verdeutlichung der Bedeutung der Geistesschulung. Wir werden uns in der Arbeit mit den Hilfesuchenden immer wieder auf diese Übung beziehen. Wenn wir die Relevanz von inneren Vorstellungen, von (falschen) Erwartungen und Bewertungen, Visualisierungen etc. bearbeiten, werden wir dieses Rumpfdrehen immer wieder als Beweis für die Wirksamkeit der Geistesschulung in Erinnerung rufen.

Wodurch wird unser Geist geprägt?

Erklärungsmodelle

In der vorausgegangenen 5. Grundlage haben wir von Prägungen erfahren, die sich auf körperliche Belange beziehen (Genetik, Epigenetik, Neurologie etc.). Darüber hinaus werden wir natürlich auch durch geistige Dispositionen ebenso deutlich beeinflusst wie durch systemische Wechselwirkungen von körperlichen und geistigen Faktoren.

Die westlichen Wissenschaftler, die sich mit dem Zusammenhang von geistigen und psychischen Aspekten beschäftigen, führen eine Reihe bedeutsamer Argumente ins Feld. Wir werden bereits im Mutterleib durch äußere Einflüsse geprägt. Es scheint bereits zu diesem vorgeburtlichen Zeitpunkt Reize zu geben, die über unsere frühe geistige Verfassung mitentscheiden. Gemeint sind hier Faktoren wie Umweltgifte, Geräusche, Lärm, Verhaltensweisen der Mutter etc. Auch in den ersten Lebensjahren wirken wesentliche Einflüsse auf unsere geistige Entwicklung ein. Wir sind in jüngeren Jahren für Lernerfahrungen sehr sensibel. Zwar können wir auch im Rentenalter noch Fremdsprachen lernen, jedoch nicht mehr akzentfrei und mit deutlich mehr Mühe.

Die Psychoanalytiker haben zu den prägenden Kindheitserfahrungen sehr viel veröffentlicht. Sie haben auch unsere Vorstellungen über die Psychotherapie geprägt. Viele Menschen glauben seitdem, dass jemand, der sich einer Therapie unterzieht, seine (schlimmen) Kindheitserinnerungen erst durcharbeiten müsse, bevor überhaupt eine Chance auf Heilung bestehe. Auch die Vorstellung, dass einer akuten schweren psychischen Erkrankung, wie zum Beispiel einer Persönlichkeitsstörung, immer zwingend eine traumatische Kindheit vorausgegangen sein muss, wurde von den Psychoanalytikern unterstrichen. Es ist leider festzustellen, dass es viele Jahrzehnte dauert, bis moderne wissenschaftliche Erklärungsmodelle, wie zum Beispiel die System- und die Chaostheorie, im Sozial- und Gesundheitswesen ankommen.

Nach dem Verständnis der östlichen Wissenschaftler, wie etwa den buddhistischen Gelehrten, kommen wir mit einer schier unendlichen Vielzahl von Anlagen und Potenzialen auf die Welt. Diese sind in Form von Samen in unserem Speicherbewusstsein angelegt. Unsere Erfahrungen, die wir vermittelt bekommen und/oder die wir uns selbst schaffen, entscheiden darüber, welche Samen „gewässert" werden und dann aufgehen können und welche eher vernachlässigt werden und damit verkümmern.

In der östlichen wie der westlichen Wissenschaft finden wir gemeinsame Befunde, die untermauern, dass ein grundsätzlicher Wandel in uns tatsächlich möglich sein kann. Die Samen/Veranlagungen in uns sind unsere Chance für jede denkbare Variante – im Guten wie leider auch im Schlechten. Natürlich fallen uns manche Verhaltensänderungen in jüngeren Jahren leichter, aber mit Geduld und stetiger Wiederholung unserer Übungen können wir in jedem Alter spürbare Veränderungen stabil herbeiführen. Wir werden uns noch des Öfteren auf die folgende buddhistische Vorstellung von Entwicklung beziehen:

Absichten → Taten → Gewohnheiten → Charakter → Schicksal

Wir können selbst so *scheinbar* fest gefügte Systeme wie unseren Charakter ändern, indem wir die Vorbedingungen korrigieren: Alles entscheidend sind unsere *Absichten,* die unsere *Taten* zu heilsamen oder unheilsamen Handlungen machen. Wenn wir bestimmte Taten/Handlungen regelmäßig wiederholen, festigen sich dadurch unsere *Gewohnheiten.* Diese bilden das Fundament für unseren *Charakter* und nachfolgend auch unser *Schicksal.*

Wir sind vielleicht ein wenig wie die Katzen, die (in einem recht fragwürdigen Experiment) ihre Kindheit und Jugend in einem großen Kasten verbrachten, dessen Wände ausschließlich mit horizontalen Linien gemustert waren. Diese Tiere konnten in ihrem späteren Leben keine vertikalen Linien erkennen.

Welch eine große Bedeutung Buddha den *geistigen* Aspekten einräumt, erkennen wir an den buddhistischen Überlegungen zu den zentralen Elementen, die uns als Menschen auszeichnen. Gemeint sind hier die als *Skandhas* bezeichneten fünf Anhäufungen oder Daseinsgruppen, die unsere Persönlichkeit ausmachen.

Die fünf Skandhas

1. Körper
2. Empfindungen
3. Wahrnehmungen
4. Geistesregungen
5. Bewusstsein

Wie wir sehen können, gibt es *ein* Körperelement und *vier geistige* Elemente. Diese Gewichtung dokumentiert den Stellenwert, den Buddhisten den geistigen Prozessen zuordnen. Es sollte hier jedoch nicht missverstanden werden, wie wichtig auch die körperlichen Belange sind. Aus buddhistischer Sicht ist das Gehirn nur ein Teil des Körpers, der vom Geist genutzt wird, um gleichsam mit dem Körper zu kommunizieren. Das Gehirn ist *nicht* der Ort, an dem Gedanken entstehen. Gedanken entstehen vielmehr im (nicht-materiellen) Geist. Die in den westlichen Wissenschaften oftmals praktizierte Gleichsetzung von Gehirn- und Bewusstseinstätigkeit wird nach wie vor strittig diskutiert.

Westliche Forschungen zu Geist und Bewusstsein

Wenn wir aus der Perspektive westlicher Wissenschaftler auf die Thematik von Geist und Bewusstsein schauen, stoßen wir dort auf eine Vielzahl völlig ungelöster Rätsel, wie beispielsweise die Frage, wie sich unser Bewusstsein bildet. Wissenschaftliche Definitionen von Bewusstsein sind rein beschreibend und vergleichend. So wird aufgelistet, welche Faktoren vorhanden sein müssen, damit wir von Bewusstsein sprechen können. Dazu gehören zum Beispiel der Wachzustand der kognitiven Fähigkeiten und der Sinne, emotionale Reaktionsfähigkeiten, etc. *Ursächliche* Bedingungen werden nicht erwähnt, da sie nach wie vor unbekannt sind.

Viele westliche Wissenschaftler gehen davon aus, dass unser Nervensystem Bewusstsein produziert, ähnlich wie die Nieren Urin produzieren. Es ist ihnen aber nicht möglich zu erklären, wie sich dieser Vorgang genau abspielt. Es gibt immer noch keine nachweisbare Verbindung zwischen neuronalen Hirnaktivitäten und Bewusstsein. Wir Menschen besitzen Nervenzellen, die mit denen von Tieren, selbst von niederen Tierarten wie zum Beispiel Quallen oder Schnecken, identisch sind, obwohl es sich dabei um Lebewesen ohne ein Zentralnervensystem handelt. Nur im Menschen und den uns sehr nahe verwandten Menschenaffen erkennen wir jedoch ein Bewusstsein. Dass Bewusstsein ein rein quantitatives Phänomen (= die Größe des ZNS) sein soll, ist ebenfalls völlig ungesichert. Nach wie vor wird strittig diskutiert, welchen anderen Wesen wir Bewusstsein oder Bewusstseinsformen zugestehen und wie wir diese definieren können.

Ähnliche Probleme ergeben sich bei den Überlegungen zur Intelligenz. Da heute klar zu sein scheint, dass ein afrikanischer Jäger andere Intelligenzformen entwickeln muss als beispielsweise ein westeuropäischer Großstadtmensch, ist die Bedeutung der Lebensumwelt unübersehbar. Übertragbar auf Bewusstseinsformen müssen wir ebenfalls einbeziehen, dass Lebewesen in anderen Lebensräumen andere Bewusstseinsformen entwickelt haben, die in der Regel nicht in unser Definitionsschema passen. Wir würdigen also das Wunder des Bewusstseins und erkennen auch hier wieder die Grenzen unseres Wissens und Erkennens.

Wie unser Geist funktioniert

Wenn wir uns von den fehlenden *ursächlichen* Erklärungsversuchen lösen, können wir uns den *beschreibenden* Modellen nähern, um uns ein ungefähres Bild von unseren geistigen Ressourcen zu machen.

Unser Geist scheint vor allem zwei wesentliche Bausteine zu benötigen

1. Gedächtnis
2. Bewusstsein

Die Struktur unseres Gedächtnisspeichers

Unser Gedächtnis ist eine äußerst kostbare Ressource, ohne die wir unseren Geist gar nicht vollständig nutzen könnten. Viele an Demenz erkrankte Menschen können zwar weiterhin nachdenken, aber keine Informationen mehr abspeichern und sind damit in unserer Welt fast zur Hilflosigkeit gezwungen.

Das gängigste Speichermodell unseres Gedächtnisses sieht so aus:

1. Sensorisches oder Ultrakurzzeitgedächtnis: Alle Eindrücke erreichen uns über unsere Sinne. Diese Informationen werden sehr kurz (einige Millisekunden) zwischengespeichert.

2. Kurzzeitgedächtnis oder Arbeitsgedächtnis: Durch die Nutzung dieses Arbeitsspeichers können wir mit Informationen umgehen, müssen uns aber nicht dauerhaft an sie erinnern.

3. Langzeitgedächtnis

a. Deklaratives oder Wissensgedächtnis: Hier finden wir unser semantisches oder Lexikongedächtnis. Unser gesamtes erlerntes Wissen über die Welt wird hier abgespeichert. Beispielsweise wird diese Hirnstruktur angeregt, wenn wir die Frage hören: Wo liegt Kreta?

In unserem episodischen oder autobiografischen Gedächtnis befinden sich unsere persönlichen Informationen. Beispielsweise wird diese Hirnstruktur angeregt, wenn wir die Frage hören: Wie lautet der Vorname deines Vaters?

b. Prozedurales oder Verhaltensgedächtnis: In diesen unterhalb des Neokortex lokalisierten Hirnregionen speichern wir die antrainierten Handlungsabläufe oder Fertigkeiten (wie z. B. Radfahren, Laufen etc.), die wir ohne längeres Nachdenken ausführen können.

Erinnerungen sind Geschichten

Das Abspeichern von Bildern, Bildsequenzen, Wörtern etc. erfolgt in der Regel fragmentarisch, d. h., dass wir für eine bestimmte Erinnerung nicht einen punktförmigen Ort im Gehirn anvisieren. Wenn wir uns beispielsweise an einen leckeren Apfel erinnern, dann werden verschiedene Nervenzellverbände koordiniert: Einige Neurone sind zuständig für Kontraste, einige für Farben, einige für Formen, einige für Geschmack, wieder andere für den Begriff Apfel und noch andere liefern Emotionen dazu, die wir als passend interpretieren. Bei einer Erinnerung werden also keine fertigen Bilder, die irgendwo im Kopf lagern, abgerufen, sondern diese werden je nach Bedarf erst zusammengesetzt. Der Erinnerungsprozess ist also ein *kreativer* Vorgang.

Kriminalisten wissen um diese Schwierigkeiten und Ungenauigkeiten, zum Beispiel im Zusammenhang mit den Erinnerungen von Zeugen. Sozialpsychologen wissen, dass sich etwa jeder vierte Erwachsene, wenn er entsprechende Fragen erhält, an Dinge erinnern kann, die er oder sie nie erlebt hat. Einer Expertin auf diesem Gebiet, Elisabeth Loftus, ist dieser Vorgang selbst passiert. Wenn ein Verwandter auf einer Familienfeier erzählt, dass wir vor Jahrzehnten als kleines Kind einmal im Kaufhaus verloren gegangen sind und sehr geweint haben, als wir wieder gefunden wurden, werden wir nach solchen Erinnerungssequenzen suchen. Auch etwa 25 Prozent der Personen, denen so etwas nie passiert ist, werden ebenfalls fündig. In der Psychotherapie wird der Begriff *False-Memory-Syndrom* diskutiert. Auch hierbei können sich Menschen an Kindheitserfahrungen erinnern, die höchstwahrscheinlich nicht stattgefunden haben. In einer entsprechend erwartungsvollen und emotionsgeladenen Situation setzen Menschen im Gedächtnis unbewusst Dinge zusammen, die eigentlich nie zusammengehört haben. Aufgrund dieser Fähigkeiten können wir auch

Kreatives schaffen. Wahrscheinlich kann sich wohl fast jeder an einen grünen Elefanten „erinnern" beziehungsweise sich diesen vorstellen.

Der hier beschriebene Vorgang sollte nochmals unterstreichen, wie achtsam Therapeutinnen und Therapeuten auf ihre Klienten eingehen sollten. Aus diesen Informationen wird auch deutlich, warum Buddhisten sich gegen Identifikationen wehren, die sich als erinnerte Identitäten in uns festsetzen wollen.

Neben den Gedächtnisfunktionen ist das Bewusstsein der wesentliche Aspekt unseres Geistes.

Bewusstsein

Das arbeitende Hirn funktioniert durch den Austausch von chemischen Substanzen, den Neurotransmittern, und mittels elektrischer Signale. Der Austausch geschieht zwischen den einzelnen Nervenzellen und Verbunden von Nervenzellen. Wir besitzen ungefähr 100 Millionen Nervenzellen. Jede davon ist in der Lage, weit über 10.000 Verbindungen zu den ihr benachbarten Nervenzellen auszubilden. Dadurch entsteht eine astronomisch hohe Zahl möglicher Verbindungskombinationen.

Sowohl der chemische als auch der elektrische Informationsaustausch ist heute gut nachweisbar und messbar. So können wir zum Beispiel die elektrischen Aktivitäten unseres Gehirns mittels EEG (Elektroenzephalogramm) prüfen. An den Elektroden des EEG, die auf der Kopfhaut angebracht werden, sind die Stromstärken in Mikrovolt messbar. (Direkte Messungen an den Nervenzellen ergeben Stromstärken im Millivoltbereich.) Die häufigsten Anwendungsgebiete für EEG-Messungen sind medizinische Fragestellungen in der Diagnostik und Forschung, zum Beispiel bei Epilepsie, Schlaganfällen, Tumoren, Narkoseüberwachung, psychiatrischen Erkrankungen, Schlafstörungen etc.). Anhand einer EEG-Messung kann beispielsweise objektiv bestimmt werden, wie aktiv das untersuchte Gehirn ist, ob dessen Besitzer konzentriert, müde, im Tiefschlaf ist, träumt, im Koma liegt oder verstorben ist.

Die EEG-Messungen liefern demnach recht exakte Daten, die uns über das Funktionsniveau unseres Gehirns Aufschluss geben. Unsere Hirnströme variieren zwischen 0,4 bis 80 Hz (Hertz = Schwingung pro Sekunde). Sie werden je nach Hz in verschiedene Zustände differenziert.

Gamma-Zustand: > 30 Hz:	kognitive Höchstleistungen
Beta-Zustand: 12-30 Hz:	Wachzustand, Aufmerksamkeitshaltung
Alpha-Zustand: 8-18 Hz:	leichte Entspannung
Theta-Zustand: 3-8 Hz:	tiefere Entspannung, Schlaf
Delta-Zustand: 0,4-4 Hz:	Tiefschlaf

Erlischt dieses EEG-Muster vollständig, sprechen wir von Hirntod, in Abgrenzung zum Klinischen Tod bei Atem- und Herzstillstand.

Eine wesentliche Steuerungseinheit

Die wichtigste Struktur für das Zustandekommen von wachem Bewusstsein scheint die Verknüpfung zwischen dem im Zwischenhirn lokalisierten Thalamus und der Großhirnrinde zu sein. Der Thalamus liegt tief in den unteren Schichten unseres Gehirns eingebettet (vgl. die 7. Grundlage der BPT). Die Verbindung zwischen diesen Thalamuskernen und unserem Großhirn wird mittels Hirnfasern (Nuclei intralaminares) bewerkstelligt, die über lange Nervenverbindungen (Axone) in alle anderen Regionen unseres Gehirns verfügen. Erst wenn diese spezielle Nervenverbindung mit etwa 40 Hz schwingt, erleben wir wache konzentrative Bewusstseinszustände.

Zusätzlich können wir die aktuell arbeitenden Hirn*regionen* identifizieren, indem wir die elektrischen Aktivitäten mittels eines aufwendigeren EEGs bestimmen oder zum Beispiel den Nährstoffverbrauch der Nervenzellen mittels Computertomografie beziehungsweise fMRT sichtbar machen. Die relativ neuen Möglichkeiten, dem Gehirn gewissermaßen bei der Arbeit zuzuschauen, haben eine Reihe spektakulärer Ergebnisse gebracht. Beispielsweise konnte ein Phänomen nachgewiesen werden, dass Neurowissenschaftler als Neuroplastizität bezeichnen (vgl. dazu auch die 5. Grundlage der BPT). Es betrifft die enorme Fähigkeit unseres Gehirns, sich neuen Gegebenheiten anzupassen: Wenn wir unser Gehirn trainieren, kann es in jedem Alter zu einem Wachstum von Nervenverbindungen kommen.

Ein Vergleich aus der Neurowissenschaft

Die aktuellsten neurowissenschaftlichen Ergebnisse zu den Bereichen Aufmerksamkeit, Gedächtnis und Bewusstsein werden in folgendem Vergleich berücksichtigt. Stellen wir uns eine großen Firma vor: Es gibt verschiedene Abteilungen (= Hirnareale), die sehr unterschiedlichen Aufgaben nachgehen, aber trotzdem miteinander verbunden sind. Das Unternehmen verfügt über sehr viele aktive Angestellte (= Nervenzellen), die *stets* miteinander kommunizieren – auch dann, wenn sie akut nichts zu tun haben. Einige vergleichen ihre Daten miteinander, andere kontrollieren Altbestände und wieder andere unterhalten sich. Wenn nun ein neuer Kunde erscheint, reagieren vielleicht erst einmal nur wenige Angestellte auf ihn; andere setzen ihre bisherige Aktivität fort. Wenn der neue Kunde aber etwas kaufen will, schauen plötzlich womöglich recht viele Angestellte nach dem Kunden, vergleichen ihn mit bereits bekannten anderen Kunden, vergleichen seine Wünsche mit den eigenen Kapazitäten etc. Während einige Angestellte mehr auf die finanziellen Möglichkeiten achten, suchen andere eher nach Möglichkeiten für eine schnelle Abwicklung oder nach eventuellen Risiken.

Dieses Beispiel liefert uns die Möglichkeit, auf einige beachtenswerte Abläufe in unserem Gehirn aufmerksam zu werden:

Es besteht eine durchgängige Aktivität: Die Nervenzellen warten nicht passiv ruhend auf einen Input, sondern sind auch ohne äußere Reize stetig in Aktion und Bereitschaft (ein Sachverhalt, der nicht selten auch als quälend wahrgenommen wird).

Wir können parallel arbeiten: Während wir beispielsweise lesen, haben wir „Abteilungen", die sich etwa um unsere körperlichen Notwendigkeiten kümmern, andere Strukturen verarbeiten oder neben den Informationen des Lesens zusätzlich eingehende Reize aufnehmen.

Wir erleben größere Unterschiede in der Fokussierung unserer Aufmerksamkeit: Je nach den internen Debatten in den einzelnen „Abteilungen" und in Abhängigkeit zur Stärke von neuen Kunden (= Reizen) ist unsere Aufmerksamkeitsleistung unterschiedlich gebündelt.

Probleme, die von außen kommen, können genauso störend wie innere sein: Ob sich ein potenziell gefährlicher Kunde (Reiz) unserem Unternehmen (Nervensystem) nähert oder ob innerhalb unserer Firma alles durcheinanderläuft, kann zu sehr ähnlichen Katastrophen führen. Nicht selten sind unsere inneren Abteilungen so intensiv in ein Gespräch vertieft, dass wir äußere Situationen entweder gar nicht mehr oder als Überforderung wahrnehmen und sie deshalb falsch beurteilen.

Wo ist die Chefin/der Chef? Eine interessante Frage bezieht sich auf die Chefin beziehungsweise den Chef des Unternehmens. Zwar bestehen Kernstrukturen wie der Bereich des Thalamus mit dem Hypothalamus als eine bedeutsame Kontrollinstanz, aber dennoch scheint erst das interaktive Zusammenwirken und das in einer bestimmten Frequenz (40 Hz) zu einem wachen Bewusstsein zu führen.

Die Aufmerksamkeit unserer inneren Firma und ihrer Angestellten wechselt stetig, die Erfahrungen bestimmen und beeinflussen den Verlauf für neue Transaktionen. Erst die vielen Aktivitäten der Angestellten bilden zusammengenommen das Unternehmen, die einzelnen Angestellten oder Abteilungen reichen nicht aus. Die Erkenntnis, dass erst das Zusammenwirken das Unternehmen ausmacht, ist für viele westliche Forscher eine gute Form der Annäherung an die Beschreibung des Bewusstseins.

Wie frei ist unser Geist?

Unser Geist hat materiell-physische, psychische und spirituelle, d. h. nicht-materielle Komponenten und dementsprechend eine Vielzahl von sehr unterschiedlichen Faktoren der Beeinflussung, die wir nochmals in generelle und aktuelle einteilen können:

- *Generelle Faktoren:*
  Erbanlagen, Familienaufträge, Erziehung,
  Kultur, Status, Intelligenz, Ich-Strukturen,
  Geistesschulung, Lebenserfahrung etc.
- *Aktuelle Faktoren:*
  Aufmerksamkeitsleistung, Wachheit, Konzentration, Ernährung, Drogen, Medikamente, Gesundheits- beziehungsweise Erkrankungsstatus, Motivation, Erregungslevel etc.

Wenn wir die Liste dieser Einflussgrößen rekapitulieren, entsteht vielleicht ein wachsender Zweifel an unserer Willensfreiheit. Trotzdem bleibt immer noch die Frage offen nach unseren Möglichkeiten, eine eigenständige freie

Entscheidung treffen zu können. Zu dieser Thematik wird von Kritikern des freien Willens oft ein legendäres Experiment von Benjamin Libet angeführt, der beweisen konnte, dass es *vor* einer willentlichen Entscheidung, zum Beispiel einen Knopf zu drücken, im motorischen Hirnareal, das die Finger für diese Aktion steuert, bereits schon elektrische Impulse gibt. Bevor die Versuchsperson sich im Klaren darüber war: „Jetzt will ich den Knopf drücken", hatte das entsprechende Hirnareal bereits die vorbereitende Aktivität (also das Bereitschaftspotenzial) aufgenommen. Das war und ist für viele Wissenschaftler ein Indiz dafür, dass wir scheinbar unbewusst Entscheidungen treffen und sie – ebenfalls noch unbewusst – auf neuronaler Ebene bereits vorbereiten, ohne es zu merken.

Diese Studie wurde in den darauffolgenden Jahren oft diskutiert. Ein häufiges Gegenargument lautet, dass alle Teilnehmer schon grundsätzlich die Entscheidung getroffen hatten, an dem Experiment teilzunehmen und dementsprechend auch irgendwann den Knopf zu drücken. Damit lag ein Vorgang vor, der wahrscheinlich bewusst eingeleitet wurde und bei dem aufgrund eines Bereitschaftspotenzials eine Hirnaktivierung erfolgte.

Libet selbst interpretierte seine Ergebnisse nicht als Beweis für unsere Unfreiheit, sondern betonte die Zeitphase, die uns bleibt, um den bereits angelaufenen Impuls zu unterdrücken. Interessanterweise scheinen wir tatsächlich unbewusst wesentlich aktiver zu sein als angenommen und auch auf dieser Ebene schon gleichsam Vorentscheidungen zu treffen; das jedoch macht uns noch nicht unfrei, weil wir zwischen dem Erzeugen dieser Energie eines Bereitschaftspotenzials im Gehirn bis zur Ausführung noch genug Zeit haben beziehungsweise hätten, den Impuls zu stoppen und ihn zu unterdrücken. Unser freier Wille wäre demnach unsere Freiheit, Impulse zu stoppen. Wir sind aber wahrscheinlich nicht vollständig frei in Bezug auf unsere spontanen Impulse, da diese unbewusst in uns entstehen.

Eine Wahl treffen oder unbewusst ein Muster verfolgen?

Wir ahnen vielleicht schon, wie viele Faktoren unsere Wahl bewusst und/oder unbewusst manipulieren. Doch selbst wenn wir längere Zeit überlegen und erst danach Handlungsentscheidungen treffen, entstehen dadurch nicht selten auch Ergebnisse, die in ein zusammenpassendes und sich wiederholendes (nicht selten unheilsames) Muster passen. Wir erleben das vielleicht regelmäßig als Wiederholung. Das kann sich darin äußern, dass wir immer wieder auf ähnliche Probleme oder Konflikte stoßen, häufiger auf Menschen oder auch Partner treffen, die ebenfalls einem Muster zu folgen scheinen. Möglicherweise kommt dann manchmal die Frage auf, warum wir oder ein anderer Mensch immer wieder zum Beispiel eine solche Partner*wahl* treffen. Vielleicht wird es verständlicher, wenn wir akzeptieren und uns darüber im Klaren sind, dass wir ohne eine gezielte Geistesschulung im Leben niemals eine wahrhaft freie Entscheidung treffen, nie eine wirkliche Wahl haben, sondern lediglich (meist unbewusst) einem Muster folgen. Diese Muster entstehen unter anderem aus unseren nicht hinterfragten Identifikationen mit unseren verschiedenen Rollen und Persönlichkeitsanteilen sowie aus unseren unreflektierten spontanen Emotionen.

Zusammenfassend ist festzustellen, dass wir ohne Geistesschulung den überwältigenden Anteil unseres Lebens unbewusst regeln und keine wirklich freien Entscheidungen, keine Wahl treffen, sondern mehr oder weniger blind einem Muster folgen.

Die Entdeckungen der westlichen Wissenschaften haben uns sehr interessante Erkenntnisse geliefert, von denen wir hier natürlich nur einen sehr kleinen Bruchteil kennenlernen konnten. Dieser Einblick sollte uns dabei helfen, unseren Zugang zu diesen Themen zu vertiefen. Neben der respektvollen Würdigung dieser Informationen müssen wir vielleicht noch größeren Respekt vor den Wissenslücken aufbringen. Damit ist gemeint, dass auch mit noch so viel Know-how und Technik, Geld und Anstrengung einige Themen für uns Menschen (noch?) versiegelt bleiben.

Wenn wir nun Grenzbereiche betrachten, die zwischen den westlichen und den östlichen Wissenschaften liegen, können wir von den unterschiedlichen Techniken und Errungenschaften beider Richtungen profitieren.

Meditation und Hirnaktivität

Bezeichnenderweise gib es seit Jahrzehnten eine Reihe von Forschungen zu den Themen Gewalt, Hass, Aggression etc., aber erst seit relativ kurzer Zeit beschäftigen sich westliche Forscher mit Themen wie Freude, Mitgefühl, Güte etc. Es stehen also emotionale beziehungsweise Geisteszustände auf dem Prüfstand. Interessanterweise wurden in diesem Zusammenhang buddhistische Mönche mit langjährigen Meditationserfahrungen untersucht und mit Versuchspersonen verglichen, die noch über keine Meditationserfahrungen verfügen. Für diese Forschungsbemühungen setzte sich auch der Dalai Lama ein, der acht seiner Mönche für diese Versuche auswählte. Auch der bekannte französische Buddhist Mathieu Ricard nahm an den Versuchen teil.

Alle Versuchspersonen mussten sich in die „Röhre" eines Computertomografen beziehungsweise Magnetresonanztomografen legen und erhielten die Anweisung, sich in einen positiven Zustand des vorbehaltlosen Mitgefühls zu versetzen, also eine objektlose Meditation mit dem Ziel, heilsame Geisteszustände zu erzeugen. Wie vielleicht schon erwartet, zeigten die acht buddhistischen Mönche deutlich höhere Werte. Ihre Hirnströme lagen interessanterweise im Gamma-Bereich, also in einem Frequenzspektrum, das für höchste Aufmerksamkeit steht. Die Forscher berichteten auch, dass die Amplitude die höchste war, die jemals bei gesunden Menschen festgestellt wurde.

Es sei nochmals darauf hingewiesen, dass Meditation nicht in einen schlafähnlichen Entspannungszustand führt, sondern, wie angestrebt, zu konzentrativer Wachheit und Aufmerksamkeit.

Ein weiteres interessantes Ergebnis war die Tatsache, dass bereits *vor* dem eigentlichen Versuch die Gamma-Aktivitäten bei den buddhistischen Praktizierenden signifikant höher waren als bei den anderen Versuchspersonen.

Menschen mit guter Meditationspraxis scheinen demnach *durchgängig* „wacher", konzentrierter und aufmerksamer zu sein.

Diese Hirnaktivitäten waren insbesondere im linken Frontallappen erhöht, einer Region, in der vermutlich Ressourcen gesteuert werden, die in der Lage dazu sind, negative Gedanken und Handlungen zu kompensieren. Die Tatsache, dass sich die Gehirne der buddhistischen Praktizierenden nicht nur während der Meditation, sondern durchgehend von denen der Nicht-Meditierenden unterschieden, legt den Schluss nahe, dass wir mittels einer Geistesschulung wie der Meditation grundlegende Änderungen an uns und unserem Gehirn erreichen können.

Neben den genannten Auswirkungen von Meditation sind mittlerweile eine Reihe weiterer wichtiger gesundheitsrelevanter Effekte bewiesen. So führt Meditation zu deutlich ausgleichenden Wirkungen im vegetativen Nervensystem, einer Region, die unsere Stresssymptome sowie eine Vielzahl von lebenswichtigen körperlichen Faktoren reguliert, wie Blutdruck, Blutwerte, Verdauung, Schlaf, Immunreaktionen etc.

Unsere Bewusstseins-, unsere Geistes- und Gefühlszustände sowie unsere körperliche Verfassung lassen sich durch regelmäßige Meditationspraxis grundlegend und dauerhaft verändern.

Wir können also durch ein gezieltes Training selbst Einfluss nehmen auf die grundlegenden Abläufe in uns, wie Bewusstsein, Gefühl, Körpersymptome.

Angestrebte Geisteszustände

Neben den zentralen buddhistischen Zielen der Friedfertigkeit und des Mitgefühls streben Buddhisten insbesondere einen wachen ruhigen Geist an, der sich in Wachheit, Konzentration und Achtsamkeit entspannen kann. Wir haben hier erfahren, dass wir mit einem gezielten Meditationstraining auch über die Meditation hinaus einen sehr hohen Grad an Konzentration, Aufmerksamkeit und Wachheit als dauerhaften Geisteszustand erreichen können. Vielleicht verhält es sich damit ähnlich wie bei einem guten Sportler, der durchgängig einen geringeren Ruhepuls zeigt.

Die buddhistische Meditation hat also sehr wenig mit Entspannung, Schlaf, Hypnose oder „Abschalten“ zu tun, sondern erzeugt gegenläufige Geisteszustände im Sinne von wacher Bewusstheit. Damit verbunden sind weitere zentrale buddhistische Haltungen wie Konzentration und Achtsamkeit.

Die Unterscheidung zwischen Konzentration und Achtsamkeit ist ein wichtiger Aspekt. Als Grundlage für beide Aspekte dient uns die generelle Aufmerksamkeit, also ein wacher Bewusstseinszustand.

Aufmerksamkeit -->	Konzentration
	Achtsamkeit

Was ist Aufmerksamkeit?

Unsere Aufmerksamkeit kann sehr schwanken und ist abhängig von unserem Bewusstseinszustand. Wir haben weiter oben schon gehört, dass wir die verschiedenen Bewusstseinszustände auch mittels EEG ungefähr einschätzen können. Je höher die Hirnfrequenz (gemessen in Hz = Schwingung pro Sekunde), desto größer ist unsere Aufmerksamkeit.

Was ist Konzentration?

Konzentration ist eine gebündelte, gezielt fokussierte Aufmerksamkeit. Wie der enge Strahl einer Taschenlampe richten wir unsere Aufmerksamkeit im konzentrierten Zustand auf *einen* Gegenstand. Bei hoher Konzentration entsteht eine solche Verbindung zu diesem, dass es (fast) zu einer Einheit zwischen konzentriertem Subjekt und fokussiertem Objekt kommen kann. Oder einfacher ausgedrückt: Im hoch konzentrierten Zustand können wir mit dem Objekt unserer Beobachtung nahezu verschmelzen.

Was ist Achtsamkeit?

Achtsamkeit ist einer der zentralen Schlüssel im Buddhismus und in der buddhistischen Psychotherapie. Daher scheint es sehr wichtig zu sein, insbesondere für die Achtsamkeit ein gutes Verständnis zu entwickeln.

Wenn buddhistische Lehrer, wie zum Beispiel der Dalai Lama, Thich Nhat Hanh oder Tulku Lama Lobsang, im Rahmen von internationalen Unterweisungen über Achtsamkeit sprechen, benutzen sie den englischen Begriff *mindfulness.* Das bedeutet, etwas mit ganzem Geist zu tun. Der Begriff *mindfulness* kann eigentlich nicht wörtlich mit Achtsamkeit übersetzt werden. Wenn wir Begriffe beschreiben, wird stets deutlich, wie unterschiedlich das Verständnis ist und wie bereits die Begriffe eine andere Gewichtung erzeugen. Wir werden versuchen, diesen wichtigen und zentralen Begriff und insbesondere seine Bedeutung genauer zu entschlüsseln.

Mit Achtsamkeit verbinden wir eine Aufmerksamkeitshaltung, die geweitet ist, dies im Gegensatz zur engeren Aufmerksamkeitsfokussierung der Konzentration. Chögyam Trungpa bezeichnet sie auch als Panorama-Bewusstheit.

Erinnern wir uns daran, dass wir *Aufmerksamkeit* differenzieren in eine eher gezielte punktförmige *Konzentration* und in eine eher gleichförmige raumgreifende *Achtsamkeit.*

Achtsamkeit ist im Buddhismus eine der wesentlichen Qualitäten zur Erlangung von Befreiung. Einer der wichtigsten klassisch- buddhistischen Texte über die Befreiung ist das Sutra *Die Pfeiler der Einsicht* (die 10. Lehrrede der Mittleren Sammlung). Hier werden die Grundlagen der Achtsamkeit von Buddha beschrieben. Doch die Achtsamkeit wird auch als ein wesentlicher Faktor in den Vier Edlen Wahrheiten dargestellt, der uns im täglichen Leben helfen kann, die Befreiung zu erlangen. Bei den Sieben Faktoren, die Buddha uns nennt, um zur Befreiung zu kommen, steht Achtsamkeit ebenfalls an erster Stelle.

Der Schlüssel der Achtsamkeit öffnet uns Türen zur körperlichen, geistigen, spirituellen Weiterentwicklung und ist Vorbedingung für jede Umsetzung der erreichten Erkenntnisse. Die Achtsamkeit hilft uns, aus der Theorie in die Praxis zu gelangen. Achtsamkeit ist daher auch das Fundament, an dem wir in der buddhistischen Psychotherapie und konkret in der Meditation und, darauf aufbauend, in unserem Alltag arbeiten. Erst wenn das Fundament der Achtsamkeit stabil ist, können wir damit fortfahren, an unseren Einsichten zu arbeiten, um dann auf Befreiung zu stoßen. Ohne Achtsamkeit werden wir keine der vielen Techniken jemals richtig umsetzen können.

Aber was ist mit Achtsamkeit wirklich gemeint?

Eine Annäherung an Achtsamkeit könnte sein:

- Aufmerksamkeit ohne Konzentration
- Klare Sicht ohne Wertung
- Beobachtung ohne Entscheidungen
- Annahme ohne Abwehr
- Selbsterkennen ohne Identifikation
- Bedachtsamkeit ohne Ermüdung

- Wahrnehmung ohne Anhaftung
- Abkehr ohne Widerstand
- Bewusstheit ohne analytisches Denken
- Erfahren ohne Vorurteil
- Erleben ohne Analyse
- Gegenwärtigkeit ohne Fixierung
- Wachsamkeit ohne Aktionismus
- Ruhe ohne Lethargie
- Empfinden ohne Egozentrierung
- Akzeptanz ohne Beliebigkeit
- Umarmung ohne Enge
- Erkennen ohne Kategorisierung
- Hinnahme ohne Gleichgültigkeit
- Weisheit ohne Dünkel
- Innenschau ohne Egoismus
- Leichtigkeit ohne Abgehobensein
- Anteilnahme ohne Übernahme
- Aktivität ohne Mühe
- Denken ohne Intellektualität
- Energie ohne Gewalt
- Behutsamkeit ohne Einbremsung
- Handeln ohne Verwirrung
- Haltung ohne Negativität
- Mitgefühl ohne Parteilichkeit
- Vorsicht ohne Angst
- Der rote Faden ohne Knoten

Achtsamkeit ist das Mittel und gleichzeitig das Ziel.

Achtsamkeit ist der Schlüssel für unser Erkennen und gleichzeitig für unsere Verwirklichung.

Achtsamkeit ist keine Technik, sondern eine Haltung, aber auch deutlich mehr als nur eine Haltung.

Achtsamkeit ist nicht nur eine Eigenschaft, sondern vielmehr eine buddhistische Tugend, die wie alle buddhistische Tugenden weniger einen

Verzicht als vielmehr eine konkrete Handlungsanweisung darstellt (über buddhistische Tugenden vgl. die 20. Grundlage der BPT).

Achtsamkeit meint immer die Gleichwertigkeit beziehungsweise die Untrennbarkeit von Achtsamkeit sich selbst und allen anderen Wesen gegenüber.

Achtsamkeit kämpft gegen die Achtlosigkeit. Nachzulesen ist das in Shantidevas Gleichnis von den Dieben (Achtlosigkeit), die ständig auf eine Unaufmerksamkeit des Türwärters (Achtsamkeit) lauern, um in unser Haus (Geist) einzudringen.

Wenn wir entspannen wollen und dabei unachtsam werden, strömen sofort die Diebe (Achtlosigkeit) in Form von unablässigen störenden Gedanken in uns hinein. Deshalb praktizieren wir in der Meditation auch bewusst Achtsamkeit und nicht Entspannung. Auch gegen Grübeleien sind Achtsamkeitsübungen bestens geeignet.

Schon Buddha hat die besondere Bedeutung der Achtsamkeit verdeutlicht. Er hilft uns auch bei der konkreten Umsetzung, indem er uns die Vier Grundlagen der Achtsamkeit erklärt:

Die Vier Grundlagen der Achtsamkeit

1. Körper
2. Gefühl
3. Geist
4. Dharmas (Geistobjekte)

Auf der Basis der Vier Grundlagen der Achtsamkeit lautet die erste buddhistische Anweisung: Achte auf die Signale deines *Körpers.* Achte auf mögliche Verspannungen, auf Druckgefühle etc., aber auch auf die körperlichen Begehrlichkeiten. Zu Beginn der Übungen ist es sehr hilfreich, wenn wir uns lediglich auf die entsprechenden Körpersignale und -empfindungen konzentrieren und noch keine assoziativen Bilder dazu entstehen lassen. Bilder sind Form, sind trügerisch und neigen zur Festlegung.

Bevor wir unsere Gefühle (die 2. Stufe der Achtsamkeit) wahrnehmen, sollten wir unseren Körper gut erspüren. Die körperliche Seite kann uns helfen, sie verdient aber auch eine Art Gegenleistung. Achtsamkeit auf den Körper heißt auch: Achtsamkeit darin zu üben, was wir dem Körper zumuten an Leistung, aber auch an Nahrung oder gar an Giften. Wir achten also darauf, was wir vom Körper erhalten und was wir ihm geben.

Unsere *Gefühle* haben noch Vorrang vor unseren Gedanken beziehungsweise unserem Geist (der 3. Stufe der Achtsamkeit). Sie verdienen ebenfalls eine gründliche achtsame Wahrnehmung. Auch bei unseren Gefühlen ist darauf zu achten, was sie uns sagen und was wir ihnen zumuten an emotionalen Grobheiten. Der Umgang mit unseren Gefühlen ist sehr beachtenswert, weshalb die 7. Grundlage der BPT gut studiert werden sollte.

Zu Beginn unserer Praxis kann es hilfreich sein, wenn wir uns lediglich auf die entsprechenden Gefühlsqualitäten konzentrieren und noch keine assoziierten oder erinnerten Bilder dazu entstehen lassen.

Erst nach der achtsamen Würdigung unserer körperlichen Signale und der Wahrnehmung unserer Gefühlsqualitäten folgt die Konzentration auf unsere *Gedanken.* Ohne Geistesschulung sind sowohl unsere Gefühle als auch unsere Gedanken von unseren Vorerfahrungen, Gewohnheiten und unserem Charakter abhängig. Wir müssen lernen, diese Verstrickungen mit Achtsamkeit zu durchdringen. Das wird zu Anfang nur mit Unterstützung umsetzbar sein, zum Beispiel im Rahmen der buddhistischen Psychotherapie.

Achtsamkeit geht über das Fühlen und Denken noch hinaus und hin zu den *Geistobjekten,* also den Erscheinungen. Mit der 4. Stufe der Achtsamkeit gelangen wir zu Erkenntnissen in übergeordnete Daseinsfaktoren und Gesetzmäßigkeiten *(Dharmas),* wie die Bedingtheit und Nicht-Wesenhaftigkeit der Dinge, die wir in der buddhistischen Psychotherapie durch vermittelte Selbsterfahrung noch kennenlernen werden.

Stets ist zu beachten, was diese vier Instanzen uns vermitteln können, aber auch, was wir ihnen zumuten.

Trotz der hohen Wertigkeit der Geistesschulung für unser Leben soll deutlich betont werden, welche zentrale Rolle unser Körper dabei spielt. Die Achtsamkeit, die wir für uns intensiv praktizieren und jederzeit üben sollten, kann nur verwirklicht werden, wenn wir diese Prinzipien sowohl auf uns selbst als auch auf alle anderen Wesen anwenden.

Wenn wir die Geistesschulung durch Meditation und Achtsamkeitsübungen (vgl. dazu die 19. Grundlage der BPT) vertiefen, werden wir immer mehr feststellen, dass die Geisteshaltung und die Körperhaltung sehr verbunden miteinander und wie zwei Seiten einer Einheit sind. Wir können dann feststellen, wie intensiv die Wechselwirkungen zwischen beiden sind und wie oft sich die Grenzen auflösen, wenn wir tiefer in die Vier Grundlagen der Achtsamkeit auf Körper, Gefühl, Geist und Dharma eintauchen.

Achtsamkeit in den westlichen Therapieverfahren

Diese Haltung der Achtsamkeit ist auch immer wieder als eine wesentliche therapeutische Haltung erkannt und aufgegriffen worden. So forderte zum Beispiel Sigmund Freud die Psychoanalytiker dazu auf, den freien Assoziationen ihrer Klienten eine *gleich schwebende Aufmerksamkeit* entgegenzubringen. Unter der Bezeichnung *Sensory Awareness* wurde das Achtsamkeitskonzept zu Beginn des 20. Jahrhunderts insbesondere von Elsa Gindler und Charlotte Selver in westliche Psychotherapiemodelle integriert. Die hohe Wirksamkeit von Achtsamkeit wurde auch in vielen anderen Therapieformen erkannt, integriert und umgesetzt, wie zum Beispiel:

- Mindfulness-Based Cognitive Therapy MBCT von Segal, Williams und Teasdale
- Mindfulness-Based Stress Reduction MBSR von Jon Kabat-Zinn
- Dialektisch-behaviorale Therapie von Linehan

In der Behandlung von ADS/ADHS werden Achtsamkeitsübungen ebenso eingesetzt wie in der Körpertherapie zum Beispiel von Kurtz. *Awareness* im Sinne von Gewahrsein, Bewusstheit und Achtsamkeit ist auch in der Gestalttherapie eine der fundamentalen Einheiten bei der Umsetzung der Therapie.

Wie bereits schon in der Einleitung erwähnt, stellt nun auch die Verhaltenstherapie (VT) als eine der zentralsten Therapieformen (neben der Psychoanalyse und der Tiefenpsychologie) das buddhistische Achtsamkeitsprinzip in den Vordergrund.

Die buddhistische Wissenschaft des Geistes

Wir kommen nun zu den buddhistischen Vorstellungen von Geist und Bewusstsein, wobei wir immer die weiter oben erwähnten Differenzen der Begrifflichkeit und Übersetzung im Auge behalten. Während wir uns mit den westlichen Wissenschaften und ihren Erkenntnissen beschäftigt, aber auch ihre Grenzen erfahren haben, werden wir nun in einer Auswahl die östlichen Wissenschaften mit ihren über viele Jahrhunderte gesammelten Erfahrungswerten kennenlernen. Dabei werden die Unterschiede natürlich ebenso sichtbar wie die Gemeinsamkeiten werden.

Schon lange vor den westlichen Neurowissenschaften differenzierten Buddhisten verschiedene Bewusstseinsebenen. Sie erkannten, dass unser Bewusstsein grundlegend in vier Formen dargestellt werden kann.

Die vier Bewusstseinsformen

1. Geistbewusstsein
2. Sinnesbewusstsein
3. Speicherbewusstsein
4. Manas-Bewusstsein

(Manchmal werden auch acht Kategorien gebildet, da die zweite Form, das Sinnesbewusstsein, nochmals in fünf Unterformen aufgegliedert ist.)

Geistbewusstsein

Unser Geistbewusstsein ist die erste Bewusstseinsform. Sie beinhaltet unseren denkenden, arbeitenden Geist. Im Geistbewusstsein können wir planen, Beurteilungen abgeben, überlegen und grübeln.

Sinnesbewusstsein

Das Sinnesbewusstsein ist in unsere fünf Sinne untergliedert. Jeder unserer Sinne besitzt eine eigene Bewusstseinsform:

Augen-Bewusstsein (Sehen)
Ohren-Bewusstsein (Hören)
Nasen-Bewusstsein (Riechen)
Zungen-Bewusstsein (Schmecken)
Körper-Bewusstsein (Fühlen)

Oftmals erleben wir Erfahrungen nur korrekt durch das Zusammenarbeiten verschiedener Sinnesbewusstseinsarten, verfügen aber über Möglichkeiten, hier Filtervorgänge durchzuführen. Als Besonderheit ist zu erwähnen, dass einzelne Sinnesbewusstseinsformen auch unterhalb unserer Geistbewusstseinsschwelle Informationen aufnehmen und dementsprechend unbewusst verarbeiten können. So sind wir beispielsweise in der Lage, spazieren zu gehen, wobei unser Augen-Bewusstsein die Schritte kontrolliert, während unser Geistbewusstsein sich mit völlig anderen Dingen beschäftigt. Die überwiegende Zeit des Tages laufen diese Prozesse von uns unbemerkt parallel. Unser Körper funktioniert, fährt Auto, steigt Treppen, repariert Dinge, während unser Geist manchmal dabei und manchmal in Grübeleien in einer ganz anderen Welt gefangen ist.

Unser jeweiliges Sinnesbewusstsein muss, um richtig arbeiten zu können, stets drei Elemente zur Verfügung haben:

- die gesunden Sinnesorgane: Augen, Ohren, Nase, Zunge, Körper
- die Sinnesobjekte: das, was wir sehen, hören, riechen, schmecken, fühlen
- die Erfahrungen des Sehens, Hörens, Riechens, Schmeckens, Fühlens

Speicherbewusstsein

Hier finden wir sowohl alle Erfahrungen und Erinnerungen als auch unsere gelebten und unsere nicht genutzten Potenziale (Keime oder Samen). Das verdeutlicht unter anderem unsere Chance, jede nur denkbare menschliche Eigenschaft kultivieren, fördern und verwirklichen zu können. Das Speicherbewusstsein gilt als unerschöpflich.

Hier liegen unsere destruktiven Neigungen ebenso verborgen, manchmal auch offen, wie unsere positiven Eigenschaften. Welche Aspekte jeweils aktiviert werden, ist abhängig von einer Vielzahl von Einflussfaktoren aus den anderen Bewusstseinsformen.

Durch das Lesen dieses Textes werden dem Speicherbewusstsein jetzt neue Samen hinzugefügt. Unser Speicherbewusstsein ist dazu fähig, diese neuen Informationen aufzunehmen und zu speichern. Es ist jedoch kein rein passiv-rezeptives Bewusstsein. Die eingehenden Informationen = Samen werden ausgewertet und weiterverarbeitet. Unser Geistbewusstsein und unser Speicherbewusstsein können also Bewertungen vornehmen und Informationen verarbeiten. Das Speicherbewusstsein kann ebenso gut auch ohne Mitwirkung des Geistbewusstseins Verarbeitungsprozesse durchführen. Auf der Ebene des Speicherbewusstseins kann es sogar zu Entscheidungsprozessen kommen, ohne dass unser waches Geistbewusstsein von diesen Vorgängen Kenntnis genommen hat. Eine unserer Sinnesbewusstseinsformen, zum Beispiel unser Augen-Bewusstsein oder unser Nasen-Bewusstsein, kann unserem Speicherbewusstsein einen Verkaufsstand mit leckeren duftenden Früchten gezeigt haben. Das Speicherbewusstsein hat diese Informationen aufgenommen und Begehrlichkeiten erzeugt, die uns in Richtung der Früchte gehen oder greifen lassen. Unser Geistbewusstsein hat an diesem Vorgang kaum einen Anteil. Hier liegt eine Quelle häufiger Probleme, die uns unsere Unfreiheit beziehungsweise unsere eingeschränkte Freiheit aufzeigt. Hier liegt aber auch ein großes Potenzial, das wir durch unsere Erkenntnisse und die Geistesschulung anfangen können zu nutzen und zu beeinflussen.

Unser Geist-, unser Sinnes- und unser Speicherbewusstsein nehmen also die Welt um uns auf. Alle auf uns einströmenden Einflüsse werden in unser Speicherbewusstsein eingepflanzt, wirken sich auf die dort befindlichen Samen aus und manipulieren neue Erfahrungen und Entscheidungen. Das ist einer der Gründe dafür, warum wir sehr achtsam bleiben müssen, womit wir uns „füttern" oder „füttern lassen". Wir müssen achtsam erkennen, wie diese Prozesse ablaufen, wo die Stärken liegen und wo die Schwierigkeiten lauern.

Die unguten Samen im Speicherbewusstsein können wir zwar nicht mehr ausreißen, aber wir können durch eine geschulte Achtsamkeit deutlicher zwischen heilsamen und unheilsamen Samen in uns differenzieren und lernen, wie wir die heilsamen Samen in uns fördern und wie wir die unheilsamen Samen abschwächen.

Das Speicherbewusstsein ist also mit allen nur erdenklichen positiven und negativen Potenzialen angefüllt. Man könnte es so ausdrücken, dass Weisheit und Torheit hier als Chancen angelegt sind. Da es zu einer Vielzahl von widerstrebenden Impulsen kommt, entstehen Verunsicherungen und Ängste, also Spannungszustände, die gelöst werden wollen. Aufgrund dieser Vorgänge erzeugt unser Speicherbewusstsein eine neue Bewusstseinsformation: unser Manas-Bewusstsein.

Manas-Bewusstsein oder Ich-Illusions-Bewusstsein

Hier finden wir unser Manas, d. h. unser Ich-Illusions-Bewusstsein. Dieses ist für uns die Zentrale für unser Ich-Gefühl und damit ein wesentlicher Baustein für die emotionale Vernetzung der Bewusstseinsformen. Unser Manas-Bewusstsein steht in intensiver Wechselwirkung mit unserem Speicherbewusstsein.

Es wird vielleicht deutlich, dass sich unser Manas-Bewusstsein aus einer Not heraus bildet. Es hat nicht die Funktion, die Welt zu verstehen oder zu erkennen, sondern es soll uns unter anderem zur Beruhigung und zur Kontrolle dienen. Leider entstehen neben den gewünschten Hilfen auch sehr bedenkliche Nachteile. Diese Bewusstseinsform ist die Quelle für eine Vielzahl von Anhaftungen, Widerständen und Unwissenheit: eine Quelle für unser Leiden.

In dieser dargestellten Struktur liegen Erklärungsmöglichkeiten für viele unserer alltäglichen Erfahrungen. So ist unser Geistbewusstsein sehr häufig auf Wanderschaft, es verliert sich oft in der Zeit, spekuliert über Zukünftiges oder hadert mit Vergangenem. Während dieser längeren „Aufsichtslücken" arbeitet das Speicherbewusstsein mithilfe des Sinnesbewusstseins sozusagen im Stillen. Psychologen würden sagen: „unbewusst" für uns – mit manchmal mehr und manchmal weniger guten Erfolgen.

Jede der vier Bewusstseinsformen bringt uns, ohne eine gezielte Geistesschulung, wie wir sie im Rahmen der buddhistischen Psychotherapie durchführen, Unheil und Segen. Der Segen liegt bei den vielen Nutzungsmöglichkeiten auf der Hand; hier finden wir die Qualitäten von Genuss, Intelligenz und den Zugriff auf Lernerfahrungen.

Aber die Kostenseite sollte ebenfalls berücksichtigt werden, um eine wirklich bewusste Bilanz ziehen zu können und gegebenenfalls nach Alternativen Ausschau zu halten. Unsere zwar herangewachsenen, aber dennoch ungeschulten Bewusstseinsformen haben eine Art von undiszipliniertem Eigenleben erreicht, die uns nicht selten mehr Leid als Freude bereiten. Hierzu gehört zum Beispiel die übergroße Tendenz des Sinnesbewusstseins, zu Anhaftungen zu führen und durch das Geist- und Manas-Bewusstsein verwirrt zu werden, wobei der Verwirrungsaspekt aus einer Wechselwirkung aller Bewusstseinsformen hervorgeht.

Der Hintergedanke, wenn wir uns mit diesen, teilweise recht theoretischen Dingen befassen, basiert auf der Notwendigkeit, so viel wie möglich über uns selbst und unser Funktionieren in Erfahrung zu bringen. Darin liegt aber kein Selbstzweck. Ein zentrales Anliegen der buddhistischen Praxis besteht darin, die positiven Samen im Speicherbewusstsein zu kultivieren, sie zu erspüren, sie kennenzulernen, sie zu fördern, nachreifen zu lassen, zu sichern und sie schließlich zu verwirklichen. Unser Wissen soll umgesetzt werden in gezieltere Selbstschutzmaßnahmen, in besser austarierte Übungsmöglichkeiten und möglichst realitätsbezogene wirkungsvolle Strategien, die wir leichter entwickeln, wenn wir uns selbst und unsere Eigenarten besser einschätzen können.

Um in unsere faszinierende, aber auch komplizierte Innenwelt einzutauchen, brauchen wir viel Mut und Stärke – vielleicht auch manchmal den Mut und die Stärke eines guten Begleiters in der Gestalt unseres Therapeuten. Das Unterfangen zielt nämlich darauf ab, etliche falsche Gedankenstützen zu entfernen und unseren Geist auszurichten, um ihn leichter und freier zu machen.

Unsere festen Denkmuster und die eigene Meinung

Ohne gezielte Geistesschulung sind wir, ohne es zu merken, meist gefangen in engen Zirkeln aus gewohnheitsmäßigen Denkmustern. Wie im streng definierten Bezugssystem einer Sekte schaffen wir uns geschlossene Erklärungsmodelle, die uns scheinbar logisch suggerieren, warum wir uns auf eine bestimmte Weise verhalten müssen oder genauso und nicht anders fühlen sollen, obwohl wir doch oft darunter leiden. Es geht also auch darum, unser „Sekten-Denken" auszuhebeln: Wenn wir genauer hinschauen, fällt uns vielleicht auf, wie eng und eingefahren unsere Muster nicht selten sind. Wir haben schließlich unsere Familien-Sekten, Cliquen-Sekten, Freundes-Sekten, Kollegen-Sekten, Sport-Sekten, Kultur-Sekten, Glaubens-Sekten etc. Wenn wir achtsam lauschen, hören wir in uns etliche dominante Stimmen, die uns Meinungen, Bewertungen, Kommentare, Befehle geben und damit unsere Geisteszustände manipulieren.

Ein Meditationsmeister sagte einmal: „Unser Verstand ist ein guter Diener, aber ein schlechter Herr."

Wir müssen unseren Geist also genauer kennenlernen, seine Abläufe studieren, ihn zügeln und besser führen. Wir werden bestimmt schnell einer Meinung sein, wenn wir besprechen, wie wirkungsvoll und erfolgreich unser Geist arbeiten kann. Wir haben ein wirklich effektives Organ zur Verfügung, welches allerdings in unbeaufsichtigten Momenten gerne ein Eigenleben hätte, das nicht unbedingt zu heilsamen Ergebnissen führt.

Die Macht unseres Geistes hat viele Facetten, wozu beispielsweise auch der sogenannte Placeboeffekt gehört.

Placebo – oder die Macht des Geistes

Der Placeboeffekt hat sehr zu Unrecht ein schlechtes Image. In der medizinischen Forschung ist der Placeboeffekt die entscheidende Schwelle, die ein Medikament überschreiten muss, um als wirksam zu gelten. Wenn wir einer ahnungslosen Versuchsperson ein Placebo (z. B. in Tablettenform eine Pille ohne Wirkstoff) geben und dazu die Erklärung liefern, dass es sich um ein sehr wirkungsvolles Präparat handelt, dann werden zumeist 30 bis 50 Prozent der Menschen tatsächlich eine Wirkung erfahren. Das wird als Placeboeffekt bezeichnet. Ein zugelassenes Medikament muss also dieses Ergebnis noch übertreffen, denn sonst könnten wir ja generell ein Placebo verabreichen. Deshalb ist für viele Mediziner ein Placebo fast zum Schimpfwort geworden, obwohl zum einen eine große Wirksamkeit bei 30 bis 50 Prozent der Menschen quasi abgewertet wird und zum anderen eine sehr faszinierende Frage offenbleibt: Wie funktioniert das mit dem Placebo eigentlich? Da werden Pillen ohne Wirkstoffe (oft handelt es sich um reine Zucker- oder Vitaminpräparate) verabreicht und zum Beispiel die Erwartung geweckt, dass mit diesem Medikament sicherlich bald die Schmerzen aufhören werden – und bei bis zu 50 Prozent der Menschen funktioniert das tatsächlich.

Tatsächlich ist der Placeboeffekt ein wunderbarer Vorgang, der uns ehrfürchtig werden lassen sollte vor der Kraft und der Effektivität unseres Geistes. Und dieser Effekt ist schon bei so vielen Menschen *ohne* gezielte Geistesschulung wirkungsvoll. Wie effektiv müsste er sein, wenn wir unseren Geist regelmäßig stärken und schulen?!

Geisteshaltung

Im Rahmen der 13. Grundlage der BPT über unsere Unwissenheit werden wir noch einiges über unseren Verstand erfahren, was uns noch weiter darin bestärken sollte, deutlich mehr Achtsamkeit und Bescheidenheit in Anbetracht unserer vielen Grenzen und Einschränkungen zu kultivieren. Wir bekommen nach und nach ein tieferes Verständnis für die vielen in uns wirkenden Kräfte, sodass wir erkennen und verstehen, warum wir unsere Achtsamkeit unbedingt kultivieren und stärken müssen.

Claudia L. ist Soziologin und sehr „kopflastig". Diese Eigenschaft war im wahrsten Sinne des Wortes für sie belastend, denn allgemein ließ sie ihren Kopf sehr hängen. Im Rahmen der Meditationen entwickelte sie dadurch zunehmend mehr Nackenverspannungen. Hier entstand für Claudia erstmals eine eigene spürbare Verbindung zwischen ihrer Kopflastigkeit und ihren körperlichen Bedürfnissen. Die Relevanz ihrer geistigen Abläufe war ihr schon bekannt, doch die achtsame Integration von Geist *und* Körper, die Claudia in späteren Meditationen als Einheit erfahren konnte, wurde zu einem Hauptaugenmerk für sie.

Diese Grundlage sollte uns Folgendes vermitteln:

Es gibt viele artverwandte Begriffe wie Geist, Wille, Bewusstsein, Verstand etc. und ebenso viele in anderen Sprachen, sodass wir bei dem, worüber wir sprechen, sehr achtsam bleiben müssen.

Wir verfügen über einen Geist, der uns in vielen Belangen hilfreich zur Seite steht, der aber – unbeaufsichtigt – ein heikles Eigenleben führt. Wir haben viele Informationen erhalten, die uns verständlich machen, wie unser Geist aufgebaut ist und wie er wirksam wird. Insbesondere sollten wir durch diese 6. Grundlage der BPT viele Anregungen für unsere Geistesschulung erhalten haben. Dabei wird es etliche Details geben, die unserer spontanen Alltagserfahrung zu widersprechen scheinen. Deshalb müssen wir sie in der buddhistischen Psychotherapie nicht nur eingehend erklären und verdeutlichen, sondern vor allem auch durch konkrete praktische Übungen sinnlich erfahrbar machen.

Die 7.
Grundlage der BPT

Erkenne und vermittle die Wahrheit über unsere Gefühle

Liebe ist die einzige Antwort auf den Hass.

– Dilgo Khyentse Rinpoche –

Wir werden in Rahmen dieser 7. Grundlage der buddhistischen Psychotherapie einiges über unsere Gefühle und deren Auswirkungen auf unsere Geisteszustände erfahren. Bereits in der 6. Grundlage haben wir gehört, dass unsere Gefühle untrennbar mit unseren Geistestätigkeiten verbunden sind. Daher dient die hier vorgenommene Trennung zwischen Gefühl und Geist lediglich als Hilfe, um bestimmte Sachverhalte differenzierter zu verdeutlichen.

Die 7. Grundlage ist für viele Hilfesuchende deshalb von zentraler Bedeutung, weil in der Regel dauerhafte schmerzliche Gefühle, wie Trauer, Ängste, Wut, Frust, Niedergeschlagenheit etc., überhaupt erst den Wunsch nach einer Psychotherapie erzeugen. Es besteht natürlich auch der sehr menschliche spontane Impuls, alles Schmerzliche möglichst schnell loszuwerden. Daher wird eine Vielzahl von Hilfesuchenden zu buddhistischen Psychotherapeuten mit der Bitte kommen, ihnen möglichst schnell und effektiv bei der Beseitigung von negativen Gefühlen behilflich zu sein. Diese Problematik findet sich bei jeder Therapieform, aber insbesondere bei der buddhistischen Psychotherapie, in der die Chance besteht, sich sogar *dauerhaft* von unheilsamen Gefühlen befreien zu können (vgl. die 1. Grundlage der BPT).

Wenn wir als buddhistische Psychotherapeuten die notwendigen Lehren für den Umgang mit unseren Gefühlen vermitteln wollen, bedarf es dafür eines stabilen Therapeuten-Klienten-Bündnisses. Das ist unter anderem auch deshalb notwendig, weil es wichtige Aspekte in Hinblick auf die Entstehung von Gefühlen gibt, die unserem eher oberflächlichen Alltagsempfinden zum Teil widersprechen.

Unsere Gefühle sind unser ureigener Besitz, etwas, das wir intensiv erleben, das uns einen Lebenssinn zu vermitteln scheint und uns nicht selten auch am Leben erhält. Was wir lesen oder hören, kann interessant für uns sein, aber was wir selbst erfahren und gefühlsmäßig durchleben, stellt einen wesentlich machtvolleren Zugang zum Lernen und zu unseren Lebenserfahrungen dar. Wir erleben eine Situation und es entstehen ganz automatisch und für uns scheinbar völlig logisch die dazugehörigen Gefühle. Unsere Erfahrungen zeigen uns, dass wir zum Beispiel *automatisch* wütend werden, weil wir vielleicht von jemandem provoziert wurden. Oder wir bekommen *automatisch* Angst, wenn wir an einem tiefen Abgrund stehen etc. Von diesen und ähnlichen Re-aktionen können wir mit Sicherheit ausgehen. Wir leiden zwar oftmals unter unseren gefühlsmäßigen Reaktionen, doch in der Regel stellen wir sie nicht generell infrage. Genau das tut aber die buddhistische Psychotherapie.

Wir werden noch hören, dass die BPT – im Unterschied zu vielen anderen Therapieformen – unseren Gefühlen deutlich kritischer gegenübersteht. Beispielsweise vermitteln viele andere Therapeuten ihren Klienten: Vertraue deinen Gefühlen. Achte darauf, was positive und was negative Gefühle erzeugt. Strebe positive Gefühle an und vermeide negative. Wir werden sehen, dass Buddhisten hier mit interessanten Erkenntnissen arbeiten und einen deutlich anderen Weg einschlagen. Auch werden wir erfahren, dass die westlichen naturwissenschaftlichen Forschungsergebnisse diese Erkenntnisse bestätigen.

Wir werden uns in erster Linie auf die wichtigsten Themen in Bezug auf unsere Gefühle konzentrieren

1. Wie entstehen Gefühle in uns?
2. Wie lange können Gefühle andauern?
3. Wie sehen unsere emotionalen Reaktionen aus?
4. Wie können wir konkret mit Emotionen umgehen?

Wie (und wo) entstehen unsere Gefühle?

Wenn wir uns die sehr einfache Abb. 4 anschauen, sollten wir uns etwas oberhalb des Sympathikus (SV) und des Parasympathikus (PV) einen

Ring von Nerven vorstellen, der in der Abb. 4 von links nach rechts über dem vegetativen Nervenzentrum lokalisiert ist: unser Gefühlszentrum. Dieses ist augenscheinlich relativ weit unten in unserem Gehirn angesiedelt (siehe den Bereich in Abb. 4, der mit L = limbisches System markiert ist). Alles, was weiter unten, in Richtung des Rückenmarks, in den Hirnstrukturen angesiedelt ist, ist geschichtlich älter und weniger differenziert beziehungsweise weniger der bewussten Kontrolle zugänglich. Beispielsweise kann das vegetative Nervenzentrum (vgl. die 5. Grundlage der BPT), das noch tiefer angesiedelt ist, nicht bewusst direkt gesteuert werden (siehe SV und PV in der Abb. 4).

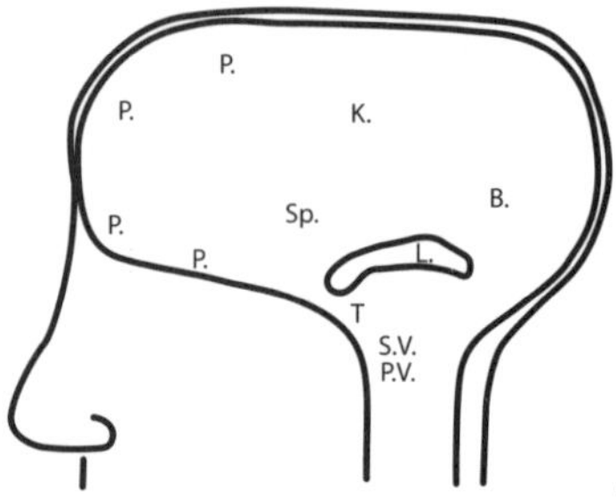

Abb.4

Neurowissenschaftler konnten bestätigen, was Buddhisten vor vielen Jahrhunderten bereits feststellten: Der erste Sinneseindruck, wenn wir etwas wahrnehmen, regt zuerst eine Art grundlegende Steuereinheit an, die sich in den tieferen Hirnschichten befindet: den Thalamus (T in Abb. 4). Von dort ausgehend, werden die Impulse direkt weitergeleitet an das limbische System (L in Abb. 4), unser Gefühlszentrum. Der erste Eingangsreiz ist also noch ohne rationale Interpretation. Er führt noch nicht zu den „ausgereiften" Emotionen, sondern erzeugt erst einmal ein diffuses emotionales Grundmuster, das eine positive, negative oder neutrale Spannung erzeugt. Erst nachdem höhere Hirnregionen den Reiz in Millisekunden auf der Basis unserer bereits vorhandenen Erfahrungen interpretieren, können daraus dann die sekundären Emotionen werden, die wir als Ärger, Trauer, Angst etc. wahrnehmen. Buddhisten differenzieren richtig zwischen primären Gefühlen (positive, negative und neutrale Spannung) und sekundären Emotionen (Wut, Angst, Trauer etc.).

Aus primären Gefühlen werden sekundäre Emotionen

A Primäres Gefühl	B Bewertungen	C Sekundäre Emotion
–	Individuell +	+ z. B. Neugier, Vorfreude
	Individuell –	– z. B. Angst, Wut
+	Individuell +	+ z. B. Glück, Zufriedenheit
	Individuell –	– z. B. Gier, Sucht
~	Individuell +	+ z. B. Ruhe, Gelassenheit
	Individuell –	– z. B. Langeweile

Eine beliebige Situation erzeugt in uns (A) entweder unangenehme (–), angenehme (+) oder neutrale Spannungen (~), also unsere primären Gefühle. Diese werden von uns auf der Basis unserer Vorerfahrungen individuell interpretiert und (B) bewertet. Erst dann erleben wir (C) eine sekundäre Emotion, wie zum Beispiel Wut, Glück oder Langeweile. Wenn uns im Park ein Fremder entgegenkommt, löst das zum Beispiel bei einigen von uns vielleicht eine (A) unangenehme Spannung (primäres Gefühl) aus. Diese wird wahrgenommen, mit zurückliegenden Erfahrungen verglichen, (B) interpretiert und bewertet. Daraus folgt dementsprechend dann (C) entweder eine positive sekundäre Emotion, wie zum Beispiel Neugier, oder eine negative sekundäre Emotion, wie zum Beispiel ein Angstgefühl. Dieser Prozess läuft so schnell (in Millisekunden) ab, dass wir ihn ohne gezielte und geschulte Aufmerksamkeit gar nicht wahrnehmen.

Dadurch wird deutlich, dass wir selbst, auf der Basis unserer eigenen Vorerfahrungen, unsere Emotionen schaffen.

Wir werden uns unter anderem viel mit (A), den positiven (+) und negativen (–) Gefühlen beschäftigen. Besonderes Augenmerk sollte im Bereich (A) jedoch stets auf den häufig vernachlässigten neutralen Gefühlen (~)

liegen. Diese werden leider oft fälschlicherweise als Langeweile interpretiert. Sie sollten mit deutlich mehr Bewusstheit achtsam durchdrungen werden, um in ihnen nicht mehr die Langeweile, sondern die heilsamen Wirkungen von Ruhe und Freiheit erfahren zu können.

Wir werden also durch unsere Vorerfahrungen ebenso stark geprägt wie durch unsere persönlichen Neigungen und Charaktereigenschaften, die sich direkt auf unser Interpretationsschema auswirken. Doch auch äußere aktuelle Einflüsse sind wichtig: In einem Experiment wurde den Versuchspersonen Adrenalin (eine körpereigene Substanz, die sehr stark anregend wirkt) ohne nähere Erklärungen injiziert; sie wussten also nicht, wie sich die Spritze auswirken würde. Einige der Versuchspersonen wurden in einem Warteraum mit einer wütenden Person, andere mit einer euphorischen Person konfrontiert. Das Ergebnis war, dass sich die Versuchspersonen, die eine Adrenalininjektion erhalten hatten, stets ebenso wütend oder euphorisch fühlten wie die Person, mit der sie konfrontiert wurden.

Demnach werden wir nicht *automatisch* wütend oder euphorisch, sondern deshalb, weil *wir* die gegebene Situation auf unsere eigene Art und Weise interpretieren. Für diese Interpretation nutzen wir sowohl äußere Bezugspunkte als insbesondere auch innere Bestände in Form von Vorerfahrungen. Emotionen sind also keinesfalls so eindeutig, wie wir vielleicht oftmals glauben mögen. Diese individuellen Interpretationen können von Tag zu Tag, von Stimmung zu Stimmung, von Situation zu Situation variieren, doch wir erkennen auch bestimmte, für jeden Menschen typische Muster.

Erinnern wir uns daran, wie Buddhisten die Charakterbildung verstehen: Aus der *Absicht* folgt die *Tat,* aus deren Wiederholung wird die *Gewohnheit,* daraus formt sich der *Charakter* und daraus unser *Schicksal* (vgl. die 6. Grundlage der BPT). Wenn wir also bestimmte Wiederholungen erfahren und initiieren, bilden sich daraus Gewohnheitsmuster und prägen unseren Charakter, unsere Persönlichkeit. Wenden wir dieses Verständnis auf unsere Thematik der Interpretation von Gefühlsregungen an, verstehen wir, dass wir nicht nur spontane (Fehl-) Interpretationen kritisch bedenken sollten, sondern wir müssen uns auch auf die Suche nach für uns typischen Reaktionsmustern machen. Dazu werden wir die drei Persönlichkeitstypen (Anhaftung, Widerstand, Unwissenheit), die sich aus den Wurzelgiften des Geistes ableitenden, noch detaillierter kennenlernen (vgl. die 8. Grundlage der BPT).

Der psychotherapeutische Bearbeitungsprozess von emotionalen Reaktionsmustern in der BPT folgt einem bestimmten Ablauf:

- Zuerst erfolgt die Bewusstmachung des Entstehungsprozesses dieser sehr schnellen, meist spontanen und unbewussten Abläufe vom Eingangsreiz über die ersten diffusen Gefühle bis hin zu den sekundären emotionalen Reaktionen.
- Danach werden die Interpretationsmuster, die unsere Emotionen manipulieren, kritisch beleuchtet.

  Der therapeutische Weg könnte eine Wanderung jeweils immer ein paar Schritte zurück bedeuten: in Zeitlupe rückwärts spulen von C nach B nach A, um sich den Ablauf noch einmal genauer anzuschauen. Wir könnten dann zum Beispiel Ärger (C) als eine sekundäre Emotion zur Kenntnis nehmen. Wir beobachten diese Emotion in uns, ohne sie zu bewerten oder gar zu verurteilen. (Unser Ärger hat uns schließlich auch schon oft geholfen.) An dieser Stelle nehmen wir achtsam unsere Gedanken und Bewertungsimpulse (B), die unsere Emotion „füttern", zur Kenntnis. Wir lassen dann die Zeitlupe weiter zurücklaufen und erforschen (A) unser primäres körperliches Gefühl. Durch regelmäßiges Praktizieren können wir diesen Prozess immer reibungsloser abspulen beziehungsweise zurücklaufen lassen. So bleibt von der meist unachtsam und schnell entstandenen Emotion (C), wie zum Beispiel Ärger, dann ebenso schnell vielleicht nur noch (A) ein Kribbeln in der Bauchgegend und eine leichte Verspannung im Schulter-Hals-Bereich, die wir dann ebenfalls mit Achtsamkeit und in ihrer Veränderung und später auch ihrer Auflösung wahrnehmen.
- Zusätzlich erfolgen tiefer gehende Analysen unseres Charakterschemas, die zu immer wiederkehrenden Interpretationsneigungen führen.

Dieser Sachverhalt ist von außerordentlicher Bedeutung, aber leider oft nicht leicht zu vermitteln. Die generelle Problematik der *Eigenverant-*

wortlichkeit muss sehr achtsam kultiviert und gestärkt werden. Damit verbundene Randbereiche, wie zum Beispiel Schuld und Versagen, müssen ebenso gewürdigt werden wie andere Aspekte der Thematik, die mit Selbstkontrolle, Einflussmöglichkeiten und Selbstwirksamkeit zu tun haben.

Es sei darauf hingewiesen, dass diese wichtige Dynamik der eigenverantwortlichen Emotionsentwicklung in unserem Alltagsleben wahrscheinlich 99 Prozent aller Situationen betrifft. Eine etwas andere Gewichtung bekommen Extremerfahrungen wie Katastrophen, Todesfälle, Gewalterfahrungen etc., doch auch hier laufen exakt die gleichen inneren Bewertungsvorgänge ab.

In der Regel glauben wir, dass unsere Gefühle ganz einfach automatisch in uns entstehen. Wir sind nach diesem Verständnis dann eigentlich nur noch die Wahrnehmenden und – nicht selten – die Opfer unserer Gefühle. Wenn wir den beschriebenen Prozess der Gefühlsentwicklung nicht achtsam steuern, erleben wir meist nur noch das unheilsame Endprodukt, zum Beispiel Wut, Trauer oder Angst. Dann empfinden wir: Ich *bin* wütend, ich *bin* traurig oder ich *bin* ängstlich. Nachdem wir uns aber intensiv auf diesen Erkenntnisweg eingelassen haben, werden wir zukünftig diesen Prozess selbstkritischer betrachten. Wir werden vielleicht oftmals erst verspätet darauf aufmerksam, aber dann zumindest das Endprodukt, also zum Beispiel Wut, anders einstufen: Ich habe meine Wut selbst erzeugt und durch wütende Gedanken verstärkt.

Die weiteren Etappen bestehen aus den immer schneller einsetzenden Unterbrechungen dieses vormals unbewussten Prozesses. Nach geduldiger Schulung und Praxis werden wir immer differenzierter unsere körperlichen Spannungen wahrnehmen können und achtsam deren Weiterentwicklung hin zu heilsamen Gefühlen steuern lernen.

Ohne eine gezielte Geistesschulung meinen wir intuitiv, dass unsere Gefühle von zumeist äußeren Sachzwängen erzeugt werden. Natürlich kann ich mir mit dem Hammer auf den Daumen hauen und es wird wehtun, aber wir meinen hier emotionale Reaktionen auf einen bereits bestehenden Schmerz (vgl. dazu die 11. Grundlage der BPT über unser Leiden). Die Idee dabei ist, dass ein bereits vorhandenes schmerzhaftes Erlebnis durch unsere eigenen Gedanken noch weiter verstärkt und verschlechtert wird. Wir erleiden zum Beispiel eine Niederlage und unser „innerer Richter" klagt uns selbst auch noch zusätzlich an.

Gewiss scheint es sehr klare Beispiele dafür zu geben, dass wir leiden müssen: Das einzige Kind der Familie stirbt. Die Eltern sind untröstlich. Aber wie verhält es sich, wenn die Eltern nicht nur ein, sondern zehn Kinder haben? Wird dann die Trauer genau die gleiche wie bei dem Verlust des einzigen Kindes sein? Wir ahnen vielleicht, dass unsere Gefühle, selbst in scheinbar so klaren Fällen, sehr viel mit uns selbst, unseren Lebensumständen und unseren Gedanken zu tun haben.

Doch selbst wenn wir diesem schnell ablaufenden Entstehungsprozess unserer Gefühle nicht immer Einhalt gebieten können, so erhalten wir noch eine weitere Chance für einen heilsamen Ausgang: Ob sich ein positives oder ein negatives Gefühl durchsetzt, ist noch nicht entscheidend für ein positives oder negatives Endresultat.

Nicht positive oder negative, sondern heilsame oder unheilsame Emotionen

Aus dem Verständnis heraus, wie Gefühle und Emotionen zusammenhängen, können wir auch nachvollziehen, wieso buddhistische im Unterschied zu den meisten westlichen Therapeuten nicht grundsätzlich negative Gefühle abwerten und positive Gefühle anstreben. Es gibt im Buddhismus und in der buddhistischen Psychotherapie keine wertende Trennung zwischen positiven und negativen Emotionen. Sehr wohl aber werden Differenzierungen getroffen zwischen *heilsamen* und *unheilsamen* Emotionen:

Aus positiven Gefühlen, wie zum Beispiel Genuss, entstehen nicht selten problematische Angewohnheiten, wie etwa Anhaftungen, Bedürftigkeiten, (Sehn-) Süchte etc., und daraus folgen eine Vielzahl weiterer Konflikte und Leiden.

Umgekehrt können negative Gefühle, wie zum Beispiel Wut, *wenn wir sie achtsam handhaben,* für uns selbst und für andere Menschen hilfreich sein (z. B. beim Schutz und bei der Verteidigung), oder anderen Tätigkeiten dienen, für die wir Entschlossenheit, Mut und Energie benötigen. Buddhisten unterscheiden daher nicht zwischen guten und schlechten, sondern zwischen *heilsamen* und *unheilsamen* Emotionen. Es kann also ein *unheilsames positives* Gefühl entstehen, wie zum Beispiel das Begehren nach Statussymbolen, das sich vielleicht kurzfristig erst einmal gut anfühlen mag, aber dennoch mittel- oder langfristig weiteres Leiden erzeugt. Ebenso kann ein *heilsames positives* Gefühl entstehen, wie zum Beispiel das Begehren, jemandem zu helfen, das zu heilsamen Zuständen führen kann.

Grundsätzlich sind also die meisten Emotionen weder gut noch schlecht, weder richtig noch falsch. Wir haben daher keinerlei Veranlassung, irgendwelche Emotionen zu unterdrücken. Allerdings sollte jede Gefühlsregung in Bezug auf ihre Entstehungsbedingungen, d. h. unsere Interpretationsmuster und im Hinblick auf ihre möglichen heilsamen oder unheilsamen Wirkungen beachtet werden.

Sicherlich besteht ein wesentliches Trainingsmoment darin, heilsame Emotionen aktiv zu verstärken und unheilsame Emotionen umzuwandeln. Wir werden im Rahmen der 19. Grundlage der BPT noch lernen, wie wir mit unheilsamen Emotionen verfahren.

Zusätzlich sei angemerkt, dass wir die Differenzierung zwischen heilsamen und unheilsamen Emotionen und den Umgang damit in einer ersten, aber sehr wesentlichen Ausbildungsphase in der BPT trainieren. Wenn diese Unterscheidung gründlich verstanden, verinnerlicht und umgesetzt werden kann, können wir uns auf den Weg machen, uns auch von diesem Aspekt zu verabschieden. Dann erleben wir kaum noch unheilsame Zustände oder befreien uns sehr schnell davon und streben auch keine heilsamen Emotionen mehr an. Nach und nach verstärkt sich ein Zustand der Befreiung von den Polaritäten. Unsere Haltung der *Absichtslosigkeit* kann sich in unserem Leben heilsam konsolidieren. Das bedeutet, dass dieses Zweikategoriendenken immer mehr aufgelöst wird. Dann betreffen unsere Erfahrungen nicht mehr nur die Dimensionen gut oder schlecht, Lob oder Tadel, Gewinn oder Verlust, Zuwendung oder Ablehnung, Frieden oder Streit etc. Diese Befreiung bedeutet eine tiefgründige freudige Gelassenheit, die nicht mehr spontan bewerten muss (vgl. dazu die 1. Grundlage der BPT).

Neben der Bewusstwerdung, wie unsere Emotionen entstehen, betrifft der zweite Aspekt die Lebensdauer beziehungsweise die Aufrechterhaltung unserer Emotionen.

Wie lange können Gefühle andauern?

Ein weiterer Sachverhalt, der ebenfalls nicht leicht zu vermitteln ist, betrifft die Lebensdauer einer Emotion. Normalerweise haben wir den Eindruck, dass ein intensives Gefühl sich sehr lange in uns hält. Wir fühlen uns stundenlang verärgert, ganze Abende oder auch Tage und Wochen traurig, ebenso vielleicht tage- oder wochenlang verliebt. Wenn wir die neurowissenschaftlichen Experimente darüber studieren und die buddhistischen Lehren dazu befragen, erhalten wir einheitliche Ergebnisse. Diese Fakten müssen aber nicht einfach nur geglaubt werden, sondern können unter Anleitung in der buddhistischen Therapie selbst erfahren werden (vgl. dazu die 19. Grundlage der BPT).

Dabei werden wir feststellen, dass sich eine Emotion nur etwa 20–30 Sekunden halten kann. Auf rein biologischer Ebene werden chemische Botenstoffe (Neurotransmitter, Peptide etc.) und elektrische Spannungen (in Millivolt messbar) in speziellen Bereichen unseres Gehirns sowie auch anderer Organe zur Gefühlswahrnehmung gebraucht. Diese chemischen Stoffe und die elektrischen Spannungen können von unseren Nervenzellen aber nur für relativ kurze Zeit aufrechterhalten werden. Ohne neuen Input bauen sich die elektrischen Spannungen und die Chemikalien schnell wieder ab.

Dass dieser Abbauprozess in der Regel jedoch nicht stattzufinden scheint und Emotionen sich oftmals recht lange halten und gespürt werden, liegt daran, dass sie von uns selbst am Leben erhalten werden. Würden wir eine beliebige Gefühlsregung lediglich wertneutral betrachten und verhindern, dass unsere Gedanken unsere Gefühle verstärken, müssten wir feststellen, dass unsere Gefühle nach kurzer Zeit abflachen und „verglühen". Auch unsere Gedanken würden sich wieder in eine andere Richtung bewegen.

Das bedeutet *konkret:* Wenn wir zum Beispiel eine ärgerliche Situation erleben, regt sich eine negative Spannung in uns. Unmittelbar darauf folgen dann unsere ärgerlichen Gedanken und jetzt entsteht Ärger. Der übliche Weg sieht so aus, dass unser Verstand, auf der Basis unserer Vorerfahrungen, über eine lange Zeit hinweg stetig neue ärgerliche Gedanken produziert („Was fällt dem bloß ein? Na warte, das lasse ich mir nicht gefallen. Beim nächsten Mal kriegt der aber was zu hören. Wie kann der nur … Ich war immer höflich und jetzt macht der so was. Das ist ja ungeheuerlich!" etc.) Diese Gedanken erhalten das Gefühl am Leben.

Der heilsame Umgang mit unseren Gefühlen

Der alternative Weg, den wir in der buddhistischen Psychotherapie lernen werden, sieht so aus, dass wir natürlich nach wie vor solche Ausgangssituationen erleben werden. Wir spüren auch negative Spannungen. Dann werden wir uns bewusst, wie unsere Emotionen entstehen, und reagieren entsprechend achtsam auf die nun in uns aufkeimenden Gedanken. Jetzt beobachten wir, wo sich die Spannung in unserem Körper am stärksten zeigt. Wir atmen achtsam, bewusst und regelmäßig. Wir achten darauf, bildlich gesprochen kein weiteres gedankliches Öl in das Feuer unserer Wut zu gießen. Durch unsere achtsame Beobachtung entziehen wir unseren vormals unbewussten Gedanken ihre Energie. Wir werden merken, dass sich die körperlichen Spannungen verändern und verringern. (Mehr dazu in der 19. Grundlage der BPT.)

Vielleicht ruft diese Schilderung den Gedanken an ein „Ja, aber …" in uns wach, oder es kommt zu einer gereizten Reaktion, weil wir vielleicht nicht so ohne Weiteres akzeptieren mögen, dass es andere Reaktionen als die unsrigen gibt, oder weil wir uns doch so sehr im Recht fühlen. Dieser Sachverhalt wird in der buddhistischen Psychotherapie eine ausgiebige Berücksichtigung finden, insbesondere auch die häufig zu beobachtende Haltung, lieber „im Rechtbehalten unterzugehen", als einen anderen Weg zu wählen. Dieser neue Weg ist sicherlich für uns erst einmal ungewiss, weshalb wir dafür Unterstützung und erfahrene Therapeuten brauchen. Ohne Geistesschulung sind wir kaum in der Lage dazu, unsere Gefühle wertneutral betrachtend wahrzunehmen.

Wir praktizieren, um unsere Veranlagungen zu steuern

Kein Mensch bringt eine Veranlagung, zum Beispiel zur Gewalt, in der Form mit, dass er oder sie gleichsam das Opfer der eigenen genetischen Veranlagung ist. Wir alle bringen eine Reihe von ganz unterschiedlichen Veranlagungen mit. Einige davon manifestieren sich bei allen gesunden Menschen automatisch. Beispielsweise bringen wir alle, wenn wir uns gesund entwickeln, ohne irgendeine weitere Unterstützung die Veranlagung mit, sehen zu können. Wir haben von Geburt an Augen, Sehnerven und ein komplexes Nervensystem, das in der Lage dazu ist, Impulse aus dem Sehnerv interpretieren zu können. Ebenso verfügen wir über eine Vielzahl weiterer Anlagen, die sich im Laufe unserer Entwicklung manifestieren, sich den Gegebenheiten anpassen und uns dann zur Verfügung stehen.

Es gibt jedoch auch ein großes Spektrum an Anlage-*Potenzialen:* Wir bringen zwar Veranlagungen mit, wie zu sprechen, aufrecht zu laufen, Mitgefühl zu zeigen, ethisch zu handeln etc. Wenn diese Potenziale aber nie gefördert wurden, wenn wir in einem Milieu aufwachsen mussten, in dem es zum Beispiel kein Mitgefühl gab, werden sich diese Möglichkeiten für uns nicht manifestieren. Daher brauchen wir gegebenenfalls ein wenig „Nachhilfeunterricht" für positive Geisteszustände.

Wie sehen unsere emotionalen Reaktionen aus?

Wir haben sicherlich (hoffentlich) für jede Situation spezifische Reaktionsweisen, um mit unseren emotionalen Reaktionen umzugehen. Betrachten wir diesen Vorgang aber einmal genauer, um nach sich wiederholenden Verhaltensmustern Ausschau zu halten.

Die Frage, die sich uns hier stellt, bezieht sich auf unsere typischen Reaktionen oder unser individuelles Verhaltensspektrum, wenn wir uns beispielsweise unter Druck fühlen. Wir erleben eine meist körperlich ausgeprägte Reaktion, etwa in Form von Herzklopfen, Bauchdruck, Nackenspannungen, Schwitzen etc., und die entsprechenden psychischen Spannungen, die wir mittels unserer Interpretationsmuster als dazugehörige Begleit-Emotionen empfinden, wie oben dargestellt wurde.

Neben vielen positiven Erfahrungen erleben wir immer auch zahllose negative körperlich-geistig-emotionale Zustände, von denen wir uns gerne befreien möchten. Ohne eine gezielte Geistesschulung, wie sie zum Beispiel der Buddhismus und die buddhistische Psychotherapie anbieten, kommt es in solchen Situationen gewöhnlich zu unterschiedlichen Selbstheilungsversuchen im Sinne einer mehr oder weniger heilsamen Stressabfuhr und Spannungsreduktion.

Was tun wir also üblicherweise, wenn wir beispielsweise unter Druck geraten und sich ein „Gewitter" in uns entwickelt? Die verschiedenen Möglichkeiten können wir Psychotherapeuten mit unseren Klienten erst einmal wertfrei zusammentragen. Die häufigsten Verhaltensweisen, wenn Menschen sich unter Druck fühlen, lassen sich zwei Kategorien zuordnen: der Neigung zu introvertierten oder zu extravertierten Reaktionen.

Depression	**Aggression**
Introversion	**Extraversion**
Beispiele für Schlucken: Schweigen Rückzug Ins Bett gehen Grübeln Alkohol Medikamente Zigaretten Essen/Süßigkeiten	**Beispiele für Rauslassen:** Streiten/Schreien Schlagen Sport/Joggen Holzhacken Arbeiten Spazierengehen Putzen Einkaufengehen

Die zwei Spalten stehen für zwei gegensätzliche Strategien, wie mit innerem Druck umgegangen wird. Die linke Spalte behält den Druck sozusagen in sich. Dieser Vorgang kann als depressiv interpretiert werden, da Depression sich unter anderem dadurch auszeichnet, dass alles „geschluckt" wird. Depressive Menschen werden immer wortkarger, stiller, antriebsärmer.

Das Gegenteil von Depression ist Aggression. Damit ist ein genereller Prozess gemeint, keine stets wütende Haltung. Hier geht die Energie direkt nach außen.

Können wir je nach Situation selbst frei entscheiden, ob wir jetzt besser introvertiert oder doch lieber extravertiert reagieren, oder neigen wir generell eher zu der einen oder der anderen Variante? Entscheidend dafür sind wohl Persönlichkeits- und Charakterstil, die momentane psychische und physische Verfassung sowie aktuelle äußere Faktoren.

Der innere Kochtopf

Für die Bewusstmachung von inneren Prozessen, die wir in der buddhistischen Psychotherapie bearbeiten wollen, können uns, wie so oft, vielleicht ein paar bildhafte Vergleiche weiterhelfen. Dabei sollte stets deutlich werden, dass diese Bilder keine willkürliche Beliebigkeit haben. Der zugrunde liegende psychosomatische Prozess ist wissenschaftlich messbar. Die Erregungsmuster unseres vegetativen Nervensystems lassen sich exakt in ihrer Intensität messen. Da aber alltagsrelevante Vergleiche, wie hier der Kochtopf, wesentlich einprägsamer sind als wissenschaftliche Darstellungen, nutzen wir diesen Sachverhalt.

Wenn wir über unseren inneren Druck sprechen, bietet sich das Bild eines Kochtopfes an, der auf dem Feuer steht. Das Feuer könnte für verschiedene äußere Stressfaktoren, wie zum Beispiel Zeitdruck, stehen. Der Topf ist wohl aufgrund von unvermeidbaren Lebenserfahrungen nie ganz leer. Wir können uns also fragen beziehungsweise gemeinsam mit den Hilfesuchenden danach suchen, welche unangenehmen Dinge unseren inneren Kochtopf anfüllen und wie schnell sich dieser füllt. Braucht es dafür Wochen, Tage, Stunden oder nur ein paar Sekunden? Sind die jeweiligen akuten Stresserfahrungen verantwortlich für die Geschwindigkeit, mit welcher der innere Pegel ansteigt?

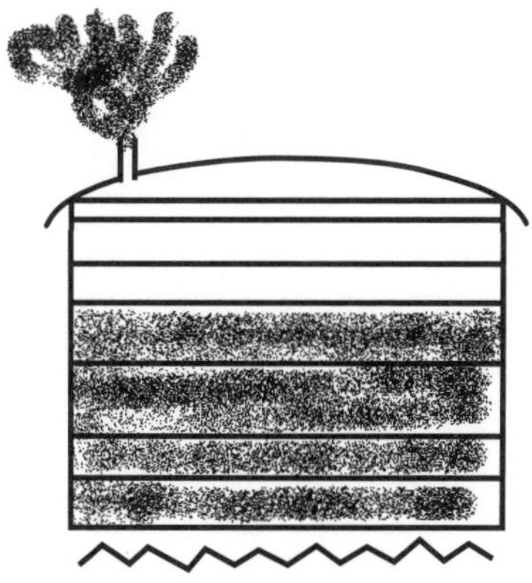

Abb. 5

Wie hoch genau ist der Pegel jetzt? Der Dampf, der oben durch ein Ventil entweicht, steht für unsere Stresssymptome. Wie sehen diese im Einzelnen genau aus: Herzrasen, Unruhe, Nervosität, Schwitzen, Verdauungsprobleme etc.?

Werden diese erst spürbar, wenn der Pegel sehr hoch steht? Was können wir tun, damit wir das Ansteigen des Pegels schon sehr früh erkennen?

Oftmals wird der Pegelanstieg entweder gar nicht wahrgenommen oder aber ignoriert beziehungsweise schmerzhaft gespürt, aber nicht adäquat ernst genommen. Wir suggerieren uns selbst sehr häufig, dass wir jetzt noch ausharren müssen, weiter leiden, für eine hoffentlich bessere Zukunft.

Noch einmal zurück zu unserem Kochtopf. Es ist interessant zu rekapitulieren, dass der aktuelle Zustand von jahrelangen äußeren und inneren Beeinflussungen abhängt. Unser innerer Kochtopf sah in unseren Kindertagen deutlich anders aus, nämlich in der Regel so wie in Abb. 6: Wir sehen hier eine Vielzahl von Ventilen in unterschiedlicher Höhe rechts und links an den Seiten des Topfes.

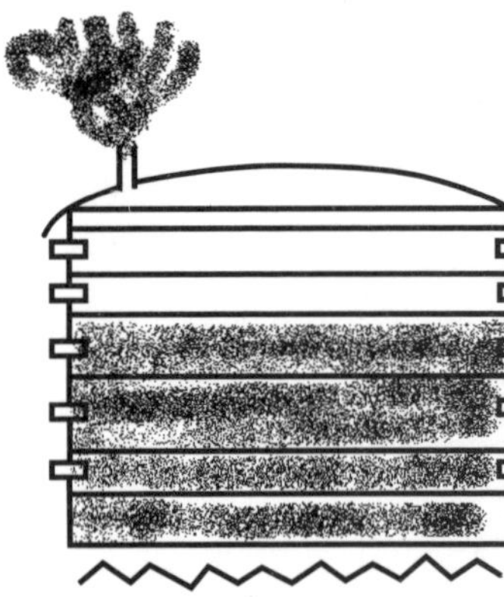

Abb. 6

Als Kinder konnten wir sofort schreien, wenn wir wütend waren, lachen, wenn wir lustig waren, und weinen, wenn wir traurig waren. Diese Palette von Wut über Witz bis Trauer konnte sich manchmal in nur zehn Minuten entfalten. Dann aber setzte die Erziehung ein. Viele von uns haben immer wieder gehört und zu spüren bekommen: Wenn Erwachsene reden, sollen Kinder still sein. Wer schreit, hat unrecht. In der Schule sollen wir still sitzen. Wir sollen stets vernünftig und ruhig reden. Wir sollen uns beherrschen. Eine Vielzahl von guten Ratschlägen sind sicherlich auch hilfreich oder zumindest hilfreich gemeint, aber viele von ihnen und besonders dann, wenn sie sehr streng durchgesetzt wurden, führten dazu, dass sich unsere Druckausgleichsventile schließen mussten. Wie viele von ihnen stehen uns heute noch zur Verfügung? Wenn es wenige sind oder wenn der innere Pegel oft sehr hoch steht, ist es sehr schwer, die dringend nötige Achtsamkeit zu praktizieren. Dann sind oft nur noch Notfallmaßnahmen möglich, die nicht selten wiederum negative Konsequenzen für uns und/ oder andere haben.

Neben den bereits erwähnten Stressreaktionen, die durch die Dampfwolke symbolisiert werden, verbrauchen wir eine Unmenge an Lebensenergie, um den inneren Topf zusammenzuhalten. Viele Erschöpfungssymptome sind darauf zurückzuführen, dass wir viel Energie darauf verwenden müssen, um uns zusammenzureißen, damit der Topf nicht explodiert. Viele Menschen sind mittlerweile hilflos, wenn sie spüren, wie hoch der innere Pegel bei ihnen steht und wie gefährlich es sein könnte, daran zu rütteln. Nicht selten ergeben sich daraus dann bedrohliche Teufelskreisläufe, die damit beginnen, sich von dem gefährlichen Anstieg des Pegels abzuwenden – solange bis eine Eruption und Explosion erfolgt, die nicht selten sehr negative Auswirkungen zeigt, sodass die leider falsche Meinung entsteht, dass diese Prozesse generell negativ oder gefährlich sind und möglichst wenig beachtet werden sollten.

Die roten Knöpfe oder die Macht der anderen über uns

Wenn wir mit einem solchen inneren Druckkessel herumlaufen, können wir in der Regel einen weiteren schwierigen Sachverhalt bemerken: Es bilden sich rote Knöpfe an unserer Oberfläche. Wir werden dünnhäutiger. Nur ein falsches Wort von einer („falschen") Person, nur ein falscher Blick, nur eine kleine Unstimmigkeit, nur noch der berühmte letzte Tropfen – und das Fass läuft über oder explodiert. Damit geben wir anderen Menschen eine sehr große Macht über uns, denn wir machen uns abhängig von ihnen. Irgendjemand kann mit einem falschen Satz erhebliche Erschütterungen bei uns bewirken. Wollen wir anderen Menschen wirklich so viel Macht über uns einräumen?

Wir dürsten also nach Befreiung von Abhängigkeiten.

Diese Veranschaulichung dient erst einmal der Bewusstwerdung eigener, oft unbewusster Reaktionsmuster und möchte die Motivation zur Introspektion fördern. Unsere Aufmerksamkeit sollte sowohl unsere äußeren Belange, aber unbedingt auch unsere innere Verfassung einschließen. Wir werden in diesem Kontext wieder einmal die Weisheit des Mittleren Weges mit den dazugehörigen Techniken anbieten (vgl. die 9. Grundlage der BPT). An dieser Stelle werden diese Punkte lediglich vorgestellt und erklärt. Die genaue Beschreibung, wie sie umzusetzen sind, folgt dann in der 19. Grundlage der BPT.

Neben den beiden recht extremen Strategien im Umgang mit inneren Spannungen, der depressiven und der aggressiven Reaktionsweise, werden wir den Mittleren Weg beschreiten.

Depression	**Der Mittlere Weg**	Aggression
Schlucken		Rauslassen
Beispiele: Schweigen Rückzug Ins Bett gehen Grübeln Alkohol Medikamente Zigaretten Essen/Süßigkeiten etc.	**Beispiele:** **Achtsamkeit** **Atmen** **Loslassen** **Entspannen** **Meditation** **Klärende Gespräche** **Lösungsorientierung**	Beispiele: Streiten/Schreien Schlagen Sport/Joggen Holzhacken Arbeiten Spazierengehen Putzen Einkaufengehen etc.

Natürlich steht uns stets das ganze Spektrum zur Verfügung, sodass wir oft auch schweigen oder manchmal auch streiten können, aber wir werden immer mehr verinnerlichen, wie wir diese Aufgaben ohne inneren Widerstand, ohne Anhaftung, ohne Negativität etc. und mit mehr Freude, Mitgefühl und Achtsamkeit für uns und andere bewerkstelligen.

Wir müssen für uns einen heilsamen und flexiblen Umgang mit unseren inneren Spannungen finden. Die Unterschiede sind in der folgenden West/Ost-Tabelle sehr pointiert herausgestellt.

Westlicher Weg	Buddhismus
„Es" rauslassen	Der Mittlere Weg ist heilsam Emotionen vergehen Sei achtsam, kritisch und wachsam mit deinen Emotionen
Traue deinen Gefühlen	Gefühle, auch positive, können uns in die Irre führen
Streit (z. B. in Partnerschaften) kann: • Nähe schaffen • Anzeichen für Leidenschaft sein • zeigen, dass man sich nicht egal ist	Im Streit werden unheilsame Muster verfolgt

Wie können wir konkret mit Emotionen umgehen?

Die vier grundlegenden sekundären Emotionen, unter denen wir am häufigsten leiden, sind: Angst, Trauer, Wut und Schmerz. Wenn wir diese 7. Grundlage der BPT bisher gut studiert haben, sollten uns nun eine Reihe von Erkenntnissen für den adäquaten Umgang mit unseren Emotionen zur Verfügung stehen. Wir wollen diese nun als Handwerkszeug trainieren und nutzen, um sie für den Wandlungsprozess einzusetzen. Dazu wird in der 19. Grundlage der BPT praktisch angeleitet.

Buddha formulierte die folgenden Vier Prinzipien der Wandlung

1. Erkennen
2. Akzeptieren
3. Erforschen
4. Nicht-Identifikation

Wenn wir emotionale Reaktionen in uns aufsteigen spüren (egal, ob es sich um Angst, Trauer, Wut oder Schmerz handelt), sollten wir (1) **erkennen,** dass es *unsere* Emotionen sind, die wir spüren. Diese hat niemand anders außer uns selbst erzeugt. Natürlich machen wir gern andere dafür verantwortlich, aber diese 7. Grundlage der BPT sollte gezeigt haben, wer die oder der Hauptverantwortliche ist: wir selbst.

Wir hadern nicht mehr, wir zaudern nicht mehr, wir verstricken uns nicht in zusätzlichen (Selbst-) Vorwürfen. Wir (2) **akzeptieren** die momentane Situation. Das bedeutet keinesfalls ein passives Ausharren in unseren Problemen, sondern ein Beenden von unnötigem, zusätzlichem Leiden.

Wir halten achtsam inne, um sehr wach für unsere inneren Abläufe zu werden, wir (3) **erforschen** unsere Gedanken und prüfen sowohl die äußeren wie auch die inneren Zustände.

Insbesondere lassen wir uns nicht mehr auf irgendwelche feste Rollenmuster reduzieren. Es erfolgt (4) **keine Identifikation** mehr mit Rollen, die uns zwingen, uns und andere mit unheilsamen und negativen Handlungen zu drangsalieren (vgl. dazu die 13., 16. und 19. Grundlage der BPT).

So werden wir immer häufiger feststellen, dass wir keine weiteren unheilsamen Gedanken mehr produzieren, die unsere Emotionen noch negativer einfärben, und diese insbesondere nicht mehr so lange aufrechterhalten. Beispielsweise bekommen unsere negativen Gefühle keine weitere Nahrung und Stärkung durch wütende Gedanken. Wir erkennen zunehmend häufiger, dass sich solche Gefühle immer schneller sozusagen selbst verbrennen. Wir spüren sie als körperliche Anspannungen, atmen ihnen ausgleichend entgegen, entziehen ihnen die Negativladung und lassen sie verglühen. Ängste, Trauer und Wut lösen sich auf diese Weise langsam auf und unsere Schmerzen lassen sich eingrenzen.

Das Kreuz mit dem Kreuz, unser Schmerz

Dieses Gefühl ist sehr elementar und hat eine besondere und vielfältige Bedeutung (vgl. dazu die 11. Grundlage der BPT über unser Leiden).

Wir unterscheiden zwischen körperlichen, psychisch-seelischen und biografischen Schmerzen. Allerdings vermischen sich diese Varianten im Erleben zu einer oftmals geballten, undifferenzierbaren Schmerzerfahrung, die wir dann nur noch als dumpf, stechend, drückend, bohrend etc. erleben. Wir werden einige sehr wirkungsvolle Maßnahmen und Übungen zur Schmerzbekämpfung im Rahmen der 19. Grundlage der BPT kennenlernen.

Mary H. kommt mit schweren Beziehungsproblemen zu uns. Sie fühlt sich fast täglich von ihrem Partner angegriffen und kann sich danach kaum wieder beruhigen. Eigentlich sollte sie sich von ihm trennen, wie sie selbst meinte, ist aber gefühlsmäßig noch zu sehr verbunden mit ihm. Besonders haderte sie damit, dass ihr Partner sie doch so gut kenne und trotzdem so rücksichtslos sei und sie täglich mit unbedachten Äußerungen verletze. Wenn er das doch nur unterbinden könnte!

Mary benötigte eine Weile, um diese Grundlage der BPT über unsere Gefühle wirklich anzunehmen. Sie ergründete ihre „roten Knöpfe" und konnte nach und nach mehr Eigenverantwortung für ihre Gefühle übernehmen. Insbesondere die später noch beschriebene Übung mit der Eigeninstruktion „Ich lasse meine Gefühle verglühen" half ihr sehr. Mary berichtete, dass sie vor allem während ihrer Anfangszeit in der BPT jede zwischenmenschliche Situation als eine Art Übungsfeld nutzte, um ihre emotionalen Reaktionen zu beobachten und ihre alten Automatismen besser kennenzulernen. Sie erlebte es als besonders hilfreich, jetzt gefühlsmäßig nicht mehr so abhängig von anderen zu sein.

Diese Grundlage sollte uns Folgendes vermitteln:

Wir erkennen, wie unsere spontanen primären Gefühlsregungen durch *unsere* Interpretationen und *unsere* Erfahrungen erst zu unseren sekundären Emotionen werden, wie Wut, Trauer, Angst etc., unter denen wir und auch andere oft leiden.

Wir erkennen, dass wir *unsere* Emotionen durch *unseren* ungezügelten Geist selbst am Leben erhalten. Es muss unmissverständlich klar werden, dass es sich immer um *unsere* Emotionen handelt. Sie gehören wirklich ganz allein *uns. Wir* sind dafür verantwortlich!

Wir erkennen, dass es nötig sein kann, heilsame Emotionen nachreifen zu lassen.

Das Verständnis für die Entstehung, Entwicklung, Kontrolle und die Möglichkeiten zur Veränderung unserer Gefühle und Emotionen ist von elementarer Bedeutung und ein Meilenstein in der therapeutischen Arbeit. Wenn wir erst einmal erkannt, verstanden und verinnerlicht haben, dass jede unserer Emotionen nichts anderes als eine Spannungsform in uns ist, aus der wir selbst etwas gestalten, nämlich die Emotion, sind wir der Befreiung einen wesentlichen Schritt näher gekommen.

Ein ruhiger Geist wird angestrebt, aber sicherlich nicht auf Kosten unserer Gefühle. Wir erlangen Befreiung *inmitten* unserer Emotionen und nicht, indem wir versuchen, sie zu verleugnen.

Die Erkenntnis, Verinnerlichung und Umsetzung der relevanten Fakten in Bezug auf unsere Emotionen bringt Befreiung und Erleuchtung.

Die **8**.
Grundlage der BPT

Erkenne und vermittle die Wahrheit vom Inneren Edlen Kern

> Erkenne den inneren edlen Kern und die Schönheit jedes Menschen.
>
> – Jack Kornfield –

Diese Grundlage der buddhistischen Psychotherapie befasst sich mit einer Art Grundsatzerklärung, die mit dem Menschenbild des Buddhismus und der buddhistischen Psychotherapie zu tun hat. Die hohe Wertigkeit des Lebens und aller Lebewesen wird verdeutlicht durch die Vorstellung vom Inneren Edlen Kern eines jeden Menschen. Wir stellen uns hier die Frage, was *hinter* der äußeren Fassade des Menschen und seinen Funktionsabläufen zu finden ist.

Die westliche Sicht

Westliche Psychotherapeuten gehen von relativ festen Persönlichkeits- und Charakterstrukturen, den sogenannten Ich-Funktionen aus. Diese sind bei der Geburt noch nicht vorhanden; sie bilden sich im Kindesalter und stabilisieren sich, wenn es keine Störungen gibt, erst in der Pubertät oder Spätpubertät. Nach Auffassung vieler Psychotherapeuten sind die Ich-Funktionen allerdings nur dann stabil, wenn wir es mit einer „gesunden" Person zu tun haben. Aus diesem Verständnis heraus gibt es viele Störquellen, die von der Geburt bis zur Konsolidierung in der Spätpubertät einen großen zeitlichen Spielraum haben. Diese möglichen Störungen entscheiden nach Ansicht vieler Psychotherapeuten über die Stabilität der zugrunde liegenden Persönlichkeitsstrukturen, demnach also über unser Fundament.

Die buddhistische Sichtweise

Die buddhistische Sichtweise unterscheidet sich hiervon grundlegend. Buddhisten gehen erst gar nicht davon aus, dass wir Menschen eine feste Persönlichkeit und ein festes rigides Selbst besitzen: Dabei handelt es sich vielmehr um Illusionen. Darüber hinaus erkennen Buddhisten, dass unsere inneren Qualitäten gewissermaßen unberührbar für negative Einflüsse sind. Wir werden durch gezielte Erfahrungsvermittlung deutlich spürbar machen können, dass wir zwar verschiedene Anteile und Schichten in uns tragen, die uns zum Teil helfen und zum Teil behindern können und in denen sich viele Probleme und falsche Wahrnehmungen bündeln. Wenn wir aber durch eine geduldige Übungspraxis diese Fehlwahrnehmungen immer tiefer durchdrungen haben, stoßen wir in Bereiche vor, die sowohl eine individuelle als auch eine universelle heilsame Qualität besitzen. Wir werden noch erfahren, wie durch diese Erfahrungen sowohl unser eigener Wert als auch der hohe Wert allen Lebens spürbar werden kann.

Die Strukturen, die wir vorfinden, wenn wir unsere verschiedenen Persönlichkeitsanteile und Schutzschichten durchdrungen haben, werden bildhaft als Innerer Edler Kern umschrieben.

Was ist der Innere Edle Kern?

Der amerikanische Meditationslehrer Jack Kornfield, der über viele Jahre in buddhistischen Klöstern in Asien ausgebildet wurde, erzählt in einem seiner Bücher die Geschichte von einer großen Buddhastatue aus Ton, die in einem Kloster im Norden Thailands seit Jahrhunderten Pilger anlockte. Leider vergrößerten sich im Laufe der Zeit die Risse in der Tonoberfläche immer weiter, sodass ein Mönch in das Innere der Statue hineinleuchten musste, um den genauen Schaden festzustellen. Dabei wurde entdeckt, dass die gesamte Buddhastatue unter der Tonoberfläche aus massivem Gold bestand. Wahrscheinlich wurde die Goldstatue in früheren Zeiten vor einer Invasion mit einer Tonschicht bedeckt, um so ihren möglichen Raub zu vermeiden. Seitdem das Gold freigelegt wurde, ist die Buddhastatue heute zu einem noch größeren Anziehungspunkt für Pilger und Besucher aus der ganzen Welt geworden.

Aus buddhistischer Sicht gehen wir davon aus, dass *jeder* Mensch diesen edlen Kern in sich trägt und dass sich aufgrund von Schutzmaßnahmen schon sehr früh vergleichbare „Tonschutzschichten" bilden müssen. Es sei angemerkt, dass dieser Vergleich lediglich in dem Punkt hinkt, wenn wir versuchen, einen *festen* Kern in uns finden zu wollen. Das Gold sollte als nicht-materielle Qualität in uns gedeutet werden und nicht als eine feste rigide Struktur. Deshalb könnte der Begriff „Kern" hier etwas missverständlich sein.

Dieser Innere Edle Kern ist unsere innere Kraftquelle und unser Tor zur Befreiung. Er steht symbolisch für unseren Wert und den Wert allen Lebens. Leider müssen wir Menschen diesen Edlen Kern schützen. Dieser Selbstschutz beginnt in einem Alter, in dem wir noch nicht über Sprache und – damit verbunden – über Möglichkeiten zur sprachlichen Speicher-Erinnerung verfügen. Deshalb ist uns dieser Vorgang des Selbstschutzes im weiteren Verlauf unserer Entwicklung nicht mehr zugänglich.

Dieser Vorgang betrifft *jeden* Menschen, er bezieht sich nicht nur auf schon früh traumatisierte Kinder. Jedes Kleinkind bekommt bereits relativ früh zu spüren, dass nicht alle seine Bedürfnisse sofort erfüllt werden und dass das Umfeld aufgrund der eingeschränkten Fähigkeiten eines Kleinkindes erhebliche Ängste in diesem auslösen kann. So bilden sich bei *jedem* Menschen schon im Kleinkindalter aus einem Sicherheitsbedürfnis heraus und zur Linderung unserer Ängste Schutzschichten. Diese können sich dann im weiteren Verlauf sehr unterschiedlich ausprägen. Entscheidend dafür ist wohl das Wechselspiel aus den Erfahrungen des heranwachsenden Kindes und Jugendlichen mit seiner genetischen Veranlagung. Bei einigen glücklichen Menschen brauchen sich diese Schutzschichten vielleicht nicht sehr stark ausbilden, während sie sich bei anderen, ähnlich wie die Jahresringe bei einem Baum, übereinander bilden müssen.

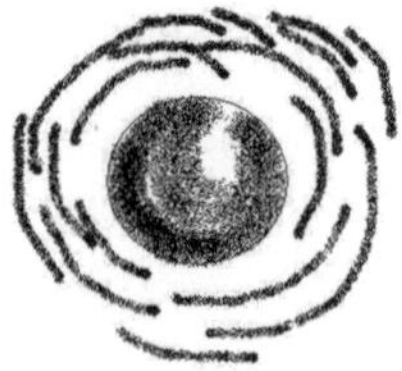

Abb. 7

Neben der Tatsache, dass diese Schutzschichten kurz- und auch mittelfristig Schmerzen, Ängste etc. lindern, werden sie langfristig jedenfalls zu unseren „Gefängnismauern". Diese hindern uns daran, uns selbst und auch die Außenwelt klarer wahrzunehmen. Sie behindern einen wirklichen Kontakt zu anderen und auch zu uns selbst. In manchen Fällen sind diese Schichten so dick geworden, dass sich die Menschen isoliert fühlen, emotional eingeschränkt und fast gefühlstaub. Sehr häufig kommt es dann zu unbewussten Selbstheilungsversuchen. Insbesondere der hohe Alkohol- und Drogenkonsum kann als ein solch hilfloser Versuch interpretiert werden, innere Mauern einzureißen, wieder Zugang zu den Verbundenheitsgefühlen und den Glücksempfindungen zu finden, die der Kontakt mit unserem Inneren Edlen Kern erzeugt. Dieser Weg ist jedoch leider chancenlos. Wir vergiften damit nur unseren Geist und unseren Körper und erzeugen lediglich eine Ersatzbefriedigung, die zwar grob an das angestrebte Ziel heranreicht, diesem aber in keiner Weise wirklich nahekommt.

Unsere Schutzschichten haben für uns selbst, aber auch für unseren Kontakt mit der Außenwelt sehr große Konsequenzen. Die meisten Menschen agieren miteinander sozusagen nur von „Tonschutzschicht" zu „Tonschutzschicht". Wir können den Edlen Kern in anderen nicht spontan erkennen. Daher müssen wir unbedingt verstehen lernen, dass alle Eigenschaften der Persönlichkeit, sämtliche Konflikte und Probleme auf oder über diesen Tonschichten angesiedelt sind. Aus diesem Grunde verwechseln wir unsere Essenz als menschliche Wesen, den Edlen Kern, mit der Oberfläche der Tonschicht. Wenn wir tiefer in uns hineinschauen oder auch mit einem oder mehreren Menschen Kontakt haben, können wir uns jederzeit daran erinnern, dass wir alle diesen Edlen Kern in uns tragen.

Allein dieses buddhistische Verständnis vom Edlen Kern kann, bei tiefer Verinnerlichung und Verwirklichung, zu Respekt und einem nachhaltigen Frieden führen, den wir mit uns selbst und allen anderen schließen.

Der Buddhismus und die buddhistische Psychotherapie können uns dabei helfen, diese Tonschichten zu durchdringen, Zugänge zu ihnen zu schaffen, die Schichten etwas aufzulockern, sie uns bewusst zu machen und sie vielleicht sogar sukzessive abzubauen beziehungsweise sie flexibler zu gestalten.

Das damit verbundene Menschenbild

Viele Psychotherapeuten lernen, dass wir nur sehr langsam mit dem Erwachsenwerden eine hoffentlich stabile, gesunde und einheitliche Persönlichkeit heranbilden. Diese sich entwickelnden Persönlichkeitsstrukturen entsprechen unseren Fähigkeiten und Fertigkeiten, die wir mit dem Heranwachsen lernen, wie die Fähigkeit zur Realitätsprüfung und zum Bedürfnisaufschub, Frustrationstoleranz, Stabilität der Bewertung nahestehender Menschen etc. Diese Strukturen sollen unseren Charakter und unser Selbst ausmachen.

Nach diesen Vorstellungen müssen wir also unseren inneren Kern erst bilden. Wenn es dabei Störungen im Kindesalter gibt, zum Beispiel durch jede Art von Stress, wird dieser innere Persönlichkeitskern labiler und instabiler ausgebildet. Nochmals im Vergleich dazu ist aus buddhistischer Sicht anzumerken, dass alle Störungen nur die *äußeren* „Tonschichten" betreffen, *nicht* aber das „Gold" im Inneren, die Essenz, die uns als menschliche Wesen ausmacht. Aus buddhistischer Sicht entstehen viele Irrungen, Probleme und Konflikte daraus, dass wir meinen, nur aus diesen äußeren Schichten zu bestehen, und den Zugang zu unserem Mittelpunkt, dem Edlen Kern, verloren haben. Insbesondere die Selbstwertproblematik, Isolations-, Selbstentfremdungs- und Verlassenheitsgefühle, auch das Gefühl, von der Natur getrennt zu sein, bis hin zur Fremdenfeindlichkeit sind unter anderem auch daraus erklärbar. Finden wir den Zugang zum Edlen Kern wieder, erleben wir sowohl unsere individuelle eigene Lebensenergie als auch universelle Empfindungen wie die von umfassender Verbundenheit.

Der Edle Kern und die vielen Persönlichkeiten

Die westliche und die buddhistische Sichtweise vom Charakter und von der Persönlichkeit eines Menschen haben viel Gemeinsames, weisen aber auch deutliche Unterschiede auf.

Das Modell der westlichen Psychotherapie

Viele westliche Psychotherapeuten erlernen eine Art Verlaufsmodell. Die Qualität der Persönlichkeitsstrukturen oder Ich-Funktionen kann durch Beobachtung, Testverfahren, Selbst- und Fremdbeschreibung relativ gut erfasst werden.

Wie effektiv sind also unsere Ich-Funktionen wie Frustrationstoleranz, Fähigkeit zum Bedürfnisaufschub, Realitätsprüfung, Selbstschutzmechanismen, Selbstentlastungsressourcen, Affekt-Impuls-Kontrolle, Flexibilität, Bindungsfähigkeit, Sozialverhalten, Selbstreflexion/Introspektion, Empathie- und Antizipationsfähigkeit und die Stabilität der Objektrepräsentanzen, d. h. wie stabil ist die bewertende Wahrnehmung beispielsweise von nahestehenden Menschen?

Sind die Ich-Funktionen eines Menschen fast vollständig aufgelöst, sollen sich psychotische, d. h. wahnhafte, schizophrene Symptome zeigen. Sind die Persönlichkeitsstrukturen weniger geschädigt, wenn auch äußerst labil, sollen sich Persönlichkeitsstörungen manifestieren, je nach Schweregrad zum Beispiel schizoide, Borderline-, selbstunsichere, abhängige oder Zwangspersönlichkeitsstörungen. Sind die Strukturstörungen nicht so deutlich ausgeprägt beziehungsweise ist das Funktionsniveau ausreichend, wird von unterschiedlichen Persönlichkeitsakzentuierungen gesprochen, wie zum Beispiel einer zwanghaft akzentuierten Persönlichkeit. Sind die Persönlichkeitsstrukturen relativ stabil, werden die Konflikte auf einem neurotischen Niveau abgehandelt. Neurosen sind eine Art „Umleitung", die entsteht, weil eine direkte Triebbefriedigung in unserer Kultur nur in seltenen Fällen zulässig ist.

Nach diesem Modell befindet sich jeder Mensch irgendwo auf dem Kontinuum zwischen schizophrener Psychose, Persönlichkeitsstörung, akzentuierter Persönlichkeit und Neurose. Die oben aufgelisteten Ich-Funktionen entscheiden über die individuelle Position auf diesem Kontinuum beziehungsweise über Glück und Unglück eines Menschen.

Nach Sicht vieler *westlicher* Psychotherapeuten bilden diese Ich-Funktionen den inneren Kern eines Menschen.

Das buddhistische Modell

Demgegenüber lokalisieren Buddhisten Störungen der Ich-Funktionen auf den *äußeren* Schichten. Aus buddhistischen Sicht ist jeder Mensch grundsätzlich heil, gesund und gut. Leider verlieren wir den Zugang zu diesem Gutsein schon recht früh, weil wir uns gewissermaßen verirrt haben.

Aus diesem buddhistischen Verständnis heraus kann ein Mensch gleichzeitig sehr leidend und tief im Inneren doch völlig gesund sein.

Mit dieser Annahme von grundlegender Gesundheit und Gutheit unterscheiden sich der Buddhismus und die buddhistische Psychotherapie erheblich von den westlichen Krankheitsmodellen und Menschenbildern. Die buddhistische Psychotherapie sieht sich selbst als eine Art Navigationssystem, mit dessen Hilfe wir den Weg aus den Verirrungen zu unserem wahren heilen Wesen, dem Inneren Edlen Kern, wiederfinden können. Die Aufgabe der buddhistischen Therapeuten besteht unter anderem darin, den Hilfesuchenden wieder mit den in ihm angelegten inneren Qualitäten in Kontakt zu bringen. Die Hilfesuchenden lernen also nichts wirklich Neues, sondern finden wieder eine Verbindung zu dem, was schon immer da war, wozu der Kontakt aber bereits sehr früh unterbrochen wurde.

Namasté

In unserer westlichen Kultur werden nur sehr wenige Menschen, die sich in heroischer Weise um ihre Mitmenschen bemüht haben, und meistens erst viele Jahre nach ihrem Tode heiliggesprochen. Stellen wir uns ein Gesellschaftssystem vor, in dem jeder heiliggesprochen ist! Wie würde die Verinnerlichung und Verwirklichung dieser Werte unser Miteinander verändern! Genau diese Sichtweise versucht der Buddhismus zu realisieren. Dasselbe ist auch mit dem indischen Gruß Namasté gemeint, übersetzt: Ich grüße das Licht oder das Göttliche in dir.

Die unterschiedlichen buddhistischen Persönlichkeitsstile

Wenn wir uns als Buddhistinnen und Buddhisten Gedanken machen über unsere festen Persönlichkeitsmerkmale, sollten wir also zunächst verstehen, dass wir damit nicht unser innerstes Fundament meinen, sondern unsere Hilfsstrukturen, die sich *auf* den Schutzschichten gebildet haben. Auf dieser Basis erkannten Buddhisten schon Jahrhunderte vor den Psychoanalytikern, dass wir Menschen auch auf einer bestimmten Funktionsebene relativ feste Persönlichkeitsstile entwickeln können. Es sei angemerkt, dass diese sehr achtsam als *Neigungen* verstanden werden sollten, die wir sozusagen wie Werkzeuge nutzen können. Wir *sind* aber nicht unser Werkzeug. Wir *sind* nicht identisch mit unseren Persönlichkeitsanteilen oder Persönlichkeitsstilen. Diese sind lediglich auf unserer *äußeren* Schutzhülle als eine Art Funktionseinheit angesiedelt.

Die drei unterschiedlichen buddhistischen Persönlichkeitstypen sind

- die anhaftende Persönlichkeit
- die widerständige Persönlichkeit
- die verwirrte Persönlichkeit

Zwischen diesen drei Typen gibt es keine bewertende Rangordnung; jeder hat seine Besonderheiten, Stärken und Schwächen.

Wie erkennen wir unseren Persönlichkeitsstil?
Jack Kornfield gibt dazu ein Beispiel: Wenn Sie bei einer Freundin zur Wohnungseinweihung eingeladen sind und zum ersten Mal die neue Wohnung betreten, achten Sie dann zuerst auf die schöne Wandfarbe, das gemütliche Sofa, das große Wohnzimmer mit dem heimeligen Kamin? Achten Sie also erst einmal auf die schönen Dinge und geben Kommentare dazu ab? Dann gehören Sie wohl zum *anhaftenden* Typus.

Wenn Sie die neue Wohnung betreten, fällt Ihnen dann zuerst auf, dass die Fenster nur einfach verglast sind, die Küche zu klein ist und das Nachbarhaus zu nahe steht? Können sie schnell die vielen Nachteile und Defizite erkennen? Dann wären Sie der *widerständige* Typ.

Oder kommen Sie (oftmals) etwas verspätet an, nehmen die Wohnung nicht wirklich zur Kenntnis, fühlen sich bei so vielen Eindrücken ein wenig konfus? Ihr Interesse gilt der Freundin, nicht dem Haus. Das wäre dann der *verwirrte* Typus.

Der *anhaftende* Typus nimmt viele schöne Dinge wahr, läuft aber Gefahr, dass aus der Liebe zu schönen Dingen Anhaftung, Festhalten, Verstrickungen, auch Süchte entstehen. Negatives wird eher verdrängt.

Die *widerständige* Persönlichkeit ist zwar sehr kritisch, kann aber zu Pessimismus, Isolation und Aggressivität neigen. Positives wird eher verdrängt.

Die *verwirrte* Persönlichkeit wirkt sehr ungebunden, kann aber auch manchmal scheinbar im Chaos versinken. Außenreize werden oft verdrängt.

Da diese Persönlichkeitseigenschaften für Buddhisten nicht den inneren Kern bilden, können sie mittels Disziplin und Achtsamkeit bewusst und nutzbar gemacht werden. Ähnlich wie die westlichen Therapeuten gehen auch Buddhisten nicht davon aus, dass Persönlichkeitsstile grundsätzlich und vollständig veränderbar sind. Aus dem anhaftenden Typus kann jedoch ein freier, bewusster Ästhet, aus dem Widerständigen ein freier, bewusster, konstruktiv-kritischer Mensch und aus dem Verwirrten ein freier, bewusster und für vieles offener Mensch werden.

Der Kern und das Ich-Gefühl

Buddhisten kennen zwar relativ feste Persönlichkeitseigenschaften, aber sie sagen auch, dass das Ego, das Selbst, das Ich eine Illusion sei. Wie ist das miteinander vereinbar?

Es heißt, dass unser Innerer Edler Kern eben kein fester Kern ist. Wir besitzen nicht wirklich ein fest gefügtes, stabiles beständiges Selbst, obwohl wir das permanent so wahrnehmen: *Ich* will ..., *ich* denke ..., *ich* habe ... etc.

Das Selbstgefühl beginnt sich sehr früh zu bilden. Wir beginnen unser Leben ohne Ich-Funktionen, wir haben noch keine Fähigkeiten, Grenzen wahrzunehmen oder zu setzen. Wir sind direkt mit der Welt verbunden: Wenn die Umgebung lustig ist, sind Kinder es auch; ist sie angespannt, werden Kinder es auch. Aus dieser zumindest ambivalenten Abhängigkeit entwickelt sich ein Kontrollwunsch und der Überlebensinstinkt sucht nach Schutzmöglichkeiten.

Wenn die Schutzschichten entstehen, entwickeln sich parallel dazu ein Gefühl von Erfolg und, darauf aufbauend, die ersten Ego-Gefühle: *Ich* kann das, *ich* bewirke das. Kinder freuen sich extrem, wenn sie ihre Selbstwirksamkeit unter Beweis stellen, d. h. spüren, dass sie selbst etwas bewirken können. Es bilden sich dann immer weitere Ego-Gefühle heraus.

Stärken und Schwächen werden erfahren. Damit entsteht eine Vielzahl von Identifikationen. *Ich bin* ein Junge/Mädchen, *ich bin* gut/schlecht in Mathe, *ich bin* gut/schlecht im Sport, ich habe, ich gehöre, ich liebe, ich hasse, ich will, ich vermeide etc. Dieser Prozess folgt, wenn er nicht mit bewusster Achtsamkeit behandelt wird, ein Leben lang seiner Eigendynamik.

Versuchen wir einmal, alle unsere Identifikationen aufzulisten. Das betrifft sowohl unsere Rollen als auch die damit verbundenen Überzeugungen, zum Beispiel als Angestellte, Mutter ihres Sohnes, Tochter ihrer Eltern, Partnerin, Patientin, Frau, Deutsche, Christin, Kundin, Sportlerin, Freundin, Arbeitskollegin und vieles mehr. So ist zu verstehen, wenn Buddhisten sagen, dass das Selbst durch Identifikation entsteht und sich durch Identifikation am Leben erhält.

Geben wir unsere Identifikationen immer weiter auf, reduziert sich auch das Ego immer weiter. Gebe ich die Identifikation „*Ich bin* ein fleißiger Arbeiter" zumindest ein wenig auf, kann ich mich vielleicht mehr entspannen und erzeuge weniger Leiden und Druck.

Ein buddhistischer Leitspruch lautet: Kein Ego, kein Leiden.
Es ist lohnenswert, diese Zusammenhänge genau zu studieren, insbesondere wenn wir zum Beispiel mit Patienten arbeiten, die unter erheblichen Selbstwertproblemen leiden und sich bislang viel zu wenig Gedanken um ihr Ego gemacht haben

Die Komplementarität des Inneren Edlen Kerns

Ein wichtiger Aspekt ist die Erfahrung der Komplementarität des Inneren Edlen Kerns.

Beispielsweise besitzt auch das Licht diesen komplementären Charakter. Der Lichtstrahl ist sowohl in einer Wellenfunktion als auch in einer Teilchenstruktur messbar, also sowohl materieller als auch nichtmaterieller Natur. Ebenso komplementär ist unser Innerer Edler Kern, der sowohl einen individuellen als auch einen universellen Charakter besitzt. Finden wir einen Zugang zu unserem inneren Edlen Kern, können wir als *Individuum* intensives Glück spüren. Lassen wir uns weiter auf den Weg ein, erfahren wir die *universelle* Qualität in uns. Das könnte zum Beispiel bedeuten, dass wir unser (eingebildetes) Selbst nur noch abgeschwächter wahrnehmen und die Empfindung von Verbundenheit spüren.

Die vielen Facetten unserer Persönlichkeit

Wie bereits in der 5. Grundlage der BPT über unseren Körper dargestellt, bestätigt die moderne Hirnforschung, dass es keinen klar benennbaren Ort im Gehirn gibt, an dem das Ich oder das Ich-Gefühl entsteht. Fachleute beschreiben das Ich als eine subjektive Wahrnehmung, die aus vielen Prozessen besteht, die durch unterschiedliche Stellen und Strukturen in unserem Gehirn zusammengesetzt werden. Das bedeutet, dass das Ich keine feste Einheit bildet.

Kurz und knapp ausgedrückt: Es gibt keine einheitliche konstante Persönlichkeit. Das ist oft nicht leicht zu verstehen, zum Beispiel auch deshalb, weil wir uns doch nicht als zusammengesetzt, sondern als sehr einheitlich erleben. Bei genauerer Betrachtung erkennen wir jedoch auch die vielen verschiedenen Persönlichkeiten in uns. Jeder Mensch reagiert je nach Situation sehr unterschiedlich. Im Kontakt mit Kindern sind wir vielleicht generell ein sehr geduldiger Mensch, mit Arbeitskollegen dafür umso weniger oder gar nicht.

Einschränkend sei angemerkt, dass sich zum Teil sehr drastische Persönlichkeitsveränderungen auch aufgrund von Verletzungen, Unfällen, Schock- und Traumaerlebnissen, aber auch durch eine Vielzahl anderer Grenzerfahrungen beobachten lassen.

Es spricht nichts für den Glauben an eine überdauernde, immer gleiche Persönlichkeit. Beispielsweise schildert die Wissenschaftsjournalistin Judith Rich Harris, dass pädagogische Studien gezeigt haben, dass Maßnahmen zur Veränderung des Sozialverhaltens, die in der Schule durchgeführt wurden, zwar dort Früchte zeigten, nicht aber zu Hause. Demnach manifestieren wir je nach Umweltkontext unsere verschiedenen Persönlichkeiten.

Bislang gibt es noch keinerlei Studien, die schlüssig erklären, wie sich eine Persönlichkeit entwickelt beziehungsweise genauso entwickelt, wie sie es tut. Es wurde zwar eine kaum zu überblickende Vielzahl von Studien durchgeführt, die alle möglichen frühen Einflüsse mit den späteren Persönlichkeitsstilen in Zusammenhang bringen wollten, doch die Qualität der entdeckten Zusammenhänge kann bestenfalls als schwach bezeichnet werden. Trotzdem glauben wir, wollen wir daran glauben, dass wir und auch unser Gegenüber eine feste stabile Persönlichkeit zeigen, weil wir sehr unklug hoffen, damit an etwas Stabilem, an der Vorstellung von einer konstanten Persönlichkeit festhalten zu können. Aus ähnlichen Gründen wundern sich oftmals sogar Behandler, wenn sie am Abend zufällig ihre depressiven Patienten bei scheinbar guter Laune und nett zurechtgemacht treffen.

Diese Variabilität, die wir bei den Persönlichkeitseigenschaften feststellen, findet sich auch in unserer Vorstellung über die Konstanz unserer Gefühle. Aus den Schilderungen unserer Patienten, aber auch aus eigener Erfahrung wissen wir, dass akute Gefühle in der Wahrnehmung oftmals zeitlich gestreckt werden. Wie bereits in der 7. Grundlage der BPT ausgeführt, erleben wir verschiedene Fehlwahrnehmungen: Wir sind scheinbar den ganzen Tag traurig, stundenlang wütend oder haben jahrelang Schmerzen. Wenn wir die Affekte aber genauer betrachten, stellen wir fest, dass ein Gefühl nur etwa 10–30 Sekunden anhält, um dann dem nächsten Gefühl Platz zu machen

Wir versuchen unausgesetzt, Leiden zu vermeiden und am Glück festzuhalten. Wie könnte eine Strategie aussehen, um möglichst dauerhaft Frieden und Glück zu sichern und Leiden zu beseitigen? Das war exakt die Aufgabe, die sich Siddhartha Gautama stellte und nach langen Jahren des Lernens bei anderen Lehrern, aber auch des Experimentierens mit eigenen Ideen löste. Buddha musste sich sowohl vor seiner inneren Befreiung als auch danach einer Vielzahl von Prüfungen, Verführungen, Ärgernissen und Problemen stellen.

Mike V. brauchte eine Weile, bis er über seine Selbstwertprobleme sprechen konnte. Er berichtete sehr sachlich von den langen Listen seiner Defizite und Schwächen. Die wahrgenommenen Unterschiede, die er zwischen sich und seinen Mitmenschen registrierte, interpretierte er überaus selbstkritisch. Für Mike war es sehr heilsam zu erkennen, dass wir auf einer oberflächlichen Ebene wirklich alle sehr unterschiedlich sind und er mit seiner Einschätzung fast richtig lag. Durch ein intensives, zu Anfang geführtes Meditationstraining konnte Mike zu den tieferen Aspekten unseres Menschseins vordringen. Er empfand sehr stark unsere Grundbedürfnisse, unsere körperlichen Abläufe und unsere untrennbare gegenseitige Abhängigkeit als Fundament unseres Menschseins. Auf dieser Ebene konnte Mike keine wesentlichen Unterschiede und Defizite mehr wahrnehmen. Die Bewusstmachung seines Inneren Edlen Kerns und dem aller Menschen war für Mike eine Schlüsselerfahrung, die erstmals seine Zweifel und seine Sehnsucht nach einem guten Selbstwertgefühl vereinen konnte.

Diese Grundlage sollte uns Folgendes vermitteln:

Wir und alle anderen Menschen tragen einen Inneren Edlen Kern in uns. Dieser soll erkannt, erfahren, respektiert und wertgeschätzt werden, bei uns selbst ebenso wie bei allen anderen.

Dieser Innere Edle Kern muss schon sehr früh geschützt werden, sodass sich Schutzschichten darum bilden. Diese können, je nach den erfahrenen Schwierigkeiten, unterschiedlich stark ausgeprägt werden.

Alle Konflikte und Probleme befinden sich auf oder über den äußeren Schutzschichten des Kerns. Sie haben nicht die Macht, den Edlen Kern zu beeinflussen. Allerdings handelt es sich nicht um einen festen Kern, sondern um ein Symbol für den hohen Wert jeden Lebens.

Die 9.
Grundlage der BPT

Erkenne und vermittle die Weisheit des Mittleren Weges

> Der Mittlere Weg verläuft zwischen
> den Gegensätzen.
> Bleibe in der Mitte.
> – Jack Kornfield –

Die Weisheit des Mittleres Weges gehört zu den zentralen Lehren, die Buddha vor etwa 2500 Jahren erkannte und seinen Schülern weitergab. Sie ist die am leichtesten zu vermittelnde Lehre, die am schnellsten nachvollziehbare und einsehbare Philosophie, aber wir werden sie dennoch als eine Methode kennenlernen, die nicht so leicht umzusetzen ist.

Buddha verbrachte die ersten Jahre nach seiner Erleuchtung damit, den Menschen, auf die er in Nordindien traf, den Inhalt seiner ersten Lehrrede vom *Ingangsetzen des Rades der Lehre* zu vermitteln.

Die berühmte Lehrrede vom Ingangsetzen des Rades der Lehre beinhaltet drei wesentliche Aussagen

1. Bleibe auf dem Mittleren Weg
2. Nutze die Erkenntnisse, um im Hier und Jetzt dir selbst und anderen zu helfen
3. Erfasse die Vier Edlen Wahrheiten

Wir werden uns nun in Rahmen der folgenden Grundlagen detailliert mit diesen drei Elementen auseinandersetzen, zumal sie die zentralen Bausteine der buddhistischen Lehre darstellen und dementsprechend auch so etwas wie das Fundament für unsere buddhistische Psychotherapie bilden.

Die Lehre vom Mittleren Weg werden wir im Rahmen dieser 9. Grundlage der BPT kennenlernen.

Die Lehre vom Hier und Jetzt und der Hilfe für uns selbst und andere wird im Rahmen der 10. Grundlage der BPT dargestellt.

Die Lehre von den Vier Edlen Wahrheiten finden wir in der 11. und in der 13. bis 17. Grundlage der BPT.

Den Mittleren Weg gehen

Die Suche nach der Befreiung von leidvollen Erfahrungen führte Buddha jahrelang auf viele verschiedene Wege. Wenn Menschen sich auf einen geistig-spirituellen Weg begeben, erliegen sie sehr oft der Versuchung, ihren Körper und dessen Belange zu vernachlässigen oder sogar bewusst zu missachten. Nicht selten werden körperliche Aspekte des Lebens negativ bewertet, ängstlich unterdrückt, vermieden oder sogar verteufelt. Dieses Phänomen findet sich in allen Kulturen wieder.

Vor seiner spirituellen Suche führte Siddhartha Gautama, der spätere Buddha, ein materiell reiches Leben, das der Legende zufolge eher dem Genuss gewidmet war. Als er seine Suche nach Befreiung begann, wandte er sich völlig davon ab. Er konnte bereits von dem reichen Erfahrungsschatz seiner indischen Kultur profitieren und erlernte bei verschiedenen Meditationsmeistern seiner Zeit (Alara Kalama, Uddaka Ramaputta) die notwendigen Techniken, die für eine tiefe meditative Versenkung hilfreich sind. Er erkannte jedoch, dass diese wichtigen Techniken, so reichhaltig und tiefgründig sie auch sein mochten, nicht zur vollständigen Befreiung führen konnten. Diesen Sachverhalt sollten wir sehr achtsam zur Kenntnis nehmen und daraus die Konsequenz für uns ziehen, ebenfalls nicht ausschließlich auf meditative Techniken zu bauen, sondern die anderen Bausteine beziehungsweise Grundlagen der buddhistischen Psychotherapie genauso ernsthaft zu studieren.

Buddha soll im weiteren Verlauf seiner spirituellen Suche bis zum körperlichen Zusammenbruch asketisch gelebt haben, d. h., dass er weniger Nahrung zu sich nahm, als sein Körper eigentlich brauchte. Diese Strategie brachte ihn zwar an den Rand des Todes, nicht aber an das Ziel seiner Suche: die Befreiung. Doch weder ein Leben im Genuss noch ein Leben in der Askese hatten ihn an sein Ziel führen können. Er erkannte, dass der Weg zur Befreiung nicht durch die Extreme verläuft.

Der Legende zufolge soll Buddha gehört haben, wie ein Musiker zu seinem Schüler sagte: Wenn du die Saite zu stark spannst, dann reißt sie. Wenn du die Saite aber zu schwach spannst, erzeugt sie keinen Ton. Damit wollte er ihm vermitteln: nicht zu stark, nicht zu schwach, nicht zu viel, nicht zu wenig. Bleibe in der Mitte. Diese Erkenntnis vom Mittleren Weg impliziert, dass wir keinen Extremen folgen sollten. Unser Körper und unser Geist sollten beide *achtsam* und *maßvoll* umsorgt werden.

Die Weisheit vom Mittleren Weg mag auf den ersten Blick banal erscheinen, doch in der Praxis des Alltags bedeutet sie eine immerwährende Gratwanderung und ist ein ständiger Prüfstein für unsere Wachheit. Wir sind kontinuierlich gefordert, für uns selbst und alle anderen Wesen zu prüfen, wie das rechte Maß für den jeweiligen Augenblick aussieht.

Einstein sagte einmal: Eine gute Theorie ist immer einfach. So lässt sich auch diese einfache Theorie wunderbar ausdrücken in dem kurzen Satz: Bleibe in der Mitte. Diese Erkenntnis ist trotz ihrer Schlichtheit ein mächtiger Gradmesser für alle unsere Bemühungen und findet sich in vielen anderen Aspekten der noch folgenden buddhistischen Lehren wieder. Beispielsweise zeigt uns der Mittlere Weg auch die Strategie an, wie wir uns auf eine realistische Art und Weise von unheilsamen Aspekten des Lebens befreien können. Denn es ist nicht unbedingt „menschlich", sich von grundlegenden Geisteszuständen wie Zuneigung, Ärger, Trauer, Freude, Angst, Liebe, Ungeduld etc. in einer Weise befreien zu wollen, dass wir sie nie wieder spüren.

Wenn von Befreiung gesprochen wird, assoziieren wir meist die Befreiung *von* etwas. Hier ist aber nicht diese Art der Befreiung gemeint.

Der Mittlere Weg bedeutet, sich nicht *von,* sondern *inmitten* aller möglichen Geisteszustände und Gefühle zu befreien.

Alle Gefühle sind vielmehr weiterhin da, werden respektiert, wahrgenommen, achtsam erkannt, durchdrungen, verstanden und gelassen gehandhabt.

Wenn wir uns in dieser Form *inmitten* aller menschlichen Belange befreien können, bedeutet dies das Ende der Abhängigkeit von äußeren Faktoren. Niemand hat dann mehr die Macht, uns dauerhaft zu betrüben.

Unsere „roten Knöpfe“ und damit unsere wunden Punkte sind geschützt. Wenn wir diesen Zustand erreichen können, haben wir uns *inmitten* aller Gefühle befreit, ohne sie abzuspalten.

Kein Hass, aber auch keine Gleichgültigkeit.
Keine Gier, aber auch keine Vermeidung.
Kein Anhaften, aber auch kein Widerstand.
Kein Klammern, aber auch kein Wegschieben.
Keine Völlerei, aber auch kein Hungern.

Es geht hier in keiner Weise um eine Coolness, bei der wir unsere Gefühle möglichst ausschalten, sondern um das Ende einer Abhängigkeit, also die Beendigung des Festhaltens. Das entspricht der Essenz des Buddhismus als Befreiung von unheilsamen Geisteszuständen (vgl. die 1. Grundlage der BPT).

Sich dafür zu öffnen benötigt viel Einsicht und Mut. Sind wir wirklich bereit dazu, uns von den Aufregungen und aller Lebensdramatik zu befreien? Oder brauchen wir die damit verbundenen Achterbahnfahrten noch?

Den Mittleren Weg verlassen

Wenn wir den Weg noch nicht gefunden haben, werden wir mit vielen, auch wichtigen Aspekten unseres Lebens herumexperimentieren. Besonders typisch für diese Haltung ist natürlich die Zeit unserer Jugend, in der wir noch viele Erfahrungen machen müssen. In dieser Zeit wird nicht selten eine Reihe von Extrempositionen zum Beispiel in Bezug auf Mode, Meinungen, politische Ansichten, Drogen, Kriminalität, Sexualität, Musik etc. ausprobiert. Doch das Grundproblem, einen stimmigen, gesundheitsadäquaten, eben guten Mittelweg zu finden und beizubehalten, bleibt uns auch noch sehr lange danach erhalten. So wird im jüngeren Erwachsenenalter der Mittlere Weg häufig nicht eingehalten. Unser Körper erlaubt uns noch eine Vielzahl von extremen Aktionen, wie zum Beispiel den – oft berufsbedingten – Raubbau an unseren Kräften durch das Ausblenden von gesundheitlichen Leistungsgrenzen, um hochgesteckte Ziele zu erreichen.

Früher oder später werden wir jedoch die körperlichen und psychischen Folgen zu spüren bekommen, die unweigerlich auftreten, wenn wir über lange Zeit einen passenden Mittelweg ignoriert haben. Offensichtliche Folgen, die das Verlassen des Mittleren Weges anzeigen, sind entweder die Süchte (Alkohol, Zigaretten, harte Drogen, Medikamente, Spiele, Essen, Sex, Einkaufen etc.) oder die verschiedensten körperlichen und psychischen Stress- und Überlastungsreaktionen (Kreislaufprobleme, Übergewicht, Schmerzerkrankungen, Schlafstörungen, Grübelzwänge etc.) und natürlich auch gewisse „Askesepraktiken“ (Magersucht, Depression, Vermeidungs- und Fluchtwünsche bis zur Weltflucht, Suizid, etc.).

Wir werden im Rahmen der 11. Grundlage der buddhistischen Psychotherapie noch über die Unvermeidbarkeit von Leiden sprechen, aber vielleicht verstehen wir schon hier ohne lange Erklärungen, dass unser Leben immer auch einen Leidensaspekt haben wird. Das liegt nicht an unseren Fehlern oder an den Schwächen anderer Menschen. Wir werden erkennen müssen, dass das Leben an sich unweigerlich immer wieder Leiden mit sich bringen wird. Manche Probleme, wie Alter, Krankheit, Tod und Verluste aller Art, sind eben unvermeidbar.

Es braucht daher viel Mut und Geschick, um möglichst gut durch das Leben zu kommen. Dafür wäre eine Art Leitfaden, eine Kursbestimmung oft sehr hilfreich. Genau das kann uns die Philosophie vom Mittleren Weg bieten. Doch dieser Weg ist oft genug auch der schwierigere. Wenn wir hören: „Dieses dürfen wir nicht, jenes ist verboten, das ist giftig, das ist strafbar etc.“, stehen uns damit sehr klare Handlungsanweisungen zur Verfügung. Wenn wir aber die Anweisungen zum Mittleren Weg hören, erkennen wir schnell, wo Probleme entstehen könnten: „Nicht zu viel, aber auch nicht zu wenig. Nicht zu fest, nicht zu locker. Nicht zu ehrgeizig, nicht zu entspannt“ etc. Für eine wirklich konstruktive Umsetzung dieser Anweisungen ist eine geistige Schulung notwendig, zum Beispiel in Achtsamkeit.

Die universelle Lebensweisheit des Mittleren Weges

Spuren von der Lehre des Mittleren Weges sind in den Lebensphilosophien vieler Kulturen und in allen Epochen zu finden.

Schauen wir beispielsweise auf die alte griechische Geschichte von Dädalus und seinem Sohn Ikarus. Der Sage nach wollten sie von Kreta flüchten, indem sie sich mit Wachs Federn an den Körper klebten und fliegend die Insel verließen. Ikarus flog zu hoch und zu nah an die Sonne heran: Er verließ sozusagen den Mittleren Weg, das Wachs schmolz in der Sonne, er verlor die Federn und stürzte zu Tode. Der traurige Vater Dädalus blieb auf dem Mittleren Weg, er flog nicht zu hoch und nicht zu tief. Er überlebte.

Ikarus verkörpert sowohl den jugendlichen, oft spannenden, oft aber auch gefährlichen Übermut als auch die generelle menschliche Eigenschaft, unsere Grenzen auszutesten und auch darüber hinauszugehen. Beispielsweise äußerte der Astrophysiker Chandrasekhar: „Lasst uns feststellen, wie hoch wir fliegen können, bevor die Sonne das Wachs in unseren Flügeln schmilzt."

Fluch und Segen liegen hier oft nahe beieinander. Auch mit der oft so einseitig verstandesorientierten Wissenschaft erleben wir immer wieder Probleme mit dem Mittleren Weg. Sie hat uns heilsame Medikamente geliefert – und die Atombombe.

Um durch unser Leben zu fliegen, brauchen wir stets die richtige Flughöhe. Wir brauchen also eine Art Höhenmeter, ein zuverlässiges Messinstrument, das uns anzeigt, ob wir eventuell zu hoch fliegen beziehungsweise zu weit gehen. In der buddhistischen Psychotherapie werden wir etliche Übungen kennenlernen, die uns helfen können, den Mittleren Weg zu finden und möglichst auf ihm zu bleiben.

Auch in anderen Religionen findet sich die Weisheit des Mittleren Weges wieder. Der Islam beschreibt sich selbst als *Ummatun wasata,* die „Mittlere Gemeinschaft", die dem Mittleren Weg folgt. Im Judentum gibt es eine Vielzahl von Regelungen für die verschiedenen Lebensbereiche. Dazu gehören Regeln für die ersten Lebensjahre, für Heirat, Speisen, Gebete, Feiertage und auch zu den Pflichten eines Juden, wozu die Lebensführung auf dem „Mittleren Weg" gehört.

Die Lebensweisheit vom Mittleren Weg findet sich auch in allen möglichen Bereichen unseres Alltages wieder: in der Ernährungswissenschaft, beim Fitnesstraining, in der Pharmakologie ebenso wie in unseren Beziehungen und im Arbeitsleben etc. Ein Zuviel von etwas kann uns manchmal sogar töten, ein Zuwenig hat oft keine Wirkung. Wir brauchen in allen Dingen eine Ausgewogenheit, eine Balance und die richtige Dosierungshilfe.

Die Weisheit des Mittleren Weges verdeutlicht auch sehr schön, dass es sich um einen *Weg* handelt und nicht um einen statischen Zustand. Das bedeutet beispielsweise auch, dass wir niemals einen Zustand der Befreiung erreichen werden, in dem wir uns ausruhen können. Wir werden auf einem Weg sein, der hoffentlich ein mittlerer sein wird, aber der unserer steten Aufmerksamkeit bedarf. Es sollte auch beachtet werden, dass dieser Weg kein mühevoller Wanderweg ist. Er ist ein *spiritueller* Weg mit Besonderheiten. Zum Beispiel können wir auf diesem Weg nie durch viele Anstrengungen unser Ziel erreichen. Wir werden keine Befreiung finden, indem wir uns verbissen und ehrgeizig vorwärtskämpfen. Stattdessen müssen wir folgendes Paradox erkennen und anerkennen: Der Mittlere Weg führt nicht von unserem derzeitigen Standort weg und hin zu einem fernen, in der Zukunft liegenden idealen Zielort. Der Mittlere Weg führt vielmehr von dort zu uns hin, und indem wir ihn beschreiten, sind wir bereits – für diesen Moment – am Ziel. Wir befinden uns bereits auf dem Weg und bleiben so lange dort, bis uns wieder eine Unwissenheit, eine Anhaftung oder ein Widerstand davon abbringt.

Der Mittlere Weg in der buddhistischen Psychotherapie

Die Umsetzung des Mittleren Weges wird in der buddhistischen Psychotherapie mit jedem Hilfesuchenden individuell abgesprochen. Es wird transparent gemacht, in welchen Lebensbereichen das „rechte Maß" überschritten worden ist, und konkret veranschaulicht, wie ein Mittlerer Weg im konkreten Fall aussehen könnte. Als Hilfe dafür, welche konkreten Lebensbereiche hier beleuchtet werden sollten, können wir die Vierte der Vier Edlen Wahrheiten heranziehen. Sie zeigt uns acht Bereiche unseres

Alltagslebens, in denen wir unsere Erkenntnisse umsetzen sollten. Die Vierte Edle Wahrheit beinhaltet den Edlen Achtfachen Weg (vgl. dazu die 17. Grundlage der BPT).

Der Edle Achtfache Weg

1. Rechte Sicht/Erkenntnis
2. Rechtes Denken
3. Rechtes Reden
4. Rechtes Handeln
5. Rechter Lebensunterhalt
6. Rechtes Bemühen
7. Rechte Achtsamkeit
8. Rechte Konzentration/Sammlung

Für diese acht Bereiche können wir nun die Weisheit des Mittleren Weges als Gradmesser nutzen. Damit werden wir dazu angehalten, uns stetig zu hinterfragen, ob wir im Hinblick auf unsere Sichtweisen, unser Denken, unser Reden, unser Handeln, unseren Lebensunterhalt, unser Bemühen, unsere Achtsamkeit und unsere Konzentration einen Mittelweg finden und umsetzen können.

Erinnerungshilfen

Unsere Lebenswege sind oftmals sehr verschlungen und werden von vielen Ablenkungen, Anforderungen, Belastungen und Verirrungen geprägt. Wir wissen im Alltag vielleicht manchmal gar nicht mehr, „wo uns der Kopf steht“. Deshalb werden wir immer wieder vom Mittleren Weg abkommen, uns verirren und erneut auf die Suche nach dem rechten Maß gehen.

Neben einer durchgängigen Achtsamkeitspraxis, die es uns ermöglicht, dem Mittleren Weg kontinuierlich zu folgen, benötigen wir – vor allem in der Anfangszeit unserer buddhistischen Übungspraxis – eine Art Erinnerungshilfe. Wir müssen unseren Tagesablauf regelmäßig unterbrechen, auch wenn es sich dabei oft nur um Minuten oder Sekunden handelt. Hier helfen uns entweder feste Tageszeiten, die wir für eine kurze Bestandsaufnahme nutzen, oder jede mögliche andere Erinnerungshilfe, die uns in unsere Achtsamkeit zurückbringt.

Oft helfen uns auch Vorstellungen und Bilder, die einen Sachverhalt ohne viele Worte verdeutlichen. Wenn wir mit Menschen therapeutisch arbeiten, die zu unkritisch und zu wenig achtsam für mögliche Gefahren sind und sich hauptsächlich auf alles Positive konzentrieren (siehe *Pos* in Abb. 7), bekommen sie Anregungen, wie etwa nach kritischen Aspekten ihres Lebens zu suchen und diese zu untersuchen. Sind Menschen zu widerständig, überkritisch und negativ geworden (siehe *Neg* in Abb. 7), erhalten sie Übungen, wie beispielsweise sich für alles, was sie wahrnehmen, zu bedanken und für lange Zeit alles erst einmal als gut anzunehmen.

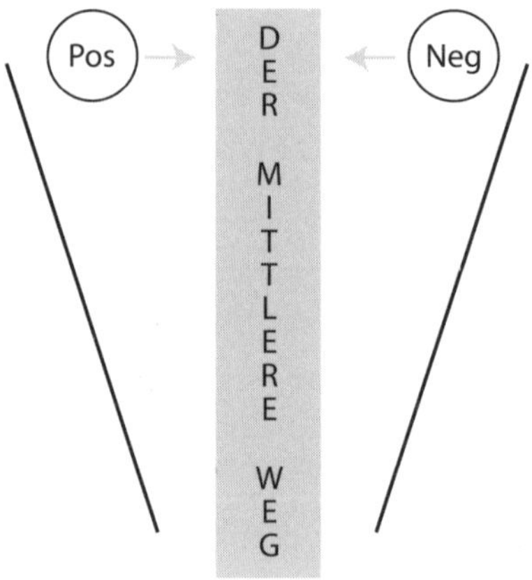

Abb. 7

Aus dieser Abbildung wird deutlich, dass ein Mensch, der mit allem hadert und alles oder zu vieles als schwierig oder negativ bewertet, mit der Instruktion, alles bewusst als positiv anzunehmen, nicht zu einem naiven Optimisten wird, sondern sich nach und nach langsam in Richtung des Mittleren Weges orientiert.

Andreas B. ist Leistungssportler und definiert sich komplett über seine Leistungsfähigkeit. Mit dieser für ihn stets erfolgreichen Strategie wollte Andreas möglichst schnell auch sein „buddhistisches Trainingsprogramm" absolvieren. Seine anfangs für ihn frustrierenden Meditationserfahrungen verunsicherten ihn deutlich. Die Vermittlung der Weisheit des Mittleren

Weges konnte er zwar verstehen, aber nur schwer verinnerlichen. Für Andreas war es hilfreich, die dahinterliegenden *Absichten* deutlicher zu klären. Auf diesem Weg war es ihm möglich, für *verschiedene* Situationen eigene unterschiedliche Absichten zu definieren und auch differenziertere Strategien zu kultivieren, sodass er sich in einem nicht-sportlichen Kontext zunehmend mehr auf die Suche nach seinem eigenen Mittleren Weg machen konnte. Der Mittlere Weg auch für seinen Sportbereich war ein Aspekt, der erst einmal vertagt wurde.

Diese Grundlage sollte uns Folgendes vermitteln:

Die Weisheit des Mittleren Weges kann uns eine wichtige und unentbehrliche Navigationshilfe sein, um uns von den Extremen fernzuhalten. In der buddhistischen Psychotherapie bearbeiten wir unsere Neigung zu den verschiedensten Extremen, wie Aufregungen, Kicks, Spannungen, Drama, Exzesse, unkontrollierte Grenzerfahrungen, ständiges Ausprobieren von Leistungsgrenzen etc.

Auf dem Mittleren Weg befreien wir uns nicht *von* unseren Gefühlen, sondern *inmitten* aller unserer Emotionen und Belange.

Der Mittlere Weg bedeutet, im Gleichgewicht zu sein. Gleichgewicht bedeutet Gesundheit.

Rufen wir uns noch einmal in Erinnerung, dass die drei wesentlichen Lehrinhalte des Buddhismus und der buddhistischen Psychotherapie den drei Elementen der *Lehrrede vom Ingangsetzen des Rades der Lehre* entsprechen:

1. Bleibe auf dem Mittleren Weg
2. Nutze die Erkenntnisse, um im Hier und Jetzt dir selbst und anderen zu helfen
3. Erfasse die Vier Edlen Wahrheiten

Neben der Weisheit des Mittleren Weges gibt es also noch eine weitere wichtige Handlungsanweisung: Alle Erkenntnisse, alle Erfahrungen, jede Lebensregung geschieht nur im *Hier und Jetzt.* Die Konzentration auf den Augenblick und dessen Wertschätzung, die Achtsamkeit im *Hier und Jetzt* gehören zu den zentralen Übungen des Buddhismus und der buddhistischen Psychotherapie und werden im Rahmen der nun folgenden 10. Grundlage der BPT genauer dargestellt.

Die 10.
Grundlage der BPT

Nutze die Erkenntnisse, um im Hier und Jetzt dir selbst und anderen zu helfen

> Laufe nicht der Vergangenheit nach
> und verliere dich nicht in der Zukunft.
> Die Vergangenheit ist nicht mehr.
> Die Zukunft ist noch nicht
> gekommen.
> Das Leben ist hier und jetzt.
> – BUDDHA –

Die Kernaussage dieser 10. Grundlage gehört zu den drei Elementen der berühmten Lehrrede Buddhas vom *Ingangsetzen des Rades der Lehre.*

Der Aspekt dieser 10. Grundlage unterstreicht ein weiteres essenzielles Anliegen des Buddhismus: nämlich den Appell, keine Weltflucht zu betreiben, sondern genau umgekehrt sehr bewusst und präsent ganz im Hier und Jetzt zu sein.

Dieser Appell hat verschiedene Aspekte. Er möchte beispielsweise, wie schon kurz angerissen, unterstreichen, dass wir alle unsere Bemühungen in das Hier und Jetzt unseres Alltages bringen sollen und nicht in das Irgendwann und Irgendwo im Jenseits. Ein weiterer, sehr wichtiger Aspekt dieser Aussage verdeutlicht den Wunsch, uns Mut zu machen und uns Zuversicht und Ansporn zu geben: Wir können alle unsere Ziele im Hier und Jetzt erreichen!

Buddha selbst hat das deutlich unterstrichen. Er sagte ausdrücklich, dass jeder Mensch bereits schon sämtliche Fertigkeiten besitzt, die er braucht, um das Ziel zu erreichen und sich im Hier und Jetzt zu befreien.

Dafür ist allerdings ein gewisses Maß an Bemühen, Geduld, Einsicht und Praxis notwendig. Das Hier und Jetzt verankert uns in dieser Welt. Es bringt die Erfahrungen und Fortschritte, die wir machen, auf den Punkt, indem daran appelliert wird, nicht auf jenseitige oder zukünftige Ziele ausgerichtet zu sein, sondern im Hier und Jetzt für eine Umsetzung für uns selbst und zum Nutzen aller anderen Wesen zu sorgen. Wenn wir die Belange des Hier und Jetzt außer Acht lassen, wird kein Erfolg eine echte Bedeutung haben.

Umgekehrt sind im Hier und Jetzt allerdings auch schon viele grausame Taten vollbracht worden, und zwar mit der Argumentation einer hoffentlich besseren Zukunft. Oder es wurden und werden im Hier und Jetzt brutale Handlungen ausgeführt als Sanktionen für Geschehnisse aus der Vergangenheit. Auch diese Varianten sind grobe Fehler, die keine heilsame Veränderung bewirken können.

Nur im Hier und Jetzt können wir mit möglichst viel Achtsamkeit für uns und alle anderen Wesen heilsam wirkend sein. Wenn wir im Hier und Jetzt unheilsam wirken oder zu sehr an der Vergangenheit oder an der Zukunft orientiert handeln, verlieren wir den Bezug zum wahren Leben im Hier und Jetzt. Buddha forderte seine Schüler immer wieder dazu auf, neben den meditativen Präsenzübungen gerade auch im Hier und Jetzt aufeinander achtzugeben. Wenn beispielsweise jemand erkrankte, war dessen Pflege wichtiger als jede Meditations- oder Lehrveranstaltung.

Die buddhistische Lehre ist holistisch

Wenn wir tief in diesen kurzen Satz „Nutze die Erkenntnisse, um im Hier und Jetzt dir selbst und anderen zu helfen" eintauchen, erkennen wir darin die gesamte Lehre des Buddhismus vom Wert des Lebens, des Präsentseins, des In-der-Welt-Seins, des Verbundenseins, des Mitgefühls, des Im-Augenblick-Lebens, der Achtsamkeit für sich selbst und andere etc. Auf dieses *holistische* Phänomen, dass im Kleinen immer schon das Ganze enthalten ist, werden wir in unseren Ausführungen immer wieder stoßen.

Die buddhistische Lehre und Praxis ist an Komplexität und Reichhaltigkeit mit einem Ozean vergleichbar, doch erleichtert die eben genannte holistische Besonderheit den Zugang und das Verständnis erheblich. Welchen Aspekt wir auch herausgreifen, wenn wir uns in jedes beliebige Detail vertiefen, finden wir darin immer das Ganze wieder. Buddha nutzte den

Vergleich mit dem Ozean ganz konkret in Bezug auf das Thema Befreiung, indem er unterstrich, dass man, egal wo man einen Schluck Wasser aus dem Ozean koste, dieser immer gleich, nämlich nach Salz schmecke, und ebenso schmecke auch jeder Aspekt der Lehre nach Befreiung.

Des Weiteren soll nicht unerwähnt bleiben, dass die gesamte Lehre Buddhas auch als eine Art Floß beschrieben wurde. Denn die Lehre sollte kein Selbstzweck sein, sie sollte nicht in einem Regelwerk ersticken, sondern als Hilfe dienen, um den Lebensstrom des Leidens zu überwinden und uns an das andere Ufer zur Freiheit zu bringen.

Buddhistische Psychotherapeuten sollten für sich und ihre Klienten immer wieder den Realitätsbezug prüfen. Die buddhistischen Lehren und die BPT dürfen nicht als Rechtfertigung und als Hilfsmittel genutzt werden, um sich von der Welt und ihren Belangen zu distanzieren. Das Thema der aktiven Übernahme von Verantwortung für sich selbst und auch für andere hat unmittelbare Bedeutung und Relevanz. Es kann zwar notwendig erscheinen, innerhalb des psychotherapeutischen Prozesses in der BPT auch Rückzugszeiten (Retreats) einzubeziehen, doch sollten diese sehr achtsam unter anderem mit dem Umfeld des Hilfesuchenden abgesprochen sein. In der buddhistischen Praxis gibt es zeitlich festgelegte Retreats, die allerdings keinem Selbstzweck dienen. Alle dort erreichten Fortschritte und Erkenntnisse erhalten ihren wahren Wert erst durch die Verwirklichung, d. h. ihre Umsetzung im Alltag. Im weiteren Verlauf der Beschreibungen der BPT werden wir immer wieder auf die deutliche Weltbezogenheit der buddhistischen Lehre und Praxis stoßen.

Hier und Jetzt!

Es gibt ein – zugegeben grausames – Beispiel: Wenn man einen Frosch in einen flachen Topf mit warmem Wasser setzt und das Wasser langsam erhitzt, bleibt der Frosch so lange in dem Wasser, obwohl er herausspringen könnte, bis er kocht und stirbt. Wenn man einen Frosch in bereits heißes Wasser setzt, versucht er dagegen, sofort herauszuspringen. Das ist zwar ein furchtbares Bild, aber vielleicht können wir derart eindrückliche Vergleiche in unserer Arbeit mit Hilfesuchenden nutzen, damit sie länger in Erinnerung haften bleiben.

Wenn wir glauben, dass Frösche scheinbar besonders dumm sind, sollten wir bedenken, dass wir vielleicht nicht selten auch selbst irgendwo hocken bleiben, wo es für uns ungut ist, aber wir sagen uns: Na ja, nur noch zwei Stunden, dann ist ja Feierabend, oder: Na ja, nur noch morgen, dann ist Wochenende, oder: Na ja, nur noch drei Wochen, dann habe ich Urlaub, oder: Na ja, nur noch heute Abend, aber dann, ab morgen … oder: Na ja, nur noch dieses eine Mal, aber danach dann …

Unser Ziel liegt zu oft in der Zukunft. Nicht jetzt, sondern später. Jetzt können wir unsere Einflussmöglichkeiten oftmals gar nicht mehr wahrnehmen oder haben diese völlig aus den Augen verloren. So trösten wir uns mit der Illusion, später würde es möglich sein, etwas besser zu machen. Erst wenn ich X mache oder Y besitze oder Z Äußerlichkeiten verändere, erst dann werde ich später eine Verbesserung erzielen: erst wenn ich das Auto besitze, erst wenn ich fünf Kilo abgenommen habe, erst wenn ich den Job habe, erst wenn ich das Geld erspart habe, erst wenn … etc. Nur nicht *jetzt!* Auf diese fatale Weise können wir viele Jahre verbringen – nicht viel anders als der Esel, dem mit einem Stock und an einem Faden eine Mohrrübe einen Meter vor das Maul gehalten wird, auf die er sich zuzubewegen scheint und sie doch nie erreicht.

Ein weiterer treibender Faktor ist unser Verstand (vgl. die 6. Grundlage der BPT), der sich stetig in der Zeit bewegt. Entweder produziert er Gedanken an das, was bereits geschehen ist, oder er produziert Sorgen darüber, was wohl noch geschehen könnte. Wir erkennen hier eine universelle Qualität unseres Verstandes. Es ist nicht unser Fehler oder etwas nur für uns Typisches, dass sich ständig und ohne Unterbrechung neue Gedanken und Ideen, alte Erinnerungen, Zukunftspläne, Tagträumereien, Grübelzwänge etc. in uns bilden. Es liegt schlicht und einfach in der Natur unseres Geistes, ununterbrochen Gedanken zu produzieren. Am stärksten nehmen wir das wahr, wenn sich die Dinge um uns herum beruhigen, wenn äußere Reize weniger werden, wenn wir zur Ruhe kommen wollen.

Des Weiteren werden wir mit Input geradezu überfüttert und mit Aufgaben und Verpflichtungen, die andere oder auch wir selbst an uns stellen, oftmals fast überfordert. Das erzeugt einen außerordentlich großen Aufmerksamkeitssog auf äußere Gegebenheiten. Wir werden von anderen in Anspruch genommen und wir lassen uns selbst sehr stark ablenken.

Teufelskreisläufe

Oftmals ergeben sich daraus wahre Teufelskreisläufe: Wir haben viele Aufgaben, wir nehmen uns weniger Zeit für uns, wir verdrängen unliebsame Gedanken und Erinnerungen, wir bemühen uns, es zukünftig besser zu machen, arbeiten mehr, um unsere Angst vor weiteren Rückschlägen zu verringern, müssen dafür noch mehr die eigenen Leistungsgrenzen überschreiten, können es uns immer weniger leisten, eine Innenschau zu machen, spüren aber deutlicher innere Spannungen, konsumieren mehr betäubende Substanzen, bleiben immer in Bewegung, werden immer ruheloser etc. Bis irgendwann der Körper und die Seele streiken.

Es gibt also eine Vielzahl von Faktoren, die uns aus der Gegenwart vertreiben und uns mit Gedanken über die Vergangenheit oder die Zukunft beschäftigen möchten. Es heißt zwar, dass Zeit so kostbar sei. Aber eigentlich ist Zeit nicht kostbar, denn sie ist eine Illusion, sie ist irreal. Nur der Augenblick ist wirklich real und deshalb kostbar. Wir können nur im Augenblick, im Hier und Jetzt leben. Niemals können wir außerhalb des Hier und Jetzt etwas erfahren und tun. Vergangenheit und Zukunft sind Konstruktionen unseres Verstandes.

Wir müssen uns auch genauer anschauen, was in der Zeit, in Vergangenheit (1) und Zukunft (2) geschaffen wird:

1. Die Vergangenheit gibt uns eine – meist falsche oder aber sicherlich unvollständige – Identität. Wir *sind* nicht das, was wir erfahren haben. Wir glauben nur, das zu sein, woran wir uns erinnern. Wie kreativ und wie wenig objektiv ein Erinnerungsprozess abläuft, haben wir schon beschrieben. Es sollte deutlich werden, wie achtsam und vorsichtig wir mit Erinnerungen aus der Vergangenheit umgehen müssen. Insbesondere werden wir uns noch oft mit dem problematischen Prozess der Identifikation auseinandersetzen. Wir werden die scheinbar logischen Verkettungen zwischen Erinnerungen und Selbstbildern lockern und nach und nach lösen. Wenn wir beispielsweise glauben, dass wir jetzt ein so beklagenswerter Mensch sind und auch sein müssen, weil uns in der Vergangenheit dieses bestimmte Geschehen widerfahren ist, sind wir in die Falle der Identifikation geraten.

2. Die Zukunft schenkt uns oft trügerische Wünsche und Hoffnungen. Wir träumen davon, dieses bestimmte Ding zu erreichen und zu

besitzen, denn erst dann werden wir uns richtig gut fühlen können. Mit diesen Träumen im Kopf übersehen wir das Leben, das sich im Hier und Jetzt abspielt.

Ein bekannter amerikanischer Schriftsteller sagte einmal sinngemäß: Mein Leben ist eine Verkettung von Tausenden von tragischen Ereignissen, von denen die meisten nie eingetreten sind.

Die besondere Qualität des Augenblicks ist vielleicht schon verständlich geworden. Nur, wie holen wir uns in den Augenblick zurück, wenn wir doch so oft abgelenkt sind und uns sorgenvoll mit einer ungewissen Zukunft oder bedauernd und hadernd mit der bereits vollendeten Vergangenheit beschäftigen?

Konkrete Hilfen

Wie können wir also den früher so oft zitierten „Knoten im Taschentuch" in unsere alltäglichen Abläufe integrieren, um uns möglichst oft und regelmäßig ins Hier und Jetzt zu holen? Neben der Notwendigkeit, hier ganz eigene Lösungen zu finden beziehungsweise diese in der buddhistischen Psychotherapie zu erarbeiten, gibt es einige hilfreiche Erfahrungswerte:

- Wir können unser zumeist allgegenwärtiges Handy auf Erinnerungsfunktion schalten, sodass es zum Beispiel alle zwei Stunden vibriert. Wir spüren das Signal und holen uns in den Augenblick, ins Hier und Jetzt zurück.
- Wir können uns einen kleinen Punkt zum Beispiel irgendwo auf unser Handgelenk malen. Immer wenn wir diesen Punkt sehen, erinnern wir uns an den Augenblick, ans Jetzt.
- Wir können für eine gewisse Zeit ein besonderes Schmuckstück tragen, das uns stetig an die Achtsamkeit auf den Augenblick erinnert.
- Wir können uns selbst Objekte suchen, die wir als Symbole nutzen: Postkarten, Bilder, Statuen, Steine etc. Alles kann uns dienlich sein, um uns an den gegenwärtigen Augenblick zu erinnern.
- Auch Thich Nhat Hanh sagt uns, dass wir jedes Signal dafür nutzen können: das regelmäßige Läuten einer Kirchturmuhr, das Klingeln

des Telefons oder der Türschelle, das Bellen eines Hundes etc. Alles können wir als einen willkommenen Erinnerungsruf interpretieren. Wir sollten für diese vielen Geräusche dankbar sein, selbst wenn sie uns scheinbar stören, denn wir brauchen unbedingt derartige Erinnerungshilfen.

Auch wenn wir durch diese Erinnerungshilfen merken, wie sehr wir stets mit der Zukunft und/oder der Vergangenheit beschäftigt sind, auch wenn wir merken, wie viele Gedanken und Sorgen wir uns machen, finden wir, sobald wir zusätzlich unsere Beobachterposition einnehmen und dadurch feststellen, dass wir wieder nicht im Hier und Jetzt sind, durch diese Unterbrechung wieder den Zugang zum Hier und Jetzt. Wenn wir *jetzt* merken, dass wir gedanklich die Zukunft zergrübeln, sind wir wieder im Hier und Jetzt angekommen.

Volker G. leidet seit Monaten unter Schlafstörungen aufgrund von Grübelzwängen. Im Verlauf des Tages, so sagte Volker, sei er permanent „unter Strom", ruhelos und beschäftigt. Jede freie Minute sei er am Planen und Kalkulieren. Wenn dann abends Ruhe einkehren solle und er schlafen wolle, würde sein Versand einfach weitermachen.

Volker lernte die Bedeutung des Hier-und-Jetzt-Prinzips kennen und erhielt unterschiedliche Hausaufgaben, die ihn mehrfach täglich dazu zwangen, sich auf den Augenblick zu fokussieren. Auch im Bett und in der Einschlafphase praktizierte Volker nun Achtsamkeitsübungen für die Wahrnehmung des Hier und Jetzt sowie insbesondere die Atemmeditationen.

Für die Anfangs- und Übergangszeit, in der er noch unter nächtlicher Ruhelosigkeit litt, setzte er die in der BPT angeregte „Stuhlübung" um: Sobald er merkte, dass er im Bett hellwach war, sollte er sofort aufstehen und keinesfalls aktiv werden, also nicht fernsehen oder lesen. Er sollte sich nur im Schlafanzug, ohne weitere wärmende Kleidung, auf einen normalen Stuhl setzen, nicht in einen Sessel oder auf eine Couch. Dort sollte er bewusst alle *momentanen* Empfindungen registrieren. Volker merkte schnell, dass es ungemütlich und kühl ist, nachts auf einem Stuhl zu sitzen. Nach zehn Minuten war er meistens erschöpft. Zurück im Bett, spürte er *hier und jetzt* die wohlige bequeme Wärme des Bettes, was ihn oft relativ schnell einschlafen ließ.

Diese Grundlage sollte uns Folgendes vermitteln:

Die buddhistische Psychotherapie darf kein Selbstzweck sein, kein Fluchtweg und keine Identifikationshilfe. Anhaftungen sollten identifiziert und nach und nach gelöst werden, ohne sie durch neue (auch nicht durch buddhistische!) zu ersetzen. Es sollte achtsam-kritisch bedacht werden, dass jede eigene Veränderung möglichst vielen anderen Wesen zugutekommt. Wie das im Einzelfall konkret aussehen könnte, muss individuell bearbeitet werden. Der persönliche Wachstumsprozess darf nie in einen gesteigerten Narzissmus münden. Also: Liebe deinen Nächsten wie dich selbst und liebe dich selbst wie deinen Nächsten.

Die Praxis des Buddhismus schafft keinerlei privilegierte Position. Wer stärker wird, sollte auch anderen stärker dienen.

Wir leben nur im Hier und Jetzt. Die Erinnerungen an Vergangenes sind oft trügerisch und schaffen Identifikationen, die uns binden. Die Grübeleien über Zukünftiges verbrauchen ebenfalls wichtige Lebensenergie und lenken uns vom einzig wichtigen Moment des Lebens ab: dem Hier und Jetzt.

Die **11**.
Grundlage der BPT

Erkenne und vermittle die Erste Edle Wahrheit vom Leiden

> Es gibt Leiden.
> Es gibt eine Ursache des Leidens.
> Es gibt ein Ende des Leidens.
> Es gibt den Pfad zur Beendigung des Leidens.
> Diese Vier Edlen Wahrheiten lehren das Leiden und das Ende des Leidens.
>
> – Buddha –

Rufen wir uns noch einmal in Erinnerung, dass Buddhas Erleuchtungserfahrung aus drei grundlegenden Erkenntnissen bestand, die er in der *Lehrrede vom Ingangsetzen des Rades der Lehre* zusammengefasst hat. Nachdem wir in der 9. Grundlage der BPT von der Weisheit des Mittleren Weges und in der 10. Grundlage vom Appell an die Gegenwartsbezogenheit im Hier und Jetzt als Hilfe für uns selbst und alle anderen Wesen erfahren haben, kommen wir nun zum dritten Aspekt der *Lehrrede vom Ingangsetzen des Rades.*

Die Vier Edlen Wahrheiten

Die Vier Edlen Wahrheiten beinhalten die Anweisungen zum Erkennen von, zum Umgang mit und zur Auflösung von unvermeidbarem und vermeidbarem Leiden und zur Verwirklichung und Umsetzung von entsprechenden Maßnahmen im Alltag.

Fälschlicherweise wird der Buddhismus auch heute noch manchmal als pessimistische Philosophie missverstanden, die sich nur mit Leiden beschäftige und davon ausgehe, dass alles Leben nur leidvoll sei. Wir werden im Folgenden sehen, dass das so natürlich nicht zutrifft. Eines von vielen Gegenbeispielen, in diesem Fall sogar ein recht anschauliches, können wir selbst beobachten: Es gibt weltweit mittlerweile wohl eine unüberschaubare Vielfalt von Buddhastatuen, die alle die interessante und auch oft fesselnde Gemeinsamkeit besitzen, dass sie nie einen leidenden, sondern stets einen heiteren, lächelnden und sanft in sich ruhenden Buddha zeigen.

Wir werden durch die Vier Edlen Wahrheiten erfahren, dass unser Leben zwar mit unvermeidbarem Leiden verbunden ist, obwohl das allein wohl noch keine herausragende Neuigkeit sein dürfte. Nein, die Bedeutung der buddhistischen Lehre besteht darin, dass wir durch sie einen klareren Blick auf die Ursachen des Leidens werfen können und, was vielleicht noch wichtiger ist, konkrete Handlungsanweisungen erhalten, wie wir das Leiden beenden und Befreiung finden können.

Die Vier Edlen Wahrheiten

1. Die Wahrheit vom Leiden: Welche Rolle spielt das Leiden im Leben?
2. Die Wahrheit über die Ursachen des Leidens: Wie entsteht das Leiden?
3. Die Wahrheit von der Befreiung vom Leiden: Was können wir gegen das Leiden tun?
4. Die Wahrheit vom Rechten Weg für die Praxis: Wie setzen wir dies um?

Buddha spricht von den dreifach gegliederten zwölfgeteilten Vier Edlen Wahrheiten. Jede dieser Wahrheiten ist dreigeteilt und erfolgt in drei Schritten oder Drehungen, weshalb die Vier Edlen Wahrheiten als zwölfgeteilt beschrieben wurden.

Nach den ursprünglichen Anweisungen Buddhas sollte der Umgang mit den Vier Edlen Wahrheiten also jeweils in drei Schritten erfolgen: Jede der Vier Edlen Wahrheiten sollte im ersten Schritt erkannt und verstanden werden, im zweiten Schritt vertieft und verinnerlicht und im dritten Schritt verwirklicht, d. h. in unserem Alltag umgesetzt werden.

Was ist zu tun?	Die Vier Edlen Wahrheiten
1. Erkennen + Verstehen 2. Vertiefen + Verinnerlichen 3. Verwirklichen + Umsetzung	1. Die Wahrheit vom Leiden: Welche Rolle spielt das Leiden im Leben?
1. Erkennen + Verstehen 2. Vertiefen + Verinnerlichen 3. Verwirklichen + Umsetzung	2. Die Wahrheit über die Ursachen des Leidens: Wie entsteht Leiden?
1. Erkennen + Verstehen 2. Vertiefen + Verinnerlichen 3. Verwirklichen + Umsetzung	3. Die Wahrheit von der Befreiung vom Leiden: Was können wir gegen das Leiden tun?
1. Erkennen + Verstehen 2. Vertiefen + Verinnerlichen 3. Verwirklichen + Umsetzung	4. Die Wahrheit vom Rechten Weg für die Praxis: Wie setzen wir dies um?

Auch innerhalb dieser zentralen buddhistischen Thematik findet sich das holistische Phänomen wieder. Wenn wir tief in eine der Vier Edlen Wahrheiten eintauchen, erkennen wir, dass in jeder von ihnen auch die anderen Drei Edlen Wahrheiten enthalten sind. Ein tiefes Verstehen, Verinnerlichen und Verwirklichen davon, wie Leiden entsteht, führt gleichsam automatisch auch zu den anderen Wahrheiten, zum Beispiel wie Leiden verändert werden kann.

Beim Studium dieser Inhalte sollte möglichst parallel dazu bedacht werden, dass es sich hier um ganz zentrale buddhistische Themen handelt, die es in der buddhistischen Psychotherapie sehr exakt zu vermitteln gilt. Neben den Erkenntnissen über den Inneren Edlen Kern gehören sie zum grundsätzlichen Verständnis des Menschen und seiner Behandlung. Dies sollten die Therapeuten den Hilfesuchenden schon früh im Behandlungsablauf vermitteln.

Schauen wir uns jetzt die Vier Edlen Wahrheiten im Einzelnen an und beginnen mit der Ersten Edlen Wahrheit. Schon beim groben Überblick wird deutlich, dass es hier um das Thema Leiden, dessen Einschätzung und die Befreiung davon geht. Wie stehen der Buddhismus und die buddhistische Psychotherapie zum Thema Leiden? Wird hier wirklich eine Art

Pessimismus oder gar Masochismus zelebriert? Machen die Buddhisten tatsächlich das Karma als Ursache für alles Leiden verantwortlich?

Das Leiden ist universell und unvermeidbar

Das Leiden, von dem wir hier hören werden, muss in zwei Kategorien aufgeteilt werden: in unumgänglichen Schmerz und in vermeidbares Leiden. Dabei gibt es den Unterschied: *Schmerz ist unvermeidbar, Leiden ist vermeidbar.*

Leiden ist unsere Reaktion auf schmerzliche Erfahrungen. Mit dem Schmerz ist hier nicht allein die körperliche Schmerzreaktion gemeint, wenn wir uns beispielsweise mit dem Hammer auf den Daumen hauen. Der Schmerzbegriff ist an dieser Stelle umfassender zu verstehen. Aus buddhistischer Sicht gibt es drei Arten von unvermeidbaren Schmerzen:

1. Die vorprogrammierten Schmerzerfahrungen des Lebens
2. Der Schmerz des Gewahrwerdens von Vergänglichkeit
3. Der Schmerz aufgrund von Unwissenheit

Die vorprogrammierten Schmerzerfahrungen des Lebens

Es gibt eine Reihe von Schmerzerfahrungen, die ihrer Natur nach universell sind, da sie unweigerlich von uns allen erfahren werden. Sie reichen vom Schock der Geburt über die negativen Erfahrungen durch Krankheiten und die Problematik des Älterwerdens bis hin zum Tod und schließen auch unser Wissen darüber ein.

Im Hinblick auf die Relevanz von sehr frühen traumatischen Erfahrungen rund um die Geburt haben die Entwicklungspsychologie, die Geburtsforschung und verschiedene Methoden der Psychotherapie lange geforscht und können uns eine Vielzahl von dokumentierten Studien liefern. Die Wahrscheinlichkeit von Erkrankungen können wir zwar durch einen möglichst gesunden Lebensstil reduzieren, aber nicht gänzlich verhindern. Immer wieder werden wir mit eigenen Krankheiten und denen unserer Mitmenschen konfrontiert. Dagegen scheint nichts zu helfen. Selbst weit fortgeschrittene Meditationsmeister, wie zum Beispiel Suzuki Roshi, können an Krankheiten wie Krebs vorzeitig sterben.

Auch wenn wir uns vom Jugendwahn der westlichen Kulturen distanzieren können und das Älterwerden als gute Reifung erleben, kann dieser Prozess doch nicht verherrlicht werden. Wie alles bietet uns auch dies zumindest zwei Seiten. Neben den Möglichkeiten der Altersweisheit gibt es eben naturbedingt auch Aspekte, die sehr schmerzhaft und nur schwer zu kompensieren sind, unter anderem der immer näher rückende Tod. Unsere Eltern sterben, irgendwann auch unsere alten Freunde und manchmal frühzeitig sogar unsere Kinder. Das alles sind schmerzhafte Lebenserfahrungen, gegen die es keinerlei sicheren Schutz gibt.

Der Schmerz des Gewahrwerdens von Vergänglichkeit

Der Buddhismus formuliert weitere unvermeidbare Schmerzaspekte, so die Tatsache, dass alles, was entsteht, auch irgendwann einmal zugrunde geht. Es gibt keinerlei Objekte in unserer Welt, die aus sich selbst heraus entstanden sind. Alles ist aus einer hochkomplexen Wechselwirkung hervorgegangen. Ein Baum, ein Mensch und selbst die Sonne, der Mond und die Erde benötigen etliche äußere Bedingungen, um in ihrer jetzigen Form weiterexistieren zu können. Diese vielen Faktoren, die für den Fortbestand nötig sind, können nie über lange Zeit konstant bleiben. Deshalb ist der Zerfall beziehungsweise die Veränderung vorprogrammiert. Das geht schnell bei der Eintagsfliege, weniger schnell bei den Pyramiden und noch weniger schnell bei den Sternen, aber dennoch vergehen Sterne genauso wie Eintagsfliegen.

Die vier grundlegenden Kräfte in der Natur sind: (1) die elektromagnetische Kraft, (2) die Gravitationskraft, (3) die starke Kraft, die Elektronen im Atom hält, und (4) die sogenannte schwache Kraft, die zum Atomzerfall und allgemein zum Zerfall führt.

Es gibt also elementare Naturkräfte, die zur Auflösung führen. Dazu gehören auch die Gesetzmäßigkeiten der Energiegesetze (Thermodynamik) und als Teilbereich davon die Entropie, die im Rahmen der Thermodynamik beschreibt, wie sich Systeme in Richtung schwächerer Bereiche verändern beziehungsweise auflösen. Demnach liegt es im Wesen der Natur, sich ständig zu verändern, Formen aufzulösen und Übergänge zu schaffen. Die Natur kennt keine Dauerhaftigkeit. Die einzige Konstanz ist die stete Veränderung.

Wir werden noch detaillierter darauf eingehen und hoffentlich nachvollziehbar und individuell überprüfbar vermitteln können, dass lediglich die Formen vergehen, nie aber der Geist, die Energie oder wie auch immer wir es nennen wollen.

Der Schmerz aufgrund von Unwissenheit

Noch ein letzter, sehr grundlegender Schmerzaspekt wird aus buddhistischer Sicht angeführt. Wir sind als (noch) nicht erwachte Menschen mit Unwissenheit geschlagen. Zum einen haben wir vielleicht einen Zugang zu den eben genannten Aspekten, doch als noch nicht erleuchtete Wesen haben wir sie nicht wirklich verinnerlicht, sodass wir dadurch immer wieder in den Schmerzkreislauf einsteigen.

Diese menschliche Schwäche ist unter anderem auch so zu verstehen, dass wir mit unserem Nervensystem als Sensorium nicht dazu geschaffen wurden, die Welt *wirklich* zu erkennen und zu verstehen, sondern lediglich einige Zusammenhänge zu begreifen, die für unser Leben relevant sind. Darin waren wir Menschen auch schon sehr früh in unserer Geschichte recht gut: dunkle Wolken – Achtung Regen; grimmiges Gesicht – Achtung Gefahr von Gewalt; Spuren am Boden – Gefahr, Nahrung etc. Diese Überlebensstrategie wurde zum Selbstläufer. Wir versuchen ohne Unterlass, alle Sinneseindrücke in einen Zusammenhang zu bringen, versuchen, überall eine Ordnung zu erkennen, und können unsere Bewertungen kaum stoppen: Das ist gut/schlecht für mich, richtig/falsch, Freund/Feind, langweilig/interessant etc. Damit sind wir gedrillt darauf, unsere Umwelt zu bewerten, nicht aber, sie tiefgründig zu verstehen. Das hat offensichtliche Vorteile, führt uns aber immer wieder in schmerzhafte Irrtümer.

Das *vermeidbare* Leiden

Bislang haben wir den *unvermeidbaren* Schmerz analysiert, die vorprogrammierten Probleme im Leben. Das *vermeidbare* Leiden, also unsere individuellen Reaktionen auf die verschiedenen unvermeidbaren Aspekte von Schmerz, haben dagegen eine völlig andere Qualität. Buddha gibt uns dafür das Beispiel, dass uns ein schmerzhafter Pfeil trifft (das *unvermeidbare* Leiden) und wir als Reaktion darauf einen weiteren zweiten Pfeil (das *vermeidbare* Leiden) auf uns selbst abschießen. Was ist damit gemeint? Wie reagieren wir, wenn wir auf schmerzhafte Situationen treffen?

In einem Abenteuerfilm erklärte ein lebensweiser Mann, der mit anderen in der Wildnis abgestürzt war, dass die meisten Menschen, die ein solches Unglück erleben, nicht an Nahrungsmangel oder an Durst oder durch wilde Tiere sterben. Nein, die meisten Menschen, die ein solches Unglück erleben, sterben aus Scham! Dieser lebensweise Mann aus dem Film erklärt, dass viele Menschen in schwierigen Situationen nicht mehr fragen, welche Maßnahme jetzt am effektivsten sei, sondern viel Zeit und Energie damit verschwenden, um zu ergrübeln, warum gerade sie in diese Situation geraten sind, was sie wohl falsch gemacht haben, warum andere es immer besser schaffen als sie selbst etc. Neben der ersten schmerzhaften Situation (= unvermeidbarer Schmerz) entsteht also eine zweite, von uns selbst produzierte leidvolle Reaktion (= vermeidbares Leiden), die wir auch als Selbstzweifel, Selbstvorwürfe, Widerstand, Wut- und Trotzreaktionen etc. bezeichnen können.

Die tiefe Auseinandersetzung mit der Ersten Edlen Wahrheit sollte im ersten Schritt mit dem Erkennen und Verstehen beginnen. Die Logik eines Sachverhaltes, die Theorie, ist uns ja oft schnell zugänglich. Aber wie geht es dann weiter in die Praxis? Hier ist ein besonderes Maß an Selbstkritik gefragt, insbesondere dann, wenn wir uns doch im Recht fühlen und etwa den scheinbar „gerechten Zorn“ empfinden.

Es sei immer wieder darauf hingewiesen, dass die Essenz, also die grundlegende Intention des Buddhismus die Befreiung ist. Wie oben erwähnt, führt dieser Weg im ersten Schritt über das Erkennen und Verstehen. Dieser Schritt ist rational relativ schnell getan. Für den nächsten Schritt der Vertiefung und Verinnerlichung müssen wir die Differenzierung zwischen unvermeidbaren Schmerzen und vermeidbaren Leiden immer wieder im Alltag erleben, erkennen und benennen.

Der zweite Schritt der Vertiefung und Verinnerlichung dieser Wahrheiten kann mittels sehr unterschiedlicher Techniken erfolgen, deren Wahl der jeweiligen aktuellen Situation und der speziellen Themen des Hilfesuchenden angepasst sein sollte. Sicherlich ist hier auch die Informationsvermittlung (Psychoedukation) zum Thema der Entstehung von Gefühlen (vgl. die 7. Grundlage der BPT) empfehlenswert, doch in keiner Weise bereits ausreichend. Die Vermittlung von eigenen konkreten und sinnlichen Erfahrungen in Bezug auf jede vermittelte buddhistische Erkenntnis ist unumgänglich.

Die Selbsterfahrung des Hilfesuchenden kann natürlich mit den verschiedenen Methoden der westlichen Psychotherapie ebenso angegangen werden wie mit den klassischen buddhistischen Techniken, zum Beispiel Achtsamkeitsübungen in der Meditation. Allgemein sollte eine Art Verlangsamung in den bislang schnellen automatischen und unbewussten emotionalen Reaktionsmustern erzeugt werden. Ein selbstkritischer Zweifel sollte unterstützt werden, nach dem Motto: Meine spontane Reaktion ist vielleicht nur *eine* Variante unter vielen anderen möglichen. Hilfreich sind zum Beispiel Methoden wie das *Heilige Innehalten.* Es bedeutet eine konsequente kurze „Pausenfunktion" vor jeder Antwort, jeder Handlung und jeder Entscheidung. Diese Umsetzung erfordert ein regelmäßiges Training, denn die Aufweichung alter Gewohnheitsmuster verlangt eine sehr häufige Wiederholung.

Wenn wir die Erste Edle Wahrheit tief verinnerlichen können, befreien wir uns von vielen Illusionen und selbstquälerischen Ideen, wie zum Beispiel konkret den Wünschen nach den perfekten Eltern, den perfekten Partnern, den perfekten Chefs etc. Vielleicht müssen wir erkennen, dass wir fälschlich und unnötig zu Idealisten oder Perfektionisten geworden sind. Wenn wir wirklich glauben, alles müsse stets reibungslos und „richtig" ablaufen, wenn wir Störungen als Fehler interpretieren, sind wir Idealisten oder Perfektionisten, die eventuell an ihren falschen Idealen zerbrechen könnten.

Stattdessen erkennen und verstehen wir, dass es völlig normal ist, wenn etwas Schmerzliches geschieht. Dann sind wir vielleicht in der Lage dazu, uns unsere Bewertungen bewusst zu machen und uns zu zügeln, um damit Gelassenheit zu fördern und diese Erste Edle Wahrheit in unserem Leben ganz praktisch umzusetzen.

Um möglichen Missverständnissen vorzubeugen, sei Folgendes angemerkt: Die Akzeptanz von Leiden in der Welt führt in keiner Weise zur passiven Hinnahme. Wenn ich in einer schwierigen Situation stecke, werde ich alle Energien mobilisieren, um aus ihr herauszukommen. Ich werde jedoch deswegen nicht auch noch hadern, zweifeln oder mit anderen unheilsamen emotionalen Reaktionen zusätzliches vermeidbares Leiden erzeugen. Das bedeutet: Wir werden nicht dazu angehalten, die Missstände und das Leiden hinzunehmen, sondern erhalten Anregungen, wie wir Leiden eingrenzen können und insbesondere kein zusätzliches Leiden schaffen.

Die Unterschiede zwischen westlicher und buddhistischer Sicht des Leidens

Während Buddhisten das Leiden als ein Phänomen ansehen, dass *alle* betrifft, meinen viele westliche Menschen, auch Therapeuten, dass Leidende entweder einen fehlerhaften Stoffwechsel im Gehirn, ein fehlerhaftes Verhalten erlernt haben und/oder dass ein fehlerhaftes Ereignis vorgefallen sein muss. Generell muss also irgendwann und irgendwo einmal ein Fehler oder ein Unglück passiert sein. Die meisten Menschen, so heißt es, seien weitgehend gesund, nur ein mehr oder weniger kleiner Anteil der Bevölkerung sei krank und behandlungsbedürftig.

Leider sind das immer noch Denkmuster, denen ein monokausales Verständnis zugrunde liegt. Das bedeutet, dass ein gegebenes Phänomen, wie zum Beispiel ein Konflikt oder ein dominantes, in diesem Falle negatives Gefühl, immer eine klare Ursache aufweisen muss. Dieses Denkmodell ist zwar schon seit fast 100 Jahren hinfällig und durch systemtheoretische und, darauf folgend, chaostheoretische Modelle revidiert worden, aber leider kommen geistige Erneuerungen beziehungsweise Anpassungen im Sozial- und Gesundheitswesen nur extrem verlangsamt an. Daher bedienen sich viele Behandler immer noch eines veralteten monokausalen Arbeitsmodells, während buddhistische Vorstellungen über uns Menschen und unsere Umwelt schon seit mehr als 2500 Jahren zutiefst systemisch sind.

Natürlich gibt es viele monokausale Funktionsweisen. Haue ich mir mit dem Hammer auf den Daumen, ist vorprogrammiert, dass es wehtut. Dieses simple Modell funktioniert aber in der Regel nur bei isolierten und eingegrenzten Beispielen. Komplexere Systeme, wie das menschliche Verhalten, das Agieren in größeren Gruppen, der menschliche Körper und unser Empfinden und Wahrnehmen, chronifizierte Erkrankungen etc. können mit diesen Modellen nicht mehr erfasst werden. Selbst für so simple Sachverhalte wie die Frage, ob es wohl morgen regnen wird, müssen sehr viele verschiedene Faktoren einbezogen werden. Das kann ein einfaches Ursache-Wirkungs-Schema nicht mehr leisten. Hier werden nicht-lineare, d. h. systemische und chaostheoretische Rechenmodelle genutzt. Das menschliche Verhalten dürfte in Bezug auf die schwierige Vorhersagbarkeit dem oft launischen Wetter wohl in nichts nachstehen.

Trotzdem legen heute gar nicht so wenige Behandler bei ihren Patienten immer noch den therapeutischen Schwerpunkt auf die Suche nach *dem* auslösenden, in der Vergangenheit lokalisierten Ereignis, das für die aktuelle Problematik verantwortlich gemacht werden kann. Das sollte dann durchgearbeitet werden, womit anschließend das Problem zumindest theoretisch aufgelöst sein müsste. Die Praxis sieht da aber leider oft ganz anders auf. Bei vielen Patienten stabilisiert sich eher die Identifikation mit einem defizitären Selbstbild und einer fehlerhaften Biografie. Etwas immer wieder durchzuarbeiten und zu wiederholen führt in der Regel nur zur Festigung dieser unerwünschten Aspekte. Die Alternativen und Lösungsansätze dazu werden in diesem Buch beschrieben.

Neuere westliche Arbeitsmodelle: die Systemtheorie und die Chaostheorie mit dem Butterfly-Modell

Das Chaosmodell ist im eigentlichen Sinne gar nicht chaotisch, sondern versucht, scheinbar ganz verschiedene Wechselwirkungen zwischen den unterschiedlichsten Faktoren zu berechnen. Der Chaostheorie liegt ein systemisches Verständnis aller Dinge zugrunde. Auf komplexe Weise wird nicht das Chaos, sondern die Wahrscheinlichkeiten berechnet. Eine Aussage der Chaostheorie lautet, dass selbst kleine, scheinbar unbedeutende Ursachen große Effekte und auch schwere Probleme bewirken können. Dieser Effekt wird *Butterfly-Effekt* genannt, da nach chaostheoretischem Verständnis selbst der Flügelschlag eines Schmetterlings durch chaotische Verknüpfungen und systemische Verbindungen erhebliche Auswirkungen mittels einer Kettenreaktion erzeugen kann. Beim *Domino-Effekt* kann ein herunterfallender Dominostein in einem Verbundsystem mit engen Verknüpfungen zu verheerenden Auswirkungen führen.

Aus diesem Modell lässt sich ableiten, dass selbst schwerste menschliche und zwischenmenschliche Probleme *ohne* eine schwerwiegende Ursache denkbar wären. Darüber hinaus eröffnet die Chaostheorie die Option, dass manchmal auch kleine und kurze Interventionen zu einem signifikantem Ergebnis führen können, zum Beispiel im Rahmen einer therapeutischen Behandlung.

Es sollte aber deutlich betont werden, dass es nicht bloß um einen simplen Anhäufungsprozess von vielleicht kleinen Details geht, sondern um sich teilweise exponentiell entwickelnde Systeme. Hier summieren sich kleine Bestandteile nicht nur auf, sondern dienen manchmal als eine Art Schlüssel oder Startsignal für große Effekte.

Diese Modelle gehören schon lange zum wissenschaftlichen Standard. Es fällt uns selbst jedoch sehr schwer, dies auf unsere praktische Arbeit zu übertragen. Wir Menschen mögen es doch immer noch am liebsten einfach.

Das Leiden in der westlichen Kultur

Insbesondere in Krisenzeiten, in schwierigen Situationen oder vor allem nach Schicksalsschlägen kommen sonst eher verborgene Inhalte an die Oberfläche. Unsere tieferen Einstellungen und Haltungen zum Leben und zum Beispiel auch zum Leiden treten dann besonders deutlich hervor. Bei und nach einer solchen Erfahrung wenden wir Menschen uns nicht selten von Gott und/oder der Welt ab, weil wir sie fälschlicherweise als eine Art Ungerechtigkeit erleben. Wir haben doch versucht, alles richtig zu machen, und daher wäre jede Form von Bestrafung falsch und ungerecht. Leiden wird von vielen Menschen eher als eine Art göttliche Strafe oder zumindest als ein Fehler, als Unrecht, als etwas gänzlich Unpassendes missverstanden oder alternativ und zumeist bei anderen als gerechte Strafe angesehen. Ob Fehler oder Strafe, es handelt sich dabei anscheinend um Ausnahmen und Besonderheiten.

Ist es eine Übertreibung, wenn behauptet wird, dass sich unsere Kultur vorwiegend über Starksein, Erfolgreichsein, Jugend, Materialismus etc. definiert? Hast du was, bist du was! Wer leidet, hat etwas falsch gemacht oder ist Opfer.

Wer sich nur intensiv genug bemüht, kämpft oder hart arbeitet, hat gute Chancen auf Erfolg beziehungsweise ein leichteres Leben. Wenn wir alles „richtig“ machen, müssen wir nicht leiden.

Leiden wird folgerichtig tabuisiert. Wir schaffen „Gettos“ dafür. Leidende werden nicht selten ausgegrenzt. Im Verständnis unserer und vieler anderer Kulturen ist davon ja auch nur ein relativ kleiner Prozentsatz der Bevölkerung betroffen.

Das ist zumindest die Schutzbehauptung. Schon unser westliches Verständnis von Krankheit spielt uns da den ersten Streich: Entweder hat man (die eine) Gesundheit oder eine von den Tausenden Krankheiten. Wenn es also nur eine Gesundheit und Tausende von Krankheiten gibt, stehen unsere Chancen wohl doch nicht so gut, dauerhaft gesund und ohne Leiden leben zu können. Wenn wir dann noch die Statistiken bemühen und nachlesen, wie viele Menschen in den hoch- oder überentwickelten Ländern täglich Selbstmord begehen, Gewaltverbrechen verüben, die unterschiedlichsten Abhängigkeiten aufweisen (Alkohol, Nikotin, harte und weiche Drogen, Schmerzmittel, Schlaf- und Beruhigungsmittel etc.), an chronischen, auch psychosomatischen Erkrankungen oder unter zwischenmenschlichen Konflikten leiden, wird schnell die Frage auftauchen, wer denn in unserer Gesellschaft überhaupt halbwegs gesund bleiben kann. Und wer wird durchs Leben kommen, ohne jemals einen Verlust, eine Verletzung oder ein anderes trauriges Erlebnis zu erfahren?

Leibniz prägte den Begriff der *Theodizee* (griech. „Rechtfertigung Gottes“), als er über die Vereinbarkeit vom Leiden in der Welt und der Existenz eines gütigen Gottes nachdachte. Wie kann ein gütiger Gott zulassen, dass wir leiden? Dazu wurde im Laufe der letzten Jahrhunderte eine Vielzahl von Antworten gesucht und auch gegeben.

Die buddhistische Antwort ist wohl nicht nur eine der ältesten, sondern wirkt in ihrer Schlichtheit sehr schlüssig: Leiden ist in dieser Welt unumgänglich. Wir müssen vielleicht doch die Möglichkeit einräumen, dass die buddhistische Sichtweise vom Leiden ihre Berechtigung hat. Es sei hier nochmals erwähnt, dass Buddhisten nicht bei der kritischen Beschreibung stehen bleiben. In den nächsten Schritten finden wir konkrete Lösungsangebote.

Dorothee F. haderte mit sich und der Welt. Vor allem am Abend verbrachte sie viel Zeit mit gedanklichen Anklagen und Selbstvorwürfen. Die therapeutische Arbeit mit Dorothee bestand anfangs darin, möglichst viele schmerzliche Situationen der letzten Zeit aufzulisten. Die relativ lange Liste wurde dann zusammen mit ihr bearbeitet. Der Sinn bestand darin, erst einmal bei allen aufgelisteten Schmerzerfahrungen eine rationale Differenzierung vorzunehmen zwischen dem ersten *unvermeidbaren* und dem zweiten *selbst zugefügten* Schmerz. Für Dorothee war dies eine große Hilfe, die es ihr dann nach und nach ermöglichte, gegenwärtige problematische Situationen differenzierter zu betrachten und sich insbesondere bewusst zu machen, was sie selbst hinzufügte. Die Erfahrung ihrer Eigenverantwortlichkeit empfand Dorothee als eine große Erleichterung, auch wenn sie in der Therapie noch eine Weile an ihren eigenen inneren Zensoren zu arbeitet hat.

Diese Grundlage sollte uns Folgendes vermitteln:

Wir können erkennen und verinnerlichen, dass es *unvermeidbares* Leiden gibt, dem wir in unserem Leben nicht ausweichen können.

Wir können erkennen und verinnerlichen, dass es *vermeidbares* Leiden gibt, welches wir vermeiden lernen können.

Wir werden täglich auf Probleme und Ärgernisse stoßen. Unsere Aufgabe besteht darin, uns nicht darin zu verstricken, sondern zu erkennen, dass es normal ist, dass so etwas passiert. Wir lächeln (vielleicht innerlich), atmen durch und versuchen das Problem zu lösen, ohne zusätzliches vermeidbares Leiden zu produzieren.

Wir werden auch in Zukunft noch oft auf Leiden treffen; deshalb ist es so wichtig, dass wir uns darauf vorbereiten und nicht nur den Kopf in den Sand stecken.

Die Zweite, Dritte und Vierte Edle Wahrheit können uns dabei weiterhelfen, sowohl das *vermeidbare* Leiden aufzugeben als auch mit zunehmenden Fortschritten das *unvermeidbare* Leiden zu lindern und loszulassen.

Mit der nächsten Grundlage der BPT beginnen wir die Ursachen für unser Leiden zu durchleuchten. Buddha identifizierte hauptsächlich drei grundlegende Ursachen für unser Leiden, nämlich Unwissenheit, Anhaftung und Widerstand. Bevor wir uns diesen Aspekten zuwenden, wird in der nächsten Grundlage der BPT eine weitere Ursache für Leiden verdeutlicht, die sehr häufig auch von Laien mit dem Buddhismus in Zusammenhang gebracht wird – allerdings oftmals in sehr missverstandener Form. Die Rede ist vom Karma als Ursache für unser Leiden.

Die 12.
Grundlage der BPT

Erkenne und vermittle die Bedeutung des Karma für unser Leiden

> Motivation und Absicht sind die Samen, aus denen unsere Zukunft ersteht.
>
> – Jack Kornfield –

Wenn wir über die Ursachen von Leiden nachdenken, stoßen wir oft auf einen mittlerweile recht populär gewordenen Begriff: das Karma. Dieser Begriff wird häufig missverstanden und produziert Unsicherheit und teilweise Resignation, besonders dann, wenn Karma irrigerweise als unwiderrufliches Schicksal interpretiert wird.

Karma als das Gesetz von Ursache und Wirkung

Ist Karma tatsächlich für all das verantwortlich, was uns und anderen widerfährt? Weist Karma auf ein unwiderrufliches Schicksal hin? Was genau bedeutet Karma überhaupt?

Karma ist ein Begriff aus dem Sanskrit, den wir übersetzen können als „Ursache und Wirkung". Alles, was geschieht, hat eine Ursache, und jede Ursache hat eine Wirkung. Unser Handeln unterliegt gewissen Ursachen und führt unweigerlich zu Wirkungen oder Konsequenzen, die wiederum als Ursache für weitere Taten dienen.

Karma ist also kein esoterischer, spiritueller, religiöser oder philosophischer Begriff, sondern in erster Linie ein Terminus, der sich auf rationale Bezüge, auf Tatsächliches und Beobachtbares beruft. Damit lassen sich jetzt auch solche Formulierungen wie zum Beispiel „Alles ist Karma" nachvollziehen, denn tatsächlich können wir alles um uns herum nur als Ursache und Wirkung verstehen. Oder können wir eine Wirkung, ein Geschehen beobachten, das ohne Ursache abläuft? Das Karma-Konzept ist also sehr umfassend und daher vielfältig.

Der Karma-Aspekt, der häufig in Bezug auf zwischenmenschliche Belange genutzt wird, hat vordergründig die Bedeutung, den Menschen *Trost* zu spenden. Sie sollen wissen, dass ihre – oft missliche – Situation kein ungerechtes Zufallsprodukt ist. Vielmehr gibt es für unsere gegenwärtige Situation ursächliche Bedingungen. Daraus folgt natürlich auch, dass es ebenso Einflussmöglichkeiten und neue Ursachen, die wir *jetzt* schaffen können, für alles Zukünftige gibt. Wir müssen die Bedingungen erkennen, verstehen und Möglichkeiten finden für heilsame Alternativen.

Schon Jahrtausende vor Sigmund Freud und den Psychoanalytikern gelangten die Buddhisten zu dem Schluss, dass das, was wir heute darstellen, was wir sind, davon abhängt, was wir früher erfahren haben. Weil gestern dieses oder jenes geschehen ist, sind wir heute so, wie wir sind. Hier wird der naturwissenschaftliche Karma-Aspekt durch eine wichtige psychologische Komponente angereichert. Vorausgegangene Ursachen prägen uns, unseren Geist, unsere Handlungen. Dadurch erleben wir aktuell fast alles ein wenig verzerrter, wie durch eine getönte Brille, und entsprechend nehmen wir unsere Umwelt sehr individuell aufgrund unserer spezifischen Vorerfahrungen wahr. Unser Karma bestimmt also deutlich die Art und Weise, wie wir jetzt wahrnehmen und reagieren.

Daraus folgt aber auch: Was wir morgen sein werden, wird dadurch bestimmt, was wir heute tun. Wieder erhält der Augenblick, die Bedeutung des Hier und Jetzt, eine besonders große Relevanz.

Karma bedeutet also das genaue Gegenteil des einfachen Schicksalsglaubens. Der Begriff verdeutlicht sowohl den Wirkmechanismus in unserer Umwelt als auch in uns selbst. Es gibt keine Wirkung ohne Ursache. So gesehen funktioniert alles auf der Basis von Karma. Schließlich können wir uns kein Ereignis vorstellen, das ohne Ursache entsteht.

Allerdings ist dieses Prinzip nicht unbedingt nur auf äußere Faktoren beschränkt. Schon Kant führte den Nachweis, dass wir Menschen nicht außerhalb von verschiedenen Prinzipien – also Kausalitäten wie Ursache und Wirkung, Raum und Zeit – denken können. Versuchen wir uns doch einmal irgendein Objekt vorzustellen, zum Beispiel einen Elefanten, der außerhalb des Raumes oder der Zeit existiert. Auch kann ein Elefant nicht plötzlich ohne Ursache entstehen. Es ist für uns tatsächlich nicht möglich, außerhalb dieser Kategorien zu denken. Obwohl wir grundlegend sehr kreativ sind und uns scheinbar alles vorstellen können: Hier gibt es Grenzen unserer Vorstellungskraft. Unser Denken ist also nicht frei. Wir haben diese Kategorien wie Kausalität, Raum und Zeit in uns.

Lange haben wir geglaubt, dass nur die Welt da draußen nach diesen Mechanismen funktioniert. Kant zeigte uns deutlich, dass *wir* es *selbst* sind, die mit diesen inneren mentalen Vorbedingungen auf die Welt zugehen. In der 6. Grundlage der BPT über unseren Geist haben wir bereits erfahren, wie intensiv die Wechselwirkungen zwischen unserem Geist und unserer Umwelt sind. Der Buddhismus zeigt uns, dass es aufgrund einer untrennbaren Vernetzung und Verknüpfung keinen essenziellen Unterschied zwischen uns und der Welt gibt. Daher können wir feststellen, dass das Karma beziehungsweise das Gesetz von Ursache und Wirkung universell ist und demzufolge überall wirkt.

Wir haben jetzt die Definition von Karma als allgemeines Gesetz von Ursache und Wirkung diskutiert. Als Variante davon wird der Karma-Begriff am häufigsten dafür genutzt, um die Konsequenzen des persönlichen Handelns zu verdeutlichen. Diese Variante geht über ein simples Prinzip von Ursache und Wirkung hinaus, und zwar vor allem deshalb, weil die Bedingungen der Verursachung differenzierter aufgeschlüsselt werden.

Nach dem Gesetz von Ursache und Wirkung ist es uns praktisch unmöglich, nicht karmisch zu handeln, da jede unserer Handlungen irgendwelche – wenn auch oft nur sehr schwache – Konsequenzen haben wird. Es gibt aber besondere ursächliche Bedingungen, die erfüllt sein müssen, um eine deutliche Wirkung und, damit verbunden, eine Schicksalsänderung zu bewirken.

Beeinflusst Karma das gesamte Geschehen?

Tatsächlich wird in nicht wenigen buddhistischen Büchern, auch von sehr fortgeschrittenen Meistern, sehr provokativ geschildert, dass alles, was uns widerfährt, aufgrund von eigenem, in früheren und im jetzigen Leben angesammeltem Karma zustande kommt. Diese Vorstellung soll den leidenden Menschen Trost spenden, um ihr Schicksal besser annehmen zu können, und ihnen Mut machen, für ihre Zukunft aktiv zu werden.

Das Karma-Konzept trifft auch auf größere Systeme zu, wie zum Beispiel auf eine Familie, eine Stadt, eine Nation oder einen Planenten. Es ist für viele Menschen aber empörend, wenn sie sich vorstellen sollen, dass Opfer von Katastrophen oder Verbrechen aufgrund ihres Karma direkt, gewissermaßen als Mitverursacher, an den Geschehnissen beteiligt sein sollen. Warum das so nicht stimmen kann, wird durch Folgendes deutlich: Eine wirkungsvolle karmische Handlung braucht einen *absichtsvoll* Handelnden und verläuft stets in drei Stufen.

Karmische Handlungen haben immer drei Stufen

1. Absicht
2. Durchführung
3. Vollendung

Für eine karmisch wirkungsvolle Handlung erforderlich ist zuerst eine Absicht, dann die Durchführung und zuletzt die Vollendung. Bei einer Naturkatastrophe beispielsweise fehlt die *absichtsvoll* wirkende Kraft. Wir können durchaus eine Vielzahl von negativen Erlebnissen haben, ohne eine für uns negative karmische Wirkung zu erfahren. Doch als Beschreibung für einen Prozess von Ursache und Wirkung kann eine Naturkatastrophe karmisch sein, denn auch jede Naturerscheinung hat ihre Ursache und zeigt deren Wirkung. Diese ist jedoch nicht auf unser Karma bezogen, weil die Absicht der Natur fehlt.

Wenn wir selbst zum Akteur werden, welches Karma schaffen wir dann? Auch hier ist wieder die Absicht entscheidend. Wenn zum Beispiel ein Mensch mit aller Kraft auf den Brustkorb eines anderen, am Boden liegenden Menschen drückt, ist seine *Absicht* das entscheidende Kriterium. Handelt es sich um einen Rettungssanitäter, der helfen will, oder um einen Menschen mit niederen Motiven?

Die eigenen Absichten zu ergründen, kann oft ein schwieriges Unterfangen sein. Absichten können durch Unwissenheit und Verblendung verzerrt werden. Viel Leiden ist schon mit den besten Absichten erzeugt worden, wie das Sprichwort „Der Weg zur Hölle ist mit guten Absichten gepflastert“ illustriert. Wenn wir uns über unsere Absichten einmal nicht ganz im Klaren sind, sollten wir prüfen, welche möglichen Konsequenzen durch unser Handeln entstehen können. Wenn durch unser Handeln Leiden entsteht, so ist das in der Regel ein Zeichen dafür, dass verblendete Absichten am Werk gewesen sind.

Der erste Schritt im Karma-Prozess, die Absicht, weist eine Besonderheit auf: Nur Schlechtes zu denken (als Absicht), auch ohne eine Tat auszuführen, schafft schon schlechtes Karma, aber wenn wir uns bremsen können und die Absicht nicht ausführen (2. Schritt), ist nur ein Drittel des möglichen Unglücks in Form der Absicht oder des (Wunsch-)Gedankens geschehen. Buddhisten würden also einen Satz wie „Die Gedanken sind frei" nicht unterschreiben. Sie scheinen es zwar zu sein, aber auch Gedanken haben nach buddhistischer Vorstellung karmische Macht. Das funktioniert im schlechten wie auch im positiven Sinne.

Die Macht der Gedanken

Nach buddhistischem Verständnis hat ein Gedanke, eine Absicht, für sich genommen schon eine erhebliche Wirkung. Wenn wir eine Absicht durchdenken, erzeugen wir damit die erste der drei karmischen Stufen. Wir können also mit negativen Gedanken für uns negatives Karma schaffen. Allerdings können wir diesen Prozess auch mit anderen Vorzeichen für uns selbst und alle anderen heilsam einsetzen. Ein Gebet, ein Segensspruch, ein hilfreicher gedanklicher Wunsch etc. erzeugt auf der ersten Stufe ein heilsames Karma. Wenn wir unseren heilsamen Wünschen nun auch noch Taten folgen lassen können, erreichen wir sehr viel für uns und andere.

Die Abschwächung in der Erzeugung von schlechtem Karma könnte dem dreistufigen Modell zufolge die Unterbrechung der negativen Gedanken oder, wenn das bisweilen nicht so schnell umzusetzen ist, auch die Unterbrechung einer negativen Handlung sein.

Der dritte und letzte Schritt im Karma-Prozess ist die Vollendung einer Tat, womit eine karmische Handlung abgeschlossen wird. Wenn hier Zweifel im Hinblick auf die Macht unserer Gedanken auftauchen, verweisen wir zum Beispiel auf die Übung des *Rumpfdrehens* (vgl. die 6. Grundlage der BPT), die uns den Zusammenhang zwischen geistigen und körperlichen Tätigkeiten und deren Auswirkungen anschaulich machen konnte.

Wir können unser Karma jederzeit verbessern

Die Auswirkungen einer komplett vollzogenen (Karmischen) Handlung können aber auch noch nachträglich verändert werden. Wenn wir zum Beispiel jemanden aus einer unachtsamen spontanen böswilligen Haltung heraus verletzt haben, können wir wieder auf den Menschen zugehen, uns aufrichtig bei ihm entschuldigen und eventuell die Schuld sühnen, dadurch vielleicht eine stärker vertiefte Beziehung zu uns selbst und zu dem anderen entwickeln. So kann die vorausgegangene negative (karmische) Handlung auch später noch positiv transformiert werden.

Es sei hier angemerkt, dass die gezielte Analyse unserer Absichten im Buddhismus und in der buddhistischen Psychotherapie eine zentrale Rolle spielt. Dieser Prozess wurde schon öfters dargestellt: Aus der *Absicht* folgt die *Tat,* daraus folgt die *Gewohnheit,* daraus folgt der *Charakter,* daraus folgt das *Schicksal.* Unsere Motive, die Absichten für unsere Handlungen entscheiden also letztendlich über unser eigenes Schicksal.

Haben wir in unserem Leben und in unseren Handlungen immer nur gute Absichten gehabt? Nein, das wäre wohl zu ideal. Aber was wird aus unserem schlechten Karma? Ist unser Schicksal bereits negativ besiegelt?

Das Kuchenbacken

Dazu erzählt Jack Kornfield ein anschauliches Beispiel, das hier sinngemäß wiedergegeben werden soll: Stellen wir uns zwei ältere Frauen vor, die beide einen Kuchen backen wollen. Die eine lebt ländlich, hat eine alte Küche mit einem Ofen, den sie selbst befeuern muss; die Zutaten sind nicht mehr ganz so frisch und sauber, sie sucht sie sich zum Teil aus dem Stall zusammen. Die andere Frau besitzt eine funkelnde Hightech-Küche und es stehen ihr ausgesuchte blitzsaubere Bioprodukte zur Verfügung. Das heißt, die eine Frau hat nicht so günstige Grundvoraussetzungen wie die andere. Aber welche der beiden Frauen wird wohl den köstlicheren Kuchen backen?

Wir wissen es nicht mit Sicherheit, weil die (karmischen) Vorbedingungen das Endresultat *nicht* schon im Voraus festlegen. Wir haben selbst deutliche Einflussmöglichkeiten. Das zeigt uns, dass wir unser Leben trotz gutem oder schlechtem Karma beziehungsweise guten und schlechten Voraussetzungen deutlich beeinflussen können. Manchmal ist es eben nur ein wenig schwieriger. Wenn uns etwas zu unserem Glück zu fehlen scheint, wenn wir und andere nicht perfekt genug sind, wenn die Bedingungen nicht gut genug zu sein scheinen etc., sollten wir an die beiden alten Frauen und den Kuchen denken.

Der durchgängige Appell lautet also: Hadere nicht, sondern werde aktiv, um deine eigene, aber auch die Zukunft für andere zu verbessern.

Hier noch eine Grundsatzerklärung der buddhistischen Psychotherapie zum Thema: Gutes Karma sammeln für ein gutes nächstes Leben. Das ist nicht wirklich wichtig. Wenn wir an ein nächstes Leben glauben, bemühen wir uns heute, im Hier und Jetzt, um später einmal ein besseres Leben zu haben. Wenn wir nicht an ein nächstes Leben glauben, bemühen wir uns heute, im Hier und Jetzt, um jetzt ein gutes Leben zu haben. Es geht also immer nur um das Hier und Jetzt.

Weitere Ursachen-Modelle

Der Buddhismus als eine exakte Wissenschaft des Geistes sieht natürlich die Abläufe von Ursache und Wirkung deutlich differenzierter. Viele Resultate, wie Unfälle, Verletzungen, Naturphänomene, Katastrophen etc., entstehen auch ohne absichtsvolles Handeln.

Der Buddhismus gibt uns eine Reihe weiterer Erklärungsmodelle für das Zustandekommen von Veränderungen oder Geschehnissen etc. Beispielsweise kennen wir die fünf Aspekte von Ursache und Wirkung, die zwölf Glieder des Abhängigen Entstehens sowie die 24 Arten und die vier Bedingungen. Exemplarisch möchten wir hier die fünf Aspekte von Ursache und Wirkung darstellen, die beschreiben, dass alles, was überhaupt geschieht, aufgrund von nicht mehr als fünf Ursachenkomplexen entstehen kann.

Die fünf Aspekte von Ursache und Wirkung

1. Ursachen aus der unbelebten Materie, zum Beispiel vom Erdbeben bis zum Motorschaden

2. Ursachen aus der belebten Materie, zum Beispiel vom Vogelschiss bis zum Hundebiss

3. Ursachen aus dem menschlichen Unbewussten, zum Beispiel unbedachte Missgeschicke

4. Ursachen aus dem Karma, zum Beispiel Ursachen aus dem bewussten, absichtsvollen Handeln

5. Ursachen aus dem Dharma = Ursachen jenseits der erfahrbaren Welt

Damit sollte deutlich gemacht werden, dass es für karmische Abläufe und Prozesse bestimmte Faktoren gibt, ohne die eine karmische Handlung nicht wirkungsvoll abgeschlossen werden kann. Karma entspricht zwar einem generellen Prinzip von Ursache und Wirkung, doch für unser menschliches Karma bestehen feste Bedingungen.

Ludwig T. ist Seelsorger und immer mehr davon überzeugt, dass wir unser Schicksal selbst nicht ändern können. Er erklärt, dass er sich so viele Probleme anhöre und selbst oft unter Streitigkeiten in seiner Beziehung leide, weshalb er häufig eine große Hilflosigkeit verspüre. Er habe den Eindruck, dass sich in der gesamten Gesellschaft der Druck und die Grausamkeiten auf breiter Ebene immer mehr ausbreiten würden. Diese Gefühle würden sich manchmal so verstärken, dass er alles als sinnlos empfinde und den Glauben an eine gute Welt verliere.
Ludwigs erste Kontaktversuche mit dem Buddhismus sind für ihn sehr schwierig gewesen, da zum Beispiel die buddhistische Vorstellung vom Karma geradezu beängstigend für ihn war. Die gemeinsame Bearbeitung dieser Grundlage konnte Ludwig dafür nutzen, um differenzierter nach seinen Möglichkeiten der Selbstwirksamkeit zu suchen. Insbesondere die Aufschlüsselung des Schicksals in seine Einzelteile bis hin zur ursächlichen Absicht zeigten Ludwig, wie er selbst wieder aktiv werden konnte.

Diese Grundlage sollte uns Folgendes vermitteln:

Karma ist ein tief greifender, stets aktiver Mechanismus von Ursache und Wirkung, der unserer steten Aufmerksamkeit bedarf. Unsere Absichten und Taten sind von elementarer Bedeutung, da sie unübersehbare Konsequenzen für uns selbst und andere haben.

Die Weisheit des Karma sollte den Menschen auch als Trost dienen, der ihnen zeigt, dass sie nicht zufällig in ein chaotisches Universum geworfen wurden, in dem sie hilflos leiden müssen.

Durch die Karma-Abläufe erkennen wir unsere Verantwortlichkeit ebenso wie auch unsere Selbstwirksamkeit und unsere Einflussmöglichkeiten.

Mit der geschulten Achtsamkeit können wir jederzeit positiven Einfluss auf das Karma nehmen und so unsere Zukunft positiv verändern. Karma ist flexibel und jederzeit modifizierbar.

Nachdem nun hoffentlich deutlich geworden ist, wie das Karma-Konzept, zum Beispiel als Ursache des Leidens, einzuordnen ist, kommen wir zu den Erkenntnissen über die Entstehung von Leiden, wie Buddha es sah und vermittelte, und damit zum eigentlichen Inhalt der Zweiten Edlen Wahrheit.

Die 13.
Grundlage der BPT

Erkenne und vermittle die Edle Wahrheit über unsere Unwissenheit

> Unwissenheit begreift die Welt nicht
> und vergisst, wer wir wirklich sind.
> Sie liegt allen unheilsamen
> Geisteszuständen zugrunde.
>
> – Jack Kornfield –

Wir wenden uns nun den *Ursachen* unseres Leidens zu. Die Unwissenheit gehört, neben Anhaftung und Widerstand, zu den drei Ursachen für alles *vermeidbare* Leiden und wurde von Buddha in der Zweiten der Vier Edlen Wahrheiten beschrieben.

Auch hier müssen wir wieder die Differenzierung zwischen unvermeidbaren Schmerzen und vermeidbaren Leiden vornehmen. Für beide gibt es sehr unterschiedliche Ursachen. Wie wir durch die Erste Edle Wahrheit erfahren haben (vgl. die 11. Grundlage der BPT), ist Schmerz unvermeidbar und als Ursache für Leiden geradezu vorprogrammiert. Unsere Geburt ist ebenso schmerzhaft wie das Gewahrwerden von Altern, Krankheit und Tod.

Darüber hinaus haben wir bereits erfahren, dass es einen sehr großen Bereich des Leidens gibt, den wir selbst erzeugen. Im Rahmen der 12. Grundlage haben wir verschiedene (karmische) Ursachen für Leiden erfahren. Hier finden wir nun Erklärungen und Beschreibungen, wie wir selbst unser Leiden erschaffen.

Die drei Ursachen für vermeidbares Leiden sind

1. Unwissenheit
2. Anhaftung
3. Widerstand

Aus diesen drei Ursachen geht eine Vielzahl von Geisteszuständen hervor. In der folgenden Tabelle sind rechts neben den drei Ursachen drei beliebige Beispiele aufgeführt, die aus den jeweiligen drei Ursachen entstehen können. Ganz rechts sind dann die drei Geisteszustände aufgelistet, die – verstärkt durch andere negative Emotionen – schlimmstenfalls aus den drei Ursachen entstehen können.

Die drei Ursachen	Drei Beispiele	Die drei Gifte
Unwissenheit →	Naivität →	Wahn
Anhaftung →	Genuss →	Gier/Sucht
Widerstand →	Kritisches Denken →	Hass

Aus Unwissenheit kann zum Beispiel Naivität entstehen und schlimmstenfalls Wahn. Aus Anhaftung kann zum Beispiel Genuss entstehen und schlimmstenfalls Gier oder Sucht. Aus Widerstand kann zum Beispiel Kritik entstehen und schlimmstenfalls Hass.

Wir werden uns im Rahmen der 14. Grundlage der BPT mit der *Anhaftung* und in der 15. Grundlage dann mit dem *Widerstand* beschäftigen.

Bevor wir uns nun der Unwissenheit als einer Ursache für Leiden zuwenden, soll noch darauf hingewiesen werden, dass diesen drei Ursachen für Leiden auch drei Ursachen für heilsame Geisteszustände gegenübergestellt sind.

Die drei Ursachen für heilsame Geisteszustände sind

1. Liebe
2. Achtsamkeit
3. Großzügigkeit

Aus diesen drei Ursachen können alle positiven Geisteszustände entstehen. Die Existenz von heilsamen Zuständen schließt definitiv die Existenz von unheilsamen aus und umgekehrt.

Wir werden immer wieder auf den buddhistischen Appell stoßen, dass es nicht nur um den kritischen Umgang mit unheilsamen Geisteszuständen geht, sondern ebenso intensiv auch um die aktive Erzeugung von heilsamen Geisteszuständen.

In der nun folgenden Fokussierung auf die Unwissenheit als eine der drei Ursachen für unser Leiden werden wir an dieser Stelle erfahren, wie die westliche und die östliche Wissenschaft sich gegenseitig in ihren Aussagen bestätigen und ergänzen. Unwissenheit hat nichts damit zu tun, unsere mangelnde Schulbildung zu beklagen. Insbesondere die westliche Kultur und Wissenschaft konzentriert sich immer noch auf die bloße Ansammlung von Fakten. Wir scheinen zu glauben, dass wir nur fleißig genug sein und ausreichend viele Details zusammensuchen müssen, um dann irgendwann einmal die Welt vollständig erkennen zu können. Das Verführerische daran ist, dass diese Herangehensweise zu einer Vielzahl von durchaus beachtenswerten und hilfreichen Ergebnissen geführt hat – allerdings auch zu einer Reihe von unheilsamen Auswirkungen. So sind mit den fehlenden Leitlinien ungezügelt viele verschiedene wissenschaftliche Erfindungen entstanden, mit denen wir nun umgehen müssen. Das Spektrum hierbei reicht von segensreichen Medikamenten bis hin zur Atombombe. Allerdings dürfen wir nicht unbeachtet lassen, dass die Grundmotivation der Wissenschaft darin bestand, den Menschen das Leben zu erleichtern und zu verbessern. Doch müssen wir uns ernsthaft fragen, ob wir es hier mit wirklichen Verbesserungen oder lediglich mit Veränderungen zu tun haben. Beispielsweise leben in den hoch entwickelten Ländern selbst arme Menschen immer noch in größerem Luxus als die meisten Menschen in den unterentwickelten Ländern dieser Welt und sogar als ein mittelalterlicher Fürst. Selbst mit sehr wenig Geld können wir uns beispielsweise Zitrusfrüchte oder exotische Gewürze leisten, haben eine gute medizinische Versorgung etc. Aber wer von den ärmeren Menschen bei uns fühlt sich heute schon wie ein Fürst?

Worüber besteht Unwissenheit?

Wir müssen also trennen zwischen der Ansammlung von Fakten und Wissen beziehungsweise zwischen Bildungsdefiziten und Unwissenheit. Wir können die höchsten akademischen Grade erwerben und doch zutiefst unwissend bleiben. Wir fokussieren uns also hier auf ein Wissen beziehungsweise eine Unwissenheit jenseits des enzyklopädischen Wissens.

Aus Unwissenheit können eine große Vielzahl von Geisteszuständen entstehen, zum Beispiel Naivität, Unklarheit, Verwirrung, Illusionen und Konfusion bis hin zum Wahn.

Die verschiedenen Formen unserer Unwissenheit

Der Buddhismus und die buddhistische Psychotherapie teilen die Unwissenheit in drei Bereiche ein:

1. Unwissenheit in Form von Unaufmerksamkeit
2. Unwissenheit in Form von Verleugnung
3. Unwissenheit in Form von fehlerhafter Wahrnehmung der Realität

Unwissenheit in Form von Unaufmerksamkeit

Die erste Form ist die am schnellsten nachvollziehbare und verstehbare Variante unserer Unwissenheit. Ohne Geistesschulung haben wir in der Regel eine relativ begrenzte Aufmerksamkeitsspanne. Je nach Interesse für das Aktuelle, je nach Tagesform, Konzentrationsfähigkeit und individuellem Fokus variiert diese deutlich.

Gehören wir zu den Menschen, die beim Gehen immer nur zwei Meter vor sich auf den Boden schauen? Oder nehmen wir unsere Umwelt intensiv wahr? Sind wir so oft wie möglich bewusst im Hier und Jetzt oder grübeln wir wieder über die Vergangenheit oder Zukunft? Wenn wir in diesem Buch lesen, aber nicht in vertrauter Umgebung bei uns zu Hause sind, können wir dann, ohne von diesen Zeilen aufzuschauen, sagen, wie die Wand hinter uns, die Zimmerdecke, die Deckenlampe aussehen? Wie sieht der Mensch neben uns aus? Solche Fragen können wir manchmal leichter, manchmal schwerer beantworten.

Unsere Aufmerksamkeit oder Konzentration ist wie der Strahl einer Taschenlampe: Wir fokussieren sie gezielt auf Dinge in unserer Umgebung oder bestimmte Umgebungsreize ziehen den Strahl auf sich. Da dieser meist relativ gebündelt ist, werden wir andere Aspekte nicht wahrnehmen, obwohl diese ebenfalls existieren. Etwa ein schöner Sonnenaufgang, aber wir sind in Eile und schauen nach der Straßenbahn. Ein Mensch, der uns ruft, aber wir sind in ein Handy-Gespräch vertieft. Wir blenden also sehr häufig einen großen Teil unserer Lebensumwelt aus.

Unwissenheit in Form von Verleugnung

Diese zweite Variante der Unwissenheit ist schon deutlich schwieriger zu vermitteln und von den Hilfesuchenden anzunehmen, da hier Bereiche aufgedeckt werden können, die wir gerne vermeiden würden. Es kann daher ratsam sein, diesen Aspekt zuerst theoretisch zu durchleuchten, bevor wir konkret in die Themen der Hilfesuchenden einsteigen.

Die Verleugnung betrifft sowohl einen aktiven als auch einen unbewussten Mechanismus des Nicht-Wahrhaben-Wollens. Aus psychologischer Sicht gehört die Verleugnung zu den unbewussten psychischen Abwehrfähigkeiten für die Aufrechterhaltung unserer psychischen Stabilität. Dieser Vorgang ist einerseits universeller Natur, da er uns alle betrifft, hat aber andererseits eine unterschiedliche individuelle Ausprägung.

Alles, was unser nur scheinbar stabiles Selbst angreifen könnte, alles, was unseren Selbstwert mindern könnte, versuchen wir in der Regel auszuschalten. Um sich diese für unser Selbst teilweise bedrohlichen Inhalte anzuschauen, wird ein Halt gebender Rahmen gebraucht, wie wir ihn in der Therapie vorfinden sollten. Dementsprechend muss zuerst ein stabiles therapeutisches Arbeitsbündnis zwischen Therapeuten und Hilfesuchenden entstanden sein, damit dann auch selbstkritische Aspekte ihren Platz finden können.

Unwissenheit in Form von fehlerhafter Wahrnehmung der Realität

Dieser dritte Aspekt ist universeller Natur, denn er ist bei allen Menschen gleichermaßen anzutreffen. Gemeint sind damit die uns allen gemeinsamen Grenzen unserer Erkenntnisfähigkeit über unsere eigene Natur und unsere Umwelt. Wir müssen daher genauer und selbstkritischer betrachten, wie wir uns und die Welt wahrnehmen, mit welchen Filtern in Form von Vorurteilen, vorgefassten festen Meinungen, Automatismen und unbedachten Grundannahmen wir uns eine falsche Sicherheit aufgebaut haben. Wir werden mithilfe diese 13. Grundlage nachvollziehen können, dass dieser Entstehungsprozess von Illusionen schon sehr früh in unserer Kindheit beginnt, mit uns wächst und daher als etwas Natürliches empfunden wird.

Wir verfügen über ein extrem komplexes Nervensystem und sind vielleicht auch deshalb äußerst effektiv darin, diesen Planeten zu dominieren. Auch wurden wir im Laufe der Evolution sehr gut darin, Zusammenhänge zu erkennen, möglichst alltagstaugliche Bewertungen von Ereignissen abzugeben und dem Überleben dienliche Generalisierungen daraus abzuleiten. Die Vorteile davon sind offensichtlich, doch führt dieser Generalisierungsdruck auch zu einer Reihe von Fehleinschätzungen. Es bestand aber keine Notwendigkeit, auch einmal hinter die Kulissen schauen zu müssen. Daher fehlt uns die Veranlagung, automatisch auch tiefer in eine Sache eindringen und das „Ding an sich“ erkennen zu können.

Das Thema ist Unwissenheit als eine Ursache für unser Leiden. Dieser Bereich der Unwissenheit wird hier recht ausführlich und in Bezug auf die *grundlegenden buddhistischen Prinzipien* dargestellt: Unsere Unwissenheit wird im Zusammenhang mit dem buddhistischen Verständnis von Unbeständigkeit, Vergänglichkeit, Leerheit, Verbundenheit, Mitgefühl, unserer Erkenntnisfähigkeit, unserer Wahrnehmung, unserem Verstand und unseren Gefühlen durchleuchtet. Wir werden das Problem unserer Unwissenheit im Hinblick auf diese neun wesentlichen Faktoren diskutieren.

Die fehlerhafte Wahrnehmung der Realität als dritter Aspekt der Unwissenheit wird nochmals in acht Bereiche unterteilt

1. Unsere Unwissenheit über die Unbeständigkeit
2. Unsere Unwissenheit darüber, wie leidvolle Emotionen entstehen
3. Unsere Unwissenheit über die Leerheit
4. Unsere Unwissenheit über unser Ich

5. Unsere Unwissenheit über Mitgefühl
6. Unsere Unwissenheit über unsere Erkenntnisfähigkeit
7. Unsere Unwissenheit über unsere Wahrnehmung
8. Unsere Unwissenheit über unseren Verstand

Diese acht Bereiche sind eng miteinander verbunden. Die Unbeständigkeit, die Leerheit und unsere Unwissenheit in Bezug auf andere Aspekte und die Grenzen unserer Erkenntnisfähigkeit stehen in direkter Wechselwirkung, sodass die Themen im Grunde genommen ineinander übergehen.

Unsere Unwissenheit über die Unbeständigkeit

Der Glaube an die Beständigkeit oder Kontinuität der Dinge, die uns umgeben, ist eine der Hauptquellen für unser Leiden.

Die Illusion der Kontinuität beschreibt, dass wir (zu) schnell bereit sind zu glauben, dass zum Beispiel ein spontanes Verhalten einer Person alles über sie aussagt und wir daher mit stabilen Persönlichkeitseigenschaften zu rechnen haben. Ein Beispiel: In einem sozialpsychologischen Experiment wurde den Versuchspersonen erklärt, dass nach Zufallsprinzip eine Person unter ihnen ausgesucht wird, die für diesen Test die Rolle des Versuchsleiters zugewiesen bekommt, und dass dieser Versuchsleiter die Anweisung erhält, seine Rolle unbedingt streng und unnahbar auszuüben. Nach dem Testdurchlauf, in dem die Versuchpersonen diesen strengen und unnahbaren Versuchsleiter erlebten (der Test selbst war unwichtig, da der eigentliche Test erst folgte), wurden die Versuchspersonen ausführlich gefragt (das war der eigentliche Test), wie sich der Versuchsleiter wohl verhalten würde, wenn sie ihn am nächsten Tag zufällig im Supermarkt treffen würden. Die überwältigende Mehrheit glaubte fest daran, dass sich der zufällig ausgewählte und für seine Rolle instruierte Versuchleiter auch nach dem Test im privaten Kontext „streng und unnahbar" verhalten werde – und das, obwohl sie alle vorher darüber aufgeklärt worden waren, dass sich der zufällig ausgewählte Versuchsleiter so zu verhalten habe.

Hier wird die menschliche Eigenschaft deutlich, möglichst schnell Generalisierungen zu finden. Wir erleben etwas und haben nur allzu oft die Neigung zu glauben, dass der einmal wahrgenommene Zustand bestehen bleiben wird. Wenn wir als Helfende beispielsweise vormittags einen Termin haben, um einen leidenden Menschen zu beraten, und erleben, dass sich dieser Mensch dann am Abend nett zurechtmacht, um mit anderen auszugehen, sind wir doch erst einmal irritiert, oder? Das kommt daher, weil wir gerne an die Konstanz glauben. Der oder die Depressive sollte sich logischerweise doch eigentlich 24 Stunden pro Tag depressiv verhalten, oder?

Unser Verständnis von Konstanz ist vielschichtig. Schon vor über 2000 Jahren beschrieb der griechische Philosoph Heraklit, dass man nicht zweimal in denselben Fluss steigen kann. Es fließt zwar kein anderer Fluss hinter dem Dorf und man geht scheinbar immer wieder in denselben Fluss hinein, doch wenn wir genauer hinschauen, wird es jedes Mal ein anderer Fluss sein. Das Wasser geht und kommt nicht zurück.

Ein klassisches Beispiel für unsere Unwissenheit im Hinblick auf Unbeständigkeit stammt aus Buddhas Zeiten: Eine Frau kam zu Buddha mit ihrem toten Kind. Sie war untröstlich in ihrer Trauer und erhoffte sich von Buddha, dass er ihr totes Kind wieder zum Leben erwecken würde. Buddha sagte der Frau, dass er für diesen Zauber eine Familie aus dem Dorf brauche, die noch keinen Todesfall erlebt habe. Sie solle sich aufmachen und diese Familie im Dorf finden. Die Frau lief auch gleich los, um diese Familie zu finden, doch an jeder Haustür erfuhr sie, dass auch hier bereits Angehörige verstorben waren. Je länger sie suchte, desto mehr begriff sie, dass der Tod überall seinen Tribut fordert. Niemand kann ihm entkommen. Es ist kein Fehler, sondern die unausweichliche Natur, dass wir nichts festhalten können. Nichts hat absoluten Bestand.

Wenn wir in unseren Alltag schauen, so haben wir beispielsweise etwas Neues gekauft, worüber wir uns sehr freuen; da ist es kaum vorstellbar, dass wir es bald wieder verlieren. Wir lieben jemanden und wollen diesen Zustand für immer und ewig konservieren. Wir haben vielleicht einen guten Job und wollen, dass es immer so bleibe. Wir stehen (meist) auf festem Boden und glauben, dass das natürlich und unabänderlich sei.

Auch die Fehlwahrnehmung hinsichtlich der Unbeständigkeit unserer Gefühle sollte erkannt und mithilfe der vorausgegangenen Grundlagen verstanden werden. Wenn ein intensives Gefühl wie Wut, Liebe, Schmerz, Glück oder Angst in uns entsteht, können wir uns kaum vorstellen, dass es wieder vergehen wird. Wenn wir gefragt werden, wie wir uns gestern gefühlt haben, erinnern wir uns daran, dass wir *den ganzen Tag* traurig oder müde oder guter Dinge waren. Wenn zum Beispiel ein Panikgefühl aufkommt, entsteht eine extrem hohe Ablenkungs- oder Fluchtmotivation. Kaum einmal machen wir uns dann klar, dass ein Gefühl kommt und nach recht kurzer Zeit auch wieder vergeht. Es ist für uns sogar irritierend zu erkennen, dass Gefühle nur eine recht kurze Lebensdauer haben. Im Durchschnitt weniger als eine Minute. Wir erleben das oft nicht, weil wir uns vorzeitig davon abwenden und ablenken. Konzentrieren wir unsere Achtsamkeit auf ein bestehendes Gefühl und verweilen in dieser Haltung (vgl. die 19. Grundlage der BPT), werden wir die Erfahrung machen, dass es unmöglich ist, zum Beispiel 20 Minuten lang Angst zu haben oder auch nur 10 Minuten wütend zu sein. Nur wenn wir uns schnell davon ablenken lassen, wird uns dieses Gefühl immer wieder einholen. Oder unser Verstand produziert weiterhin ängstliche Gedanken, sodass das Angstgefühl weiter bestehen kann. Unterbrechen wir den Prozess aber, können wir beobachten, wie es vergeht.

Wir werden noch genauer betrachten müssen, *wie* wir mit Achtsamkeit bei einem Gefühl bleiben können. Ein unachtsames Verharren führt uns immer wieder in unproduktive und selbstquälerische, sich im Kreis drehende Grübeleien. In der Regel sind wir selbst es, die durch unbewusste Geistestätigkeiten die unheilsamen Geisteszustände am Leben erhalten. Bei genauerer Betrachtung erkennen wir, dass es beispielsweise kein einzelnes Wutgefühl geben kann, denn wenn wir es nicht nähren und stärken, würde es schnell vergehen. Das Wutgefühl braucht wütende Gedanken, das Angstgefühl braucht ängstliche Gedanken, das Trauergefühl braucht traurige Gedanken etc., um bestehen bleiben zu können.

Ein alter Indianer erzählte seinem Enkel einmal, dass zwei Wölfe in ihm kämpfen würden: ein zorniger grauer Wolf und ein sanftmütiger weißer Wolf. Der Enkel wird neugierig, schaut auf den Bauch des alten Indianers und fragt ihn, welcher der beiden Wölfe denn wohl den Kampf gewinnen werde. Der alte weise Indianer antwortet: Es wird der Wolf gewinnen, den ich füttere.

Oftmals ist es scheinbar ein gutes Gefühl zu glauben, dass die Dinge, die uns umgeben, fest und sicher sind und lange (möglichst für immer)

Bestand haben. Der Boden, auf dem wir gehen, ist sicher, und auch unsere Einsichten und Erkenntnisse scheinen sicher zu sein. Wir wissen zwar, dass das alles nicht wirklich stimmt, aber wir trennen uns auch nur sehr ungern von dieser Illusion.

Wir können die Unbeständigkeit auch symbolhaft erfahren: Während spezieller buddhistischer Übungstage, Retreats oder Seminare werden von vielen Mitwirkenden in akribischer Geduldsarbeit sehr aufwendige Mandalas aus farbigem Sand auf den Boden gemalt beziehungsweise gestreut. Nicht selten stecken darin Hunderte von Stunden intensiver Konzentrationsübungen der Beteiligten. Die Anfertigung der Sandmandalas dient meist der meditativen Schulung. So entstehen regelrechte Kunstwerke, einzigartige, harmonische, tief berührende und wunderbare Unikate. Diese Meisterwerke werden dann am Ende der Übungstage wieder verwischt und zerstört. Eine solche Übung dient unter anderem dem Gewahrwerden des Zusammenhangs zwischen dem konzentrativen Bemühen und der letztendlichen Wirkungslosigkeit unseres Bemühens. Es folgt stets der Wandel, die Auflösung. Alles vergeht, auch das Schöne. Wir halten nichts fest. Wir bemühen uns nach besten Kräften, aber ohne den Wunsch, etwas konservieren zu wollen oder zu können. Unser Fokus liegt ganz im Hier und Jetzt.

Wir können diese Übung selbst nachvollziehen und ein aufwendiges Mandala auf Papier malen, uns tagelang damit beschäftigen, indem wir zum Beispiel jeden Abend etwa eine Stunde daran malen (dafür gibt es auch Malvorlagen). Wenn wir die Arbeit dann nach einigen Tagen abgeschlossen haben, werden wir es zerreißen oder verbrennen. Im Prozess dieser „Zerstörung“ werden wir sehr bewusst auf alle unsere aufsteigenden Emotionen und Gedanken achten. Dass ein vermeintlicher Zerstörungsprozess immer auch ein Umwandlungsprozess ist, werden wir in dieser 13. Grundlage noch genauer erfahren.

Zu erkennen, dass das Wesen der Natur Unbeständigkeit ist, wird bei entsprechend intensiver Verinnerlichung für viele sehr beängstigend sein. Andererseits ist diese Erkenntnis vielleicht auch ein wenig entlastend, denn alles Negative ist ebenfalls unbeständig. Wenn wir leiden, wenn wir etwas Schwieriges erleben, können wir uns ein wenig mehr entspannen, weil wir wissen, dass alles vorübergeht.

Unsere Unwissenheit darüber, wie leidvolle Emotionen entstehen

Diese Form der Unwissenheit bezieht sich eigentlich auf fast alle nennenswerten Abläufe in uns. Als konkretes Beispiel wollen wir uns unsere Unwissenheit in Bezug auf unsere Emotionen anschauen, da wir zu diesem Thema schon eine gute Einführung durch die 7. Grundlage der BPT erhalten haben.

Wie wir bereits wissen, ist das *intuitive* Verständnis, wie unsere Gefühle entstehen, oft trügerisch. Wir sehen einen großen Hund und haben naturgemäß sofort, in Millisekunden, Angst vor ihm. Unser Chef bestellt uns ein und wir haben natürlich sofort Stresssymptome. Mit diesen Reaktionen wären wir komplett abhängig von der jeweiligen Situation. Aber sind unsere Gefühle wirklich nur spontane und automatische Reaktionsmuster?

Wir sind, wenn auch fälschlicherweise, oft völlig überzeugt von der Richtigkeit unserer Gefühle. Schon sehr früh lernen wir die einfachen Reiz-Reaktions-Muster: Heißes Wasser bedeutet Verbrühen und Schmerz. Ein lachendes Gesicht bedeutet Streicheleinheiten und Glücksgefühle. Wir lernen, unseren Gefühlen (meistens) zu trauen. Das wird auch heute noch in vielen Psychotherapiesitzungen unhinterfragt forciert, frei nach dem Motto: Vertraue all deinen Gefühlen.

Es besteht natürlich keine Notwendigkeit, jeder Gefühlsregung zu misstrauen, aber es erscheint doch angebracht, diesem Prozess mehr Achtsamkeit entgegenzubringen, wie wir aus der 7. Grundlage der BPT wissen. Wenn unser Begehren wächst, erleben wir das oft als angenehme Spannung. Eine sich anschließende Befriedigung der Be*gier*de erzeugt, zumindest kurzfristig, Glücksgefühle. In anderen Situationen erleben wir vielleicht den sprichwörtlichen „gerechten Zorn“, eine Wut, die uns scheinbar dienlich ist, beispielsweise um Kraft für eine Gegenwehr zur Verfügung zu haben. Selten aber werden Probleme auf diese Weise dauerhaft gelöst.

Sowohl positive als auch negative Gefühle können uns in schwierige Situationen bringen. Wir brauchen einen klaren Geist, um die Konsequenzen unseres Handelns zu ergründen.

Eine beliebige Situation kann aus den unterschiedlichsten Gründen, wie etwa Veranlagung, aktuelle gesundheitliche Verfassung, vegetative

Zyklen etc., eines der drei primären Gefühlsmuster in uns aktivieren, also ein positives, ein negatives oder ein neutrales Gefühl entstehen lassen. Dann erfolgen sofort automatisch unsere Bewertungen, die aus den Tiefen unseres Erfahrungsschatzes kommen. Der Anblick eines bestimmten Menschen kann zum Beispiel eine spontane unangenehme Spannung in uns erzeugen, die zur Kenntnis genommen und interpretiert wird. Je nach Interpretation folgt dann das sekundäre Gefühl, entweder: „Kenne ich nicht, aber vielleicht interessant“ oder „Kenne ich nicht, es besteht vielleicht Gefahr“. In der gleichen Situation können auch angenehme Gefühle entstehen, die wir, je nach Interpretation, als positive sekundäre Emotion (Zufriedenheit) oder auch als negative sekundäre Emotion (Begierde) empfinden können. Nach buddhistischem Verständnis können positive primäre Gefühle entweder zu heilsamen Emotionen (wie Güte), aber auch zu unheilsamen Emotionen (wie Gier) führen.

Wir müssen uns auch bewusst machen, dass wir dazu neigen, neutrale Gefühle zu vermeiden. Unbewusst erleben wir diese oft als Langeweile, als sinnloses Warten, und suchen nach möglichst starken Reizen, die uns vom neutralen Zustand wegbringen sollen. Hier besteht ein effektiver Ansatzpunkt, um neutrale Gefühle mehr als Stille und Frieden zu erfahren und uns im Hinblick auf die stärkeren Reize vielleicht ein wenig mehr einzubremsen.

Durch diese Vermittlung soll ein tieferes Verständnis erzeugt werden für die bislang unbewussten Abläufe in uns. Es ist unumgänglich, die äußerst große Relevanz zu erkennen, die in unseren geistigen Abläufen steckt, welche im (noch) nicht erwachten Menschen unbewusst oder nur teilbewusst ablaufen. Ohne es zu merken, sind wir dadurch nichts anderes als die Marionetten unserer eigenen Geschichte. Unsere Erfahrungen prägen unsere schnellen, meist unbewusst ablaufenden Bewertungen und diese erschaffen dann wieder neue-alte und stets ähnliche Erfahrungsmuster. So entstehen Leidenskreisläufe. Daher sollten wir unsere Bewertungen, Meinungen und Interpretationen mit großer Achtsamkeit überprüfen.

Unsere Unwissenheit über die Leerheit

Wir kommen nun zum buddhistischen Konzept der Leerheit (Sanskrit *Shunyata*). Eine weitere Fehlwahrnehmung ist der Glaube daran, dass wir ein von anderen unabhängiges, eigenständiges und relativ stabiles *Ich* (Selbst) besitzen und dass die Dinge um uns herum ebenfalls unabhängig von uns existieren. In Bezug auf Eigenschaften ihrer Unabhängigkeit sind sie jedoch *leer.* Was ist damit gemeint, wenn im Buddhismus erklärt wird, dass alles zusammenhängt, keine eigenständige Existenz besitzt und *leer* ist?

Das Prinzip der Leerheit aller Dinge, das mit dem Nicht-Selbst und der Verbundenheit einhergeht, wird oft am Beispiel einer Welle im Ozean verdeutlicht: Die Welle entsteht für kurze Zeit. Sie könnte an ihre Individualität glauben und ist bei eingehender Betrachtung vielleicht sogar einzigartig. Sie entsteht jedoch nur, weil sehr viele Faktoren zusammenwirken, wie Strömungsverhältnisse, Wassereigenschaften, Salzgehalt, Temperatur, Mondphase, Erddrehung, tektonische Bewegungen, nicht-linearer Bezug zu anderen Wellen und vieles mehr. Die Welle ist also nicht leer zum Beispiel in Bezug auf Wasser oder Eigenschaften der Verbundenheit, aber *leer* in Bezug auf Faktoren, die ihre komplette Unabhängigkeit bedeuten würden, und damit leer, weil sie kein eigenständiges Selbst hat. Das meinen Buddhisten, wenn sie über die Leerheit aller Objekte sprechen.

Ähnlich wie die Wellen benötigen auch wir Menschen viele Vorbedingungen, um so zu werden, wie wir heute sind. Wenn wir symbolisch die Wellenspitzen als einen sehr individuell ausgeprägten Bereich ansehen, so erkennen wir bei uns Menschen sehr viele *individuelle* Faktoren und einzigartige Kombinationen aus Nationalität, Religion, Aussehen, Fingerabdruck, genetischen Anlagen, Beruf, Lebensstil etc. Wenn wir aber symbolisch an der tiefen Basis unserer Welle ansetzen, sehen wir *universelle* Gemeinsamkeiten bei allen Menschen: Unser Stoffwechsel, unsere Organe und die Reproduktion sind identisch, unser Bedürfnis nach Schlaf, nach Nahrung, Schutz und Sicherheit etc. sind nahezu deckungsgleich. Noch tiefer angesetzt, haben wir mit allen Säugetieren die gleichen oder sehr ähnliche Faktoren gemeinsam, wozu beispielsweise Instinktverhalten, Ernährung und Verdauung gehören. Wir haben auch viele Gemeinsamkeiten mit den niederen Tierarten durch einen identischen Zellaufbau mit gleichen Proteinen, ähnliche Nervenzellen und Nährstoffbedarf etc. und sogar mit den Pflanzen durch den Bedarf an Nährstoffen, Wärme und Sonnenlicht und den allgemein zu konstatierenden „Überlebenswillen“. Es ist also kein Widerspruch, wenn wir sowohl unsere einzigartige Identität als auch unsere universelle Verbundenheit erkennen.

Als ein anderes Beispiel dafür, um Leerheit und Verbundenheit zu beschreiben, nutzen wir einen Holztisch. Der Tisch wurde

- dahin gebracht, wo er heute steht: Dazu brauchte man Transportmittel, Benzin, Menschen und alles, was diese Faktoren selbst wiederum für ihre Existenz brauchten
- vorher zusammengebaut: Dazu brauchte man Schreiner, Werkzeug, Leim und alles, was diese Faktoren selbst wiederum für ihre Existenz brauchten
- vorher ein Baum gefällt und verarbeitet: Dazu brauchte man Holzfäller, Maschinen und alles, was diese Faktoren selbst wiederum für ihre Existenz brauchten
- vorher gepflanzt: Dazu brauchte man ältere Bäume, Erde, Sonne, Regen, Insekten und alles, was diese Faktoren selbst wiederum für ihre Existenz brauchten

Davor brauchte man noch das Klima und alle noch globaleren Bedingungen und alles, was diese Faktoren selbst wiederum für ihre Existenz brauchten.

Natürlich konnte hier nur die „Spitze des Eisbergs" dargestellt werden, doch wir sollten verstehen, dass dieses Prinzip der vollständigen Vernetzung und Verbundenheit mit *allen* Dingen, die uns umgeben, allgegenwärtig ist. Der Tisch selbst ist *leer* von Eigenschaften, die nur in ihm existieren und ihn unabhängig machen. Ein Tisch hat nichts typisch Tischhaftes, das nur er allein besitzt, denn es gibt keine spezifischen Eigenschaften, die nur in dem jeweiligen Objekt existieren und es definieren würden. Der Tisch ist jedoch *voll* von vielen anderen Eigenschaften und Faktoren wie Wald, Erde, Regen, Sonne, Tischler, Werkzeuge etc., die seine Verbundenheit mit allen anderen Dingen zum Ausdruck bringen. Alle Dinge sind *leer,* gleichzeitig aber *voll* von Eigenschaften aller anderen Dinge, aus denen sie hervorgegangen sind. In dieser Weise ist jeder Gegenstand *leer* von Eigenschaften, die ihn unabhängig existieren lassen, denn nichts existiert unabhängig von allem anderen. Alles ist zusammengesetzt aus unzähligen Vorbedingungen, und ebenso viele Faktoren sind nötig, um es eine Zeit lang so zu erhalten.

Auch wir selbst sind nach diesem Verständnis leer von unabhängigen Faktoren und voll von Bedingungen der gegenseitigen Abhängigkeit und Verbundenheit. Schauen Sie sich doch einmal Ihre Hand an. Diese besteht, wie unser gesamter Körper, tatsächlich zu fast 70 Prozent aus Wasser. (Die Person, die wir lieben, ist 70 Prozent Wasser!) Was meinen Sie, woher dieses Wasser stammt? Haben wir es getrunken? Und vorher? Es stammt aus tiefen Quellen, aus Regen, aus verdunstetem Wasser, aus Flüssen und Meeren dieser Erde. Vielleicht diente es in den Tiefen des Ozeans vorher den Fischen zum Atmen. Vielleicht war es (für viele eine unangenehmere Vorstellung) vorher auch in einem anderen Menschen. Wir alle schwitzen reichlich Wasser aus und dann braucht unsere Haut wieder für sie überlebensnotwendige Luftfeuchtigkeit. Und diese Zusammenhänge betreffen nur den Wasserhaushalt. Wenn wir den Sauerstoff, die notwendigen Bakterien dazurechnen oder unsere Grundbausteine wie Kohlenstoff und schauen, was nötig war, um uns zu erschaffen, und was weiterhin ständig nötig ist, um uns zu erhalten, dann bekommen wir zumindest eine ungefähre Ahnung von der immensen Verflechtung aller Wesen und aller Elemente auf unserem Planeten.

Je tiefer wir schauen, desto mehr Merkmale unserer Verbundenheit erfahren wir und desto klarer erkennen wir, dass wir zusammengesetzt sind aus sehr vielen Vorbedingungen. Und doch sind wir leer von Faktoren, die uns unabhängig existieren lassen, und daher leer von einem selbstständigen Ich.

Unsere Unwissenheit über unser Ich

Die buddhistische Erkenntnis von der Leerheit aller Dinge und, daraus abgeleitet, auch unsere Illusion von einem Ich oder Selbst ist eine der am schwierigsten zu vermittelnden Wahrheiten.

Sie scheint unseren Alltagserfahrungen, in denen unser Ich als so dominant erlebt wird, deutlich zu widersprechen. Doch auch das Wissen, dass die Erde keine Scheibe, sondern eine Kugel ist, scheint auf den ersten Blick unseren Alltagserfahrungen zu widersprechen. Manchmal müssen wir eben tiefer schauen, um verborgene Wahrheiten zu entdecken.

Der Philosoph René Descartes, ein berühmter Vertreter der westlichen Tradition, formulierte den mittlerweile berühmt gewordenen Satz: *Ich* denke, also bin *ich*. Wie wir noch sehen werden, ist das Ich sehr trickreich darin, sich bei uns festzusetzen und uns glauben zu machen, es hätte eine solide kontinuierliche Existenz. Die Behauptung „Ich denke, also bin ich" hört sich spontan erst einmal logisch an. *Ich* kann denken und über mich selbst reflektieren. Bei genauerer Betrachtung sollte es jedoch eigentlich nicht heißen: *Ich* denke, also bin *ich,* sondern: Da sind Gedanken, also gibt es Denken. Das Ich schleicht sich hier wie eine Art „Trittbrettfahrer" einfach mit ein.

Auch wenn wir Menschen uns sehr viel individueller wahrnehmen als eine Welle im Ozean, so sind wir doch in unserer Existenz ebenso wie diese abhängig von unendlich vielen Vorbedingungen. Das Ich-Gefühl ist ein Gefühl der Trennung, des Getrenntseins, im Gegensatz zum Wir-Gefühl der Verbundenheit. Dass wir leben, setzt eine Unzahl von Notwendigkeiten voraus, und dass wir weiterhin überleben, benötigt ebenfalls ein komplettes unerschöpfliches Netzwerk an zusammenwirkenden Faktoren.

Wir sind abhängig, denn nichts in uns lässt uns aus uns selbst heraus existieren. Wir sind *leer* in Bezug auf Eigenschaften, die uns unabhängig machen könnten. Aus dieser Logik heraus haben wir kein unabhängiges Ich oder Selbst. Unsere Grundnatur ist Verbundenheit, und aus ihr heraus verstehen wir Mitgefühl als einen Grundbaustein unserer Existenz.

Es stellt sich hier die Frage, ob denn nun eher ein gesundes Ich oder Ichlosigkeit anzustreben sei. Aus westlichem Verständnis deutet ein schwaches kleines Ego auf ein Problem, eventuell sogar auf eine psychische Erkrankung hin, während aus östlicher Sicht ein geringer entwickeltes Ego erstrebenswert erscheint. Der buddhistische Leitsatz „No ego no problem" stößt bei uns nicht selten auf Unverständnis. Allerdings gehen Buddhisten dabei von einer Art idealem Normalzustand aus, in dem jeder Mensch im Laufe seines Erwachsenwerdens erst einmal ein gesundes stabiles Ego ausbildet. Doch auch dieses idealerweise gesunde Ego erzeugt, wie wir aus den vorausgegangenen Grundlagen der BPT erfahren haben und auch in den noch folgenden weiter vertiefen werden, immer wieder Probleme.

Wenn wir unser Ego mindern und abbauen wollen, was soll denn an dessen Stelle treten, wenn durch die Reduzierung so etwas wie eine Lücke entsteht? Wir merken dann, dass sich durch den Abbau unseres

Ego eine Verbindung herstellen lässt zu einem viel größeren Ganzen. Deshalb erleben wir beim Ego-Abbau kein Defizit oder keinen Mangel, sondern vielmehr eine große Bereicherung. Auch diese Aspekte werden in der BPT durch geleitete Selbsterfahrung persönlich erfahrbar gemacht.

Die Prinzipien von Leerheit und Ichlosigkeit werden immer wieder gerne dazu missbraucht, um die eigene Weltflucht zu rationalisieren, frei nach dem Motto: Nichts existiert wirklich, alles ist nur ein Traum. Jack Kornfields Kommentar dazu lautet: Wenn ein Zen-Schüler argumentieren würde, alles sei nur eine Einbildung, würde der Zen-Meister ihn mit einem Stock schlagen, um ihn dann zu fragen: „Na? War das ein Traum?"

In diesem Zusammenhang sei auch noch eine kurze Anmerkung zur buddhistischen Vorstellung vom Tod und Wiedergeburt (Reinkarnation) eingefügt. Was passiert, wenn die Welle „stirbt"? Aus dem oben angeführten Vergleich mit der Welle und dem Wasser lassen sich die entsprechenden Vorstellungen ableiten. Doch im Buddhismus gibt es keine Dogmen und in Bezug auf die Reinkarnation könnten Buddhisten daher zum Beispiel sagen: Wenn du daran glaubst, engagiere dich heute für ein gutes nächstes Leben. Wenn du nicht daran glaubst, engagiere dich heute für ein gutes gegenwärtiges Leben. Nicht nur aufgrund unserer Verbundenheit mit allem, sondern auch durch die Fokussierung auf das Hier und Jetzt verstehen Buddhisten das Mitgefühl als einen Grundbaustein unserer Existenz.

Unwissenheit über unser Mitgefühl

Der Begriff Mitgefühl wird fälschlicherweise häufig mit Mitleid gleichgesetzt. Zwischen diesen beiden Begriffen bestehen aber sehr große Unterschiede.

Im Buddhismus ist Mitgefühl alles andere als „Gefühlsduselei", sondern Ausdruck für ein sehr tiefes Naturverständnis von wechselseitiger, systemischer Abhängigkeit und Verbundenheit, das vor 2500 Jahren erkannt wurde und seit einiger Zeit auch von vielen westlichen Wissenschaftlern übernommen worden ist. Die Auswirkung gegenseitiger Abhängigkeiten wird zum Beispiel bei den Klimaforschern sehr intensiv diskutiert.

Wahres Mitgefühl bedeutet eine *aktive* Lebenshaltung in dem Bewusstsein, anderen Lebewesen direkt und indirekt helfen zu sollen und das auch zu können. Hier ist nicht das positive Gefühl gemeint, das wir vielleicht dann erfahren, wenn uns jemand nahesteht und wir mit ihm ein Gefühl mitempfinden. Einfach nur mit einem anderem mitzufühlen oder sogar mitzuleiden und möglicherweise passiv in einer emotionalen Verstrickung verhaftet zu sein, würde dem buddhistischen Verständnis diametral entgegengesetzt sein.

Mitgefühl ist eine Geisteshaltung, die aus dem Verständnis der *Verbundenheit* aller uns umgebenden Dinge hervorgeht.

Wir sind darin kein davon getrenntes und isoliertes Wesen, sondern ein integrierter, unlösbarer Bestandteil einer unendlich vernetzen Welt. Jede unserer Handlungen hat immens viele Auswirkungen auf alle anderen und entsprechend dieser Logik auch auf uns selbst. Unter anderem deshalb besteht darin aus buddhistischer Sicht eine direkte Aufforderung zum Handeln.

Dieses Konzept erinnert an das buddhistische Verständnis von Tugend und den Umgang damit. Unter Tugend verstehen Buddhisten eine *aktive* Haltung, die zum positiven Handeln auffordert. Die Tugend, rechtschaffen zu sein, fordert nicht nur dazu auf, unredliche Taten zu unterlassen, sondern sich auch aktiv für das Recht und das Wohlergehen aller anderen Lebewesen einzusetzen und sich engagiert darum zu bemühen (vgl. dazu die 20. Grundlage der BPT).

Dagegen ist ein tugendhafter Mensch in unserem Kulturkreis nicht selten jemand, der etwas *nicht* tut: Es ist tugendhaft, nicht zu stehlen, nicht zu töten, nicht zu lügen, nicht Drogen zu konsumieren etc.

Kommt Ihnen die gefühlsbetonte Aussage: „Mir geht es so schlecht, da kann ich mich nicht auch noch um andere Menschen kümmern!" bekannt vor und ist sie gut nachvollziehbar? Sie ist ein Ausdruck für unsere Unwissenheit über die Natur unserer Verbundenheit und ließe sich auch umdrehen zu: „Nein, du kannst dich nicht um andere kümmern, weil es dir so schlecht geht, sondern es geht dir so schlecht, weil du dich nicht genügend für andere Menschen interessierst." Unsere Verbundenheitsgefühle sind Anzeichen für einen gesunden Geist. Unsere Isolationsgefühle sind dagegen oft ein Symptom für unheilsame Geisteszustände.

Für unsere Verbundenheit gibt es eine biologische Basis. Die grundlegenden physiologischen Abläufe, wie die Funktionsweise von Nervenzellen, sind in den verschiedenen Organismen fast identisch. Viele lebenswichtige Bausteine, zum Beispiel Enzyme wie Cytochrom C, die unseren Stoffwechsel steuern, sind in allen Lebewesen gleich, von Primaten bis hin zum Hefepilz. Mit unseren nächsten Verwandten, den Schimpansen, teilen wir Menschen 99 Prozent der genetischen Anlagen und sind damit genetisch weniger von ihnen entfernt (etwa 1 Prozent) als beispielsweise zwei Gibbonaffenarten voneinander (etwa 6 Prozent). Allerdings ist dieses eigentlich wunderbare Prinzip der Verbundenheit Legionen von Tieren leider zum Verhängnis geworden: Weil wir so viel gemeinsam mit ihnen haben, ist es möglich, Tiere für oft sehr grausame Experimente zu missbrauchen, um dadurch Informationen über uns Menschen zu gewinnen und zum Beispiel Medikamente vor ihrer Zulassung an ihnen als Versuchskaninchen auszuprobieren.

Die Verbundenheit hat so viele positive wie auch negative Konsequenzen, dass es sich sehr lohnt, diese achtsam zu ergründen. Wenn wir nur diese einzelne Wahrheit aus dem großen buddhistischen Gefüge für uns und unser Leben verinnerlichen können, ergeben sich allein schon aus dieser Erkenntnis die Grundlagen eines friedvollen und gewaltfreien Miteinanders, das auch solche Gedanken einbeziehen sollte wie: Weil ich gerne billig einkaufe, gibt es vielleicht Menschen, deren Job wegrationalisiert wurde. Weil wir gerne gute Renditen erzielen, werden Bankgeschäfte und Kreditvergaben in anderen, ärmeren Ländern mit vielleicht noch ausbeuterischen Methoden umgesetzt. Weil wir gerne Auto fahren, gibt es überall viele ökologische Auswirkungen. Die Liste ließe sich noch endlos erweitern.

Es sollte deutlich geworden sein, dass alles nur in Abhängigkeit von anderem entstehen und existieren kann. Dieses hier existiert, weil jenes dort so existiert, oder auf einer persönlicheren Ebene ausgedrückt: Er oder sie ist so, weil ich so bin. Die anderen sind so, weil wir so sind.

Eine Übung

Vergegenwärtigen wir uns in diesem Zusammenhang möglichst häufig einen Satz wie: „Mein Gegenüber ist so, weil ich so bin, und ich bin so, weil mein Gegenüber so ist." Wenn wir im Laufe des Tages die unterschiedlichsten Menschen treffen, blicken wir sie an und wiederholen im Geiste unseren Satz. Wir werden dabei nicht selten auf viele von unseren Bewertungsneigungen stoßen und etliche unserer Distanzierungsimpulse erleben.

Darin steckt sowohl das Mitgefühl als auch das Verständnis der Verbundenheit. Es handelt sich hier um ein sehr schönes, in der Umsetzung aber auch sehr schwieriges Konzept. Menschen, die wir aus gutem Grund nicht mögen, die uns beschimpfen oder bedrohen, sollen so sein, weil wir so sind, wie wir sind? Um dieses Prinzip zu verinnerlichen, muss tief in das Wesen der universellen Verbundenheit hineingeschaut werden.

Sind wir eine Insel?

Oftmals wird der Ausspruch „Jeder Mensch ist eine Insel" genutzt, um das fehlgeleitete Gefühl von Isolation und Unabhängigkeit zu plakatieren. Als kurze Antwort darauf könnten wir die Frage stellen, was wohl sichtbar würde, wenn wir uns das Wasser wegdenken: Inseln sind nur die Spitzen, die unten alle mit dem Grund des Meeresbodens und damit auch untereinander verbunden sind. Die Erkenntnis des tiefen Zusammenhangs kann und darf jedoch nicht nur über diesen intellektuellen Weg funktionieren, er muss vor allem auch durch intensive Kontemplation und Meditationspraxis selbst erfahren werden. Die Erkenntnis der Verbundenheit und damit der Nicht-Existenz eines unabhängigen Selbst soll uns tiefer in die Wahrheit unseres Lebens hineinführen. Der Buddhismus ist *in* der Welt verwurzelt, er legt viel Gewicht auf die Umsetzung im alltäglichen Leben und die Übernahme von Verantwortung auf der Basis von Mitgefühl.

Die häufigsten Hindernisse bei dieser Umsetzung sind unser Zorn und unsere Wut, aber auch unsere Gefühle von Einsamkeit und Isolation stehen dem Mitgefühl im Wege. Sie bringen in der Regel ein intensives Körpergefühl und große Energie mit sich, was dazu führt, dass wir vom Mitgefühl abgetrennt werden. Wir werden später noch Näheres dazu erfahren, aber es sollte schon jetzt deutlich gemacht werden, dass der Umgang mit Wut eine schwierige Gratwanderung ist. Viele psychische und psychosomatische Symptome entstehen aufgrund einer übermäßig introvertierten Haltung, die dazu führen kann, dass wir zu viele Probleme „runterschlucken". Stattdessen aber alles „rauszulassen" scheint als Gegenstrategie auch nicht wirklich hilfreich zu sein oder eine dauerhafte Lösung zu bringen. In der 19. Grundlage der BPT werden wir noch genauer erfahren, wie wir mit schwierigen Gefühlen und uns selbst achtsam umgehen können.

Unsere Unwissenheit über unsere Erkenntnisfähigkeit

Wir verlassen nun die allgemeinere systemische Ebene und gehen ein wenig mehr in die Tiefe, ins Detail. Dort begeben wir uns probeweise einmal auf den Weg der Physiker, die sich schon seit sehr langer Zeit mit der Frage herumplagen, woraus denn wohl alles Existierende zusammengesetzt ist. Sie suchen nach den Grundbausteinen des Lebens und den letzten Antworten. Die ersten Schritte bei dieser Suche waren denn auch sehr erfolgreich: Es wurden Moleküle, dann die Atome und die noch kleineren Elementarteilchen entdeckt. Danach mussten immer gewaltigere Anstrengungen unternommen werden, um noch tiefer in die Materie einzudringen. Es wurden noch kleinere Bausteine der Materie entdeckt, die heute als Quarks und in noch kleineren Einheiten als Superstrings bezeichnet werden. Diese einzelnen Elemente darf man sich aber nicht wie eine Sandburg vorstellen, die aus immer kleineren Körnern zusammengesetzt ist, die eng aneinanderhaften. Zwischen diesen elementaren Bausteinen des Lebens bestehen in Relation zu ihrer Größe außergewöhnlich große Abstände. Das kann man sich vielleicht ähnlich wie bei einem Sonnensystem vorstellen, das aus Sonne, Mond und Planeten zwar eine Einheit bildet, dessen Grundqualität jedoch Abstand, Raum, Platz und Leere ist. Zumindest oberflächlich wird streng zwischen nicht-materieller Energie und Materie unterschieden, doch auf den tieferen Ebenen der Materie finden wir nur noch Energie als Bausteine der Materie. Etwas Nicht-Materielles konstituiert also die Materie.

Diese Themenbereiche sind höchst komplex und auch in Anbetracht des extremen technischen Aufwands und der Sicherheit ihrer Aussagen, zum Beispiel in den Bereichen der Atom- und der Astrophysik, sehr umstritten. Die jeweilige Fragestellung entscheidet über den speziellen Versuchsaufbau und den Einsatz der Apparaturen, weshalb Ergebnisse auch nur im Rahmen der Vorgaben erzielt werden. Die Physik hat schon sehr früh den sogenannten „Beobachtereffekt“ festgestellt, was bedeutet, dass die Beobachtung eines Vorgangs seinen Ablauf verändert.

Einigkeit besteht in Bezug auf die Feststellung, dass der Blick in die Tiefe unserer Materie, also der Blick darauf, woraus wir und alles um uns herum gemacht sind, nirgendwo ankommt. Es geht immer weiter und führt scheinbar ins Nichts. Eine neue Antwort wirft viele neue Fragen auf.

Wir haben also große Schwierigkeiten, wenn wir nach einer festen Einheit in der Tiefe unserer Materie suchen. Wir haben ebenfalls Probleme, die Vorstellung aufrechtzuerhalten, dass die Dinge um uns herum unabhängig von uns und anderen existieren können. Wir sind jedoch gut darin, uns unsere Welt zu konstruieren. Sie muss halt funktionieren und nicht unbedingt auch zutiefst verstanden werden.

Es gibt dieses Ratespiel, bei dem eine Gruppe sich einen beliebigen Begriff wählt, den ein vor der Tür wartender Mitspieler dann erraten muss, indem er oder sie 20 Fragen stellen darf. Die Mitspielergruppe darf nur mit Ja oder Nein auf die 20 Fragen antworten. Eine Gruppe hatte sich einmal darauf geeinigt, keinen Begriff zu wählen, doch ihre Antworten sollten korrekt sein. Daher konnte nur die erste Antwort zufällig ausfallen; bei allen weiteren Antworten musste die Gruppe sich teilweise immer länger ihre Ja- oder Nein-Antworten überlegen, um sich nicht zu widersprechen. Die 20. Frage lautete dann: Ist es ein Krokodil?, und alle Beteiligten waren überrascht, dass der Frager tatsächlich die richtige Antwort gefunden hatte.

Wissenschaftskritiker könnten argumentieren, dass die Forschung manchmal vielleicht auch so oder ähnlich funktioniert. Es werden immer mehr Fragen in eine spezielle Richtung gestellt und nur dementsprechende Versuchsapparaturen konstruiert, sodass wir dann zum Schluss wirklich schlüssige Ergebnisse erzielen.

Unserer Wissenschaft gelingen faszinierende Entdeckungen, aber gleichzeitig offenbart sie uns auch, dass wir viele wesentliche Bereiche unserer Umwelt nicht wirklich verstehen. Wir dringen in Bereiche vor, die mehr Fragen eröffnen, als sie beantworten. Wissenschaftler sind für viele Menschen zu Symbolfiguren für unsere Verstandesleistungen geworden, und ebendiese Wissenschaftler führen uns vor Augen, wie eingeschränkt unsere Erkenntnis- und Begriffsfähigkeiten sind.

Unsere Unwissenheit über unsere Wahrnehmung

Es fällt uns sehr schwer zu begreifen, dass es tatsächlich einen Unterschied gibt zwischen den Objekten in unserem Umfeld und unserer Wahrnehmung dieser Objekte. Wir können einen Tisch nur sinnlich wahrnehmen, ihn also fühlen, sehen etc., und glauben dadurch ganz fest an die Identität zwischen dem Bild des Tisches in unserem Geist und dem „dort draußen" existierenden Objekt. Doch es gibt für uns keine objektiven Objekte, sondern ausschließlich *Wahrnehmungs*objekte.

Wenn wir uns eine Schneelandschaft anschauen, sehen wir dann wirklich dasselbe wie ein Eskimo, der in Eis und Schnee aufgewachsen ist, oder wie ein australischer Ureinwohner, der noch nie zuvor Schnee gesehen hat? Sehen wir den Tisch so wie ein Schreiner oder wie jeder andere ihn sieht? Eigentlich sehen wir gar nichts Konkretes, sondern interpretieren Lichtmuster auf unserer Netzhaut und ebenso die elektrischen Signale aus unseren Hautrezeptoren.

Was wir sehen, ist das Produkt unserer Interpretation auf der Basis unserer Vorerfahrungen.

Wenn wir ein Objekt wahrnehmen, findet in unseren Köpfen keine identische 1:1-Projektion von diesem Objekt statt, sondern es müssen dafür eine Vielzahl von Nervenzellen mit den unterschiedlichsten Aufgaben zusammenarbeiten.

Es gibt kein bloßes gedankliches „Abfotografieren". Um etwas visuell wahrnehmen zu können, müssen unzählige Einzelinformationen in einem kreativen Prozess zu einem Ganzen zusammengefügt werden. Die Bilder, die in uns entstehen, wenn wir etwas beobachten, haben mehr Informationen als die auf der Netzhaut unserer Augen eingetroffenen Impulse. Wir sehen also nicht nur mit unseren Augen! Sehen ist ein sehr komplexer und kreativer Prozess, der sich wohl mehr in unserem Gehirn als in unseren Augen abspielt.

Objekte haben auch keine festen und unwandelbaren Eigenschaften. Wir erkennen beispielsweise einen Apfel, egal ob er noch sehr klein und grün ist oder selbst wenn er einen halben Meter groß wäre. Er kann alle möglichen Farben haben und verändert diese auch sukzessive. Selbst wenn er braun und schimmelig ist, erkennen wir einen Apfel noch, er könnte sogar aus Beton sein. Sein Geschmack variiert in allen Nuancen von bitter über sauer bis süß. Form, Geschmack, Größe, Farbe, nichts ist konstant, nichts definiert den Apfel. Wir verfügen also lediglich über Apfel-Konzepte, ebenso wie wir auch alles andere, was wir wahrnehmen, im Grunde genommen in unserem Kopf zusammensetzen, mit unseren bereits bestehenden Konzepten vergleichen und daraus eine Vorstellung und *Meinung* entwickeln.

Alle existierenden Objekte sind folglich zusammengesetzte Produkte. Nichts davon hat Bestand. Alles verändert sich unablässig. Nichts davon existiert allein aus sich selbst heraus.

Aus der neurologischen Kasuistik (also der Beschreibung von Krankheitsfällen, denn die meisten Mediziner bezeichnen die bei ihnen Hilfe suchenden Menschen noch immer als „Fälle") wissen wir, dass eine Hauptbeschäftigung unseres Gehirns darin besteht, Zusammenhänge herzustellen und eine Integrationsleistung zu vollbringen. Ein sehr bekannter Vertreter der neurologischen Ärzteschaft ist der Brite Oliver Sacks, der neurologische Befunde in sehr kurzweilige Geschichten einkleidete, wie zum Beispiel *Der Mann, der seine Frau mit einem Hut verwechselte* und *Der Tag, an dem mein Bein fortging.* Sacks beschreibt eine Vielzahl von Menschen mit hirnorganischen Anomalien, die unter anderem durch Unfälle, Stoffwechsel- oder Tumorerkrankungen im Gehirn entstanden sind. Er schildert sehr anschaulich, dass es bei Funktionsstörungen in unserem Gehirn oftmals zu einer Desintegration und Fragmentierung unserer Wahrnehmung kommt. Dabei lösen sich vorher kohärente Körperempfindungen und Körperschemata auf, beispielsweise wird der eigene Arm plötzlich als fremd empfunden. Objekte werden nicht mehr als stimmige Ganzheit wahrgenommen, sondern als sich stetig wandelnde, fließende Prozesse. Der Bereich der Wahrnehmungstäuschungen ist gut dokumentiert, sodass wir darauf nicht näher eingehen werden. Sie zeigen uns, wie anfällig wir für Fehlwahrnehmungen sind.

Die Natur der Dinge um uns herum, so wir sie erkennen können, zeichnet sich durch Unbeständigkeit aus, ohne eigenständige Existenz, ohne Selbst, nur zusammengesetzt beziehungsweise durch Wechselwirkungen mit unzähligen anderen Faktoren verstehbar und erklärbar. Die Argumentation sollte verdeutlichen, dass wir die Dinge um uns herum nie so sehen können, wie sie „wirklich" sind, sondern wir nehmen sie nur entsprechend unseren sensorischen Voraussetzungen und Vorerfahrungen wahr. Die Bandbreite der bislang erforschten sensorischen Schwingungsfrequenzen um uns herum ist zwar außerordentlich vielfältig, doch im Gegensatz zu vielen Tieren sind unsere wahrnehmenden Fähigkeiten ziemlich eingegrenzt. Eine Unzahl an uns umgebenden Informationen, wie Röntgenstrahlen, radioaktive Strahlung, Kurz- und Langwellen, Radiowellen oder verschiedene natürliche Erdstrahlungen, können wir beispielsweise gar nicht wahrnehmen.

Man muss in der Tiefe forschen, um der Unsicherheit der scheinbar doch so sicheren eigenen Erfahrungen und Wahrnehmungen gewahr zu werden.

Unsere Unwissenheit über unseren Verstand

Unser Verstand scheint so kostbar und unersetzlich zu sein, dass Gedanken wie „den Verstand zu verlieren“ oder „nicht recht bei Verstand zu sein“ gelegentlich sogar Angst in uns erzeugen mögen.

Zu kaum einer anderen Epoche der Menschheitsgeschichte hat das Individuum über so viel Wissen und schnellen Zugriff auf Wissen verfügt wie in der heutigen Zeit. Aus diesem Privileg erwachsen zumindest auch zwei größere Probleme: Einerseits sind wir einem fast unendlichen, nahezu permanenten Input ausgesetzt, und andererseits müssen wir mit der Eigendynamik unseres Verstandes und dessen Identitätsschöpfungen leben.

Wir haben schon einiges über die trügerische Wahrnehmung eines konstanten Ich-Gefühls erfahren. Eine Aussage, auf die wir uns vielleicht schnell einigen können, ist die Feststellung, dass wir so nicht auf die Welt gekommen sind. Anfangs gab es kein *Ich.* Wahrscheinlich existierten da nur die drei primären Gefühlszustände: positiv, negativ und neutral.

Die Entwicklungspsychologie kann sehr differenziert beschreiben, wie sich von dort aus die weitere Entwicklung zum Ich-Gefühl vollzieht. Hier soll nur kurz dargestellt werden, dass unsere ersten prä- und postnatalen Lebensmomente in der vollkommenen Symbiose mit der Mutter bestehen. Im weiteren Verlauf wird es dann aber zwangsläufig zu spannungsreichen, beängstigenden und schmerzlichen Situationen für uns kommen, da sich keine Mutter der Welt 24 Stunden pro Tag und über Jahre immer genau nach den akuten Bedürfnissen des Kindes verhalten kann.

Selbst in diesen kleinen Geschöpfen besteht schon der Instinkt und das allgemein drängende Überlebensprinzip, das unter anderem nach Gleichgewicht und Spannungsabfuhr strebt. An dieser Stelle entsteht etwas für uns Menschen elementar Wichtiges: Unser sich langsam entwickelnder Verstand bildet eine Idee über sich selbst, um sich und die Umwelt verstehen und kontrollieren zu können, sodass sich Spannungen eigenständig abbauen lassen, also ohne die Intervention von Mutter oder Vater. Wir beginnen damit, Erfahrungen zu speichern, die Informationen über uns selbst liefern: Wenn *ich* dieses tue, passiert jenes, wenn *ich* lächle, kommt oft ein Lächeln zurück, wenn *ich* schreie, erhalte *ich* oft Nahrung, Zuwendung oder anderes.

Dann bilden sich Identifikationen: Ich bin ein Mädchen/Junge. Ich kann dieses und jenes gut/nicht so gut. Ich sollte dieses oder jenes öfter/nicht mehr tun, weil ich mich damit gut/schlecht fühle. Der Verstand bildet und differenziert sich immer weiter aus, und damit wird auch das Ich-Gefühl stabiler und konstanter.

In den vorausgegangenen Grundlagen wurde bereits beschrieben, dass es in uns beziehungsweise im Gehirn keinen festen Ort gibt, an dem sich das Ich-Gefühl lokalisieren lässt, und dass Hirnforscher das Ich als ein zusammengesetztes Netzwerk verstehen, dessen einzelne Bausteine über alle Hirnareale verteilt sind. Ein eigenständiges stabiles Ich gibt es also nicht, sondern nur unterschiedliche Ich-Aktivitäten: Ich höre auf mein Gewissen (ethisches Ich), ich erinnere mich an Vergangenes (autobiografisches Ich), ich betrachte meinen Körper (Körper-Ich), ich führe eine Handlung aus (Handlungs-Ich), ich prüfe meine Orientierung (Verortungs-Ich), ich denke über mich nach (Reflexions-Ich) etc. All dies geschieht in sehr unterschiedlichen Bereichen meines Gehirns und auch in sehr unterschiedlicher instabiler Form. Jeder Mensch verhält sich zwar seinem Charakter entsprechend, aber zum Beispiel auch sehr stark situations- und stimmungsabhängig.

Wir finden also weder in unserer Hardware, unserem Gehirn, ein festes Ich-Zentrum noch stabile und immer gleiche Ich-Eigenschaften in unserem Verhalten. Bei dieser differenzierteren Ich-Suche könnte daher langsam der Verdacht auftauchen, dass wir auch hier wieder einmal einer Selbst-Täuschung zum Opfer gefallen sind.

Ursprünglich sollten das Ich und der Verstand ein Werkzeug sein, um uns dabei zu helfen, in dieser Welt zu überleben. Es fand jedoch unbemerkt eine stille, weil schleichende Revolution in uns statt. Der Verstand, unser vermeintliches Werkzeug, hat die Kontrolle übernommen und macht uns glauben: Wir *sind* das Werkzeug, oder anders ausgedrückt: Wir sind identisch mit unserem Verstand und dem Ich-Gefühl. Wir sind die Summe der vom Verstand geschaffenen Identifikationen.

Solche Identifikationen, die der Verstand uns suggeriert, sind zum Beispiel: Ich *bin* ein fleißiger Mensch, ich *bin* ein schlechter Mensch, ich *bin* im Recht, ich *bin* ein Opfer, ich *bin* ängstlich, ich *bin* hilflos etc. Damit erschaffen wir Rollenmuster, die durch ihre Eigendynamik ein Eigenleben zu führen beginnen. Wenn wir wirklich daran glauben, werden wir uns dementsprechend verhalten (müssen) und es immer wieder so lange wiederholen, bis wir die charakterlichen Strukturen in Entsprechung zu den jeweiligen Rollen gefestigt haben.

Um diese vom Verstand erzeugten Suggestionen aufrechtzuerhalten, muss dieser ohne Unterlass aktiv sein. Und das ist er wohl auch. Oft wird unser Verstand als kleiner ruheloser Affe beschrieben, der mehr oder weniger gehetzt hierhin und dorthin eilt. Goethe legt seiner Figur Faust die Worte in den Mund: „Werd' ich zum Augenblicke sagen, verweile doch, du bist so schön, dann magst du mich in Fesseln schlagen, dann will ich gern zugrunde gehen, dann mag die Totenglocke schallen …" (*Faust I*, V. 1699-1703). Wir alle sind zu Faust geworden, vom Verstand getrieben, immer ruhelos vorwärts, nie den Augenblick wahrnehmend, immer schon einen Schritt weiter.

Dem Verstand scheint es sehr schwerzufallen, im gegenwärtigen Augenblick zu bleiben. Wie unter Zwang muss er Zeit erschaffen und beschäftigt sich fast ausschließlich entweder mit der Vergangenheit oder mit der Zukunft. Die sich logisch daraus ergebende Bedeutung des Augenblicks, des Hier und Jetzt, hat in der buddhistischen Lehre und Praxis daher auch eine Schlüsselrolle: Nutze die Erkenntnisse, um im Hier und Jetzt dir selbst und anderen zu helfen – der Leitsatz der 10. Grundlage der BPT.

Neben der Zeit, also Vergangenheit und Zukunft, liebt der Verstand natürlich seine Grübeleien sowie die Unerschöpflichkeit dauernder Berieselung. Versuchen wir doch nur einmal, jeden Input zumindest weitgehend auszuschalten: kein Fernseher, kein Telefon, kein Handy, kein Computer und Internet, kein Buch oder keine Zeitschrift, keine Action. Nur in Stille dasitzen. Was würde geschehen? Wir wären mit unserem Verstand alleine – und das ist anfangs richtig schwierig.

Wir können also feststellen, dass uns der Verstand zwar oft hilft, aber auch eine Art Eigenleben mit Eigeninteressen entwickelt hat. Jeder von uns ist weit mehr als nur die Summe der verschiedenen Identifikationsangebote unseres Verstandes. Sind wir nur unser Körper? Oder sind wir etwa nur unser Gehirn? Woher stammt die ähnliche Kennzeichnung „*mein* Auto" oder „*mein* Körper", die einen Besitz bezeichnet?

An dieser Stelle ist es wichtig zu verstehen, dass wir, dass unser *Ich* nicht deckungsgleich identisch ist mit irgendeinem psychischen und/oder physischen Aspekt unser Identität. Das *Ich* ist nicht mehr als eine nach Möglichkeit hilfreiche Verstandeskonstruktion, doch unsere eigentliche Existenz ist nicht darauf zu reduzieren. Das ist deshalb besonders schwer nachzuvollziehen, da es nicht unsere alltägliche Erfahrung widerspiegelt. Wie wir aber aus anderen Lebensbereichen wissen, ist unsere Alltagserfahrung kein zuverlässig geeichtes Messinstrument. Oder spüren wir zum Beispiel, dass wir uns auf unserem Planeten mit über 1500 Kilometern pro Stunde um die eigene Achse drehen (plus der Geschwindigkeit, mit der wir um die Sonne rasen)? Wie bereits dargestellt wurde, nehmen wir die Dinge eigentlich nur so wahr, wie es für uns und unser Überleben relevant ist – nicht mehr.

Das Fazit daraus lautet: Die Erkenntnis vom Nicht-Selbst, also die Auflösung der Ich-Illusion, und die vielen Grenzen unserer Erkenntnisfähigkeit sind die am schwersten zu vermittelnden und nachzuvollziehenden Grundpfeiler des Buddhismus. Dies muss von buddhistischen Psychotherapeuten sehr achtsam vermittelt werden. Ein wichtiger Aspekt ist die Wahl des Zeitpunktes in Bezug auf die momentane Verfassung der Hilfesuchenden. Menschen, denen aktuell die nötige Balance und Stärke fehlt, sind wahrscheinlich mit dem Konzept der Ichlosigkeit überfordert und brauchen in der Regel erst einmal ihnen Halt gebende Strukturen.

Unwissenheit und Verbundenheit

Wie wir sahen, durchdringt Unwissenheit unsere gesamten Lebensbereiche. Sich das einzugestehen ist eine gar nicht hoch genug zu bewertende Fähigkeit des Menschen. Das könnte eine deutlich entspannte Grundhaltung erzeugen, vor allem deshalb, weil es keine festen Meinungen mehr gibt, die es zu verteidigen gilt.

Hilfesuchende, die sich bislang noch nicht mit den buddhistischen Lehren beschäftigt haben, sollten eher mit den praktischen Implikationen vertraut gemacht werden als mit theoretischen Überlegungen. Das bedeutet, dass hier ein konstruktiver Weg aufgezeigt wird, wie wir mit unheilsamen Geisteszuständen und schwierigen Emotionen umgehen können. Die Aneignung und Umsetzung dieser Informationen sollte nach Buddhas Anweisung wieder über die Schritte (1) Erkennen und Verstehen, (2) Vertiefen und Verinnerlichen und (3) Verwirklichen und Umsetzen geschehen.

Es ist sicherlich kein leichtes Unterfangen, wenn wir uns rational mit unseren rationalen Lücken beschäftigen wollen. Deshalb werden in der buddhistischen Psychotherapie eine Vielzahl von praktischen Übungen angeboten. Wir müssen die Stärke aufbringen zu erkennen, dass wir trotz – oder vielleicht sogar manchmal gerade wegen – unseres Verstandes in unbewussten, unwissenden oder verblendeten Zuständen verharren.

Wenn wir uns Gedanken über unsere Unwissenheit machen, sollten wir auch prüfen, ob wir zum Beispiel die buddhistische Lehre von den drei Merkmalen allen Daseins verstanden haben.

Die drei Merkmale allen Daseins sind

- Nichtdauer
- Unzulänglichkeit
- Abhängigkeit

Wie bereits weiter oben beschrieben, müssen wir zutiefst verstehen und verinnerlichen, dass sich alles in einem stetigen Fluss befindet. Nichts ist von Dauer, alles ändert sich permanent: Die einzige Konstante ist die Veränderung.

Wir sollten einen irrigen, weil unrealistischen Idealismus aufgeben. Entspannen wir uns, es gibt keinen perfekten Job, keinen perfekten Partner, kein perfektes Was-auch-immer. Unzulänglichkeit ist kein Fehler, sondern Teil unserer Natur.

Alles Leben, alle Dinge, mit denen wir Kontakt haben, sind zusammengesetzt im Sinne einer gegenseitigen Abhängigkeit. Nichts kann ohne Vorbedingungen entstehen und existieren

Die buddhistische Sichtweise von gegenseitiger Abhängigkeit, Verbundenheit, Unbeständigkeit, Vergänglichkeit und Leerheit muss zutiefst verstanden, verinnerlicht und verwirklicht werden.

Als eine Art Zusammenfassung wollen wir uns nun noch mit dem Begriff *Intersein* beschäftigen, den der vietnamesische buddhistische Lehrer Thich Nhat Hanh geprägt hat. Das Verständnis von Intersein beinhaltet alle wesentlichen und wissenswerten buddhistischen Faktoren von Unbeständigkeit, Vergänglichkeit, Verbundenheit, Leben und Tod, Wiedergeburt, Leerheit etc.

Intersein

Thich Nhat Hanh benutzt diesen Begriff, um unsere untrennbare Verbundenheit sowie alle wesentlichen Aspekte der buddhistischen Lehre zu verdeutlichen. In seinen Unterweisungen verwendet er oft konkrete Beispiele dafür: Dieses Buch hat eine gewisse Schwere; wenn wir es länger tragen, werden wir es deutlicher spüren. Schauen wir uns diese Seite genauer an. Ist diese Buchseite vielleicht glatt oder etwas rau? Wir können es fühlen, wenn wir mit den Fingerspitzen über diese Seite fahren. Das Papier können wir spüren. Wir sehen die Druckfarbe, schwarze Tinte. Woher stammt die Tinte wohl? Wie wird sie und von welchen Menschen wurde sie wohl unter welchen Bedingungen und in welchem Land hergestellt?

Die Buchseiten waren früher einmal Teil eines Baumstamms. Wo stand dieser Baum, was war es wohl für ein Baum? Wer hat ihn gefällt?

Wenn wir tiefer in das Mysterium dieser materiellen Seite des Buches eintauchen, können wir einen Kontakt herstellen zu Papier, Druckfarben, Holz, Baum, Sonne, Regen, Erde, Holzfällern, Sägewerken, Papierfabriken, Arbeitern, Lieferanten etc. In diesem kleinen Buch steckt gleichsam ein ganzer Kosmos. Es mussten Tausende von Vorbedingungen zusammenkommen, damit wir jetzt dieses Buch in den Händen halten können. Das ist im Buddhismus mit gegenseitiger Abhängigkeit gemeint. Und dieses Buch hat nichts, was nur dieses Buch alleine auszeichnet: Es ist *voll* von Papier, Druckfarben, Holz, Baum, Sonne, Regen etc., aber *leer* in Bezug auf etwas, das das Buch nicht mit anderem teilt. Es gibt nichts nur Buchtypisches. Das Buch ist, wie auch jedes andere Ding im Universum, wir Menschen eingeschlossen, zusammengesetzt aus unzähligen anderen Stoffen und Vorbedingungen. Das ist ein weiteres Beispiel für *Leerheit,* wie der Buddhismus sie versteht.

Wenn das Buch brennt

In Anlehnung an die Unterweisungen von Thich Nhat Hanh können wir nun eine Streichholzschachtel nehmen und uns vorstellen, dieses Buch gleich zu verbrennen. Das Buch könnte dann Feuer fangen, es würde sich verwandeln und würde Wärme entstehen lassen, Licht, Rauch, Asche. Die Inhalte des Buches würden nicht verbrennen, sie bestehen weiter. Der Rauch würde vielleicht Teil einer Wolke und später zum Regen werden, der Bäume tränkt, die einmal zu Holz und Papier für andere Bücher werden. Die Asche würde in den Boden gehen und vielleicht Nahrung für andere Bäume werden.

Bevor wir das Streichholz anzünden, wo ist da die Flamme? Wenn das Buch verbrannt wäre, das Feuer erlischt, wohin geht dann die Flamme?

Wenn die Bedingungen günstig sind und zum Beispiel Sauerstoff, unser Wille zum Anzünden, die Reibung und brennbares Material da sind, kommt die Flamme wieder. Wenn die Bedingungen sich ändern, geht sie. Die Flamme braucht den Sauerstoff, den unter anderem Bäume erzeugen, um sich zu manifestieren und Bäume und Produkte daraus wie Bücher zu verbrennen. Die Asche ist Dünger für andere Bäume etc.

Wir nutzen hier die Symbolik einer Flamme, stellvertretend für alle anderen Phänomene um uns herum, vielleicht aber insbesondere für unseren Geist. Es wird sich alles weiter transformieren, im stetigen Fluss der Veränderungen. Diese unauslöschbare Verbundenheit und Verknüpfung zwischen uns und allen anderen Dingen um uns herum wird von Thich

Nhat Hanh *Intersein* genannt. Darin gibt es keine Geburt und keinen Tod, sondern nur einen ewigen Prozess des Werdens und Vergehens.

Diese 13. Grundlage der BPT dokumentiert unter anderem die verschiedenen Aspekte des Buddhismus als Wissenschaft des Geistes und seinen Appell an uns, unsere Unwissenheit zu erkennen, zu ergründen und sich zu engagieren, die Unwissenheit einzugrenzen und das Licht des Bewusstseins in die Dunkelheit unserer Unwissenheit zu bringen. Entsprechend dem aktiven Tugendbegriff des Buddhismus werden wir uns also nicht nur bemühen, unsere Unwissenheit zu zügeln, sondern aktiv nach einer Förderung eines vertieften Wissens zu suchen.

Thich Nhat Hanh nennt uns acht wesentliche Erkenntnisse, die uns helfen können, Erleuchtung und Befreiung zu erlangen:

Die acht Erkenntnisse zur Erleuchtung

1. Erkenntnis: Alle Dharmas sind unbeständig und ohne eigenständiges Selbst.

2. Erkenntnis: Mehr Begehren bringt mehr Leiden.

3. Erkenntnis: Ein einfaches Leben führt zu mehr Frieden.

4. Erkenntnis: Nur eifriges Bemühen führt zur Erleuchtung.

5. Erkenntnis: Unwissenheit ist die Ursache für Leben und Tod, für Samsara, das Rad des Lebens und damit des Leidens.

6. Erkenntnis: Armut ist die Ursache für negative Gedanken. Großzügigkeit ist wichtig.

7. Erkenntnis: Wir leben zwar in der Welt, sollten uns aber nicht darin verstricken.

8. Erkenntnis: Nicht nur für unsere Erleuchtung kämpfen wir, sondern auch für die aller anderen.

Wolfgang Z. spricht sehr offen über seine Putz- und Kontrollzwänge. Wolfgang nimmt seine Pflichten und alles in seinem Leben übermäßig ernst. Er findet seinen ersten Zugang zur BPT, indem er die Bedeutung der Achtsamkeit vermittelt bekommt. Auch Wolfgang empfindet achtsames Verhalten und alle anderen Aspekte von Achtsamkeit als sehr wichtig. Die

Grundlagen der Achtsamkeit beginnen mit der körperlichen Achtsamkeit, sodass Wolfgang in seinen ersten Meditationen angeleitet wurde, Situationen zu realisieren, in denen er seine Zwänge deutlich spürbar wahrnehmen kann. Im nächsten Schritt fokussierte Wolfgang seine Aufmerksamkeit auf körperliche Reaktionen (Anspannungen) während seiner Kontrollzwänge. Danach folgte die Bearbeitung der weiteren Grundlagen der Achtsamkeit: die Bewusstmachung von *emotionalen* Aspekten (Angst und Wut) und der *geistigen* Muster (Verlustangst und der Wunsch nach Beständigkeit) im Zwangskontext.
Die problematischen Aspekte, die hinter Wolfgangs Zwangshandlungen verborgen waren, basierten unter anderem auf einem falschen Verständnis von Beständigkeit.

Diese Grundlage sollte uns Folgendes vermitteln:

Die vielfältigen Formen der Unwissenheit, wie Unaufmerksamkeit, Verleugnung und fehlerhafte Wahrnehmung der Realität, müssen in der buddhistischen Psychotherapie eingehend studiert, analysiert, individuell transparent gemacht und mittels intensiver Selbsterfahrung verstanden und verinnerlicht werden. Das grundlegende Ziel lautet: Wir suchen Befreiung von unserer Unwissenheit.

Im Anschluss werden noch zwei weitere, sehr wesentliche Ursachen des Leidens beschrieben, die Anhaftung und der Widerstand, die mit der ersten Ursache, der Unwissenheit, in einer Wechselwirkung stehen.

Die 14.
Grundlage der BPT

Erkenne und vermittle die Edle Wahrheit über unsere Anhaftung

Das als dauerhaft anzusehen,
was nur vergänglich ist,
gleicht der Verblendung eines
Narren.

– Kalu Rinpoche –

. . .

Kein Ego, kein Leiden.

– Buddhistische Weisheit –

Wir wenden uns nun einer weiteren Ursache unseres Leidens zu. Wie die Unwissenheit gehört auch die Anhaftung zu den drei Ursachen allen *vermeidbaren* Leidens und wurde von Buddha in der Zweiten der Vier Edlen Wahrheiten beschrieben.

Das Anhaften kann sich sehr unterschiedlich manifestieren. Es reicht von der Liebe zu schönen Dingen, dem Wunsch nach Genuss, dem Begehren bis hin zu Gier und Sucht. Damit ist jede Form des Festhaltens, sowohl der gedanklichen als auch der physisch-materiellen Anhaftung und Fixierung, der Grübelzwänge, des Nicht-Loslassens, des Haben-Wollens etc. gemeint.

Wir wollen ein gutes Gefühl, eine schöne Situation unbedingt festhalten, am liebsten konservieren und das Negative (möglichst für immer) loswerden. Wenn wir nur alles richtig machen und uns bemühen, dann sollten wir doch etwas Positives stets erhalten und einen angenehmen Zustand aufrechterhalten können.

Dieses Begehren geschieht auf sehr vielen und sehr unterschiedlichen Ebenen. Auf der Ebene der Grundbedürfnisse können wir zum Beispiel auf etliche Begehrlichkeiten nicht verzichten. Wir brauchen Nahrung, wir brauchen ein Heim, wir brauchen Geld. Diese überlebensnotwendigen Dinge bekommen wir in der Regel nicht frei geliefert, sondern müssen sie uns irgendwie beschaffen.

Schon Buddha hat erkannt, dass wir sehr viel Leiden verhindern können, wenn wir den Menschen ihre Grundbedürfnisse nach einem eigenen Einkommen, nach Nahrung und einem Heim zusichern können. Hier finden wir ein gutes Beispiel dafür, dass sich Buddha und mit ihm die Buddhisten sehr wohl auch für die *sozialen* Belange und nicht nur für die geistig-spirituellen Bereiche des Menschen engagieren.

Das Begehren ist auch auf der emotionalen Ebene grundsätzlich für unser Überleben notwendig. Wir begehren einen Partner, mit der Fortpflanzung sichern wir das Überleben unserer Art. Vielleicht gründet sich darauf der intensive menschliche Mechanismus des Begehrens. In den hoch entwickelten westlichen Ländern ist dieser Mechanismus oft entgleist, denn für viele Menschen geht es schon lange nicht mehr um ein reines Überleben, sondern darum, immer mehr besitzen zu wollen. Zudem äußert sich dieses Prinzip durchgängig auch in allen anderen Lebensbereichen: Die Menschen, die wir lieben, möchten wir niemals verlieren; sie sollen und dürfen niemals sterben oder fortgehen. Wir besitzen vielleicht schöne Dinge oder Gegenstände von ideellem Wert, die niemals zerbrechen sollen und dürfen.

Eine wesentliche Ursache für unser Leiden und, damit verbunden, für unser Gefangensein in Kreislauf des Leidens ist unsere Anhaftung sowohl an positive (Genuss) als auch an negative (Be*gier*de) Empfindungen.

Anhaftung in westlicher und in östlicher Sicht

Im westlichen Kulturkreis wird zum Beispiel dem Genuss und der Genussfähigkeit und allen anderen positiven Empfindungen ein hoher Wert zugesprochen, sofern dadurch niemand offensichtlich zu Schaden kommt. Aus buddhistischer Sicht wird dagegen kein essenzieller Unterschied zwischen positiven und negativen Aspekten der Anhaftung gemacht. Anhaftung ist in keinem Fall positiv, auch wenn vordergründig und kurzfristig daraus ein spontaner Genuss entstehen kann. Zur wahren Genussfähigkeit gehört jedoch auch ein gutes Verständnis der möglichen Verstrickungen, die sich daraus ergeben können.

Aus buddhistischer und aus Sicht der buddhistischen Psychotherapie sind Genuss und die permanente Suche danach für viele Menschen vergleichbar mit einer Medikamenteneinnahme. Wir betäuben uns kurzfristig, um der Realität und der Verantwortung oder entsprechenden emotionalen Reaktionen zu entfliehen. Es sei in diesem Zusammenhang aber nochmals darauf hingewiesen, dass wir uns zwar grundlegend befreien wollen, aber nicht *von* unseren Genüssen, sondern *inmitten* unserer Genüsse.

Vielleicht versuchen wir, uns wie ein kleines Nagetier einen möglichst großen Vorrat an Sicherheit anzulegen, wobei dieser Vorrat eigentlich nie groß genug sein kann. Wenn wir aber einen Augenblick innehalten und tiefer blicken, erkennen wir natürlich, dass alles irgendwann vergehen wird. Tief in uns wissen wir, dass es keine absolute Sicherheit geben kann.

Die Zusammenhänge zwischen Angst und Anhaftung sind zwar gut nachvollziehbar, doch wir müssen erkennen, dass Anhaftung an und Ansammlung von Besitz nur sehr oberflächlich und kurzfristig zu beruhigen vermögen. Nicht selten sind gerade reiche Menschen sehr ängstlich und misstrauisch. Sie vermuten überall Verlustgefahr, weil sie, wie jeder andere Mensch auch, wissen oder zumindest ahnen, dass wir früher oder später alles verlieren werden.

Alles verändert sich, nichts hat Bestand. Wenn wir tiefer blicken, können wir darin vielleicht sogar eine Erleichterung sehen: Okay, jetzt erlebe ich etwas wirklich Schlimmes, aber es wird vergehen. Auch der Kummer bleibt nicht ewig bestehen, auch wenn er mit gnadenloser Penetranz, wie ein ungebetener hungriger Gast, immer wieder bei uns anklopfen wird. Jedenfalls ist das so, wenn wir unseren Geist nicht schulen. Wenn wir die Erleichterung erfahren, die darin liegt, dass alles Negative vergänglich ist, müssen wir auch verstehen und verinnerlichen, dass alles Positive natürlich ebenso vergänglich ist. Das Wesen unserer gesamten Existenz ist Vergänglichkeit, Nicht-Konstanz, Veränderung. Weil dem so ist, konnte sich alles und konnten auch wir Menschen uns durch Evolution überhaupt erst entwickeln.

Es besteht also eine lebensnotwenige Begehrlichkeit zur Erfüllung von Grundbedürfnissen und eine Vielzahl von entgleisten Begehrlichkeiten. Wie können wir lernen, das Heilsame vom Unheilsamen zu trennen? In diesem Kontext wird wieder einmal deutlich, warum Buddhisten nicht zwischen *guten* und *schlechten* Aspekten differenzieren, sondern zwischen *heilsamen* und *unheilsamen.* Es kann nämlich nicht nur aus schlechten, sondern auch aus guten Bedürfnissen leidvolle Anhaftung entstehen. Aus dem scheinbar guten Gefühl des Genusses wird nicht selten Bedürftigkeit, Eifersucht, Ärger und schließlich Hass und Verletzung. Dagegen kann selbst aus einem schlechten Gefühl wie Wut, wenn wir sie achtsam handhaben, eine heilsame Kraft werden. Wir müssen daher verstehen, dass wir mit unseren Reaktionen und den damit verbundenen körperlichen und psychischen Befindlichkeiten, seien sie positiv oder negativ, sehr achtsam und kritisch umgehen müssen.

Welche Anhaftung müssen wir aufgeben?

In diesem Punkt bestehen große Unterschiede zwischen Buddhisten und vielen anderen Menschen. Aus buddhistischer Sicht wird ein Zustand angestrebt, der sich von schlechten *und* von guten Erfahrungen freimacht. Wir befreien uns von allen positiven und negativen Anhaftungen.

Sollen wir uns wirklich von so schönen Gefühlen wie der Liebe, der Freude, dem Glück befreien? Was sollte das für ein Leben sein?

Dieser Sachverhalt ist oft eine Quelle von Missverständnissen, vor allem auch deshalb, weil die buddhistische Literatur dazu teilweise ganz unterschiedliche Aussagen macht. Einige buddhistische Autoren wirken recht fundamentalistisch, wenn sie vom Ziel der *vollkommenen* und *absoluten* Befreiung sprechen. Ohne persönliche Unterweisung durch diese Autoren sind solche Aussagen manchmal nicht ganz leicht einzuordnen.

Die buddhistische Psychotherapie folgt hier dem elementaren, von Buddha selbst deutlich formulierten Grundsatz vom *Mittleren Weg:* Bleibe in der Mitte. Halte dich fern von den Extremen.

In Bezug auf unsere Befreiung von Anhaftungen bedeutet dies: Wir befreien uns nicht *von* unseren Gefühlen, sondern *inmitten* unserer Gefühle.

Wir sind Menschen mit intensiven Gefühlen, zu denen wir nicht den Kontakt verlieren dürfen. Natürlich spüren wir den Ärger über Ungerechtigkeiten und ebenso die Zuneigung und das Mitgefühl für uns nahestehende Menschen, *aber* wir befreien uns und lassen uns von unseren Gefühlen nicht dominieren. Aus diesem Zusammenhang geht vielleicht hervor, warum Buddhisten und buddhistische Psychotherapeuten zwischen positiven und negativen Gefühlen anders differenzieren als viele westliche Therapeuten.

Es sollte deutlich geworden sein, dass eine Vielzahl von positiven emotionalen Reaktionen zu den verschiedenen Aspekten des Anhaftens führen können. Daher ist es insbesondere auch in psychotherapeutischen Situationen wichtig, positive Veränderungen und Emotionen achtsam einzuordnen, sodass möglichst keine alte Identifikation und Anhaftung gelöst wird, nur um lediglich durch ein neue ausgetauscht zu werden. Für eine Übergangsphase kann es vielleicht hilfreich sein, wenn eine alte Anhaftung, wie zum Beispiel die Identifikation mit einer Opferrolle, aufgegeben werden kann und an ihre Stelle eine Identifikation mit buddhistischen Werten tritt. Wir sollten als Therapeuten aber darauf achten, dass es eine hilfreiche *Übergangs*lösung bleibt. Dabei ist es unumgänglich, sich auch in der Funktion als Behandler oder buddhistischer Therapeut von Anhaftungen zu lösen. Wir *haben* vielleicht all diese Rollen, aber wir *sind nicht* diese Rollen.

Die Überlegungen in Bezug auf die Lösung von Anhaftungen und die Weisheit des Mittleren Weges sind unmittelbar miteinander verknüpft. Wir werden in diesem Kontext immer wieder darauf treffen. Vielleicht brauchen viele von uns, ähnlich wie damals Buddha selbst, nach einer Zeit von Genusssucht und Anhaftung daran erst einmal eine klarere Distanz dazu. Nicht selten findet hier eine Pendelbewegung statt und nach der Anhaftung folgt oft erst einmal die Vermeidung. Nach und nach sollten wir aber wieder auf den Mittleren Weg zurückfinden, der zwischen diesen beiden Extremen liegt.

Es geht auch nicht darum, dass wir sofort alle schönen Gegenstände aus unserer Wohnung weggeben, die wir nicht unbedingt brauchen. Ein alter weiser Spruch lautet: Lasse den materiellen Reichtum in dein Haus, aber nicht in dein Herz.

Wir schlüpfen nicht von einer alten Rolle gleich in die nächste Rolle, zum Beispiel in die eines Buddhisten oder in das, was wir darunter zu verstehen glauben. Wir vermeiden Identifikationen und wir vermeiden Extreme.

Wir sind okay, so wie wir sind, aber trotzdem müssen wir etwas ändern! Das ist nur scheinbar ein Paradox, das wir lösen, indem wir zum Beispiel durch (anfangs angeleitete) Meditationen tief in unserem Inneren Unterschiede erspüren zwischen den Schutzschichten, die wir ordnen müssen, und unserem Inneren Edlen Kern (vgl. die 8. Grundlage der BPT). Das Ziel würde also darin bestehen, das Leben mit aller Intensität zu erspüren, aber achtsam und gewahr zu sein, dass keine Identifikation mit aktuellen oder vergangenen Zuständen stattfindet, d. h. weder mit Rollen noch mit Statussymbolen oder anderen Begehrlichkeiten. Wir befreien uns *inmitten* aller Dinge des Lebens.

Die Notwendigkeit, sich von Rollenanhaftungen und Identifikationen zu befreien

Unsere übernommenen, antrainierten oder anerzogenen Rollenmuster und Identifikationen scheinen fest mit uns verwachsen zu sein. Sie bilden unser Ich-Gefühl. Deshalb sind die notwendigen Veränderungen auch nicht leicht durchzuführen.

Bislang haben wir durch die verschiedenen Grundlagen der buddhistischen Psychotherapie sehr unterschiedliche Informationen erhalten über unsere Muster, Prägungen und Rollen sowie auch über unsere Veranlagungen und die Samen im Speicherbewusstsein (vgl. die 6. Grundlage der BPT). Durch das intensive Studium der Grundlagen, mithilfe von buddhistischen Unterweisungen und insbesondere auch durch anfangs geleitete Selbsterfahrungen müssen wir unser Potenzial erkennen und erspüren. Wenn wir erkannt und erfahren haben, dass wir immer eine Wahl haben, ist der erste Schritt getan und die nächsten Schritte können folgen. Dann lernen wir immer differenzierter zu unterscheiden und werden nach und nach selbstkritischer und aufmerksamer für problematische Identifikationsangebote.

Diese Veränderungen werden sich unter anderem auch in veränderten Vorstellungen und Empfindungen niederschlagen, wie zum Beispiel: „Ich *habe* Ärger“ anstatt „Ich *bin* ärgerlich“; „Ich *habe* Trauer“ anstatt „Ich *bin* traurig“; „Ich *habe* Angst“ anstatt „Ich *bin* ängstlich“ etc. Ich *bin* nicht ängstlich, die Angst besucht mich nur jetzt, weil ich es zulasse. Ich *bin* es nicht, Ich bleibe es nicht, alles verändert sich.

Ich *arbeite* als gewissenhafter Mensch, aber ich *bin* kein Arbeiter. Ich ärgere mich jetzt, aber ich *bin* kein ärgerlicher Mensch. Wir müssen diesen Vorgang allerdings auf alle Bereiche ausdehnen, auch auf unsere Ideale. Ich engagiere mich, aber ich *bin* kein engagierter Mensch, der sich durch diese mögliche – und vordergründig ja durchaus positive – Identifikation binden und fesseln lässt.

Viele unserer Identifikationen fühlen sich, ohne ein tieferes Schauen, zumeist gut an, denn wir suchen uns in der Regel positive Identifikationen. Selbst wenn wir uns dabei schlecht fühlen, zum Beispiel wütend, frustriert, gedemütigt, beleidigt etc., so sind diese Emotionen, so ist dieses Leiden anscheinend doch irgendwie von uns akzeptiert. Uns geht es dabei zwar sehr schlecht, wir fühlen uns ziemlich mies, unser Körper meldet uns schmerzhaften Stress, *aber* wir sind ja im Recht. Wir leiden, aber egal, wir lassen uns das nicht gefallen; auch wenn wir untergehen, bleiben wir wenigstens im Recht. Wir halten an unseren leidvollen Gefühlen fest und nicht selten verstärken wir sie auch noch.

Werden wir beschimpft, beleidigt oder gedemütigt, haben wir die Freiheit, eigene Identifikationen zu suchen: *Bin* ich wirklich der Idiot, als der ich beschimpft werde? *Bin* ich wirklich der Kämpfer, der jetzt mit Kampf reagieren muss? *Bin* ich wirklich der ewig wütende „Kampfhund“? Wir haben in uns so viele Varianten, so viele alternative Persönlichkeitsanteile. Diese müssen unbedingt kultiviert und gefördert werden. Hier werden nur stetige Wiederholungen helfen, um neue Muster zu festigen, doch dafür gibt es eine reale Chance (vgl. die 5. Grundlage der BPT zum Thema Neuroplastizität).

Identifikationen

Es gibt zahllose Beispiele dafür, wie schnell wir uns identifizieren können. Mit den verschiedensten Charakteren unserer Leinwandhelden fühlen wir mit. Selbst eine Figur aus einer Computeranimation kann es schaffen, dass wir uns mit ihr identifizieren. Auch völlig fremde Menschen scheinen die Macht über uns zu haben, uns in bestimmte Rollen drängen zu können. Sie beleidigen uns vielleicht mit nur einem Satz und schon identifizieren wir uns mit dem Kämpfer oder wahlweise auch mit dem Opfer in uns.

Jack Kornfield bringt dazu ein Beispiel: Spüren Sie das Gewicht des Buches in Ihrer Hand? Stellen wir uns kurz vor, wir *sind* das Buch. Wie wäre es, in einer Hand zu liegen? Wie ist es, Beachtung zu bekommen? Wie wäre es, einen schönen Einband zu haben? Wie wäre es, ein dickes oder ein dünnes Buch zu sein? Wie wäre es, wenn wir (als Buch) auf den Boden geworfen werden? Wie wäre es, wenn wir in der hintersten Regalecke in die zweite Reihe gestellt werden? Wie wäre es, wenn wir heftig zugeklappt werden? Wie wäre es, wenn jemand Seiten aus uns herausreißt? Wie wäre es, wenn unsere Seiten achtsam, zärtlich und vorsichtig umgeblättert werden? Wie fühlen wir uns als Buch?

Nehmen wir jetzt die *Identifikation* mit dem Buch wieder völlig weg. Das Buch ist einfach nur ein Buch, das wir jederzeit fortstellen können. So wie wir uns mit dem Buch identifizieren können, gehen wir, leider meistens unbewusst, in die vielen Rollen unseres Alltags. Doch ebenso, wie wir die Identifikation mit dem Buch wieder lösen konnten, werden wir auch alle anderen Identifikationen wieder loslassen können, wenn wir uns ihrer bewusst werden.

Die tiefen biologischen Wurzeln unserer Anhaftung

Unsere Fähigkeit zur Empathie ist sehr tief in uns verwurzelt. Wir haben in tieferen Strukturen unseres Gehirns eine Region, in der spezielle Nervenzellen, die sogenannten Spiegelneurone, tätig sind. Diese sind in der Lage, uns das zu spiegeln, was andere Menschen erleben. Auf diese Weise können wir andere besser verstehen und uns dadurch sicherer im Kontakt mit ihnen fühlen. Wenn wir zum Beispiel direkt miterleben, wie sich jemand mit einem scharfen Messer tief in die Hand schneidet, und wir sehen können, wie das Fleisch zerteilt wird, erleben wir selbst einen stechenden Schmerz, der von allen möglichen psychischen und physischen Symptomen begleitet wird, obwohl uns selbst eigentlich gar nichts passiert ist. Dieses Phänomen funktioniert bei fast allen Dingen, die Menschen entweder in unserer Nähe oder auch im Fernsehen, im Kino etc. widerfahren, wenn wir uns auf sie konzentrieren.

Hier liegen wieder einmal Heilsames und Unheilsames dicht beieinander: Unsere Fähigkeit zum Mitgefühl ist biologisch ebenso tief in uns angelegt wie unsere Möglichkeit, mit anderen zu leiden und uns mit ihnen zu identifizieren.

Aus Mitgefühl wird oft Mitleid

Wir bauen oft, manchmal nur kurz, eine intensive Verbindung zu anderen auf, und das auch auf der tieferen physiologischen Ebene unserer Spiegelneurone. Das ist einer von vielen Gründen, warum uns das Thema Nähe-Distanz häufig so schwerfällt. Aus unserem Mitgefühl wird oft und zu schnell Mitleid und eigenes Leiden. Wichtige Grenzen lösen sich dann auf und die Verbundenheit wird auf einen falschen Weg gebracht. Wir beginnen uns mit anderen Menschen oder mit verschiedenen Anteilen von uns selbst zu identifizieren. Aber leider identifizieren wir uns einerseits in der Regel unbewusst und können die Dynamik dann nur schwer bremsen, und andererseits identifizieren wir uns oft mit ganz unterschiedlichen Rollen und glauben, dass wir die jeweilige Rolle dann tatsächlich auch sind. Wir *sind* die Hilflose, *sind* die Zu-kurz-gekommene, *sind* der Pechvogel, *sind* der Rächer, *sind* der Aufpasser etc.

Wir werden noch Übungen kennenlernen, die uns dabei helfen werden, mehr Bewusstheit in diese Identifikationen zu bringen und uns schneller von ihnen zu befreien – genauso wie wir die oben beschriebene Identifikation mit dem Buch wieder losgeworden sind.

Materielle Anhaftung

Ein weiterer Aspekt des Festhaltens ist der Materialismus, über den schon so viel geschrieben und gesagt wurde, dass wir uns hier kurz fassen können. Wenn wir uns in unserer Wohnung umschauen, woran hängt dann unser Herz? Wenn wir sehen, wie der Nachbar mit einem nagelneuen schicken Sportwagen vorfährt, wie fühlen wir uns? Wenn sich die Nachbarin eine edle neue Designer-Handtasche kauft, wie fühlen wir uns? Wenn wir uns ein neues Gerät kaufen und gleich am ersten Tag ein großer Kratzer entsteht, wie fühlen wir uns? Wenn wir uns einen Luxusgegenstand kaufen können, wie fühlen wir uns? Und wie lange wird dieses Gefühl wohl anhalten?

Hier könnte fast der Eindruck entstehen, dass nicht *wir* die Objekte besitzen, sondern dass *sie* uns zu besitzen scheinen. Das Gerät gibt dann gewissermaßen den Befehl: Los, repariere mich. Die Uhr gibt den Befehl: Los, Beeilung. Der Verstand befiehlt: Es ist ein guter Grund, sich zu ärgern etc. Wäre eine Befreiung hiervon nicht wünschenswert?

Haben oder Sein?

Erich Fromm, der in seinem Buch *Zen-Buddhismus und Psychoanalyse* schon früh einen Zusammenhang zwischen Buddhismus und Psychotherapie sah, formuliert den hier diskutierten Sachverhalt sehr knapp auf den Punkt gebracht in seinem Buch *Haben oder Sein.* Darin stellt er zwei Wege vor: Der erste Weg ist der des steten Habenwollens, des immerwährend unruhigen Geistes, der nie zur Ruhe kommt, der ständig mehr will, noch mehr haben, noch mehr besitzen will. Hier entsteht dann ein Teufelskreislauf: Um unsere Sorgen zu lindern, stürzen wir uns in Besitz, der uns eigentlich beruhigen soll. Aber erstens ist es nie genug und zweitens bilden sich jetzt zusätzliche Verlustängste und damit noch mehr Sorgen. Der zweite Weg ist der Weg des Seins. Hier finden wir uns mit uns selbst wieder, ohne Statussymbole als Identifikationshilfen. Wir müssen nicht erst etwas erreichen, etwas besitzen, nein, wir sind bereits gut so, wie wir sind. Wir besitzen schon alles, was gut und notwendig ist, um Glück zu erfahren.

Wer ist am glücklichsten?

Es gibt einige recht interessante, sehr groß angelegte internationale Studien zum Thema Reichtum und Glück. Einige von diesen konzentrieren sich mehr auf das Bruttoinlandsprodukt (BIP), andere eher auf den Human Development Index (HDI). An dieser Stelle soll der Happy Planet Index (HPI) kurz vorgestellt, weil er neben der Lebenszufriedenheit und der Lebenserwartung auch noch das Kriterium der Nachhaltigkeit mit einbezieht. Es wird damit erforscht, wie glücklich die Menschen sind, wie alt sie werden und wie viele Ressourcen sie verbrauchen müssen, um so zu leben, wie sie es tun.

Wie wir vielleicht schon vermuten, müssen wir in der Rangliste von rund 180 Plätzen recht lange suchen, um auf eines der hoch entwickelten Länder zu stoßen. Auf den ersten rund 60 Plätzen finden wir Länder wie Vanuatu, Kolumbien, Costa Rica, Dominikanische Republik, Panama, Kuba, Honduras etc. Auf Platz 61 finden wir dann Österreich, auf Platz 66 Italien, Deutschland befindet sich auf Platz 81, Frankreich auf Platz 129 und die USA auf Platz 150.

Hier wird sehr deutlich, dass materielle Absicherung und Lebenszufriedenheit anscheinend kaum eine heilsame Verbindung eingehen. All unser Streben, unser Bemühen, unser Kämpfen um die Begehrlichkeiten, die uns unsere unerschöpfliche Marktwirtschaft anbietet, helfen uns nicht nur nicht zu unserem Glück, sie scheinen es sogar noch zu verdrängen.

Was aber würde passieren, wenn wir versuchen würden, am ständigen Anhaften etwas zu ändern? Das Gegenteil von Festhalten würde den oft strapazierten Begriff des Loslassens in den Vordergrund stellen. Konkrete Möglichkeiten der Umsetzung werden zum Beispiel im Rahmen der 15., 16. und 19. Grundlage der BPT beschrieben.

Eine Übung zum Loslassen

Um die unbewussten Ängste, die mit dem Loslassen verknüpft sind, zu ergründen, können wir mit den Hilfesuchenden, die zu uns in die buddhistische Psychotherapie kommen, die folgende kurze Übung machen. Sie kann sowohl im Einzelkontakt als auch in einer Gruppensitzung durchgeführt werden.

Die Hilfesuchenden werden dazu angehalten, sich gerade und bequem auf ihren Sitzen auszurichten, sich kurz zu lockern, die Schultern fallen zu lassen, die Augen zu schließen, gleichmäßig entspannt zu atmen und sich jetzt zu fragen: Was möchte ich gerne loslassen? Dabei sollte ohne innere Zensur einfach das zur Kenntnis genommen werden, was als Erstes in der Vorstellung auftaucht.

Jetzt werden die Augen wieder geöffnet und sofort auf einen bereitliegenden Zettel geschrieben, was losgelassen werden soll. Dabei sollte es sich nur um *einen* Aspekt handeln, nicht um eine Liste.

Im nächsten Schritt werden die Augen wieder geschlossen, der Zettel befindet sich jetzt in der Faust. Die Konzentration ist ganz auf das ausgerichtet, was auf dem Zettel geschrieben ist. Wenn das Thema klar vor Augen steht, sollen die Hilfesuchenden den Arm ausstrecken, in dem Bewusstsein, gleich das loszulassen, was sie aufgeschrieben hatten. Die Hilfesuchenden sollen sich nun achtsam bewusst machen, welche Gefühle aufsteigen, wenn es jetzt gleich darum gehen wird, loszulassen. Jedes aufsteigende Gefühl soll achtsam wahrgenommen und registriert werden, kein Gefühl ist unberechtigt oder falsch. Alles wird kritiklos wahrgenommen.

Nun kommt die Instruktion: Wenn wir bereit sind, öffnen wir die Faust und lassen los.

Darauf folgt meist ein interessanter Schritt. Jeder *spürt* am eigenen Leib, was es bedeutet, loszulassen. Einige werfen den Zettel vielleicht weit von sich, andere lassen ihn einfach zu Boden fallen. Andere warten sehr lange, bis der Arm wehtut, weil es so schwerfällt, wirklich loszulassen. Wieder andere werden vielleicht traurig oder ärgerlich, weil sie den Zettel beziehungsweise das, was auf dem Zettel steht, nicht loslassen können oder weil sie loslassen müssen.

Wir werden aber feststellen, dass früher oder später fast alle ihren Zettel zu Boden fallen lassen – und das tun sie mit den unterschiedlichsten Gefühlen.

Wir verweilen einen Augenblick und nehmen alle inneren Vorgänge zur Kenntnis.

Jetzt folgt der nächste Schritt: Die Hilfesuchenden nehmen ihren Zettel, den sie vorher fallen gelassen haben, wieder in die Faust. Sie sollen nun uns Therapeuten und unsere Handlungen beobachten. Wir nehmen unseren eigenen Zettel in die Faust, konzentrieren uns auf unser eigenes Loslassen und stützen den Ellenbogen auf unseren Oberschenkel. So können wir bequem einen Augenblick verweilen. Wir drehen nun unsere Faust mit der offenen Handfläche *nach oben* und öffnen erst dann unsere Faust. So lassen wir los: Der Zettel beziehungsweise das, was er enthält, fällt nicht einfach zu Boden, sondern liegt nun in unserer geöffneten Hand.

Durch diese einfache Übung können wir unterschiedliche Aspekte verdeutlichen:

- Wir philosophieren nicht nur über die Aspekte des Loslassens, sondern *spüren* selbst sehr intensiv, welche Gefühle wir wirklich mit dem Loslassen verbinden.
- Wir spüren sehr intensiv, ob wir den gewählten Aspekt wirklich loslassen können oder wollen.
- Wir spüren sehr intensiv, was wir mit dem Loslassen verbinden. Durch das Öffnen der Faust zum Boden hin zeigen fast alle beteiligten Personen, dass sie Loslassen mit Kontrollverlust assoziieren, also: Loslassen = Verlust. Aus diesem falschen Verständnis heraus ist es vielleicht manchmal auch vernünftig, nicht loszulassen.
- Durch das Drehen der Faust nach oben hin, weg vom Boden, erkennen wir sehr deutlich, dass durch eine einfache innere Wandlung (hier äußerlich durch das Drehen der Faust symbolisiert) ein völlig anderes Verständnis entstehen kann. Wir können nun viel entspannter loslassen, ohne gleich Angst haben zu müssen, etwas zu verlieren.

Hier ist es wahrscheinlich ratsam, die inneren Verknüpfungen zwischen Loslassen und Verlust differenzierter zu bearbeiten.

Natürlich handelt es sich hier nicht um eine generelle Lösungsstrategie. In einigen wichtigen Belangen kann es durchaus sehr sinnvoll sein, die Faust nach unten zu öffnen, d.h. sich wirklich endgültig von etwas zu befreien. Erfahrungsgemäß sind solche Vorgänge jedoch eher in einem *Entwicklungsprozess* umzusetzen als in einem einzigen dramatischen Akt. Daher ist es fast immer angeraten, die Faust (im übertragenen Sinne) erst einmal nach oben zu öffnen, sich die Dinge, die wir loslassen wollen, nochmals zu betrachten, vielleicht auch nochmals ganz bewusst Abschied zu nehmen und dann eventuell die Faust zu drehen und den Zettel beziehungsweise das, was er enthält, fallen zu lassen.

Tamara J. ist immer in Geldnot, sie kann ihre Kaufsucht kaum noch verheimlichen. Sie kann die buddhistische Psychotherapie sehr gut für sich nutzen, um die Hintergründe ihrer Sucht zu bearbeiten. Ihr Zwang, sich insbesondere Markenartikel anzuschaffen, die intensive, wenn auch kurze Freude nach dem Kauf und nach einiger Zeit und beim Gewahrwerden ihres Kontostandes leider dann die Scham darüber, wieder versagt zu haben,

schien ein recht stabiles Muster zu sein. Das Konzept der Anhaftung kam Tamara so vor, als wäre es extra für sie geschrieben.
Auf der praktischen Ebene wurde gemeinsam ein vielschichtiger Behandlungsplan erarbeitet, der ihre Freizeitgestaltung und viele andere Lebensbereiche integrierte. Tamara selbst erlebte eine Schlüsselerfahrung beim gemeinsamen Mandalamalen. In stundenlanger Malarbeit wurden schöne kleine bunte Kunstwerke geschaffen. Das sich anschließende gemeinsame Verbrennen der Bilder löste in Tamara viele emotionale Reaktionen aus, die wir sehr gut nutzen konnten. Sie selbst erkannte eine Menge über ihre Anhaftung und den Wunsch, an allem festzuhalten.

Diese Grundlage sollte uns Folgendes vermitteln:

Schauen wir uns in unserem Leben um und ziehen einmal Bilanz auf der Basis eines ruhigen klaren Geistes. Was brauchen wir im Leben wirklich? Was hat wirklich Priorität? Was macht uns abhängig? Welche Dinge, welche Menschen werden uns mit Sicherheit nur für eine Weile begleiten? Was wird sehr wahrscheinlich vergehen?

Wir müssen achtsam bleiben, um den Mittleren Weg zu finden und auf ihm zu bleiben. Wir müssen uns unbedingt darauf vorbereiten, denn wir können an nichts wirklich festhalten. Wir werden sehr leiden, wenn wir nicht rechtzeitig mit unseren geistigen Vorbereitungen, also der Geistesschulung beginnen.

Das grundlegende Ziel lautet: Wir suchen Befreiung von unseren Anhaftungen.

Die 15.
Grundlage der BPT

Erkenne und vermittle die Edle Wahrheit über unseren Widerstand

> Beim Menschen ist die Aggressivität nicht instinktiv, und gewalttätiges Verhalten wird von einer ganzen Reihe von biologischen, sozialen und umweltbedingten Faktoren beeinflusst.
>
> – Dalai Lama XIV –

Wir wenden uns nun einer weiteren Ursache des Leidens zu. Der Widerstand ist, neben Unwissenheit und Anhaftung, die dritte Ursache allen vermeidbaren Leidens und wurde von Buddha in der Zweiten der Vier Edlen Wahrheiten beschrieben.

Mit Widerstand wird hier vieles bezeichnet, zum Beispiel Abneigung, Negativität, Ablehnung, Verweigerung, Wut, Hass etc. Wer den Mittleren Weg verlässt, gleitet entweder in die Naivität und Unwissenheit auf der einen Seite oder in die Negativität und den Widerstand auf der anderen Seite ab. Beides ist nicht wünschenswert. Widerstand ist ebenso schwer aufzulösen wie die beiden anderen bisher dargestellten Ursachen des Leidens.

Unser „gutes Recht“

Der Druck, der von den äußeren Lebensumständen ausgeht, scheint auch in hoch entwickelten Ländern nicht geringer zu werden. Jeder Mensch erlebt ständig Situationen von Hilflosigkeit und Ohnmacht angesichts von so viel Ungerechtigkeit und Missständen selbst in unserer allernächsten Nähe. Wenn sich dann schwierige Konfliktsituationen ergeben, in denen wir uns sicher „im Recht“ wähnen, scheint es fast unmöglich zu sein, hier noch Ruhe bewahren zu können. Wenn wir uns im Recht fühlen, haben wir einen guten Grund, mit wütenden Gefühlen, Gegenwehr und Ablehnung zu reagieren.

Diese Dynamik wird nicht selten dann noch verstärkt, wenn wir für andere eintreten oder gar für die eigene Familie, für unsere Kinder. Wer würde nicht *alles* für seine Kinder tun? Wir sind uns dann ganz sicher, dass wir kämpfen *müssen.* Wenn wir uns im Recht fühlen, kämpfen wir auch dann, wenn wir damit scheitern und untergehen müssen, nach dem Motto: Lieber sterben als nachgeben.

Hier können manchmal Situationen auftreten, die es uns sehr schwer machen, auf die Weisheit des Mittleren Weges zu vertrauen. Deshalb brauchen wir dafür von Zeit zu Zeit eine Hilfe von außen.

Unser Michael-Kohlhaas-Syndrom

Ein berühmtes Beispiel für den Kampf um Gerechtigkeit liefert uns die Figur Michael Kohlhaas, der in der gleichnamigen Novelle von Heinrich von Kleist als Mensch beschrieben wird, der sich im Recht fühlt und dafür kämpft, verliert und untergeht. Seitdem gibt es für einen solchen „Untergang im Recht" die Bezeichnung Michael-Kohlhaas-Syndrom, an dem wir wohl alle mehr oder weniger leiden. Häufig gibt oder gab es solche Situationen und es wird vielleicht auch schon bald wieder eine Gelegenheit geben, in der wir auf keinen Fall nachgeben können oder wollen. Wir leisten dann erbitterten Widerstand, auch wenn dabei vieles in Scherben geht.

Sollte die Lösung nun etwa so aussehen, dass wir für die uns wichtigen Dinge nicht mehr eintreten und kämpfen? Nein, wir engagieren uns auch weiterhin mit aller Kraft. Wir finden uns nicht mit Missständen, Missbrauch, Gewalt und anderen Problemen einfach ab. Wir stehen aktiv für Gerechtigkeit ein, doch wir entwickeln dabei keinerlei Widerstand und Hass. Wir engagieren uns achtsam, ohne Wut, ohne Gewalt.

Unsere „roten Knöpfe"

Auch gibt es das Phänomen der sogenannten „roten Knöpfe", die fast jeder Mensch mehr oder weniger versteckt an sich trägt (vgl. die 7. Grundlage der BPT). Da kommt irgendwer daher, sagt bewusst oder unbewusst etwas Negatives zu uns und drückt damit auf den „roten Knopf". Manchmal sind es auch immer wieder dieselben Menschen, die eine derartige Wirkung bei uns auslösen. Wir meinen vielleicht, das liege an dem betreffenden Menschen, der etwas Bestimmtes an sich habe, sodass wir gar nicht anders reagieren können, als uns sofort aufzuregen oder gar zu explodieren. Die roten Knöpfe sind gewissermaßen *unsere* wunden Punkte. Trotzdem sind wir felsenfest überzeugt davon, dass andere schuld sind, wenn wir so reagieren (müssen).

Unser Nullsummenspiel

Es gibt viele Lebensbereiche, in denen es bei Auseinandersetzungen keine Gewinner, sondern nur Verlierer gibt. Das trifft sowohl auf höherer Ebene wie zum Beispiel im Krieg zwischen Nationen, als auch im kleineren Kreis der Familie oder einer Paarbeziehung zu. Beide Parteien haben jeweils ihre eigenen guten Gründe, doch die damit verbundene Negativität, um jeden Preis recht behalten zu wollen, führt auf beiden Seiten nur zu Verletzungen. Wenn es in einem Spiel keinen Gewinner geben kann, spricht man von einem Nullsummenspiel.

Viele Liebesbeziehungen enden als nicht erkanntes Nullsummenspiel, da beide gleichermaßen recht haben und dennoch damit falschliegen. Es ist unsinnig, mit einem Spiel, in dem es nur Verlierer geben kann, überhaupt erst zu beginnen. Das aber erkennen wir erst, wenn alles schon in Scherben zerschlagen liegt.

Insbesondere die Alternativen zum Kämpfen werden in diesem Buch ein großes Gewicht haben. Wir sind so daran gewöhnt, gegen vermeintlich äußere oder auch innere Feinde kämpfen zu müssen, dass wir uns der Unsinnigkeit in unserem Tun gar nicht mehr bewusst werden können.

Sicherlich gibt es auch eine Reihe von bildhaften Beschreibungen von Buddha selbst, in denen wir dazu aufgefordert werden, sehr wehrhaft und kämpferisch gegen unsere unheilsamen Impulse anzugehen. Buddha erläutert darin, dass wir entweder wie ein Kämpfer Anteile von uns niederringen oder durch körperliche Bemühungen, wie zum Beispiel die Zunge kraftvoll gegen den Gaumen zu pressen, wehrhaft und widerständig gegen unsere unerwünschten Gedanken sein müssen. Um manche solcher Aufforderungen richtig verstehen und auszulegen zu können, brauchen wir manchmal vielleicht einen Lehrer, der uns wieder die großen Zusammenhänge und auch die kleinen Dinge aufzuzeigen vermag. Solche kämpferischen und widerständigen Vergleiche müssen nämlich stets im Zusammenhang gesehen werden mit anderen genauso oder vielleicht sogar noch wichtigeren Appellen, wie zum Beispiel den vom Einhalten des Mittleren Weges und der Achtsamkeit im Hier und Jetzt für uns selbst und alle anderen Wesen.

In der 19. Grundlage der BPT, in der es hauptsächlich um die konkreten buddhistisch-therapeutischen Maßnahmen und Übungen gehen wird, werden wir sehr bedeutsame alte Unterweisungen und Anleitungen kennenlernen, wie wir, anstatt zu kämpfen, auf eine sehr sanfte Art und Weise mit unseren inneren und äußeren „Dämonen" umgehen, sie besänftigen und sogar in heilsame Gefährten transformieren können. Tsültrim Allione, eine amerikanische Buddhistin, beschreibt eine buddhistische Praxismethode *(Chöd)* aus dem 11. Jahrhundert, die uns zeigen wird, dass Widerstand und wütender Kampf sehr erfolgreich umgangen werden können.

Unsere menschlichen Kulturen sind so sehr von wütendem Widerstand und Kampfgeist geprägt, dass es für sehr viele Hilfesuchende eine große Herausforderung darstellen wird, nicht in den Widerstand zu gehen. Auch unsere Literatur, unsere Geschichten, unsere Heldensagen, unsere Kinoklassiker sind voller Darstellungen des (oftmals erfolgreichen) Widerstandes, sodass es nicht leicht sein wird, dazu eine kritische Position zu finden. Dieser auf uns alle eingeströmte Input an Normen und Werten ist ein Teil von uns geworden, sodass wir sehr sorgsam mit den Sichtungs- und Aufräumarbeiten beginnen müssen. Bei der Bearbeitung werden schnell auch die darunterliegenden Ängste deutlich. Es wird wichtig sein zu vermitteln, um wie viel mutiger wir sein müssen, um nicht in den Widerstand zu gehen, sondern weise das zu akzeptieren, was wir vorfinden. Auf dieser Basis und mit einem klaren Geist, ohne Wut und Hass, können wir uns dann auf den Weg machen, um die Zustände für uns selbst und für alle anderen Wesen zu verbessern.

Auch gibt es sicherlich deutliche Unterschiede zwischen männlichen und weiblichen Widerständen. Die geschlechtsspezifischen Ausdrucksformen für Widerstand, Gegenwehr und Gewalt sind immer noch recht unterschiedlich. Doch Gewalt hat sehr viele Gesichter, die von uns erkannt werden müssen. Sicherlich gibt es die sehr offensichtlichen Formen physischer Gewalt, wie zum Beispiel Schläge etc., ebenso aber auch die versteckteren Formen psychischer Gewalt, wie Liebesentzug, Schweigen, Ausgrenzung, Nichtbeachtung, Mobbing etc.

Vielleicht ist es für Therapeutinnen und Therapeuten manchmal eine Hilfe, wenn wir erkennen können, dass viele Menschen ohne Geistesschulung eher unbewusst einem *Muster* folgen, als dass sie eine wirkliche *Wahl* haben.

Wenn wir an dem Punkt angelangt sind, an dem wir sehr intensiv spüren, dass wir etwas an uns und in uns verändern wollen, wenn wir an unseren Mustern arbeiten, wenn wir selbst mehr Eigenkontrolle erreichen wollen, dann tritt nicht selten ein innerer Gegner aufs Spielfeld.

Unsere psychischen Widerstände

Selbst wenn wir uns vordergründig für eine Veränderung entscheiden, bestehen in jedem Menschen auf tieferen Ebenen jedoch starke konservative Bestrebungen und Tendenzen. Konservativ ist hier im eigentlichen Sinne als „bewahrend" gemeint, wonach sich möglichst nichts ändern möge und wir unsere Belange vor uns selbst und womöglich noch vor anderen nicht wirklich offenlegen müssen. Hier liegen Selbstschutzmechanismen vor, die zum Teil unbewusst, zum Teil aber auch bewusst zugänglich sind.

Unsere psychischen Abwehrmechanismen, unsere Widerstände gegen Informationen, die unseren Selbstwert mindern könnten, sind recht vielfältig. Wilhelm Reich war einer der ersten westlichen Wissenschaftler, der unsere psychischen Abwehrmechanismen und die körperlichen muskulären Abwehrpanzerungen erkannte und sich ihrer annahm. Sein Buch *Charakteranalyse* stellt für Generationen von Psychiatern, Psychologen und Psychotherapeuten eine unerschöpfliche Fundgrube an tiefen Einsichten in die menschliche Psychosomatik dar. Sehr anschaulich und mit vielen Beispielen werden darin psychische Widerstände auf körperlicher und seelischer Ebene analysiert.

Wilhelm Reich war ein sehr zeitkritischer Denker und entwickelte später eine Reihe von Ideen, die von der damaligen Gesellschaft nicht angenommen wurden. Er fand ein tragisches Ende. In seinen Seminaren saß jedoch die damals noch sehr junge Tochter von Sigmund Freud, Anna, die eifrig mitschrieb und später das Buch *Das Ich und seine Abwehrmechanismen* veröffentlichte, worin unsere unbewussten psychischen Abwehrtechniken beschrieben werden. – Daher wollen wir die Abwehrfunktionen hier nur kurz betrachten, für ein vertieftes Verständnis werden die Bücher von Anna Freud und Wilhelm Reich empfohlen.

Unsere unbewussten psychischen Abwehrtechniken bestehen zum Beispiel aus Sublimierung, Rationalisierung, Verdrängung, Verleugnung, Abspaltung, Verkehrung ins Gegenteil, Identifikation mit dem Aggressor, Wendung gegen die eigene Person, Isolierung, Ungeschehenmachen, Regression, Projektion und Introjektion. Dieser Hilfsmittel, die bei manchen Hilfesuchenden als nicht besonders problematische psychische Absonderlichkeiten festgestellt werden können, bedienen wir uns *alle*. Daher werden wir bei uns selbst und auch in unserer therapeutischen Arbeit mit den Hilfesuchenden immer wieder auf diese Funktionen stoßen. Einige von ihnen sind vielleicht offensichtlich, andere wirken eher im Verborgenen, sodass wir besondere Achtsamkeit auf den therapeutischen Prozess verwenden müssen. Auch sollte sehr klar sein, dass niemand sich extra widerständig verhält. Es handelt sich dabei um unbewusste Automatismen der Selbsterhaltung. Wir alle verfügen über solche Selbstverteidigungsmechanismen; sie sind dafür da, unsere verletzlichen Anteile zu schützen.

Gerade als buddhistische Psychotherapeuten sollten wir verstehen, dass unsere Widerstände, unsere Konflikte und alle anderen Schwierigkeiten *nicht* unsere wahre Natur sind, sondern lediglich Hilfskonstruktionen einer weiteren Hilfskonstruktion: unseres Selbst, unseres Ich-Gefühls.

Dieses Selbst steht *insbesondere* in der buddhistischen Psychotherapie im Fokus der kritischen Betrachtung. Unser Innerer Edler Kern wird durch unsere unbewussten Maßnahmen in gewisser Weise geschützt. Wir sollten diesen Vorgang und diese Qualität in uns und allen anderen würdigen, dies aber auch – mit der richtigen Geschwindigkeit und in einem Halt gebendem Rahmen – aufdecken, transparent machen und transformieren.

Widerstand und Grenzen

So wichtig ein adäquater Selbstschutz auch sein mag, so bedrohlich sind die Ausmaße, die unser Widerstand oft angenommen hat. Das Grenzenziehen verläuft mittlerweile durch alle wichtigen Lebensbereiche.

Ken Wilber beschreibt diesen Prozess sehr gut nachvollziehbar. Auf der ersten Stufe ziehen wir die Grenzen in uns selbst. Hier werden unliebsame eigene Impulse, Bedürfnisse, Ideen, Anteile etc. verdrängt. Wir erschaffen sozusagen einen Schatten, den wir mit solchen ungeliebten Aspekten anfüllen. Oft projizieren wir unseren Schatten dann nach außen auf andere und können so die eigenen, verdrängten Eigenschaften bei anderen ablehnen oder hassen. Wilber beschreibt, wie aus einem vollständigen Menschen auf diese Weise eine ärmere *Persona* und ein ungeliebter *Schatten* wird. Die konventionellen Psychotherapien können hier gute Reintegrationsarbeit leisten.

Auf der nächsten Stufe werden *Persona* und *Schatten* den *Körper* gewissermaßen abspalten. Nun sind wir kein integriertes körperlich-geistiges Wesen mehr, sondern besitzen einen Körper, den wir benutzen und der zu funktionieren hat. Hier können humanistische und körperorientierte Psychotherapien hilfreich sein.

Auf der dritten und letzen Stufe werden sich *Persona, Schatten* und *Körper* von ihrer *Umwelt* abspalten. Nun erlebt sich der Mensch als isoliertes und getrenntes Wesen. Die *Persona* verarmt, weil immer mehr unwillkommene Anteile in den *Schatten* gedrängt werden; der *Körper* wird kaum noch wahrgenommen, oft nur noch dann, wenn er schmerzt oder streikt; und die *Umwelt* wird ebenfalls als getrennt vom Menschen, als fremd, unter Umständen als bedrohlich oder auch als ausbeutbar wahrgenommen. Hier sind ganzheitlichere Therapien, wie zum Beispiel die buddhistische Psychotherapie, sehr nutzbringend.

Unser Widerstand trennt uns

Unser Widerstand trennt uns von unserer Umwelt. Viele Menschen leiden daher unter Isolations- und Einsamkeitsgefühlen. Das natürliche Verständnis unserer Verbundenheit mit anderen und mit der Natur wird aufgelöst. So erleben viele den „Kick“ der Individualität als eine Art narzisstischen Nervenkitzel, doch dieser Zustand ist teuer erkauft.

Die Konzentration und den Fokus auf unsere Unterschiede finden wir oft im Zusammenhang mit großen Ängsten. Wenn wir uns bedroht fühlen, suchen wir ganz instinktiv nach Dingen, die uns fremd sind, die nicht zu uns passen, die eine Ursache für unser Bedrohungsgefühl sein könnten. Die beiden Polaritäten Widerstand und Anhaftung existieren in ihrer Gegensätzlichkeit entweder in uns und zerren uns dementsprechend hin und her, oder wir kennen sie als jeweils dominantes Muster in einem entweder eher widerständigen oder eher anhaftenden Menschen.

Unser Verstand ist eher widerständig

Eine Art Symbol für unsere Verstandesfähigkeit ist die Wissenschaft. Der überwiegende Teil des gesamten Wissenschaftsbetriebs funktioniert nach dem Schema der Analyse: Der analytische, d. h. der zertrennende Geist führt hier das Kommando. Alles wird zerkleinert, aufgelöst, gegenseitig zerstoßen, klein gehäckselt, zermörsert, zersprengt etc., um im Kleinsten nach den Antworten zu fahnden. Daher können wir auch feststellen, dass der analytische Verstand stets widerständig ist und Gegensätze schafft, während das Herz Gegensätzliches verbindet, Ganzheit schafft und damit heilt.

Die Auflösung von widerständigen Mustern

Wir werden in der buddhistischen Psychotherapie immer sehr individuelle Lösungen erarbeiten, sodass wir kaum auf Standardmethoden oder irgendwelche Routinen zurückgreifen. Für die Behandlung von widerständigen Mustern sind sehr unterschiedliche Maßnahmen für die unterschiedlichsten Lebensbereiche entwickelt worden, doch allgemein hat sich die Übung der Dankbarkeit und Annahme als recht wirkungsvoll erwiesen. Die Menschen, die unter ihren widerständigen Mustern leiden, erhalten die Hausaufgabe, möglichst viele ihrer Wahrnehmungen achtsam zu registrieren und sich bewusst für jede Empfindung zu bedanken und diese anzunehmen. Sie erleben einen Regenschauer, also bedanken sie sich, alles ist gut so. Sie müssen in einer Warteschlange stehen, also bedanken sie sich, alles ist gut so. Sie hören grobe Worte, also bedanken sie sich, alles ist gut so.

Meist folgen dann Einwände, wie zum Beispiel: Aber es ist doch nicht alles gut so … Hier verweisen wir darauf, dass wir die Welt nicht durch eine rosa Brille betrachten wollen, sondern ein stabiles widerständiges Muster auflösen müssen und auf den Mittleren Weg zurückkommen wollen. Wir haben diesen Prozess schon bildhaft in der 9. Grundlage der BPT über den Mittleren Weg kennengelernt.

Faruk S. hat vor drei Monaten eine Panikstörung entwickelt und kann seitdem kaum noch seine Wohnung verlassen. Teilweise erkennt Faruk seine Situation als ein zu lösendes Problem; andererseits rationalisiert er eine Welt voller Gefahren und Missstände, in der Rückzug als die einzig sinnvolle Selbstschutzmöglichkeit erscheint. Er fühlte sich wie ein verletztes Tier, das sich die Wunden leckend in seine Höhle zurückzieht.
Neben den klassischen verhaltenstherapeutischen Maßnahmen zur Behandlung von Panikstörungen erfährt Faruk viel über seine widerständige Seite, die er biografisch sehr weit zurückverfolgen kann. Faruk durchlebt viele negative Gefühle, die er erfahren hat, insbesondere solche von Zurückweisung.
Für Faruk sind die buddhistischen Lehren über Widerstand sehr hilfreich, die Notwendigkeit, sich mit seinen eigenen Anteilen auseinanderzusetzen und gleichzeitig auch zu verstehen, dass Widerständigkeit nicht nur seine eigene Schwäche, sonders ein Massenphänomen ist. In den folgenden Wochen kann Faruk besonders von den verschiedenen Loslassübungen profitieren.

Diese Grundlage sollte uns Folgendes vermitteln:

Wir erkennen in uns und anderen die natürlichen Widerstände, die uns eigentlich eine Hilfe sein sollten, doch in vielen Fällen für unser Leiden mitverantwortlich sind. Wir lernen unsere Widerstände kennen und trainieren andere Umgangsformen damit. Wir lernen mehr anzunehmen und fühlen uns dadurch entspannter.

Den Widerstand aufgeben heißt allerdings nicht, passiv erduldend alles hinzunehmen, was an Unrecht und Missbrauch geschieht. Wir engagieren uns, aber ohne Widerstand in Form von Wut, Ärger, Hass etc.

Das grundlegende Ziel lautet: Wir suchen Befreiung von unserem Widerstand.

Damit schließen wir die Darlegungen der Zweiten Edlen Wahrheit über die Ursachen des Leidens ab. Bevor wir gleich in der nächsten Grundlage die Beschreibung der Dritten Edlen Wahrheit über die *Befreiung* vom Leiden vermitteln, lernen wir noch einen weiteren Aspekt kennen, der als Ursache für Leiden identifiziert werden kann.

Die Zweite Edle Wahrheit über die Ursachen des Leidens in Unwissenheit, Anhaftung und Widerstand wurde von Buddha schon sehr früh erkannt, er begann mit diesen Erkenntnissen seine Lehrtätigkeit. Im Laufe der Zeit wurden dann weitere Differenzierungen bei der Suche nach den Ursachen menschlichen Leidens vorgenommen. Hieraus resultiert zum Beispiel die Lehre von den Zehn Fesseln, die uns an der angestrebten Befreiung hindern. Sie sind eine Ausdifferenzierung der Zweiten Edlen Wahrheit und umfassen ebenfalls die Bereiche Unwissenheit, Anhaftung und Widerstand. Diese drei Aspekte werden im Rahmen der Zehn Fesseln aber nochmals in Varianten aufgegliedert.

Die Zehn Fesseln sind

1. das falsche Selbstbild
2. Zweifelsucht
3. zu rigide Riten und Regeln
4. Gier nach sinnlicher Wahrnehmung
5. Groll oder Übelwollen
6. Verlangen nach Form
7. Verlangen nach Formlosigkeit
8. vergleichender Dünkel
9. Aufgeregtheit
10. Nichtwissen

Diese Zehn Fesseln werden hier nur kurz aufgelistet. Zur Vertiefung sei einerseits auf die Literatur verwiesen, andererseits kann jedes dargestellte Detail der buddhistischen Lehre herausgegriffen, durchdrungen, verinnerlicht und dann auch verwirklicht und umgesetzt werden.

Es sei hier auch nochmals darauf hingewiesen, dass die Vermittlung dieser Inhalte über die Stufen: Erkennen und Verstehen, Vertiefen und

Verinnerlichen, Verwirklichen und Umsetzen verlaufen sollte. Schon Buddha betonte die dringende Notwendigkeit, die Wortwahl, die ausgesuchten Schwerpunkte und die zu beschreibenden Beispiele unbedingt den jeweiligen Hilfesuchenden individuell anzupassen. Die Vermittlung sollte niemals zu theorielastig sein. Daher ist es ratsam, sich mit den beiden noch folgenden Wahrheiten, der Dritten und der Vierten Edlen Wahrheit, intensiv auseinanderzusetzen. Das ist insbesondere auch deshalb wichtig, weil in diesen beiden Edlen Wahrheiten aktive Handlungsanweisungen und Lösungsschritte enthalten sind. Andererseits sei auch nochmals auf die holistische Qualität der gesamten buddhistischen Lehre und damit auch der einzelnen Elemente der Vier Edlen Wahrheiten hingewiesen: Wenn wir tief in ein beliebiges Detail hineinblicken, finden wir in jedem Fragment bereits das Ganze enthalten. So könnten wir selbst auf individuelle Lösungsschritte kommen, wenn wir uns zum Beispiel intensiv in die Erste und/oder die Zweite Edle Wahrheit vertiefen.

Die 16.
Grundlage der BPT

Erkenne und vermittle die Edle Wahrheit über die Befreiung vom Leiden

> Es gibt heilsame und unheilsame Wünsche.
> Lerne den Unterschied kennen und finde inmitten aller Wünsche Frieden.
>
> – Jack Kornfield –

. . .

> Die Auslöschung von Negativität und leidvollen Emotionen ist Buddhaschaft.
>
> – Dalai Lama XIV –

Die Überlegungen zur Befreiung gehören zur Dritten der Vier Edlen Wahrheiten: der Wahrheit der Befreiung vom Leiden und die Beantwortung der Frage, was wir dagegen tun können. Diese Edle Wahrheit ist wohl eine der erfreulichsten Botschaften, die besagt: Es gibt zwar das Leiden, doch wir können uns tatsächlich und dauerhaft davon befreien. Im Kontext der Dritten Edlen Wahrheit werden die wesentlichen Aspekte beschrieben, wie wir Befreiung finden.

> Die Dritte Edle Wahrheit umfasst die Essenz des Buddhismus, seine Grundaussage: Wir können uns vom Leiden befreien.

Buddha erklärte ausdrücklich, dass jeder Mensch jetzt in diesem Augenblick schon alles zur Verfügung hat, was wir brauchen, um Befreiung zu erlangen. Thich Nhat Hanh sagt das ganz plakativ: Es gibt nichts zu tun. Genieße dein Sein, in der Ruhe deines klaren Geistes. Der Weg, der zur Befreiung führt, und die Befreiung selbst werden also gleichgesetzt.

Der Weg liegt zwar vor uns, doch wir müssen den Zugang zu ihm finden. Bislang haben wir manch einen Erfolg in unserem Leben durch Arbeit und Fleiß erreicht, sodass wir vielleicht meinen, diese Strategie könnte auch hier erfolgreich sein. Doch wir irren uns: Nicht Fleiß und Anstrengung können uns befreien, sondern ein wesentlicher Schlüssel zur Befreiung ist eine klare, wache und friedfertige Geisteshaltung. Um diese zu erzeugen, brauchen wird anfangs noch etwas Geduld und regelmäßige Übungspraxis. Nur manche der vermittelten Informationen und Techniken werden uns vielleicht neu erscheinen. Wir mögen manchmal sogar das Empfinden haben, auf etwas bereits Bekanntes und sehr Klares gestoßen zu sein oder vielleicht sogar wiederentdeckt zu haben.

Die Umsetzung der Dritten Edlen Wahrheit, die zur Befreiung vom Leiden führt, bedarf einer Rekapitulation dessen, was dem vorausgegangen ist. Die wichtigsten Punkte betreffen zwei zentrale buddhistische Elemente:

A. das Wissen um den Edlen Inneren Kern (8. Grundlage) und
B. die Lehrrede vom *Ingangsetzen des Rades,* wozu drei weitere Punkte gehören:

1. Bleibe auf dem Mittleren Weg (9. Grundlage)
2. Nutze die Erkenntnisse, um im Hier und Jetzt dir selbst und anderen zu helfen (10. Grundlage)
3. Erfasse die Vier Edlen Wahrheiten (11. und 13. bis 17. Grundlage)

Ein kurzer Rückblick auf die Weisheit vom Edlen Inneren Kern

Erkenne zutiefst deinen eigenen Wert: dein unendlich kostbares Leben, symbolisiert durch den Edlen Inneren Kern in dir. In den Lehren heißt es: Wenn du im ganzen Universum nach jemandem suchst, der der Liebe bedarf, wirst du niemanden finden, der der Liebe mehr bedarf als du selbst. Da wir untrennbar mit allen Wesen verbunden sind und auch alle anderen Wesen diese Kostbarkeit in sich tragen, werden wir und alle anderen Wesen auch gleichermaßen davon profitieren.

Wir können uns vor heiligen Menschen und heiligen Symbolen verneigen, weil sie deutlich sichtbar etwas verkörpern, das aber in uns allen steckt. Wir können uns auch vor einem Baum verneigen, denn auch der Baum lebt mit uns, durch uns, von uns und wir durch ihn und von ihm. Das Verständnis vom Edlen Inneren Kern schafft unter anderem gegenseitigen Respekt, Gewaltlosigkeit, die Erkenntnis unserer untrennbaren Verbundenheit mit allem und jedem und eine friedfertige Haltung.

Ein kurzer Rückblick auf die Weisheit vom Mittleren Weg

Wir bleiben fern von den Extremen. Auch stellen wir unser Leben nicht plötzlich völlig auf den Kopf, weil wir zum Beispiel den Buddhismus für uns entdeckt haben. Wir zeigen bei allem Mäßigung.

Der Mittlere Weg ist leicht zu verstehen, aber dennoch ein schwieriger Kurs, der ständig neu ausgelotet werden muss. Innere und äußere Reize führen uns stets vom Weg ab. Wir leben in einer sehr komplexen und vielfältigen Welt, die uns sehr viel zu bieten hat. Besonders in den hoch entwickelten Ländern herrscht viel Überfluss, der uns 24 Stunden am Tag zur Verfügung steht. Wir müssen also selbst permanent überprüfen, ob wir noch auf dem Mittleren Weg sind.

Dieser Weg bedeutet auch, dass wir nichts generell ausklammern müssen. Wir können auch als befreite Menschen ärgerlich, traurig oder ängstlich werden. Ebenso können wir das, was das Leben zu bieten hat, auch genießen, doch wir halten nicht mehr daran fest. Wir bleiben auf dem Mittleren Weg. Wir leben unser Leben ganz, wir befreien uns *inmitten* all unserer Belange.

Ein kurzer Rückblick auf die Weisheit des Hier und Jetzt für dich selbst und alle anderen Wesen

Alles, was wir erreichen, werden wir nicht wie ein kleines Nagetier sammeln und horten, womöglich sogar für spätere Zeiten im Jenseits. Nein, wir erkennen und spüren die intensive Verbundenheit mit allen Wesen um uns herum. Wir verlieren uns nicht mit Ego-Gedanken in unserer Vergangenheit und zergrübeln auch nicht die völlig ungewisse Zukunft.

Das *Hier* und *Jetzt* ist eines der mächtigsten Wirkungsprinzipien für geistige Klarheit und Ruhe.

Unser Glück und das Glück aller anderen Wesen ist das Wichtigste, ist unser Lebenssinn. Glück aber erfahren wir ausschließlich und einzig nur im Hier und Jetzt. Sobald ich Glück erfahre, es aber mit der Vergangenheit zu vergleichen beginne oder mit zukünftigen Ereignissen in Verbindung bringe, wenn ich also aus der Gegenwart heraustrete und gedanklich und emotional nicht mehr im Hier und Jetzt bin, dann zerstöre ich dadurch mein Glück und nicht selten auch das meiner Mitmenschen.

Ein kurzer Rückblick auf die Erste Edle Wahrheit

Die Erste Edle Wahrheit vermittelt die Tatsache, dass wir es immer mit zwei Arten von Leiden zu tun haben: dem *unvermeidbaren* Schmerz und dem *vermeidbaren* Leiden (vgl. die 11. Grundlage der BPT). Die Strategie sieht so aus, dass wir uns im ersten Schritt vom *vermeidbaren* Leiden befreien, das nur unsere persönliche Reaktion auf den vorausgegangenen *unvermeidbaren* Schmerz darstellt.

Ein Beispiel dafür wäre, dass wir unsere körperlichen Veränderungen mit dem Älterwerden (*unvermeidbarer* Schmerz) oft sehr schmerzlich zur Kenntnis nehmen. Wie oft reagieren wir dann mit Enttäuschung, Frust, Ärger, Angst, Sorge und vielen, den Selbstwert mindernden Gedanken (*vermeidbares* Leiden). Aus diesem Beispiel wird deutlich, dass wir, wenn wir uns zuerst von den *vermeidbaren* Leidensreaktionen befreien, damit auch den *unvermeidbaren* Schmerz deutlich lindern. Es gibt so viele Beispiele, die verdeutlichen würden, was uns alles an Schmerzlichem widerfahren könnte, ohne dass wir irgendeinen Einfluss darauf hätten. Da wäre es geradezu un- oder übermenschlich, nicht auch emotional darauf zu reagieren. Das Ziel ist nicht die Abtrennung von unseren Gefühlen, sondern die Befreiung *inmitten* all unserer Gefühle.

Wenn wir die Befreiung erreichen oder ihr langsam näher kommen, wird es leichter werden, die zwei Arten des Leidens voneinander zu unterscheiden. Hier ist allerdings auch keine blinde Akzeptanz aller Widrigkeiten gemeint. Falls wir in eine schwierige Lage geraten, ist es dringend notwendig, alle Reserven und Ressourcen zu mobilisieren, um die Situation zu bewältigen – aber eben ohne die belastenden vermeidbaren Leidensreaktionen, wie zusätzliche Selbstvorwürfe, Grübeleien, Wut, Ängste etc. Mit der Vermeidung dieser zweiten Art des Leidens werden erhebliche Energien eingespart und können für die eigentliche Problemlösung eingesetzt werden.

Ein kurzer Rückblick auf die Zweite Edle Wahrheit

Die Zweite Edle Wahrheit identifiziert die drei Ursachen des *vermeidbaren* Leidens. Daraus ergibt sich logischerweise, dass die Befreiung durch die Bewältigung dieser drei Ursachen, nämlich Unwissenheit, Anhaftung und Widerstand, erlangt werden kann. Auch dieser Prozess setzt sich wieder aus drei Schritten zusammen: Erkennen und Verstehen, Vertiefen und Verinnerlichen, Verwirklichen und Umsetzen,

Jeder nächste Schritt in der buddhistischen Psychotherapie wird immer erst dann vollzogen, wenn der vorausgegangene Schritt sicher angeeignet wurde.

Wir lernen also die zwei Arten des Leidens voneinander zu unterscheiden, um zu erkennen und zu verstehen, wie unsere spontanen emotionalen Reaktionen zuzuordnen sind. Des Weiteren setzen wir uns intensiv mit unseren generellen emotionalen Reaktionsweisen auseinander. Diese Muster werden durch die drei Persönlichkeitstypen (anhaftender, unwissender und widerständiger Typus) beschrieben.

Das Vertiefen und Verinnerlichen ebenso wie das Verwirklichen und Umsetzen sind sukzessive Prozesse, die mittels der verschiedenen buddhistischen Techniken der BPT trainiert und durch tägliche Übungen weitergeführt werden.

Identifikationen lösen

Wir versuchen, uns über unsere vielen Rollen klar zu werden: Worüber definieren wir uns? Worauf legen wir uns fest? Wofür müssen wir uns unbedingt engagieren? Welche Muster müssen wir unbedingt aufrechterhalten? Sind wir Opfer, Täter, Schuldige, Verantwortliche, Wiedergutmacher, Unsichere, Ängstliche, Wütende, Fleißige, Dumme, Schlaue, Religiöse, Ungläubige, Zweifler etc.? Definieren wir uns darüber, Frau oder Mann zu sein? Müssen wir uns aufregen, wütend kämpfen und andere verletzen, wenn eine dieser Rollen angegriffen oder auch nur kritisiert wird?

Entweder erleben wir innere Prozesse, wie zum Beispiel Sorgen, Grübeleien, Wünsche, Begehrlichkeiten oder äußere Impulse, wie zum Beispiel Konflikte, Gefahren, Verluste, woraufhin scheinbar spontan einer von sehr vielen Persönlichkeitsanteilen in uns dominant zu werden beginnt. Unser Ich-Gefühl wird mit Unterstützung unseres Verstandes sehr schnell und meist unbewusst einen bestimmten Persönlichkeitsanteil aktivieren. Wir sehen etwas Schönes, Begehrenswertes und wollen es unbedingt sofort besitzen (Kind-Persönlichkeit). Wir werden angegriffen und sind geschockt, unfähig zu reagieren (Opfer-Persönlichkeit). Wir erleben einen körperlichen oder psychischen Schmerz und die Welt scheint nur noch aus Schmerz zu bestehen (Schmerz-Persönlichkeit). Auch wenn einer unserer anderen Anteile aktiviert, angeregt, angegriffen oder bedroht wird, halten wir uns sofort daran fest. In einem noch ungeschulten und daher unbewussten Geisteszustand erfahren wir ein undefinierbares Gemisch aus unserem Ich-Gefühl, unseren jeweils dazu passenden Verstandesreaktionen und unseren Persönlichkeitsanteilen (siehe Übersicht „Unbewusster Dauerzustand“).

Wenn sich einer unserer unzähligen Ich-Anteile, zum Beispiel die Kind- oder die Opfer-Persönlichkeit, manifestiert, springt unser Verstand sofort darauf an. Im ungeschulten und noch unbewussten Zustand sind wir, unser *Ich,* vollständig mit dem Verstand und der jeweiligen Rolle identifiziert. Dann können selbst scheinbar positive Rollen, wie die des Weisen oder des Liebenden, problematisch werden. Wir erkennen die damit verbundenen Schwierigkeiten erst, wenn diese Rollen zum Beispiel bedroht oder angegriffen werden.

Wenn unsere Familie in Gefahr gerät, gibt es scheinbar kein Mitgefühl mehr für andere, wir scheinen dann keinen Zugriff mehr auf andere Persönlichkeitsanteile von uns zu haben. Wenn wir zum Beispiel in die Opfer-Rolle gehen, scheint es keinen Zugang zu erwachseneren Anteilen in uns zu geben. Wir fühlen uns dann hilflos, schwach und bedürftig, und unser Verstand bestätigt uns das mit dazu passenden Gedanken. Unser Verstand liefert uns stets die „passende Munition“ für die jeweilige Rolle, indem er unablässig dazu passende Gedanken produziert. Wenn ich mit

Unbewusster Dauerzustand
Ich = Verstand = Rollenidentifikationen: **Kind**-Persönlichkeit
Ich = Verstand = Rollenidentifikationen: **Opfer**-Persönlichkeit
Ich = Verstand = Rollenidentifikationen: **Schmerz**-Persönlichkeit
Ich = Verstand = Rollenidentifikationen: **Angst**-Persönlichkeit
Ich = Verstand = Rollenidentifikationen: **Trauer-Depressions**-Persönlichkeit
Ich = Verstand = Rollenidentifikationen: **Ärger**-Persönlichkeit
Ich = Verstand = Rollenidentifikationen: **Verlassenheits**-Persönlichkeit
Ich = Verstand = Rollenidentifikationen: **Kämpfer/Rächer**-Persönlichkeit
Ich = Verstand = Rollenidentifikationen: **Gütige** Persönlichkeit
Ich = Verstand = Rollenidentifikationen: **Liebende** Persönlichkeit
Ich = Verstand = Rollenidentifikationen: **Weise** Persönlichkeit
Ich = Verstand = Rollenidentifikationen: **Glaubens**-Persönlichkeit
Ich = Verstand = Rollenidentifikationen: **Nationalitäts**-Persönlichkeit
Ich = Verstand = Rollenidentifikationen: **Familien**-Persönlichkeit
Ich = Verstand = Rollenidentifikationen: **Arbeiter**-Persönlichkeit
Ich = Verstand = Rollenidentifikationen: etc.

der Kämpferrolle identifiziert bin, wird mein Verstand dementsprechend unablässig aktiv sein und mir suggerieren: „Was für eine Unverschämtheit, na warte, dem werde ich aber … wie kann der nur … am liebsten würde ich dem mal …“ etc. Damit erhält der Verstand die jeweilige Rolle und Identifikation aufrecht. Unser Verstand liebt es, sich dauerhaft mit den verschiedensten Anteilen zu beschäftigen. Er kann nur schwer loslassen, er grübelt, hadert, kalkuliert, spekuliert, denkt und denkt und denkt. Die gleiche Rolle übernimmt unser Verstand auch in Bezug auf unsere Gefühle und die Aufrechterhaltung unserer Gefühle.

Im ersten Schritt besteht unser Ziel in einer Differenzierungsleistung. Wir werden durch die buddhistischen Lehren und die buddhistischen Techniken eigenständig wahrnehmen lernen, dass unser Ich und unser

Verstand nicht identisch sind. Zuerst werden wir in den verschiedensten Situationen eine Beobachterrolle etablieren, stärken, fördern und sichern. Durch diese Maßnahme werden wir lernen, unserem Verstand bei seinen Tätigkeiten sozusagen über die Schulter zu schauen. Damit entziehen wir dem problematischen Identifikationsprozess erhebliche Energien. Als ruhiger Beobachter erkenne ich, wenn sich mein Verstand wieder einmal auf einen meiner Persönlichkeitsanteile festzulegen versucht (siehe Übersicht „Ich als ruhiger Beobachter").

In dieser Phase werden wir die Rollenidentifikationen zwar noch nicht überwinden; vielmehr beobachten wir, wie sich unser Verstand auf die jeweiligen Rollen stürzt und sich mit ihnen verbindet, doch als deren Beobachter werden wir sehr sensibel für diese Dynamik. Damit entsteht eine kleine aber wichtige erste Diskrepanz, eine Lücke und ein *Handlungsspielraum.* Diesen werden wir nach und nach ausbauen, mit dem weiteren Zwischenziel der Förderung von Bewusstheit und Selbststeuerung. Wir lernen durch die Bewusstwerdung unsere Selbstwirksamkeit kennen und werden künftig immer mehr in der Lage dazu sein, eigenständig unsere Rollenidentifikationen zu wechseln, zum Beispiel von einer Kämpferrolle in die Rolle einer gütigen Persönlichkeit.
In den Zwischenphasen können *Übergangs*-Identifikationen hilfreich sein. Wir identifizieren uns vielleicht mit den buddhistischen Prinzipien und Handlungsmaximen, mit der „Buddhismus-Persönlichkeit", bleiben aber trotzdem achtsam, damit nicht nur alte durch neue Identifikationen ersetzt werden, die uns dann ebenso wieder in Zugzwang bringen. Das übergeordnete Ziel ist natürlich stets und immerzu die *Befreiung,* hier zum Beispiel als die Überwindung von Identifikationen.

Wir erkennen unsere Rollenidentifikationen und lassen sie los. Wir befreien uns.

Befreien wir uns vom Ballast der vielen Meinungen, Vorurteile und Erwartungen, die entweder andere oder wir selbst an uns stellen.

Vielleicht treffen wir auf der Straße manchmal auf Menschen, die laut mit sich selbst reden und ganz vertieft sind in ihre eigenen Dialoge

Ich als ruhiger Beobachter
Verstand = Rollenidentifikationen: **Kind**-Persönlichkeit
Verstand = Rollenidentifikationen: **Opfer**-Persönlichkeit
Verstand = Rollenidentifikationen: **Schmerz**-Persönlichkeit
Verstand = Rollenidentifikationen: **Angst**-Persönlichkeit
Verstand = Rollenidentifikationen: **Trauer-Depressions**-Persönlichkeit
Verstand = Rollenidentifikationen: **Ärger**-Persönlichkeit
Verstand = Rollenidentifikationen: **Verlassenheits**-Persönlichkeit
Verstand = Rollenidentifikationen: **Kämpfer/Rächer**-Persönlichkeit
Verstand = Rollenidentifikationen: **Gütige** Persönlichkeit
Verstand = Rollenidentifikationen: **Liebende** Persönlichkeit
Verstand = Rollenidentifikationen: **Weise** Persönlichkeit
Verstand = Rollenidentifikationen: **Glaubens**-Persönlichkeit
Verstand = Rollenidentifikationen: **Nationalitäts**-Persönlichkeit
Verstand = Rollenidentifikationen: **Familien**-Persönlichkeit
Verstand = Rollenidentifikationen: **Arbeiter**-Persönlichkeit
Verstand = Rollenidentifikationen: etc.

(nicht damit gemeint sind unsere Mitmenschen, die per Freisprechanlage und Handy telefonieren). Wenn wir jetzt einmal davon ausgehen, dass es Menschen gibt, die diesen Zwang haben, dann wundern wir uns bisweilen vielleicht über eine solche Fixierung. Aber, wie Eckhart Tolle uns sehr schön vermittelt, sind wir selbst ohne gezielte Geistesschulung nicht wesentlich besser dran als der Mensch mit den Selbstgesprächen. Auch wir hören unsere inneren Stimmen, die uns bewerten, kommandieren und reglementieren. Sicherlich gibt es auch die förderlichen und achtsamen Stimmen, doch nicht selten entsteht unser Leiden durch diese eigenen inneren Diktatoren, Dämonen und Zensoren. Diese gilt es in der buddhistischen Psychotherapie zu identifizieren und sich mit ihnen gleichsam auf einer anderen Ebene vertraut zu machen. Wir werden sie keinesfalls kämpferisch zu bezwingen oder zu unterdrücken versuchen, denn dann kämen diese strengen Stimmen nur auf andere Weise wieder in unser Bewusstsein. Indem wir sie kennen und beobachten lernen, erhalten wir im ersten Schritt dadurch eine gewisse kritische Distanz und eine versöhnlichere Haltung zu uns selbst. Ein solcher Umgang damit entzieht diesen inneren Stimmen einen großen Teil ihrer psychischen Energie.

No Mind

Wenn diese Stimmen langsam stiller werden und in Momenten ganz zur Ruhe kommen können, erleben wir das, was Buddhisten wie zum Beispiel der Dalai Lama unter *No Mind* verstehen: das Ruhen des Verstandes (vgl. dazu die 19. Grundlage der BPT). Die Praxis des *No Mind* ist im Buddhismus sehr zentral und steht für einen sehr wichtigen Geisteszustand, der anzustreben ist. Wenn wir durch geduldige Praxis selbst diese Erfahrung machen und am eigenen Leib (und Geist) erfahren können, wie sich *No Mind* anfühlt, werden wir immer leichter dahin zurückfinden können und den Zugang immer unproblematischer und schneller erzeugen lernen. Auch dies ist ein weiterer Schritt der Befreiung.

Loslassen oder annehmen?

Loslassen meint nicht loszulassen, wenn wir an einem Ast über einem Abgrund hängen. In der 14. Grundlage der BPT haben wir bereits verschiedene Arten des Loslassens kennengelernt. Loslassen kann keine generell gültige Strategie für jede nur denkbare Situation sein. Wir werden in der buddhistischen Psychotherapie sehr individuell ergründen, was jeder Einzelne genau mit Loslassen assoziiert und verbindet.

Manches werden wir loslassen wie eine „heiße Kartoffel", anderes müssen wir achtsam zur Seite legen, während wieder anderes unserer dauerhaften und konzentrierten Aufmerksamkeit bedarf, wobei wir eine losgelöste innere Haltung bewahren. Loslassen kann also verschiedenes bedeuten, in jedem Fall ist damit aber unser Bestreben gemeint, eine entspannte, gelöste, ruhige innere Geisteshaltung zu erzeugen. Wir engagieren uns, wir kämpfen gegen Ungerechtigkeit etc., aber mit einer losgelösten inneren Haltung, die es uns ermöglicht, *inmitten* aller Konflikte, Begehrlichkeiten, Emotionen, Wünsche und Bedürfnisse frei zu sein. Mit dieser Grundhaltung können wir auch schwierige, vielleicht nicht so schnell veränder- oder verbesserbare Situationen leichter akzeptieren.

Im Christentum gibt es die Philosophie vom „Weg des Kreuzes“: Vielleicht haben sich viele Christen und noch mehr Nicht-Christen schon gefragt, warum sich Jesus als mächtiges Wesen von den Römern hat foltern und kreuzigen lassen. Die Symbolik ist wahrscheinlich vielfältig, aber ein Aspekt könnte darin bestehen, dass er uns zeigen wollte, dass es eine hohe Verwirklichung sein kann, sein Kreuz ganz anzunehmen. Kämpfen und um sich schlagen, das können schon ganz kleine Kinder. Wir hören auf zu kämpfen. Wir werden mutig und dann friedvoll. Den „Weg des Kreuzes“ zu gehen ist ein sehr mutiger Weg. Wir nehmen unsere Last ganz an. Doch dieser Weg ist trotzdem kein Weg der Selbstverleugnung. Wir stellen uns dem Leiden, wir stellen uns der Welt. Die Hingabe entspricht unserer inneren Haltung. Wir bieten dem Leben keinen Widerstand mehr. Wir engagieren uns ohne Hass und Negativität.

Tugend

Das Grundprinzip des gesamten Buddhismus lautet immer und überall: Befreiung. Nach buddhistischem Verständnis wird allerdings nie etwas Gutes allein dadurch erzeugt, dass wir etwas Schlechtes weglassen, sondern indem wir tatsächlich *aktiv* heilsam handeln. Der Tugendbegriff im Buddhismus verlangt nicht nur, etwas zu unterlassen. Tugendhaftes Verhalten setzt voraus, dass wir uns intensiv und aktiv für die aktuellen Belange unseres Lebens und das unserer Mitmenschen einsetzen. (Details zur buddhistischen Tugend vgl. die 20. Grundlage der BPT).

Beziehen wir uns konkret auf die drei Ursachen des vermeidbaren Leidens, also Unwissenheit, Anhaftung und Widerstand, so scheint es wichtig zu sein, unsere Unwissenheit durch Interesse, Engagement, Hilfe von Lehrern, Introspektionstechniken etc. zu verringern und Anhaftungen und Widerstände mit einer für uns passenden Geschwindigkeit und mit adäquater Dosierung nach und nach aufzugeben, indem wir uns dem Mittleren Weg annähern.

Die Bearbeitung der Ursachen unseres Leidens braucht in der buddhistischen Psychotherapie eine vertrauensvolle Situation. Das bedeutet auch, sich ausreichend Zeit für die Übungspraxis zu nehmen. Alle Hilfesuchenden möchten schnelle Erfolge, doch die Umsetzung und die Chance auf größtmögliche Veränderung werden nicht durch die Adaptation der Lehre erzeugt, sondern insbesondere durch ein regelmäßiges, möglichst tägliches und geduldiges Training der Übungen. Die Regelmäßigkeit ist kein Selbstzweck, sie soll vielmehr den Prozess der Gewohnheitsbildung intensivieren.

Loslassen sowie sich und anderen vergeben gehört zu den schwierigsten Etappen auf dem Weg zur Befreiung. Das kann und darf nicht forciert werden. Wir konzentrieren uns auf die dazugehörigen Übungen (vgl. dazu die 19. und 20. Grundlage der BPT) und versuchen achtsam die sich daraus ergebenden Veränderungen wahrzunehmen.

Vergebung

Zur Notwendigkeit des Loslassens und Vergebens erzählt Jack Kornfield die Geschichte von den zwei ehemaligen Strafgefangenen, die vor langen Jahren von ihren Wärtern gequält und misshandelt worden sind. Der eine fragt „Und? Hast du unseren Peinigern vergeben?“, worauf der andere antwortet: „Niemals! Wie könnte ich denen vergeben?“ Daraufhin gibt der Erste den Kommentar: „Dann halten sie dich also immer noch gefangen!“

Vielleicht glauben wir, dass der „Schuldige“ seine Strafe nicht bekommt, wenn wir verzeihen, und dass wir damit Ungerechtigkeit fördern, vielleicht unehrenhaft, weil wir nicht strafend oder zu weich sind. Im Mittelpunkt steht hier aber das Verhalten, wie wir mit uns selbst umgehen. Das Selbstquälerische, das Grübeln und Hadern, die Wut und der Stress, das Festhalten an längst Vergangenem etc. sind immer begleitet von unangenehmen bis hin zu fast lebensbedrohlichen körperlichen Stresssymptomen. Die drei Ursachen des vermeidbaren Schmerzes, die in Unwissenheit, Anhaftung und Widerstand bestehen, sind teilweise schon sehr fest in uns eingebrannt.

Wir haben weiter oben bereits beschrieben, wie aus der Absicht die Tat, daraus die Gewohnheit, daraus der Charakter und daraus das Schicksal wird. Auch kleine Bausteine führen immer wieder zu erstaunlichen Endresultaten. Dieser Sachverhalt wird durch den Butterfly-Effekt der Chaostheorie deutlich beschrieben: Der Flügelschlag eines Schmetterlings kann sich systemisch mittels multipler Kettenreaktionen zu massiven Auswirkungen hochschaukeln.

Das Vergeben und Loslassen kann über ganz unterschiedliche Wege umgesetzt werden. Wenn wir uns zum Beispiel an die kurze Lebensdauer von Gefühlen erinnern, entsteht daraus die Möglichkeit, durch achtsame Konzentration auf ein vorherrschendes Gefühl dieses sich gleichsam selbst auflösen zu lassen, wie in der 19. Grundlage noch genauer beschrieben wird. Für unsere Arbeit bedeutet das, insbesondere auf die ersten kleinen Schritte achtsam zu sein und Zuversicht und Optimismus auch dann aufrechtzuerhalten, wenn nach den ersten schnellen Erfolgen die nächsten Fortschritte sich nur langsam vollziehen und auch gelegentliche Rückschritte eintreten.

Vielleicht können wir den Hilfesuchenden vermitteln, dass sie, wenn sie eine Schiffsreise von Hamburg aus antreten und einen Kurs von 270 Grad eingeben, eventuell in New York landen. Wenn sie aber statt 270 nun 269 Grad eingeben, werden sie wesentlich südlicher, vielleicht in der Karibik ankommen. Auch auf unserer Lebensreise führt jede noch so kleine Kursänderung zu großen Veränderungen. Jeder Schritt zählt, jedes Detail verdient unsere Achtsamkeit. Kleine sichere Schritte sind erheblich besser als schnelles unachtsames Voraneilen. Dieser Sachverhalt kann gar nicht genug betont werden und sollte im Rahmen der buddhistischen Psychotherapie immer wieder vom Therapeuten angesprochen, unterstützt und gefördert werden. Das gilt insbesondere für die Arbeit in der BPT, weil hier die fortgeschrittenen großen *Vorbilder* überall in den Medien präsent sind.

Jeder kann, wenn er möchte, den Dalai Lama und andere hohe buddhistische Würdenträger auf ihren Vortragsreisen persönlich erleben oder sich zumindest DVDs darüber anschauen und Bücher lesen. Hinzu kommt, dass in einer Vielzahl von buddhistischen Büchern die Ziele, die erreicht werden können, sehr radikal dargestellt werden. So ist zum

Beispiel von *absoluter* und *vollkommener* Befreiung von allen negativen wie auch positiven Aspekten des Lebens die Rede.

Befreiung

Absolute und vollkommene Befreiung sollte vielleicht als ein Zustand angesehen werden, zu dem wir – mit entsprechend guter und regelmäßiger buddhistischer Geistesschulung – immer wieder sehr schnell zurückgelangen können, der aber wohl niemals dauerhaft von uns konserviert werden kann. Es bedeutet eine große Erleichterung, dass es eine Vielzahl fortgeschrittener Meditationsmeister und Lehrer im Buddhismus gibt, die dessen Ziele deutlich realitätsbezogen formulieren (vgl. die 1. Grundlage der BPT).

Der hier schon oft zitierte Jack Kornfield beschreibt in seinem Buch *Tor des Erwachens,* wie beschwerlich der Weg zur Erleuchtung beziehungsweise Befreiung sein kann, dass es verschiedene Stufen der Befreiung gibt und dass sich die Erleuchtung wohl eher auf Verhalten und Situationen bezieht und nicht immer auf einen festen Zustand, der nur von wenigen Mönchen zu erreichen sei. Es wird damit sehr deutlich, dass der Zustand der Befreiung von jedem im Hier und Jetzt immer wieder erreicht werden kann. Ein wesentlicher Aspekt bei der Zielsetzung der Befreiung ist die Umsetzung, die Verwirklichung des Erreichten im täglichen Leben. Wir suchen die Befreiung oder Erleuchtung nicht nur für uns, sondern gleichzeitig für uns und alle anderen Wesen. Wir wollen damit nicht einem Gott näher kommen oder uns vergeistigen, sondern im Hier und Jetzt und in dieser Welt ein gutes Leben für uns und alle anderen Wesen bewerkstelligen.

In Anlehnung an einen alten Friedensaktivisten, der sagte, es gibt keinen Weg *zum* Frieden, Frieden *ist* der Weg, kann hier gesagt werden, es gibt keinen Weg *zur* Befreiung, sondern Befreiung *ist* der Weg. Befreiung ist zum Beispiel nicht der gerechte Lohn für jahrelange mühevolle Meditation. Wir brauchen keine jahrelange Quälerei in der Hoffnung auf *spätere* Erleuchtung, sondern müssen einen Weg finden von der Erleuchtung hin zu uns in das Hier und Jetzt.

Der gesamte Bearbeitungsprozess, vom Verstehen bis zur Umsetzung der notwendigen Schritte, folgt einem sehr individuellen und auf die jeweilige persönliche Verfassung und Situation zugeschnittenen Plan. Daher gibt es in der buddhistischen Psychotherapie universelle und individuelle Aspekte und Prinzipien. Im Rahmen der 1. Grundlage, in der wir die letztendliche Zielsetzung der buddhistischen Übungen, die Befreiung, kennengelernt haben, wurde bereits verdeutlicht, dass wir mit keiner reinen Negativdefinition arbeiten, also zum Beispiel eine Befreiung als das *Fehlen* von negativen Geisteszuständen anstreben. Befreiung wurde vielmehr als ein wechselvoller Zustand beschrieben, den wir *inmitten* aller Emotionen erfahren können. Eine zusätzliche *positive* Definition beschreibt den Befreiungszustand als ein Aufrechterhalten der Vier Grenzenlosen Geisteszustände: Liebe, Mitgefühl, Freude und Gleichmut. Indem wir uns immer wieder aufs Neue um diese Geisteszustände bemühen, entwickeln wir in uns eine feste Basis für diese Haltung, die wir dann auch in kritischeren Momenten abrufen können.

Gaby K. sitzt tief in ihrer Depression und sieht nur ihre Hoffnungslosigkeit. Eine erste Erleichterung erfährt Gaby, als sie erkennt und versteht, dass sie eine Depression *hat*, aber nicht depressiv *ist*. Sie kann ihre tägliche Übungspraxis stabilisieren und besucht mehrfach in der Woche die Gruppensitzungen und Gruppenunterweisungen mit anschließender Meditation. Die Tages- und Wochenstruktur gibt Gaby Halt und eine leichte Antriebssteigerung. In der Einzeltherapie werden ihre depressiven Stimmen angeschaut und umgewandelt (zu Details vgl. die 19. Grundlage der BPT).

Diese Grundlage sollte uns Folgendes vermitteln:

Die Kernaussage der Dritten Edlen Wahrheit lautet: Befreiung ist für jeden Menschen, für dich selbst und alle anderen Wesen im Hier und Jetzt möglich.

Buddha erklärte, dass jeder Mensch bereits über alle notwendigen Fähigkeiten verfügt, die er zur Befreiung braucht. In der Zweiten Edlen Wahrheit identifizierte er die drei Ursachen des Leidens als Unwissenheit, Anhaftung und Widerstand. Daraus ergibt sich logischerweise, dass die Befreiung durch die Bewältigung dieser drei Ursachen umgesetzt werden kann:

Befreiung von unserer Unwissenheit
Befreiung von unserer Anhaftung
Befreiung von unserem Widerstand

Als eine Art Kompass für diesen Weg wurde die Weisheit des Mittleren Weges dargestellt (9. Grundlage).

Als eine weitere Richtschnur wurde der Appell an uns gerichtet, unsere Fortschritte auf dem Weg zur Befreiung im Hier und Jetzt für uns selbst und alle anderen Wesen zu nutzen (10. Grundlage).

Ein weiterer sehr wichtiger Aspekt ist die Betonung auf der praktischen Umsetzung und Verwirklichung der erreichten Fortschritte in unserem Alltag (17. Grundlage). Aus buddhistischer Sicht ist keine wirkliche persönliche Weiterentwicklung erreicht, wenn sie nur in unserem Geist besteht. Wir wollen mit unseren Bemühungen nicht nur uns, sondern allen fühlenden Wesen weiterhelfen. Das ist eine klare Aussage gegen Weltflucht und für eine alltagstaugliche Umsetzung, die den Buddhismus zu einer sehr weltlichen Lebensphilosophie macht. Genau dieser Sachverhalt wird in der nun folgenden 17. Grundlage der BPT durch die Vierte der Vier Edlen Wahrheiten vermittelt. Hier werden die Bereiche definiert und beschrieben, in denen wir unsere Erkenntnisse und Fortschritte in unserem Alltag umsetzen sollen.

Die 17.
Grundlage der BPT

Erkenne und vermittle die Edle Wahrheit über den Rechten Weg

Es gibt keine Trennung zwischen
innen und außen, Selbst und anderen.
Wenn wir uns unseres Selbst
annehmen, nehmen wir die Welt an.
Wenn wir uns um die Welt kümmern,
kümmern wir uns um uns selbst.

– Jack Kornfield –

...

Als Meister deines Körpers, deiner
Rede und deines Geistes
wirst du dich einer vollkommenen
Geistesruhe erfreuen.

– Shabkar –

Die Überlegungen zum Rechten Weg gehören zur Vierten der Vier Edlen Wahrheiten über die Befreiung vom Leiden. Die Wahrheit vom Rechten Weg beantwortet die Frage, wie wir die Befreiung in der Praxis umsetzen. Die Vierte Edle Wahrheit über das Ende des Leidens will uns zeigen, wie wir das Erfahrene und Erreichte auf eine für uns und andere sinnvolle und heilsame Weise in unserem alltäglichen Leben verwirklichen können.

Die Vierte Edle Wahrheit ist sehr differenziert und zeigt uns den Rechten Weg in den verschiedensten Lebensbereichen. Diese Begrifflichkeit ist vielleicht insofern vereinfacht formuliert, als dass von *dem* Weg gesprochen wird. Die weiteren Ausführungen zu diesem Punkt werden zeigen, dass dieser Weg sehr weit gefächert ist und alle wesentlichen Lebensbereiche einbezieht, um möglichst umfassende Hilfestellungen anbieten zu können. Er ist in acht Bereiche untergliedert und wird daher auch als der *Edle Achtfache Weg* bezeichnet. Die Aufzählung von eins bis acht enthält keine Wertigkeit im Sinne einer Rangfolge. Auch hier gilt wieder das holistische Prinzip: Das Ganze ist in jedem Detail enthalten.

Auch hierbei setzt sich der Prozess wieder aus den drei schon bekannten Schritten zusammen: Erkennen und Verstehen, Vertiefen und Verinnerlichen, Verwirklichen und Umsetzen. Jeder der acht folgenden Edlen Wege ist damit wieder dreigeteilt.

In der buddhistischen Literatur finden sich zu diesen lebenspraktischen Anleitungen unterschiedliche Formulierungen und damit auch unterschiedliche Bedeutungen. Als ein Beispiel sei angeführt, dass einige Autoren vom Edlen *Rechten* Achtfachen Weg und einige vom Edlen *Vollkommenen* Achtfachen Weg sprechen.

Der Rechte Achtfache Weg	**Der Vollkommene Achtfache Weg**
1. Rechte Sicht/Erkenntnis	1. Vollkommene Sicht/Erkenntnis
2. Rechtes Denken	2. Vollkommenes Denken
3. Rechtes Reden	3. Vollkommenes Reden
4. Rechtes Handeln	4. Vollkommenes Handeln
5. Rechter Lebensunterhalt	5. Vollkommener Lebensunterhalt
6. Rechtes Bemühen	6. Vollkommenes Bemühen
7. Rechte Achtsamkeit	7. Vollkommene Achtsamkeit
8. Rechte Konzentration	8. Vollkommene Konzentration

Jeder mag selbst entscheiden, ob eher ein *Rechter* oder ein *Vollkommener* Weg angestrebt werden soll.

Als Buddha seine Lehren weitergab, indem er das Rad der Lehre in Gang setzte, vermittelte er neben (1) den Vier Edlen Wahrheiten zwei weitere Grundprinzipien, nämlich die Erkenntnisse aus den Vier Edlen Wahrheiten (2) im Hier und Jetzt für sich selbst und andere zu nutzen und unbedingt (3) auf dem Mittleren Weg zu bleiben. Diese beiden Aspekte können uns helfen bei der Einschätzung der Vier Edlen Wahrheiten. Insbesondere die Weisheit des Mittleren Weges wird uns hier gute Dienste leisten.

Der Meditationslehrer Jack Kornfield spricht zum Beispiel in seinem Grundlagenwerk *Das weise Herz* in Bezug auf den Edlen Achtfachen Weg zusammenfassend nur noch vom Mittleren Weg.

Die buddhistische Psychotherapie basiert schwerpunktmäßig auf diesen Grundsätzen und folgt, insbesondere bei den Überlegungen, wie vollkommen und perfekt die Zielsetzung sein sollte, den Aussagen über den Mittleren Weg und dem Appell, die Erkenntnisse für sich selbst und andere in dieser Welt zu nutzen.

Daher erscheint der Begriff „Vollkommenheit" im Hinblick auf diese Vierte Edle Wahrheit, bei der es um die Umsetzung in alltägliche Lebensbereiche geht, durchaus bedenkenswert.

Um Vollkommenheit anzustreben, wird sehr viel Gelassenheit und Geduld benötigt – und ist nicht vielleicht sogar ein klösterliches, zölibatäres Leben förderlich dafür? Trotzdem ist dieser Begriff für viele Menschen Ansporn und Hoffnung zugleich. Wenn wir ihn für uns wählen, müssen wir seine Bedeutung selbstkritisch beleuchten, um mögliche und eventuell unbewusste Vermeidungshaltungen etc. aufzulösen. Sollten wir nämlich mit diesem Ziel der Vollkommenheit unbewusst eine Unerreichbarkeit assoziieren, könnte es ratsam sein, realistischere Ziele zu formulieren.

Es folgt nun die Beschreibung der einzelnen acht Punkte des Edlen Achtfachen Weges. Bei der Lektüre sollte jeder sich fragen, inwieweit er selbst den betreffenden Punkt in sein Leben integrieren möchte oder vielleicht schon danach lebt.

Es sei nochmals erwähnt, dass die folgenden acht Punkte – wie auch jeder andere Aspekt der buddhistischen Lehre – jeder für sich genommen bereits die wesentlichen Informationen über den Buddhismus enthält. Greife irgendeinen Aspekt heraus, vertiefe dich komplett in ihn, rede darüber, idealerweise vielleicht auch mit buddhistischen Lehrern, und es wird deutlich werden, dass in jedem einzelnen Sandkorn der Lehre bereits alles enthalten ist. Wenn ein Aspekt der Lehre unklar oder schwer verständlich erscheint, konzentrieren wir uns auf Bereiche, die uns vielleicht direkter ansprechen. Es ist unerheblich, von welcher Seite aus wir uns der Wahrheit nähern. Wir können uns die tiefen buddhistischen Erkenntnisse zugänglich machen, auch wenn wir uns nur mit einzelnen Aspekten intensiv auseinandersetzen.

Der Aufbau des Edlen Achtfachen Weges

Das gesamte Leben steht hier gleichsam auf dem Prüfstand. Damit verdeutlicht diese Vierte Edle Wahrheit, dass sich der Buddhismus und die buddhistische Psychotherapie intensiv auf die Diesseitigkeit, also die Weltlichkeit und Alltagstauglichkeit konzentrieren.

Die acht wesentlichen Lebensbereiche werden drei Gruppen zugeordnet: der Weisheit, der Ethik und der Vertiefung.

Der Edle Achtfache Weg

Die Weisheits-Gruppe

1. Rechte Sicht/Erkenntnis
2. Rechtes Denken

Die Ethik-Gruppe

3. Rechtes Reden
4. Rechtes Handeln
5. Rechter Lebensunterhalt

Die Vertiefungs-Gruppe

6. Rechtes Bemühen
7. Rechte Achtsamkeit
8. Rechte Konzentration/Sammlung

Die Weisheit des Mittleren Weges kann uns als Prüfstein und Orientierungshilfe für eine maßvolle und achtsame Umsetzung unserer Erkenntnisse und Fortschritte in den acht Lebensbereichen dienen. Jeder der acht Bereiche sollte selbstkritisch hinterfragt und mit den Hilfesuchenden Punkt für Punkt in Bezug auf den Mittleren Weg durchleuchtet werden.

Die Weisheits-Gruppe des Edlen Achtfachen Weges

1. Rechte Sicht/Erkenntnis

Wir müssen uns die Rechte Erkenntnis erarbeiten, sie ist keinem Menschen von Geburt an gegeben. Es ist wichtig, sich die buddhistischen Lehren und insbesondere deren Grundbausteine anzueignen. Für die buddhistische Psychotherapie bildet die *Lehrrede vom Ingangsetzen des Rades der Lehre* den grundlegendsten Baustein der buddhistischen Lehre und ist damit das Fundament für unsere Rechte Sicht und Erkenntnis. Diese Lehrrede beinhaltet

- die Weisheit des Mittleren Weges
- den Appell, alle Erkenntnisse und Fortschritte im Hier und Jetzt für uns selbst und alle anderen Wesen umzusetzen
- die Vier Edlen Wahrheiten

Mit Rechter Erkenntnis ist nicht nur ein einfaches Kennen und Verstehen gemeint, sondern ein vertieftes Erkennen, ein Verinnerlichen und die für den Buddhismus typische Verwirklichung und konkrete Umsetzung in unserem Leben.

Die Rechte Erkenntnis erkennt sich selbst und ihre Lücken. Wir lernen, dass unsere Erkenntnisfähigkeiten sowohl Vorbedingungen als auch Grenzen haben. Unsere Erkenntnismöglichkeiten sind nicht frei, wir sind kein völlig leerer Spiegel, in dem sich die Objekte der Umwelt lediglich widerspiegeln. Wir können uns nicht vorstellen, dass etwas ohne eine Ursache geschieht, etwas ohne Zeitbezug und ohne räumliche Qualität existiert. Auch kennen wir vielleicht Beispiele für Wahrnehmungstäuschungen, wie natürliche und künstliche optische Verzerrungen und Tricks. Darüber hinaus hat wohl jeder schon einmal eine Situation völlig anders wahrgenommen als jemand anders, der ebenfalls anwesend war.

Unsere Erkenntnisfähigkeit ist außerordentlich groß, insbesondere dann aber auch schnell erschöpft, wenn wir uns mit wissenschaftlichen Themen intensiver auseinandersetzen. Wenn wir im Zusammenhang mit dem Wissenswachstum, das uns die wissenschaftlichen Revolutionen gebracht haben, eines erkannt haben, dann die frustrierende Tatsache, dass wir die Welt „an sich" nie begreifen werden. Nobelpreisträger aus den Naturwissenschaften können etliche physikalische Testergebnisse nur noch dadurch erklären, dass sie die Existenz von Paralleluniversen annehmen. Wie sollen wir uns das vorstellen? Vor dem Urknall gab es wohl eine Art Super-Singularität und damit verbunden noch keine Materie, die den Raum krümmen konnte, und daher auch noch keinen Raum. Wie sollen wir uns „keinen Raum" vorstellen? Wir hören von den Wissenschaftlern auch, dass unser Universum wohl mehr als nur vier Dimensionen hat. Wie sollen wir uns das vorstellen?

Unsere Erkenntnisfähigkeit ist vielleicht vergleichbar mit einem Menschen, der in einem dreidimensionalen Universum lebt (wir glauben zumindest, in einem vierdimensionalen Universum zu leben). Es gibt dort nur Länge, Breite und die Zeit, aber keine Höhe, also ein Universum der lebenden Strichmännchen. Stellen wir uns nun vor, im Strichhaus sind alle vier Wände geschlossen. Das Strichmännchen ist damit zufrieden, denn drinnen im Haus liegt ein großes Geldstück und die Tür ist zugeschlossen. Wir als Wesen mit vier Dimensionen (Höhe, Breite, Länge, Zeit) können aber unsere zusätzliche Dimension der Höhe nutzen und von oben hineingreifen, um uns das Geldstück zu nehmen. Unser Strichmännchen wird, wenn es die Tür wieder aufschließt, entsetzt darüber sein, dass das Geldstück fehlt, und nicht begreifen können, was passiert ist.

Ob es uns nun gefällt oder nicht, sehr ähnlich geht es auch uns mit unserer Erkenntnisfähigkeit. Unsere Festlegung zum Beispiel auf unsere vier Dimensionen ist dabei nicht einmal das ganze Problem, sondern sozusagen nur die Spitze des Eisbergs unserer Einschränkungen.

Wenn wir unsere Sinne für die Erkenntnisarbeit einsetzen, müssen wir feststellen, wie eingegrenzt unsere Sinnesfähigkeiten sind. Von den vielen Energiefrequenzen um uns herum, die wir – je nach Frequenz – als Licht, Wärme, Akustik etc. registrieren, können wir die meisten eigentlich nur mit technischer Hilfe wahrnehmen. Wir suchen fortlaufend nach neuen Erkenntnissen, werden sie aber aufgrund unserer vielen Einschränkungen wohl auch nur sehr eingeschränkt finden. Die Situation erinnert an den Betrunkenen, der nachts unter der Laterne nach seinem verloren gegangenen Hausschlüssel sucht und auf die Frage, wo er den Schlüssel denn genau verloren habe, antwortet: dort hinten im Dunkeln, aber dort sehe ich ja nichts.

Der Appell für die Rechte Erkenntnis sollte uns sehr vorsichtig machen und eine vernünftige Selbstkritik zulassen, die berücksichtigt, dass wir uns stets irren können, dass Anschauungen oft fehlerhaft sind, dass Vorurteile sich schnell einschleichen können, dass wir Menschen generell keine letztlich gültigen Aussagen treffen können. Wenn wir viel erkennen, wissen wir erst, wie wenig wir erkennen können, frei nach Sokrates. Die

Wahrheit von der Rechten Erkenntnis kann uns also Demut, Vorsicht und Achtsamkeit lehren.

Die Rechte Erkenntnis zu entwickeln ist eine wirkliche Herausforderung, die mithilfe der uns nun schon bekannten Methode der drei Schritte: Erkennen und Verstehen, Vertiefen und Verinnerlichen, Verwirklichen und Umsetzen zu bewältigen ist. Der Mittlere Weg empfiehlt hierfür eine selbstkritische Hinterfragung hinsichtlich unserer Neigung zu extremem Ansichten, Meinungen, Vorurteilen, Bewertungen etc.

2. Rechtes Denken

Hier fangen schon die Zusammenhänge zu wirken an: Ohne (1) die Rechte Erkenntnis ist natürlich auch ein Rechtes Denken kaum möglich. Damit erhält jedes Detail einen wichtigen Stellenwert. Die intensive Schulung des Geistes, die für Buddhisten eine zentrale Rolle spielt, wird hier deutlich. Rechte Erkenntnis und Rechtes Denken müssen geschult werden, um die Unwissenheit als eine Hauptursache des Leidens auszulöschen.

Buddhismus als eine Wissenschaft des Geistes konzentriert sich natürlich auf die geistigen Prozesse. Das mündet in der prägnanten Aussage: Alles ist Geist. Yongey Mingyur Rinpoche bemerkt dazu: Der Geist ist die Quelle aller Erfahrung. Indem wir die Ausrichtung des Geistes ändern, können wir die Qualität all dessen, was wir erfahren und wahrnehmen, ändern.

Wenn wir diesen Text lesen, womit nehmen wir seinen Sinn auf? Wenn wir uns umschauen, wo speichern wir die Erfahrungen? Wenn wir planen, was heute noch zu tun ist, womit planen wir das? Alles, was wir wissen, alles, was wir je erfahren haben, haben wir durch unsere Sinne aufgenommen und mit unserem Geist eingeordnet. Ausnahmen davon bilden vielleicht archetypische oder vererbte Muster beziehungsweise die unterschiedlichen Samen in unserem Speicherbewusstsein. Weil wir die Welt mit unserem Geist interpretieren und damit selbst über heilsame und unheilsame Reaktionen mitentscheiden, ist die Achtsamkeit auf unsere Geistestätigkeit so wichtig.

Einfach ist gut

Unser Geist liebt es, Dinge zu vereinfachen und möglichst schnell Rituale, Klischees und Gewohnheiten zu bilden. Wir lernen etwas und dann bildet sich eine Art Hintergrundwissen. Wenn wir nach einem Glas Wasser greifen, laufen die nötigen Denk- und Koordinationsvorgänge automatisch und völlig unbewusst ab: den Arm ausstrecken, die Greifbewegung ausführen, das Gleichgewicht halten, den Arm beugen etc. Die Art und Weise, wie wir jetzt gerade in diesem Augenblick sitzen oder stehen, haben wir wohl auch nicht bewusst geplant. Dieses Phänomen durchzieht fast sämtliche Alltagstätigkeiten. Der überwiegende Teil des Tages läuft mit diesen automatisierten unbewussten Tätigkeiten ab. Falls sich der Geist doch einmal deutlicher in den Vordergrund drängt, geschieht das nicht selten deshalb, weil er uns mit Grübeleien nervt.

Ein weiteres Beispiel für das Problem der Kontrolle unseres Geistes wird deutlich, wenn wir zum Beispiel versuchen, unseren Geist nur zwei Minuten auf einer von uns gewählten Sache ruhen zu lassen. Denken wir doch nur einmal zwei Minuten lang an unsere linke Hand … Wie viele Sekunden wird das wohl funktionieren, bis sich andere Gedanken aufdrängen? Wir sind schon lange nicht mehr Frau oder Herr im eigenen Haus.

Viel zu viel

Thich Nhat Hanh erzählt, wie er an einem stürmischen Tag nach Hause kommt und merkt, dass er vergessen hatte, die Fenster des Hauses zu schließen. Jetzt hat der Wind sämtliche Papiere in den Zimmern durcheinandergeweht. Wie viele Fenster von unserem Haus lassen wir offen stehen und wie viel unheilsamen Input lassen wir hineinströmen? Unser Geist hat immer weniger die Chance, mit dem Ansturm von Reizen fertig zu werden.

Neben den Selbstschutzmaßnahmen und der sukzessiven Minderung unserer Unwissenheit ist es ratsam, die täglichen Achtsamkeitsübungen zu praktizieren.

Ein zentrales Herzstück dieser Achtsamkeitsübungen ist die Geistesschulung auf das Hier und Jetzt. Ein Großteil unserer Probleme wird durch den Geist aufrechterhalten, wie Grübeleien über Vergangenes, oder durch den Geist geschaffen, wie Grübeleien über eventuell in Zukunft Eintretendes. Die Hier-und-Jetzt-Achtsamkeitsübung ist jederzeit praktizierbar. Vielleicht funktioniert es ja zufällig auch gerade eben, wenn wir uns tatsächlich *jetzt* auf dieses Buch konzentrieren können, ohne Vergangenes und/oder Zukünftiges zu bedenken. Wenn wir später Kaffee oder Tee trinken, ist es dann möglich, nur die Tasse wahrzunehmen, ihr Gewicht und die von ihr ausstrahlende Wärme, den Duft, den Geschmack?

Die klassische Definition von Stress lautet: Stress ist, wenn der Körper hier ist und der Geist dort.

Wenn wir unsere Achtsamkeit auf das Denken fokussieren, merken wir erst die geistige Ruhelosigkeit. Dieses Phänomen wird uns später noch beim Thema Meditation beschäftigen. Diese Ruhelosigkeit unseres Denkens ist nicht nur zurückzuführen auf die moderne Überfütterung durch die Medien etc., sondern liegt größtenteils in der Eigennatur unseres Geistes. Die elektrochemischen Vorgänge, die unsere geistigen Tätigkeiten begleiten, fördern, hemmen und initiieren, sind dynamisch, d. h. ständig im Fluss. Oft erkennen wir unsere Denkvorgänge nicht, weil zu vieles mit hoher Geschwindigkeit automatisiert ist. Wir lieben die Vereinfachungen und die Rituale. Hinzu kommt, dass wir im Alltag durch eine Vielzahl von Aufgaben abgelenkt werden und teilweise vielleicht auch schon ablenkungssüchtig geworden sind.

Alles kommt von innen

Weil wir oft so wenig Zugang zu den inneren Prozessen in uns haben, glauben wir, dass alles Gute und alles Schlechte stets von außen kommt. Dieser Glaube erzeugt die Hoffnung auf *den* richtigen Job, *den* richtigen Partner, *das* richtige Medikament, *den* perfekten Urlaub etc.

Jack Kornfield berichtet von einer Langzeitstudie, bei der einige tausend Menschen über ihr Glücksempfinden befragt wurden. Nach etlichen Jahren wurde die Befragung wiederholt. Besonders interessant waren die Antworten der Menschen, die in dieser Zeit beispielsweise eine große Geldsumme im Lotto gewonnen hatten, aber auch von denjenigen, die schwer erkrankt waren, zum Beispiel an einer Querschnittslähmung. Das bemerkenswerte Ergebnis der Studie war, dass, egal ob die Menschen äußeres Glück oder Unglück erfuhren, nach etwa zwei Jahren jeder wieder sein ursprüngliches Glücksniveau erreicht hatte. Ein Lottogewinner war also nach zwei Jahren wieder so glücklich oder unglücklich wie vor dem Gewinn. Andere, die eine Querschnittslähmung erlitten hatten, waren nach zwei Jahren ebenfalls wieder genauso glücklich oder unglücklich wie vor dem Unfall.

Unser Geist führt uns nicht selten in Sackgassen, erschafft gedankliche Szenarien, die vielleicht nie eintreffen, uns aktuell aber trotzdem sorgenvoll beschäftigen.

Woran wir glauben

Der Fall eines Nachtwächters kann hier als ein trauriges Beispiel dienen: Dieser Nachtwächter musste auf dem Großmarkt die Kühlhäuser kontrollieren. Als er weiter in einen älteren Kühlraum hineinging, schnappte die Tür zu. Diese veraltete dicke Stahltür konnte nur von außen geöffnet werden. Es dauerte ein paar Minuten, bis der Nachtwächter erkannte, dass er in einem Kühlhaus in der Falle saß! Er wusste, dass er bei diesen Temperaturen niemals stundenlang bis zum nächsten Morgen überleben würde. Er wollte Stärke zeigen und würdevoll abtreten. Also setzte er sich auf eine Kiste. Sehr bald schon merkte er, wie die Kälte seine Beine hochkroch, seine Finger wurden langsam taub, die Stirn, sein Gesicht immer kälter und kälter. Die Angst und die Hoffnungslosigkeit verstärkten noch das Kältegefühl. Er nahm sehr detailliert wahr, wie sich die Kälte immer weiter in seinem Körper ausbreitete. Am nächsten Morgen fand man den Nachtwächter tot auf seiner Kiste sitzen. Allerdings wunderten sich die Arbeiter, die ihn fanden, denn das Kühlhaus war sehr alt und wurde schon längere Zeit gar nicht mehr als Kühlhaus genutzt!

Wenn wir an etwas glauben, fühlen wir uns schnell sehr sicher darin und neigen zu Fixierungen, die gegenteilige Informationen ausblenden.

Unser Geist und unser Denken sind sehr anfällig und müssen vorsichtig behandelt werden. Wir sollten unserem Geist und unserem Denken daher besondere Achtsamkeit entgegenbringen und die Möglichkeiten zur Verbesserung nutzen. Das Rechte Denken ist eine Zielvorstellung, die nur erreichbar ist, wenn wir unsere Natur respektieren und demgemäß achtsam und nachsichtig unsere Getriebenheit würdigen und beachten. Nicht die absolute Kontrolle, das Abwürgen und Verdrängen von Geistes- und Denkimpulsen ist hier gemeint, sondern die nachsichtige Behandlung von uns selbst. Unser Geist könnte unser kleiner Affe sein, der oft hilfreich ist, oft aber auch nervt. Wir werden ihn nie dadurch zähmen, dass wir versuchen, ihn niederzuwerfen und zu dominieren. Wir müssen seine Natur und seine Bedürfnisse würdigen, mit ihm in Kontakt bleiben, ihn gelegentlich füttern und streicheln.

Die Rechte Erkenntnis zu entwickeln ist eine wirkliche Herausforderung, die mithilfe der uns nun schon bekannten Methode der drei Schritte: Erkennen und Verstehen, Vertiefen und Verinnerlichen, Verwirklichen und Umsetzen im Rahmen der buddhistischen Psychotherapie zu bewältigen ist. Der Mittlere Weg empfiehlt hierfür eine selbstkritische Würdigung unseres Geistes und seiner Natur. Wir können den Geist nicht abschalten, dürfen ihn aber auch nicht unkontrolliert laufen lassen.

Die Ethik-Gruppe des Edlen Achtfachen Weges

3. Rechtes Reden

Auch das Reden steht in direktem Zusammenhang mit allen anderen sieben Punkten des Achtfachen Weges. Unsere Geisteshaltung, unsere Erkenntnisse und unser Denken werden unter anderem in unserem Reden deutlich. Der Buddhismus betont den sehr großen Stellenwert sowohl von dem, was wir denken und was wir tun, als auch von dem, was und wie wir reden.

Die Psychologie und die Psychotherapieforschung konnten schon seit langer Zeit belegen, dass psychische Gewalt, wie zum Beispiel verbale Verletzungen, körperlichen Attacken an Intensität in nichts nachstehen. Unter dem Begriff „Gewaltfreie Kommunikation“ finden wir entsprechende Anleitungen für eine respektvolle und friedfertige Kommunikation.

Unheilsames Reden ist ein untrüglicher Indikator für unheilsame und unachtsame Geisteszustände. Damit wird deutlich, dass wir mit negativem Reden nicht nur andere Menschen beschmutzen, sondern auch unseren eigenen Geist. Hinzu kommt, dass Wiederholungen unsere Gewohnheiten und dadurch den Charakter und dadurch das Schicksal erschaffen. Bemühen wir uns also darum, unsere Negativität und unheilsame Geisteszustände zuerst in unserem Reden und dann im weiteren Verlauf unserer Praxis auch in unserem Denken aufzulösen. Vielleicht können wir anfangs unsere Formulierungen und Äußerungen besser steuern als unsere Geistesaktivitäten.

Das Rechte Reden zu üben ist eine wirkliche Herausforderung, die mithilfe der uns nun schon bekannten Methode der drei Schritte: Erkennen und Verstehen, Vertiefen und Verinnerlichen, Verwirklichen und Umsetzen im Rahmen der buddhistischen Psychotherapie zu bewältigen ist. Der Mittlere Weg empfiehlt hierfür ehrliche, offene Worte, aber keine verletzende Kommunikation.

4. Rechtes Handeln

Hier soll vorab wieder der Zusammenhang zwischen den einzelnen Gliedern des Edlen Achtfachen Weges erwähnt werden. Mit dem Rechten Handeln stehen auch die Rechte Rede, das Rechte Denken und Erkennen sowie alle weiteren Wege der Vierten Edlen Wahrheit in Verbindung.

Zum Thema Rechtes Handeln sollten wir uns nochmals die Kausalkette aus buddhistischer Sicht verdeutlichen: Aus unserer *Absicht* folgt unsere *Tat/Handlung,* daraus folgt unsere *Gewohnheit,* daraus unser *Charakter* und daraus unser *Schicksal.*

Wir müssen also lernen, für jede alltägliche Situation zu erkennen, ob wir heilsame oder unheilsame Absichten hegen. Auch positive Situationen, die uns zumindest kurzfristig erfreuen, können zu unheilsamen Ergebnissen führen.

Das, was wir oft wiederholen, wird uns und unser Schicksal definitiv prägen. Womit verbringen wir unsere Freizeit? Welchen Süchten geben wir nach? Was wiederholen wir oft? Diese Kausalkette verdient eine tiefe, selbstkritische und ehrliche Ergründung, damit uns insbesondere die langfristigen Konsequenzen bewusst werden. Durch die kausale Verbindung von Absichten mit dem Schicksal können wir – vereinfacht ausgedrückt – offenlegen, dass wir die Möglichkeit besitzen, uns gewissermaßen immer wieder neu zu erschaffen, und zwar durch gezielte disziplinierte *Wiederholungen* (zum Thema Körper/Neuroplastizität vgl. die 5. Grundlage der BPT).

Im Buddhismus gibt es zwei wichtige Aspekte des Handelns: Zuerst gibt es Dinge, die wir unterlassen sollten. Das kennen wir vielleicht auch aus anderen Traditionen: Du sollst nicht … Der zweite Aspekt betrifft das tugendhafte Handeln. Wie bereits erwähnt, bedeutet Tugend für Buddhisten, nicht nur etwas *nicht* zu tun, sondern sich *aktiv für* das Gute einzusetzen und sich bewusst dafür zu engagieren (zur buddhistischen Tugend vgl. die 20. Grundlage der BPT).

Schon vor etwa 2500 Jahren hat Buddha für Laien, also Nicht-Mönche und Nicht-Nonnen, fünf Grundregeln über die Dinge aufgestellt, die wir unterlassen sollten. Für männliche und weibliche Novizen, für Mönche, Nonnen und Bodhisattvas gibt es je nach Orden und Gelübde 10, 18, 36, 46, 227, 253, 311 und 364 Regeln.

Die fünf Regeln für Laien

1. Kein Lebewesen bewusst zu töten oder zu verletzen
2. Nicht-Gegebenes nicht zu nehmen
3. Ein sittliches Leben zu führen
4. Lügen und grobe Worte zu vermeiden
5. Die Bewusstheit nicht durch Drogen zu trüben

Diese Regeln lassen immer einen gewissen Interpretationsspielraum zu. Jeder muss selbst entscheiden, welche Handlungen er als passend für sich empfindet. Wer die Regelungen noch ein wenig differenzierter einüben möchte, kann sich der zehn unheilsamen Handlungen enthalten.

Die zehn unheilsamen Handlungen

Die drei unheilsamen Handlungen des Körpers

1. Töten
2. Stehlen
3. Sexuelles Fehlverhalten

Die vier unheilsamen Handlungen der Rede

4. Lügen
5. Verleumdung
6. Geschwätz
7. Grobe Rede

Die drei unheilsamen Handlungen des Geistes

8. Begierde
9. Rachsucht
10. Festhalten an falschen Ansichten

Aus diesen Regeln geht der spezielle Geist des Buddhismus hervor, der sich als Achtung vor dem eigenen und dem Leben anderer zeigt. Sie sollen keinen Selbstzweck erfüllen, sondern hilfreiche Unterstützung liefern, um sich der Befreiung zu nähern. Sie sollten nicht als Korsett erlebt werden, mit dem wir uns noch weniger frei fühlen können.

Erich Fromm sagte einmal, dass wir es gewöhnt sind, uns *von* etwas zu befreien, aber nicht *für* etwas zu befreien. Damit gemeint ist die Freiheit *für* Verantwortung, nicht die Freiheit *von* Verantwortung; die Freiheit *aktiv* zu nutzen, um sich nicht *gegen,* sondern *für* etwas zu entscheiden.

Zwei weitere sehr wichtige Bereiche des Rechten Handelns sind das *Heilige Innehalten* und das *Nicht-Handeln.*

Das Heilige Innehalten

Wir haben die Problematik der Automatismen schon beleuchtet. Ein erster Schritt der Achtsamkeit und der Bewusstwerdung unserer, oft zu schnell erfolgenden, Handlungsmuster ist das sogenannte *Heilige Innehalten.* Wir üben uns so oft wie möglich darin, eine Art Zeitverzögerung in den Handlungsablauf einzubauen. Vor allem in Entscheidungsmomenten ist das *Heilige Innehalten* ein wirkungsvolles Instrument. Vor unseren Reaktionen stoppen wir alles für etwa zwei Atemzüge, erst danach setzt sich die Handlung fort. Zur Konsolidierung ist die ständige Wiederholung des *Heiligen Innehaltens* unumgänglich.

Das Nicht-Handeln

Der nächste Schritt in diesem Zusammenhang ist dann das Nicht-Handeln: entweder als Konfliktstrategie im Sinne von passivem Widerstand, als Geste der Gelassenheit, oder als Würdigung der eigenen Leistungsgrenzen. Es darf allerdings nicht als Pseudo-Rechtfertigung für Passivität missbraucht werden. Das Nicht-Handeln kann viele Gesichter zeigen und muss sehr achtsam und bedacht eingesetzt und nutzbar gemacht werden.

Das Rechte Handeln zu praktizieren ist eine wirkliche Herausforderung, die mithilfe der uns nun schon bekannten Methode der drei Schritte: Erkennen und Verstehen, Vertiefen und Verinnerlichen, Verwirklichen und Umsetzen im Rahmen der buddhistischen Psychotherapie zu bewältigen ist. Der Mittlere Weg empfiehlt hierfür das achtsame Vermeiden von blindem Aktionismus und destruktiver Lethargie.

5. Rechter Lebensunterhalt

Wir haben vielleicht nicht immer Eltern, die eine buddhistische Lebensweise praktizieren und uns deshalb auch schon früh, zum Beispiel in Bezug auf unsere Berufsausbildung, auf den Rechten Weg für den Rechten Lebensunterhalt hinweisen. Auch werden sich viele von uns wohl nicht für ein Klosterleben entscheiden wollen.

Wenn wir dann im weiteren Verlauf des Lebens auf die Weisheit der buddhistischen Lebensführung stoßen, ist die Anpassung des Berufs an die Gesinnung ein mitunter nicht leicht umsetzbarer Prozess. Andererseits ist bei der Vielfalt der möglichen Berufe die Wahrscheinlichkeit nicht sehr groß, dass wir Waffen- oder Drogenhändler, Soldat, Metzger, Tierhändler, Pelztierzüchter, Tierversuchsleiter sind oder andere Jobs haben, die mit Töten und Verletzen zu tun haben. Dennoch steht durch die oben beschriebene systemische Verknüpfung jede Tätigkeit in einer Gesellschaft in direktem und/oder indirektem Zusammenhang mit jeder anderen Tätigkeit. Das Bäckerhandwerk ist sicherlich ehrenwert, aber der Drogendealer kauft beim Bäcker sein Brot. Wir kaufen wahrscheinlich Lederwaren und andere Tierprodukte. Nicht jeder möchte oder kann vegetarisch leben. Persönlich bemühen wir uns vielleicht um einen ehrenwerten Lebensstil, doch unsere Regierung verkauft im großen Stil Waffen an andere Regierungen, die damit Dissidenten, politische Gegner und/oder Minderheiten beschießen lässt.

Wenn wir mit der Schulung unserer Achtsamkeit Fortschritte machen, werden wir wahrscheinlich irgendwann auch klarere praktische Entscheidungen treffen müssen. Doch selbst dann, wenn wir auch noch so engagiert und noch so konsequent sein mögen, sind wir über unsere untrennbare Verbundenheit mit allen anderen auch mit deren Untaten verbunden.

Es gibt natürliche Abstufungen, die es uns ermöglichen, mit scheinbar leichteren Umsetzungen anzufangen: keine kleinen und/oder größere Lügen und grobe Worte, Beleidigungen, Lästereien, Provokationen, Abwertungen etc.; keine Stoffe, die das Bewusstsein trüben. Für viele

Menschen wird es vielleicht ziemlich schwer sein, den Alkohol- und Nikotinkonsum einzustellen. Diese Umsetzungen sollten erst vollzogen werden, wenn wir durch fortgeschrittene Achtsamkeitsübungen ganz von selbst auf einen natürlichen Widerwillen gegen das Bewusstsein trübende Substanzen stoßen.

Keine Dinge zu nehmen, die uns nicht gegeben wurden, ist ein weiterer Schritt auf dem Weg. Wer eine regelmäßige Meditationspraxis entwickelt, wird sich angewöhnen, häufiger gerade und aufrecht zu sitzen und dann auch aufrechter zu gehen und, damit verbunden, auch im sonstigen Leben eine „aufrechtere", sittlichere Haltung einzunehmen. Vielleicht folgt später aus dem guten Gefühl einer stimmigen Empfindung heraus dann die Entscheidung, jedes Lebewesen zu achten und nicht zu töten, also eine vegetarische Lebensweise anzunehmen.

Ob es zu einer beruflichen Veränderung kommen muss oder sollte, kann nur im Einzelfall vom Betroffenen festgestellt und entschieden werden. Sicherlich ist hier auch nicht nur die Frage wichtig, welchen Beruf wir ausüben, sondern *wie* wir ihn ausüben.

Wir nutzen jede Gelegenheit zur Praxis

Egal was wir tun, jede Tätigkeit kann für uns eine wichtige tägliche Übung darstellen. Jede Belastung, jede Form von beruflichen Stressoren können wir für unsere tägliche Praxis nutzen. Jeder sollte seine berufliche Tätigkeit, egal in welcher Branche, so ausüben, als würde es sich dabei um eine heilige Handlung handeln.

Der Rechte Lebenserwerb stellt eine wirkliche Herausforderung dar, die mithilfe der uns nun schon bekannten Methode der drei Schritte: Erkennen und Verstehen, Vertiefen und Verinnerlichen, Verwirklichen und Umsetzen im Rahmen der buddhistischen Psychotherapie zu bewältigen ist. Der Mittlere Weg empfiehlt hierfür das achtsame Abwägen von lebensnotwendigen Kompromissen und das Einhalten klarer Grenzen. Es ist der Weg zwischen der totalen Annahme unserer Tätigkeiten, der völlig bewussten Durchdringung dessen, was wir tun, und andererseits dem Engagement für notwendige Innovationen.

Die Vertiefungs-Gruppe des Edlen Achtfachen Weges

6. Rechtes Bemühen

Buddha war und ist ein sehr wertvoller Wegbereiter, der genaue theoretische und praktische Anweisungen hinterließ, die uns eine Chance geben, ihm zu folgen. Es gibt Hoffnung, seiner Spur folgen und an seinem Weg teilhaben zu können. Dieser Weg ist jetzt zwar markiert, doch für jeden einzelnen Menschen, der sich aufmacht, ihn zu gehen, ist es immer noch ein spannendes und zum Teil auch anstrengendes Abenteuer. Eine entsprechende Disziplin verbunden mit Geduld und ein deutlicher Veränderungswille werden gebraucht, um sich den Tücken und Abgründen, den Verlockungen und Ablenkungen dieser Reise zu stellen. Der berühmte „innere Schweinehund" muss auf eine neue, nämlich achtsame und respektvolle Weise so gefüttert und gehegt werden, dass wir ihn nicht mehr fürchten müssen.

Auch das „alte Fahrwasser", die Macht der Gewohnheit ist ein dominanter innerer Gegner, den wir nur durch stetiges Einüben und Wiederholen aufweichen können. Vielen Menschen ist das Altvertraute, wenn auch unangenehm, doch lieber als das Unbekannte und Neue. Um Gewohnheiten abzulegen, benötigen wir viel Motivation, manchmal vielleicht einen kleinen Anstoß und dann noch ein wenig Geduld und Beharrlichkeit. Neue Rituale brauchen eine gewisse Zeit, bis sie uns Sicherheit geben können.

In einem bekannten christlichen Gebet wird um die Kraft gebeten, Dinge ändern zu können, die veränderbar sind, Gelassenheit zu entwickeln für Dinge, die wir nicht ändern können, und schließlich wird um Weisheit gebeten, das eine vom anderen unterscheiden zu können.

Hier soll auch wieder einmal das Konzept des Mittleren Weges in den Blickpunkt gerückt werden. Wir können dieses Prinzip auf fast alle Lebensbereiche anwenden. Es sollte uns wie ein Mantra durch den Alltag begleiten: Bleibe auf dem Mittleren Weg. Nicht zu viel, nicht zu wenig, nicht zu streng, nicht zu nachgiebig, nicht zu verbissen, nicht zu unmotiviert, nicht zu schnell, nicht zu langsam etc.

Bei unseren Rechten Bemühungen sollten wir auf richtungsweisende Gefühle achten. Jeder unheilsame Geisteszustand könnte ein Indiz dafür sein, dass wir den Mittleren Weg verlassen haben. Heilsame Zustände, wie zum Beispiel Freude, kann als ein sicheres Zeichen dafür gewertet werden, auf dem Rechten Weg zu sein.

Der korrekte Kurs ist nicht allgemeingültig festzulegen. Manche von uns sollten etwas mehr, andere etwas weniger tun. Sich diesen Fragen zu stellen ist aber schon einmal ein wunderbarer Anfang.

Neben der täglichen Übungspraxis und weiteren Aspekten können für Fortgeschrittenere auch Gelübde eine Hilfe sein. Insbesondere für buddhistische Psychotherapeuten kann im Verlauf ihrer buddhistischen Praxis der Schritt zur Bodhisattvahaltung anstehen. Ein Bodhisattva fühlt sich sehr stark zum Dienst an allen fühlenden Wesen hingezogen und setzt alle Energien dafür ein, um sich selbst und alle anderen Geschöpfe zur Befreiung zu bringen. Sich in dieser Weise zu bemühen zählt zu den am höchsten entwickelten Möglichkeiten. Deutlich wird an dieser Position, dass das Rechte Bemühen für Buddhisten nicht das Bemühen ist, Erfolge für sich zu verbuchen, für sich weiterzukommen, sondern jeden persönlichen Fortschritt für sich selbst wie auch für alle anderen zu vollziehen. Sehen wir nur unser eigenes Bemühen, nur unsere persönlichen Erfolge, ist alles sinnlos.

Das Rechte Bemühen bedeutet eine wirkliche Herausforderung, die mithilfe der uns nun schon bekannten Methode der drei Schritte: Erkennen und Verstehen, Vertiefen und Verinnerlichen, Verwirklichen und Umsetzen im Rahmen der buddhistischen Psychotherapie zu bewältigen ist. Der Mittlere Weg empfiehlt hierfür eine achtsame Konzentration und Motivation, gleichzeitig aber die Vermeidung von verkrampften und erzwungenen Handlungen.

7. Rechte Achtsamkeit

Dieser Aspekt des Weges ist ebenfalls ein Meilenstein innerhalb der buddhistischen Lehre und Praxis. Die Achtsamkeit zählt zu den wesentlichen Maßnahmen, die uns zur Verfügung stehen, um den Rechten Weg finden und beschreiten zu können.

Die Rechte Achtsamkeit kann ein wichtiges Bindeglied zwischen Theorie/Lehre und Praxis darstellen. Oftmals gelangen wir rational schnell zu einem ersten Verständnis. In vielen Lebensbereichen wissen wir, was *eigentlich* gut für uns wäre, doch trotzdem handeln wir dann ganz anders. Achtsamkeit kann als ein machtvolles Mittel genutzt werden im Bemühen um ein Verhalten, das Kopf und Bauch zusammenbringt und ein stimmiges Ganzes erzeugt.

Thich Nhat Hanh gibt eine hilfreiche Übersicht über die Auswirkungen von Rechter Achtsamkeit:

1. Achtsamkeit verhilft zu wirklicher Präsenz
2. Achtsamkeit macht alles um uns herum präsent
3. Achtsamkeit schenkt dem Objekt der Achtsamkeit Lebenskraft
4. Achtsamkeit hilft, zur Ruhe zu kommen
5. Achtsamkeit hilft, tief zu schauen
6. Achtsamkeit hilft verstehen
7. Achtsamkeit hilft der Transformation

Ein oft angesprochenes Problem ist die Schwierigkeit, im Alltagsstress trotz aller Ablenkungen, Verpflichtungen und Belastungen die nötige Achtsamkeit zu erzeugen und aufrechtzuerhalten. Oft kommen wir vielleicht erst sehr spät nach Feierabend wieder in unserem Körper an. Gemeint ist die Erfahrung, den ganzen Tag unter Hochdruck zu verbringen, ohne Selbstwahrnehmung, aber mit viel Konzentration auf die außen um uns herum bestehenden Stressoren, um uns dann erst später durch Schmerzreaktionen, große Müdigkeit, Schlafstörungen, Reizbarkeit etc. die Spuren des Tages zu vergegenwärtigen.

Das bereits erwähnte buddhistische Sutra über die Achtsamkeit gibt uns hier eine Hilfestellung. Darin werden Vier Grundlagen der Achtsamkeit genannt:

1. Körper
2. Gefühle
3. Geist
4. Dharmas (Geistobjekte)

Der *Körper* wird oft, insbesondere wenn wir uns den geistigen Dimensionen öffnen wollen, als hinderlich erlebt. Der Rücken tut weh, wir haben Hunger, sind müde etc. In der Achtsamkeitspraxis wird er als das gewürdigt, was er wirklich ist: unser Haus, unser Heim, unser Freund (der manchmal auch ein schlechter Freund sein kann). Unser Körper kann uns ähnlich wie ein Thermometer klare Informationen liefern. Wenn unser ruheloser und vielleicht auch ehrgeiziger oder ängstlicher Geist immer weiter und weiter will, könnte der Körper signalisieren: Stopp! Es reicht für den Augenblick.

In weiteren Schritten können wir uns mit Achtsamkeit unsere *Gefühle* bewusst machen, unseren *Geist* fokussieren und die *Geistobjekte,* alle Erscheinungen und Daseinsfaktoren, betrachten.

Der Anspruch auf eine möglichst intensive und umfassende Achtsamkeit ist in einigen Fällen nicht leicht umzusetzen. Viele, zum Beispiel berufliche Tätigkeiten sind denkbar, die womöglich nur ertragen werden können, wenn wir uns von uns selbst distanzieren und den Körper instrumentalisieren. Heißt das, möglichst wenig achtsam zu sein, weil eine unliebsame Tätigkeit mittels Achtsamkeit noch unangenehmer werden könnte?

Natürlich stellt es eine hohe Anforderung an die Praxis dar, Ungeliebtes mit Achtsamkeit zu bewältigen. Unsere Übungen sollten daher auch mit leichteren, angenehmeren Inhalten beginnen. Wir genießen einen Tee oder Kaffee mit größtmöglicher Achtsamkeit. Dann weiten wir die Achtsamkeit auf immer mehr Bereiche unseres Lebens aus, anfangs vielleicht auf unsere Freizeitaktivitäten und uns nahestehende Menschen, im weiteren Verlauf dann auch auf schwierigere Situationen und Menschen. Die Umsetzung dieser Praxis kann oft so manche Überraschung bereithalten.

Achtsamkeit kann dazu führen, neue Wege zu beschreiten; vielleicht nicht mehr unnötig zu hadern und zu kämpfen, sondern auch unsere Lasten anzunehmen. Des Weiteren brauchen wir Achtsamkeit auch unbedingt dafür, um das für uns richtige Tempo zu finden. Hier kann Achtsamkeit besonders mithilfe des *Heiligen Innehaltens* eine wirkungsvolle Hilfe bieten.

Die Rechte Achtsamkeit stellt eine wirkliche Herausforderung dar, die mithilfe der uns nun schon bekannten Methode der drei Schritte: Erkennen und Verstehen, Vertiefen und Verinnerlichen, Verwirklichen und Umsetzen im Rahmen der buddhistischen Psychotherapie zu bewältigen ist. (Weitere Details zur Achtsamkeit finden wir u. a. in der 6. Grundlage der BPT.) Der Mittlere Weg empfiehlt hierfür eine Achtsamkeit, die uns nicht überfordert und uns ein Leben in der Mitte ermöglicht, doch auch zu steter Wachsamkeit motiviert.

8. Rechte Konzentration/Sammlung

Die Rechte Konzentration und Sammlung ist der Achtsamkeit sehr nahe, aber nicht mit ihr identisch (vgl. dazu die 6. Grundlage der BPT). Während die Achtsamkeit sehr geweitet ist, fokussiert sich die gesammelte Konzentration auf ein konkretes Objekt.

Wir praktizieren die aktive umfassende Konzentration/Sammlung, indem wir ein waches Verständnis für alles um uns herum entwickeln. Wir sehen und nehmen die Dinge, die uns umgeben, wach und bewusst zur Kenntnis. Alles kommt und geht, wir haben keinen Widerstand und keine Anhaftung. Alles wird wahrgenommen, doch ohne Bewertung. Dann können wir die selektive Sammlung, also Konzentration praktizieren. Hier konzentrieren wir uns gezielt auf ein Objekt, ohne Ablenkung, ohne umherwandernden Geist.

Wachheit, Konzentration, Achtsamkeit, Bewusstheit sind die wesentlichen Ziele des gesamten Buddhismus und der buddhistischen Psychotherapie. Durch sie erlangen wir Befreiung.

Die Rechte Konzentration stellt eine wirkliche Herausforderung dar, die mithilfe der uns nun schon bekannten Methode der drei Schritte: Erkennen und Verstehen, Vertiefen und Verinnerlichen, Verwirklichen und Umsetzen im Rahmen der buddhistischen Psychotherapie zu bewältigen ist. Der Mittlere Weg empfiehlt hierfür eine achtsame Konzentration, die es auch erlaubt, sich zu entspannen.

Fazit: Der Edle Achtfache Weg zur Beendigung des Leidens ist vielschichtig und betrifft sehr unterschiedliche Bereiche des Lebens. Es sollte deutlich geworden sein, dass jeder einzelne Weg mit allen anderen in direkter Verbindung steht.

Das Rechte Erkennen und das Rechte Denken haben Einfluss auf unser Rechtes Reden, dieses verdeutlicht unsere Rechte Achtsamkeit und das Rechte Bemühen. Ebenso kann unser Rechtes Handeln unser Rechtes

Denken und Rechtes Bemühen zeigen. Die Rechte Konzentration und Rechte Achtsamkeit kann unseren Rechten Lebensunterhalt verändern, unser Rechtes Denken steuern und Rechte Erkenntnisse beeinflussen etc.

Ulrike R. hat schon viel Therapieerfahrung, sagt aber, sie könne kaum etwas davon umsetzen. Sie reflektiere so oft ihr *Denken,* auch sei sie mit ihrem *Beruf* im Einklang und fühle sich eigentlich recht *achtsam* und *konzentriert.* Wenn es jedoch um ihr *Handeln* und ihr *Reden* gehe, merke sie noch so viele Schwächen, zum Beispiel ihre Reizbarkeit. Sie spüre manchmal zwar schon, dass sie jetzt falsch reagiere, aber sie fühle sich dann, als würde ein unheilsames Programm in ihr ablaufen.
Trotz ihrer Selbsteinschätzung konnte Ulrike sich darauf einlassen, die acht Bereiche des Weges nochmals einzeln zu durchleuchten, um den für sie am leichtesten umsetzbaren herauszufinden. Ulrike konnte bei dieser Detailbetrachtung erkennen, dass es eine Reihe von ambivalenten und teilweise widersprüchlichen *Gedanken* in ihr gibt. So werden ihre „Schlupflöcher" ebenso transparent wie ihre Stärken. Ulrike konnte in den Gesprächen mit anderen Teilnehmern hören, wie schwer es allen oft fällt, den Mittleren Weg einzuhalten. Da sie insbesondere durch ihre strengen inneren Stimmen unter anderem oft zu weit in die Disziplin und Abwertung geht, erhielt sie die Instruktion, täglich so oft wie möglich laut oder leise zu sagen, dass das, was sie momentan erlebt, gut ist. Ulrike erkannte nach anfänglichen Zweifeln (da alles doch nie gut sein kann), dass ihr das half, wieder mehr aus ihrer „Kritikecke" heraus und in die Mitte zu kommen.

Diese Grundlage sollte uns Folgendes vermitteln:

Wir werden im Rahmen der buddhistischen Psychotherapie alle relevanten Lebensaspekte einbeziehen, da diese spezielle Behandlungsform neben der Wissensvermittlung und der Psychotherapie einen sehr großen Praxisbezug aufweist. Die Umsetzung der erreichten Fortschritte in unserem Lebensalltag für uns selbst und auch für alle anderen ist ein Eckpfeiler der BPT.

Dementsprechend durchleuchten wir gemeinsam unsere verschiedenen Lebensaspekte: unsere Rechte Sicht/Erkenntnis, unser Rechtes Denken, unser Rechtes Reden, unser Rechtes Handeln, unseren Rechten Lebensunterhalt, unser Rechtes Bemühen, unsere Rechte Achtsamkeit und unsere Rechte Konzentration/Sammlung

Der Weg zur Beendigung des Leidens ist der Mittlere Weg.

Abschluss eines Meilensteins

Wir haben nur die ersten und auch die elementarsten buddhistischen Grundbausteine kennengelernt. Die Absicht bestand darin, ein Verständnis für das buddhistische *Sutra vom Ingangsetzen des Rades der Lehre* zu entwickeln, dessen Kernaussagen lauten:

1. Bleibe auf dem Mittleren Weg
2. Nutze die Erkenntnisse, um im Hier und Jetzt dir selbst und anderen zu helfen
3. Erfasse die Vier Edlen Wahrheiten

Diese Bausteine bilden unser Fundament für alle weiteren Entwicklungen.

Die 18.
Grundlage der BPT

Wir grenzen die Lehrinhalte für uns sinnvoll ein

> In den buddhistischen Lehrtexten heißt es, es gibt keine schwierige Aufgabe, die sich nicht in kleine einfache unterteilen lässt.
>
> – Matthieu Ricard –

Der Umfang an buddhistischen Schriften ist sehr beachtlich. Seit etwa 2500 Jahren werden die ursprünglichen Lehrreden in die Praxis umgesetzt. Die damit zusammenhängenden Erfahrungen werden ebenfalls von den Lehrern und Meistern dokumentiert und finden Eingang in das buddhistische Schriftgut. Da es im Buddhismus keine übergeordnete Instanz gibt, wie zum Beispiel der Vatikan für weltweit alle Katholiken, verfügt jedes buddhistische Land über eigene buddhistische Schwerpunkte, Praktiken, Schulen, Meister, Lehrer und Schriften. Dementsprechend haben sich auch etliche Übertragungslinien gebildet, d. h. Lehr- und Praxistraditionen, die in der Regel auf einen fortgeschrittenen Meister zurückgehen. Dieser hat aus dem buddhistischen Lehrgebäude für sich und seine Schüler bestimmte Schwerpunkte herausgegriffen und diese speziellen Aspekte weiter verfeinert und ausdifferenziert.

Diesen Prozess hat es weltweit seit rund 2500 Jahren gegeben, weshalb wir nur ungefähr ermessen können, wie umfangreich das gesamte buddhistische Schriftgut mittlerweile geworden ist. Wir können diese große Vielfalt als Chance nutzen, um für jeden einen passenden Zugang zu finden. Andererseits dürfen wir uns aber auch nicht in den Bibliotheken des Buddhismus verlieren. Wir haben hier schon häufiger erwähnt, dass die buddhistische Lehre einen holistischen Charakter besitzt: Greife ein

Fragment heraus, blicke tief in es hinein und erkenne in dem Detail die ganze Lehre.

In den vorausgegangenen Grundlagen der buddhistischen Psychotherapie haben wir uns häufig auf das *Sutra vom Ingangsetzen des Rades der Lehre* bezogen. Dieses besteht aus den Kernelementen des Mittleren Weges, den Vier Edlen Wahrheiten und dem Appell, die Erkenntnisse im Hier und Jetzt zu nutzen, um sich selbst und anderen zu helfen. Diese Elemente werden auch in der BPT unsere Schwerpunkte bilden. Dennoch wollen wir hier als eine zusätzliche Anregung noch einige weitere Aspekte kurz vorstellen. Falls sich beim Leser langsam die Sorge melden sollte, dass die Lehre immer komplexer und inhaltsreicher wird, sei darauf hingewiesen, dass es sich bei den bislang vermittelten Inhalten bereits um die Essenz der buddhistischen Lehren handelt.

Die zugegeben umfangreiche Lehre, die hier nur zu einem Bruchteil dargestellt wurde, sollte jedoch nicht im Mittelpunkt stehen. Buddha selbst erklärte, dass der Dharma nur das Floß sei, das uns über den Fluss zum anderen Ufer bringen und zur Erkenntnis und Befreiung verhelfen sollte. Dieses Ziel sollte nie aus dem Blick geraten. Wer die Vier Edlen Wahrheiten erkannt hat, tief verinnerlicht und in seinem Leben umzusetzen vermag, ist bereits weit fortgeschritten und hat sicherlich schon eine Ahnung davon, was Befreiung bedeutet. Dieses Ziel ist zwar definiert, doch die Wege dorthin können so vielfältig sein wie die Anzahl der Menschen, die danach streben. Um ein übergeordnetes universelles Ziel erreichen zu können, müssen wir vielleicht erst einmal unsere persönlichen Probleme bewältigen. Dementsprechend wird es stets individuelle und universelle Ziele in der buddhistischen Psychotherapie geben. Das ist auch einer der Gründe dafür, warum wir noch weitere Aspekte der buddhistischen Lehre in dieses Buch aufnehmen möchten. Damit erhöhen wir die Chance, dass jeder, der sich damit beschäftigen mag, eine Möglichkeit erhält, den für ihn passenden Aspekt und Zugang zu finden. Oft können bestimmte Worte und Sätze eine besondere Resonanz in uns erzeugen und uns dann nicht mehr aus dem Sinn gehen, sodass wir sie in wichtigen Momenten besser abrufen und umsetzen können.

Für die Überlegungen, welche weiteren Aspekte der buddhistischen Lehre für die Arbeit noch hilfreich sein könnten, greifen wir auf Buddhas eigene Worte zurück. Er erklärte, dass eine tiefe Erleuchtung verwirklicht werden kann, wenn wir die folgenden drei Faktoren verinnerlichen und umsetzen können:

Die Drei Faktoren, die uns zur Befreiung führen können

1. Die Vier Edlen Wahrheiten
2. Die Vier Grenzenlosen Geisteszustände
3. Die Sieben Faktoren des Erwachens

Die Vier Grenzenlosen Geisteszustände

Buddha formulierte weitere Faktoren, die für unsere Befreiung hilfreich sind.

Die Vier Grenzenlosen Geisteszustände sind

1. Liebe
2. Mitgefühl
3. Freude
4. Gleichmut

Wenn wir diese Vier Grenzenlosen Geisteszustände erzeugen können, vermeiden wir damit jede andere negative Geistesverfassung, denn heilsame und unheilsame Geisteszustände schließen sich gegenseitig aus. Beispielsweise können Geisteszustände wie Güte und Hass nicht gleichzeitig in uns existieren.

Die Umwandlung unserer Geisteszustände

Die Umwandlung von Geisteszuständen wird als die Lieblingstechnik des 14. Dalai Lama angesehen. Wie der Name schon verrät, besteht ihr Sinn darin, eigenständig unheilsame in heilsame Geisteszustände umzuwandeln.

Wir können immer nur ein Gefühl nach dem anderen empfinden. Zwar mag es manchmal verwirrende Gefühlsverfassungen geben, in denen wir glauben, dass wir es mit einem Gefühlsgemisch zu tun haben; doch wenn wir tiefer schauen, werden wir die Unvereinbarkeit bestimmter *Gefühlskonstellationen* feststellen. Vielleicht verlaufen die wechselhaften Übergänge von Wut, Ärger und Zorn recht schnell, doch wird beispielsweise der Wechsel von Wut zu Güte sicherlich einen Moment länger dauern.

Es ist nicht möglich, gleichzeitig Güte und Hass zu erzeugen. Vielmehr kommt es dann zu einem neuen Geisteszustand, etwa der kritischen Betrachtung. Jack Kornfield sagt es so: Wenn Liebe auf Leiden trifft, kann zum Beispiel Mitgefühl daraus werden. Wenn Mitgefühl auf Angst trifft, entwickelt sich die Angst wieder zu einem anderen Zustand.

Wir haben schon erfahren, dass geübte Praktizierende in der Lage sind, heilsame Geisteszustände, wie Liebe, Mitgefühl, Freude und Gleichmut, selbst sehr effektiv und nachweislich zu erzeugen, sodass sie im Computertomografen sichtbar sind. Wenn wir durch geduldige Übung unsere Fähigkeit stabilisieren, eigenständig heilsame Geisteszustände zu erzeugen, sind wir in der Lage, unsere unheilsamen Muster abzuschwächen und ihnen ihre Kraft zu nehmen. Es scheint ratsam zu sein, unsere regelmäßigen Übungen zu wiederholen und insbesondere in ruhigen Zeiten zu trainieren, damit wir in Zeiten der Aufregung auf ein sicheres Fundament zurückgreifen können. Wenn wir dagegen als Ungeübte versuchen, ausgerechnet in Krisenzeiten unsere unheilsamen Zustände umzuwandeln, werden wir damit höchstwahrscheinlich scheitern. Es ist also sehr sinnvoll, sich vorzubereiten, denn das nächste Problem wartet gewiss schon irgendwo auf uns.

Die konkreten Übungen lernen wir in der 19. Grundlage der BPT kennen.

Selbststeuerung

Die gesamte Geistesschulung konzentriert sich auf die verbesserte Selbststeuerung von vorher scheinbar automatischen und spontanen Gefühls- und Geistesregungen. Wenn Negativität und unheilsame Geistesregungen in uns aufsteigen, können wir dem durch die Geistesschulung vermehrt entgegenwirken, insbesondere wenn wir einen der Vier Grenzenlosen Geisteszustände entwickeln. Wir können Liebe, Mitgefühl, Freude oder Gleichmut täglich üben, indem wir den heutigen Tag nutzen, um so oft wie möglich Gleichmut zu praktizieren. Das können wir sehr konzentriert in unserer täglichen Meditationssitzung, aber auch direkt in unserem Alltagsleben tun, indem wir so möglichst oft das *Heilige Innehalten* praktizieren: Für ein paar Sekunden setzen wir uns aufrecht hin oder, wenn wir unterwegs sind, bleiben wir stehen oder gehen bewusster, atmen bewusster und lächeln. Der Geist kommt zur Ruhe und wir konzentrieren uns zum Beispiel auf unseren Gleichmut.

Wie fühlt dieser Zustand sich an? Dafür können wir die Vier Grundlagen der Achtsamkeit nutzen, die bei der Achtsamkeit auf den Körper beginnt und sich dann auf unsere Gefühle und erst danach auf unseren Geist und die Geistobjekte ausdehnt. Wie fühlt Gleichmut sich in unserem Körper an? Wie atmen wir, wenn wir uns gleichmütig fühlen? Mit regelmäßiger Praxis lässt sich dieses Element vielleicht schon gut in uns etablieren.

Ähnlich verfahren wir auch mit Freude, Mitgefühl und Liebe. Wir praktizieren das *Heilige Innehalten,* spüren die Atmung, kommen zur Ruhe und konzentrieren uns dann auf unsere *Freude* am Leben, an unseren Mitmenschen oder daran, dass wir atmen etc. Oder wir konzentrieren uns auf unser *Mitgefühl* und spüren die damit verknüpfte Verbundenheit, zeigen anderen aktiv unsere Anteilnahme und Unterstützung. Auch bei der *Liebe* können wir zuerst in unserem Körper nachfühlen, was für ein Gefühl sich dort entwickelt. Es ist ratsam, sich hier zunächst nahestehende Menschen, die wir lieben oder mögen, vorzustellen. Dann übertragen wir den liebevollen Geisteszustand auf Menschen, die wir nicht so gut kennen, dann auf Menschen, die uns vielleicht schwieriger zugänglich sind. Später werden wir auch an Menschen, die wir nicht mögen, mit Liebe denken können.

Allein dieser Aspekt der buddhistischen Lehre, der sich auf die Vier Grenzenlosen Geisteszustände bezieht, ist inhaltlich schon völlig ausreichend für unser Studium und unsere Praxis. Wenn wir diesen Aspekt tief erkannt, verstanden, verinnerlicht und verwirklicht haben, sind wir befreit von dauerhafter Negativität, denn Negativität und die Vier Grenzenlosen Geisteszustände schließen einander aus. Wenn wir diese Geisteszustände regelmäßig praktizieren und anwenden, können wir sie in Situationen abrufen, in denen sich Negativität und unheilsame Geisteszustände in uns zusammenbrauen.

Lieben lernen wie Segeln lernen

Wenn wir es in guten Zeiten nur schwer schaffen, solche heilsamen Geisteszustände zu erzeugen, werden wir in schweren Zeiten damit völlig überfordert sein. Matthieu Ricard sagt dazu, dass wir, wenn wir Segeln lernen möchten, damit unbedingt bei schönem Wetter beginnen sollten und nicht gerade im Sturm.

Im Rahmen der 7. Grundlage der BPT haben wir die Funktionsweisen unserer Gefühle und Emotionen kennengelernt. Hier können wir nun dieses Wissen anwenden. Wenn wir verstanden haben, dass unsere Emotionen oft trügerisch und durch viele Vorerfahrungen beeinflusst sind, sie also keinesfalls automatisch und nur reaktiv entstehen, finden wir durch unsere täglichen praktischen Übungen einen neuen Zugang und befreien uns aus einem oftmals unheilsamen Automatismus. Wir befreien uns davon, dass andere Menschen Macht über uns und unsere Gefühle zu haben scheinen, d. h. Emotionen in uns auszulösen vermögen, unter denen wir dann leiden. Wenn wir beispielsweise von jemandem beschimpft werden, halten wir inne, praktizieren das *Heilige Innehalten,* atmen bewusst, klären unseren Geist und reagieren erst dann. Das kann vielleicht in Form einer klaren Gegenwehr oder einer Entschuldigung sein, aber in jedem Fall frei von Anhaftungen und Rollenzwängen.

Die Sieben Faktoren des Erwachens

Buddha gab uns den Rat, auf die Vier Edlen Wahrheiten und die Vier Grenzenlosen Geisteszustände zu achten, doch er fügte noch einen dritten Aspekt hinzu: die Sieben Faktoren des Erwachens.

Die Sieben Faktoren des Erwachens sind

1. Achtsamkeit
2. Ergründung des Dharma
3. Tatkraft
4. Freude
5. Geistesruhe
6. Sammlung
7. Gleichmut

Wenn wir die Sieben Faktoren des Erwachens betrachten, finden wir darin Elemente wieder, denen wir bereits bei den Vier Edlen Wahrheiten und den Vier Grenzenlosen Geisteszuständen begegnet sind. Wie ein Schweizer Uhrwerk greifen die vielen und nur scheinbar verschiedenen Faktoren der buddhistischen Lehrinhalte ineinander. Doch vielleicht ergeben die unterschiedlichen Konstellationen von heilsamen Praktiken für verschiedene Menschen auch einen individuell unterschiedlichen Sinn. Vielleicht fühlen sich manche, denen die Vier Edlen Wahrheiten womöglich zu verschachtelt dargestellt erscheinen, eher von den Vier Grenzenlosen Geisteszuständen angesprochen. Wieder andere finden die Sieben Faktoren des Erwachens in dieser Reihenfolge für sich viel sinnvoller und leichter zu verinnerlichen und zu praktizieren.

Der Edle Achtfache Weg im Alltag

Eine hilfreiche Liste für unser tägliches Praktizieren kann aus der Vierten Edlen Wahrheit entwickelt werden, die sich auf die konkrete Umsetzung unserer Fortschritte im Alltag bezieht. Diese Liste kann uns stetig begleiten; wir können sie entweder von Zeit zu Zeit zurate und eine kurze Bilanz für uns daraus ziehen, oder wir nehmen uns täglich eine feste Zeit vor, wo wir den Tag anhand dieser Liste rekapitulieren:

1. Ist unsere Sicht und unser Erkennen klar, ruhig und rein?
2. Ist unser Denken klar, ruhig und rein?
3. Ist unser Reden klar, ruhig und rein?
4. Ist unser Handeln klar, ruhig und rein?
5. Ist unser Handeln in unserem Beruf klar, ruhig und rein?
6. Ist unser Bemühen klar, ruhig und rein?
7. Ist unsere Achtsamkeit klar, ruhig und rein?
8. Ist unsere Konzentration klar, ruhig und rein?

Diese Liste, die auf der Basis der Vierten Edlen Wahrheit und des Edlen Achtfachen Weges konzipiert ist, appelliert an uns, in unserem Leben konkret auf einige Aspekte zu achten.

Achtung Gefahr!

Neben den positiven Geisteszuständen, die wir weiter oben beschrieben haben, wird jetzt ein Themenbereich vorgestellt, der als negatives Gegengewicht immer im geistigen Fokus sein sollte. Hier finden wir die menschlichen Eigenschaften, die uns so vertraut sind und die uns das Leben oft so schwer machen. Thich Nhat Hanh beschreibt sie als die Fünf Hindernisse, die uns an der Befreiung hindern.

Unsere Fünf Hindernisse sind

1. Sinnesbegierden
2. Feindseligkeit
3. Trägheit
4. Ruhelosigkeit
5. Zweifel

Diese fünf guten alten Bekannten brauchen wir hier nicht näher vorstellen, denn jeder von uns kennt sie zur Genüge. Sie sind wie schlechte Freunde, die uns alle unbedingt begleiten wollen, die sich nur sehr schwer verabschieden und bei jeder passenden und unpassenden Gelegenheit wieder vor unserer Tür stehen. Wir werden lernen, sie wie alte Bekannte zu akzeptieren. Wir werden sie natürlich nicht hassen oder wütend auf sie werden etc., denn wie sollten wir mit einem unheilsamen einen anderen unheilsamen Geisteszustand bekämpfen? Krieg dem Krieg ist eine Parole, die niemals funktionieren kann und wird.

Durch die Erste Edle Wahrheit haben wir gelernt, dass Probleme einfach zum Leben dazugehören. Es gibt keinen Fehler oder kein ungünstiges Schicksal, das individuell zu unseren Problemen führt. Probleme sind okay. Sie werden nie unsere Freunde sein, das ist klar, aber sie können unsere Lehrer werden.

Wir haben im Zusammenhang mit der Ersten Edlen Wahrheit auch gelernt, nicht den Fehler zu begehen, neben unseren Problemen, beispielsweise der Trägheit als eines der Fünf Hindernisse, selbst noch ein weiteres vermeidbares Problem in Form von Selbstvorwürfen, Wut, Frust etc. hinzuzufügen.

Die buddhistische Psychologie

Mittlerweile haben wir einen guten und soliden Fundus an buddhistischen Lehren kennengelernt. Weitere Aspekte der praktischen Umsetzung und der psychotherapeutischen Nutzung werden in den noch folgenden Grundlagen dargestellt. Die verschiedenen buddhistischen Lehrinhalte, die wir bereits hier in den Grundlagen der BPT vermitteln konnten, sind recht vielfältig und umfangreich:

- die Essenz des Buddhismus
- der Edle Innere Kern
- die Weisheit vom Mittleren Weg
- der Appell, unsere Fortschritte im Hier und Jetzt für uns selbst und alle anderen zu nutzen
- die Vier Edlen Wahrheiten
- die Funktion des Karma
- die Vier Grundlagen der Achtsamkeit
- die Vier Grenzenlosen Geisteszustände
- die Sieben Faktoren des Erwachens

etc.

Eine Zusammenfassung dieser wichtigen Aspekte ist aufgrund der Komplexität nur schwer machbar und auch kaum sinnvoll. Dennoch erscheint es vielleicht hilfreich, unser Theoriegebäude wenn nicht abzuschließen, so doch ein wenig abzurunden. Dafür eignet sich die Darstellung der buddhistischen Psychologie aus dem wunderbaren Buch *Das weise Herz* von Jack Kornfield, worin die Eckpfeiler der buddhistischen Psychologie in nur 26 Prinzipien zusammengefasst sind.

Wenn wir nun diese Prinzipien achtsam studieren, wollen wir sie mit unseren bisher vermittelten Informationen abgleichen. Sicherlich erscheinen viele Aussagen logisch und nachvollziehbar; trotzdem ist ein Vergleich immer hilfreich, um zu ergründen, wie gefestigt unser Wissen ist.

Ein unumgänglicher weiterer Aspekt ist die interaktive Arbeit in der buddhistischen Psychotherapie, in der wir die Themen in Gruppen- und Einzelsitzungen vertiefen. Denn erst, wenn wir uns austauschen, erfahren wir konkret, wie wir Gelesenes verinnerlicht und verstanden haben. Am Ende steht in jedem Fall dann die Verwirklichung unserer Erkenntnisse im Alltag.

Vergleichen wir nun die 26 Prinzipien der buddhistischen Psychologie mit den 22 Grundlagen der buddhistischen Psychotherapie.

Die 26 Prinzipien der buddhistischen Psychologie

1. Erkenne den inneren edlen Kern und die Schönheit jedes Menschen.
2. Unsere innere Natur ist Mitgefühl. Es entsteht aus unserer Verbundenheit mit allen Dingen.
3. Wenn wir die Aufmerksamkeit (von der Erfahrung) auf das Bewusstsein lenken, entsteht Weisheit.
4. Erkenne die geistigen Zustände, die das Bewusstsein füllen. Wandle unheilsame in heilsame um.
5. Unsere Vorstellung vom Selbst entsteht durch Identifikation. Je weniger wir am Selbst festhalten, desto freier und glücklicher werden wir.
6. Unser Leben hat sowohl eine universelle als auch eine individuelle Dimension. Beide müssen respektiert werden.
7. Wenn wir unseren Erfahrungen achtsame Aufmerksamkeit entgegenbringen, wirkt dies befreiend.
8. Die Achtsamkeit des Körpers erlaubt uns, unser Leben ganz zu leben.
9. Weisheit erkennt, welche Gefühle präsent sind, ohne sich in ihnen zu verlieren.
10. Gedanken sind oft einseitig und falsch. Lerne, dir der Gedanken bewusst zu sein, anstatt dich darin zu verlieren.
11. Es gibt das persönliche und das universelle Unbewusste. Das Unbewusste mit Gewahrsein zu durchdringen bringt Freiheit und Einsicht.
12. Die unheilsamen Aspekte unserer Persönlichkeit können erkannt und umgewandelt werden, sodass unser natürliches Temperament heilsamen Ausdruck findet.

13. Es gibt heilsame und unheilsame Wünsche. Lerne den Unterschied kennen und finde inmitten ihrer Wünsche Frieden.
14. Wenn wir an Ärger oder Hass haften, werden wir leiden. Eine von Hass freie Reaktion ist möglich.
15. Unwissenheit begreift die Welt nicht und vergisst, wer wir wirklich sind. Sie liegt allen unheilsamen Geisteszuständen zugrunde.
16. Die vier edlen Wahrheiten: Schmerz ist unvermeidlich, Leiden nicht. Leiden entsteht durch Anhaftung. Lerne loszulassen und befreie dich vom Leiden.
17. Achte auf deine Motivation. Motivation und Absicht sind die Samen, aus denen unsere Zukunft ersteht.
18. Was immer wir visualisieren, verändert unseren Körper und unser Bewusstsein.
19. Was wir immer und immer wieder denken, formt unsere Welt. Unheilsame Gedanken sollen durch heilsame ersetzt werden.
20. Die Macht der Konzentration kann durch innere Übung geschult werden. Konzentration öffnet das Bewusstsein für die tief reichenden Dimensionen von Heilung und Einsicht.
21. Tugend und Integrität sind unabdingbare Voraussetzungen für wahres Glück.
22. Vergebung ist sowohl nötig als auch möglich.
23. Es gibt keine Trennung zwischen innen und außen, Selbst und anderen. Wenn wir unser Selbst annehmen, nehmen wir die Welt an. Wenn wir uns um die Welt kümmern, kümmern wir uns um uns selbst.
24. Der Mittlere Weg verläuft zwischen den Gegensätzen. Bleibe in der Mitte.
25. Verabschiede dich von deinen Meinungen. Befreie dich von festen Ansichten.
26. Aus einem friedlichen Herzen entsteht Liebe. Trifft Liebe auf Leid, entsteht Mitgefühl. Trifft Liebe auf Glück, entsteht Freude.

Wir können feststellen, dass wir in diesen 26 Prinzipien der buddhistischen Psychologie die Grundsätze der buddhistischen Psychotherapie und deren Inhalte wiederfinden. Diese 26 Prinzipien können wir ebenso wie die 22 Grundlagen der BPT zur täglichen Anwendung heranziehen; wir können sie regelmäßig lesen, auf sie meditieren und sie für unsere tägliche Praxis umsetzen.

Es wurde hier schon recht häufig Bezug genommen auf die praktischen Übungen und psychotherapeutischen Maßnahmen, die wir in der folgenden 19. Grundlage kennenlernen werden. Dennoch ist es sehr wichtig, mit der Umsetzung nicht zu früh und auch nicht ohne Anleitung zu beginnen.

Vorbereitungen

Tulku Lama Lobsang spricht sehr deutlich aus, dass wir, bevor wir zur buddhistischen Praxis kommen, unsere geistige Verfassung klären müssen. Bevor wir uns mit der 19. Grundlage beschäftigen, bevor wir also zu den praktischen buddhistisch-therapeutischen Übungen kommen, müssen die vorausgegangenen Grundlagen der buddhistischen Lehre und der buddhistischen Psychotherapie 1 bis 18 verstanden und verinnerlicht werden. Wir müssen erst das Ziel verstehen, wir müssen die Grundlagen, also das Fundament erst sichern, bevor wir dazu übergehen, in das aktive Training einzusteigen.

Das bedeutet, dass wir die hier vorgestellten buddhistisch-psychotherapeutischen Grundlagen intensiv studiert haben: die Vier Edlen Wahrheiten, den Mittleren Weg, die Bedeutung des Hier und Jetzt für sich selbst und andere, die Essenz des Buddhismus etc. Wenn wir diese grundlegende Geistesschulung nicht vollzogen haben, werden wir zum Beispiel in der Meditation erhebliche Schwierigkeiten erfahren und entweder keine Fortschritte machen oder aber Veränderungen in eine unklare Richtung erleben.

Von grundlegender Bedeutung wird in der Regel die Zielorientierung sein. Die 1. Grundlage der BPT, in der es um die Essenz des Buddhismus geht, macht uns mit dem Ziel der Befreiung aus dem Kreislauf des Lebens und Leidens vertraut. Sie zeigt uns, was wir im Zusammenhang mit dem Buddhismus und der buddhistischen Psychotherapie zu erwarten haben und was wir erreichen können.

In der Regel suchen wir eine Psychotherapie deshalb auf, um eine möglichst schnelle Beseitigung von Symptomen zu erreichen und endlich das verdiente Glück zu finden. Zu diesem Prozess gehört die Auflösung beziehungsweise Klärung von Problemen und Sorgen, Ärgernissen, Konflikten und körperlichen Störungen etc.

Die Erfahrungswerte zeigen, dass wir die buddhistische Psychotherapie aufsuchen, weil wir

- schmerzhafte Wiederholungen eines unheilsamen Musters erleben
- eine akute Krise erleiden
- ein tiefer liegendes schwelendes Unbehagen spüren
- mit und ohne akute Problematik unser spirituelles Wachstum weiterentwickeln möchten.

Im Gegensatz zu anderen Therapierichtungen scheint insbesondere der letzte Punkt ein Grund dafür zu sein, sich speziell für eine buddhistische Psychotherapie zu entscheiden. Bereits die 1. Grundlage der BPT über die Essenz des Buddhismus hat uns über die genannten vier Punkte hinaus eine größere Perspektive in Aussicht gestellt.

Wir haben durch die vorausgegangenen Grundlagen verstanden, dass die BPT uns zwar auch in Richtung einer individuellen akuten Symptomlinderung oder -beseitigung unterstützen kann, aber erst das umfassendere universelle Ziel der Befreiung lässt uns erkennen, wie wir aus dem ewigen Kampf zwischen Glücklichsein und Unglücklichsein aussteigen können. Damit erhalten wir die Chance, nicht nur als negativ empfundene Eigenschaften abzulegen und positive zu fördern, sondern einen ganzheitlicheren Wandel zu vollziehen. Für jeden Menschen besteht jederzeit die Möglichkeit, sich generell aus Samsara, dem immerwährenden Spannungsfeld zwischen Glück und Unglück, zu befreien.

Das Spannungsfeld Glück? Die 14. Grundlage der BPT über unsere Anhaftung erklärt uns die Zusammenhänge, die wir erleben, wenn wir auf dem Kontinuum zwischen Glück und Unglück haften bleiben.

Wir erlernen die buddhistischen Techniken der BPT, um wieder Herr beziehungsweise Frau im eigenen Haus zu werden. Nicht mehr Ängste, Wut, Vorurteile, Sucht und Gier bestimmen dann weiter unser Verhalten, sondern unser eigener klarer Geist.

Dafür müssen wir aber geduldig unsere Übungspraxis fortsetzen, die wir in der BPT vermittelt bekommen.

Die Erste Edle Wahrheit hat uns gezeigt, dass das Leiden in dieser Welt unvermeidbar ist. Die schlechte Nachricht lautet also: Wir können uns niemals dauerhaft von jeder Form des Leidens befreien, doch die gute Nachricht lautet. Wir können einem gut ausgewiesenen buddhistischen Weg folgen, der uns dauerhaft ermöglicht, viele Formen von Leiden ganz auszulöschen und an einigen unvermeidbaren Leidensaspekten nicht festzuhalten.

Ein weiterer wesentlicher Aspekt, den wir im Hinblick auf therapeutische Maßnahmen zu berücksichtigen haben, betrifft die Weisheit, die uns unser *Innerer Edler Kern* zeigt. Aus diesem Verständnis leitet sich logischerweise die Notwendigkeit ab, sich vorsichtig und achtsam den inneren Schutzschichten zu nähern, die sich um den Inneren Edlen Kern gebildet haben (vgl. dazu die 8. Grundlage der BPT). Ein wichtiges Ziel könnte darin bestehen, die Schutzschichten nach und nach aufzulösen, um das „innere Gold" freizulegen. Wir streben natürlich keine völlige Schutzlosigkeit an, sondern eine Flexibilisierung im Sinne einer größtmöglichen Eigenkontrolle. Der gewünschte Effekt sollte sich als Zunahme an innerer Freiheit, Schwingungsfähigkeit und Selbststeuerung zeigen.

Veränderungen

Manche Veränderungen entstehen auf natürliche, gleichsam vorprogrammierte Art, wie beispielsweise körperliche Veränderungen durch das Heranreifen und später das Älter- und Altwerden. Andere Veränderungen können wir selbst stärker mitbeeinflussen, wie äußerliche Faktoren zum Beispiel durch eine Veränderung der Frisur über Muskeltraining bis hin zu Schönheitsoperationen etc., und innere Veränderungen durch unseren Lebensstil, unsere geduldige Geistesbildung etc. Einige Veränderungen scheinen sehr klar auf äußere Einflüsse rückführbar zu sein, wie etwa Naturkatastrophen, fremd verschuldete Unfälle, Erfahrungen als Opfer von krimineller Gewalt etc.

Oftmals sind aber die Zuordnungen zwischen eigener und fremder Verantwortung schwerer zu treffen, wie zum Beispiel bei familiären und Partnerkonflikten. Hinzu kommen noch Veränderungen, die sich zuerst schleichend sehr lange unbemerkt entwickeln, bis sie dann später einmal deutlicher sichtbar werden.

Die buddhistische Psychotherapie ist eine Praxis, die es uns unter anderem ermöglicht, Veränderungen *selbstbestimmt* und *selbstkontrolliert* zu initiieren. Im Rahmen der BPT werden wir bald erkennen, dass wir primär keine *äußere* Veränderung anstreben, d. h., wir brauchen nicht unbedingt unsere Familie, unsere Wohnung, unsere Freunde ändern.

Tulku Lama Lobsang formuliert es im Rahmen seiner Unterweisungen so:

Wenn du ein schwieriges Leben willst, dann versuche, andere zu ändern.

Wenn du ein leichteres Leben willst, dann versuche, dich zu ändern.

Wir erkennen, dass wir zuerst uns selbst ändern müssen, genauer gesagt: unsere Art zu denken. Wir werden die Filter analysieren, durch die wir auf die Welt schauen.

Dass sich daraus auch äußere Veränderungen ergeben, ist in der Regel zwar ebenfalls von Bedeutung, aber trotzdem eher sekundär. Wir werden daher Techniken kennenlernen, die – zumindest im ersten Schritt – Veränderungen von *innen* heraus bewirken.

Wie uns die Neurowissenschaften bestätigen, können wir uns auf einer sehr tief greifenden Ebene unseres Körpers dauerhaft verändern. Der Begriff der Neuroplastizität beschreibt einen Lernprozess, der dazu führt, dass Nervenverbindungen sich messbar neu bilden und verstärken, wenn wir aktiv und wiederholt neue Praktiken umsetzen.

Wer ist dein Lehrer?

Wenn wir Änderungen herbeiführen möchten, können wir uns fragen, wie diese in der Regel zustande kommen. Wodurch lernen wir? Welche Lernerfahrungen haben uns weitergebracht? Hier ist nicht das Kopfrechnen gemeint, das wir von unseren Lehrern erlernt haben. Unsere intensivsten und tiefgründigsten Lebenserfahrungen, unsere Prägungen, stammen nicht selten aus selbst als schwierig durchlebten Erfahrungen. Nicht selten lernen wir aus Problemen und der Problembewältigung am meisten. Probleme können also, wenn sie uns nicht überwältigen, unser Lehrer werden. Durch Probleme lernen wir. Keine Probleme, keine Hindernisse, kein Fortschritt.

Aus bequemen Situationen und dem Fehlen von Problemen entsteht Stillstand. Aus guten, genüsslichen und bequemen Dingen entstehen nicht selten negative Zustände, wie Bedürftigkeiten, Begehrlichkeiten, Abhängigkeiten und Süchte. Auch aus Zufriedenheit kann unter Umständen Leiden erwachsen, wenn sie zum Beispiel auf Kosten anderer erreicht wurde oder Abhängigkeiten und Lethargie daraus entstehen.

Probleme werden sicherlich nicht zu unseren Freunden, doch sie können unsere Lehrer werden.

Das eigentliche Problem besteht darin, keine Probleme zu *wollen.* Wir erfahren große Fortschritte für uns und andere, wenn wir den Problemen keinen Widerstand mehr entgegensetzen, sondern sie ohne Hadern und Lamentieren akzeptieren und energisch versuchen, sie zu lösen.

Verantwortung

Wenn wir hoffen, dass sich die Dinge durch *äußere* Veränderungen verbessern, wenn wir beispielsweise glauben, dass wir durch eine Gehaltserhöhung, ein schnelleres Auto, eine größere Wohnung, schickere Kleidung etc. unser Glück finden, so sind das typische Anzeichen für eine *materielle* Sicht.

Wenn wir erkennen, dass wir uns selbst, unseren Geist und Körper schulen müssen, so sind das Anzeichen für eine *spirituelle* Sicht.

Natürlich ist die materielle Seite unserer Existenz von sehr großer Bedeutung. Wir müssen essen und trinken, wir brauchen eine Wohnung. Das sind Grundbedürfnisse, aber wir sollten das Fundament nicht mit dem Haus verwechseln. Ohne das *materielle* Fundament haben wir zwar Probleme, doch unser Glück finden wir trotzdem nicht allein darin. Eine *materielle* Unterversorgung wird recht schnell sichtbar. Eine *spirituelle* Unterversorgung, unter der breite Bevölkerungsgruppen gerade auch in den hoch entwickelten Ländern leiden, zeigt einen Verlaufsprozess, der oft lange Zeit nahezu unbemerkt bleibt, sich aber für viele Menschen spürbar auf verschiedenen Ebenen des Lebens sehr unheilsam auszuwirken beginnt.

Wir warten also nicht länger darauf, dass sich *äußere* Umstände zu unseren Gunsten verändern, sondern erkennen unsere *eigene* Verantwortung. Zunächst werden wir deshalb Veränderungen durch einen *inneren*

Wandel erwirken, weniger durch Einwirkungen *äußerer* Umstände. Im weiteren Verlauf wird daraus dann ein Wechselspiel, doch in der ersten Phase geht der zündende Funke von uns selbst aus.

Für viele bleibt es sicherlich ein strittiges Thema, wie viel Einfluss äußere Umstände haben. Es soll nicht bestritten werden, dass dieser Einfluss groß ist, trotzdem aber bleibt in jeder noch so schwierigen Situation ein individueller Handlungsspielraum. Ansonsten würden sich in einer gegebenen Situation alle Menschen wie Roboter völlig identisch-synchron verhalten. Wir können uns vielleicht darauf einigen, dass wir oftmals auf *eigene* Anteile mehr Einfluss nehmen können als auf die Veränderung anderer Menschen und bestimmter äußerer Umstände.

Wir müssen unsere Selbstwirksamkeit erkennen. Das kann bedeuten, dass wir aufhören, andere für unsere Geisteszustände verantwortlich zu machen: Ich *muss* mich ärgern, *weil* mein Nachbar mich beschimpft hat. Vielleicht würden viele Menschen in unserer Situation ähnlich empfinden, aber wenn wir genauer hinschauen, entdecken wir immer gewisse Handlungsspielräume für unser Verhalten und unser Empfinden. Erst wenn wir das verstanden haben, können wir uns wirklich auf eine buddhistische Therapie einlassen. Erst wenn wir das verstanden haben, wird uns unser weiteres Geistestraining, zum Beispiel die Meditation, überhaupt erst von Nutzen sein.

Mit der Betonung darauf, Verantwortung zu übernehmen, wird besonders der Aspekt der *Selbstkontrolle* hervorgehoben. *Nicht* gemeint ist damit, die Schuld für alle Missstände in unserer Umgebung zu übernehmen. Das, was uns angetan wurde, verdient eine respektvolle Beachtung, allerdings unter dem Gesichtspunkt, sich mit dem Geschehenen nicht zu identifizieren und nicht in Selbst- oder Fremdvorwürfen, Groll, Enttäuschungen und den vielen anderen unheilsamen Geisteszuständen und Anhaftungen stecken zu bleiben. Ebenso wenig ist es realistisch, gleich zu Anfang alle Probleme ganz abstreifen zu wollen oder zu können. Dennoch müssen wir uns schon relativ früh mit den Zielen vertraut machen, die unter anderem darin bestehen, von vielen eigenen Ideen, Meinungen, Urteilen etc. abzulassen und loszulassen.

Vergebung

Wir können Vergebung nicht voraussetzen oder gar erzwingen, sie darf auch nicht zu einem reinen Lippenbekenntnis werden. In einigen Fällen ist Vergebung daher keine Vorbedingung, sondern ein wichtiges therapeutisches *Ziel,* das wir anvisieren und dem wir uns Schritt für Schritt nähern wollen. Dazu erforderlich sind eine adäquate Geschwindigkeit und die individuelle Vorgehensweise.

Wir werden aber vielleicht jetzt schon verstehen, dass das Herz vergeben kann, es sagt „Ja". Der Verstand kann dagegen oft nicht vergeben, er sagt „Nein". Eckhart Tolle spricht sinngemäß davon, dass Vergebung bedeutet, dem Leben keinen Widerstand zu bieten. Um einen befreiten Zustand zu entwickeln, ist es unumgänglich, diese Hürde zu nehmen.

In den vorausgegangenen Grundlagen der BPT haben wir viele Aspekte kennengelernt, die uns diese Notwendigkeit verdeutlicht haben. In der 19. Grundlage der BPT werden wir dann einige Übungen und Praxisanweisungen kennenlernen, wie wir diesen Punkt konkret umsetzen können.

Vorbedingungen

Tulku Lama Lobsang unterstreicht in seinen persönlichen Unterweisungen, dass *vor* den praktischen Übungen unbedingt einige Vorbedingungen zu klären sind. Sonst würden wir wie ein Schiff ohne Kurs und ohne Kompass auf dem Ozean der Lehre und dem Ozean unserer Probleme mehr oder weniger ziellos umherschiffen. Als Vorbedingungen für einen effektiven Übungsweg beschreibt Tulku Lama Lobsang Vier Transformierende Erkenntnisse, die unserer Praxis vorausgehen und sie stets begleiten sollten:

1. Erkenne den hohen Wert unseres Lebens. Unser Leben und das aller anderen Wesen ist sehr kostbar. Auch der aktuelle Augenblick hat einen unwiederbringlichen Wert. Wir müssen das scheinbar Alltägliche mit dem Blick auf dessen Vergänglichkeit unbedingt wertschätzen.

2. Erkenne, dass alles steter Veränderung unterliegt. Es ist nicht unser Fehler, dass wir Dinge nicht konservieren können, sondern es ist die Natur und das Wesen der Dinge, sich stetig zu verändern. Je mehr wir die Abläufe um uns herum verstehen, desto tiefer erkennen wir das außerordentlich dynamische Wesen der Welt.

3. Erkenne, dass Leiden etwas Universelles ist. Auch hier liegt kein Fehler, sondern wir erkennen die tieferen natürlichen Abläufe. Dabei können uns die Vier Edlen Wahrheiten über das Leiden sehr helfen.

4. Erkenne die Einflüsse des Karma. Wir unterliegen verschiedenen Vorbedingungen und müssen dementsprechend vorsorgen.

Diese Erkenntnisse sind für Tulku Lama Lobsang ein wesentlicher Teil unseres spirituellen Weges; der andere Teil besteht aus täglicher Praxis.

Wir müssen die hier aufgeführten Grundlagen verstanden und verinnerlicht haben, wenn wir dazu übergehen, ein intensives Training zu beginnen. Nur so, mit einem klaren Ziel vor Augen und dem richtigen Verständnis über die Abläufe und Belange der buddhistischen Psychotherapie können wir wirkliche Fortschritte erreichen. Ansonsten sitzen wir womöglich lange Zeit auf unserem Meditationskissen, haben vielleicht bestenfalls einige vergnügliche Visionen und Empfindungen (die uns im Allgemeinen aber nirgendwo hinbringen), oder wir haben etlichen Frust zu erwarten und geben vielleicht einen für uns doch so wichtigen Übungs- und Praxisweg ganz auf.

Es sollte durch die vorausgegangenen Grundlagen der buddhistischen Psychotherapie deutlich geworden sein, wie sehr das buddhistische Gedankengut seit über 2500 Jahren im Hinblick darauf entwickelt und verfeinert wurde, unser Leiden zu verstehen und zu lindern beziehungsweise aufzulösen. Auch wir Menschen im Westen können seit noch nicht allzu langer Zeit davon profitieren. Während einige Methoden, wie die Meditation, zumindest als Begriff sehr bekannt geworden sind, haben wir erst seit kurzer Zeit Zugang zu weiteren jahrhundertealten, sehr wirkungsvollen buddhistischen Techniken. Aus praktischen Gründen werden wir im Rahmen der 19. Grundlage keinen vollständigen Abriss *aller* buddhistischen Methoden geben können, aber sehr wohl einen guten Überblick mit detaillierten Beschreibungen über die für die BPT notwendigen buddhistischen Maßnahmen erhalten.

An vielen Stellen dieses Buches wurde beschrieben, wie wichtig insbesondere die konkrete Umsetzung des Erreichten in unseren Alltagssituationen ist. Jede Erkenntnis, jede Vertiefung und Verinnerlichung wird mit der Umsetzung im Alltag zu unserem eigenen Wohle und dem Wohle aller überzeugend abgeschlossen.

Ein beachtenswerter Aspekt ist die Tatsache, dass wir durch die BPT nicht nur dem Einzelnen helfen, sondern durch unsere Verbundenheit auch der Gesamtheit dienen können. Jeder Hilfesuchende, der sich anfangs vielleicht aus eigenem Antrieb und nur wegen seiner eigenen Belange für die BPT interessiert, wird im weiteren Verlauf erkennen, dass jeder Fortschritt für sich der Fortschritt für alle ist. Ich tue etwas für mich und gleichzeitig für andere. Die Hintergründe, warum das so ist, wurden unter den Stichpunkten Mitgefühl, Zusammenhang und Verbundenheit zum Beispiel im Rahmen der 13. Grundlage der BPT beschrieben.

„Therapieanweisungen" von Buddha

Zu den Vorbedingungen der buddhistisch-psychotherapeutischen Maßnahmen gehören natürlich auch die von Buddha formulierten *Vier Prinzipien der Wandlung* ebenso wie die *Fünf Methoden der Schulung des Geistes*. Beide Methoden können als „Therapieanweisungen" verstanden werden.

Die Vier Prinzipien der Wandlung sind

1. Erkennen
2. Akzeptieren
3. Erforschen
4. Nicht-Identifikation

In dieser wie auch in der folgenden Liste finden wir Anweisungen, wie wir Wandlungsprozesse zum Beispiel in der Psychotherapie umsetzen können und auf welche Schwerpunkte und in welcher Reihenfolge wir achten sollten.

Die Fünf Methoden der Schulung des Geistes sind

1. Erkennen
2. Annehmen
3. Umarmen
4. Tiefes Schauen
5. Verstehen

Wir müssen uns Zeit nehmen und die relevanten Themen mit ausreichender Selbstkritik *erkennen.* Das fällt uns vielleicht noch relativ leicht. Wir scheinen zu wissen, wo uns der Schuh drückt. Lassen wir die erste Bestandsaufnahme ruhig so stehen.

Dann erfolgt schon ein für viele von uns ungewohnter Schritt, denn die nachfolgende Überlegung befasst sich nicht damit, wie wir das Problem möglichst schnell beseitigen können. Das Thema oder Problem wird *akzeptiert, angenommen.* Akzeptanz bedeutet nicht, dass wir uns damit passiv abfinden und identifizieren. Es zeigt uns aber, dass wir unsere Probleme nicht mehr wütend und hasserfüllt als fremde Bedrohung bekämpfen, sondern versuchen, daraus einen (unliebsamen) Freund zu machen: einen uneingeladenen Gast, mit dem wir achtsam und respektvoll umgehen. In den *Fünf Methoden der Schulung des Geistes* wird dieser Aspekt noch zusätzlich durch den Aspekt der *Umarmung* unterstrichen.

Im nächsten Schritt können wir unser Thema mit einem ruhigen klaren Geist *erforschen.* Mit einer veränderten gelassenen, aber dennoch aktiven Grundhaltung können wir, insbesondere auch mithilfe der BPT, völlig neue Wege der Konfliktbewältigung beschreiten.

Durch diesen Prozess erfahren wir ein vertieftes *Verständnis* nicht nur für uns selbst, sondern auch für die grundlegenden Abläufe der Dinge um uns herum. Die neuen Ergebnisse werden für uns weiterhin ein sich ständig verändernder Fluss bleiben, denn auch mit den verbesserten Situationen werden wir uns nicht identifizieren und nicht daran anhaften.

Verständnis

Wenn wir als Therapeuten das menschliche Leiden erfolgreich behandeln wollen, müssen wir es natürlich auch verstehen. Neben den ganz persönlichen Hintergründen hat Buddha uns mit den Vier Edlen Wahrheiten gezeigt, was universell sozusagen hinter den Kulissen geschieht: wie Leiden entsteht und vor allem, wie wir es beenden können.

Daher sollten wir die Vier Edlen Wahrheiten über das Leiden sehr genau verstanden und verinnerlicht haben. Greifen wir die Zweite Edle Wahrheit heraus, welche die drei Ursachen des Leidens als Unwissenheit, Anhaftung und Widerstand identifiziert. Daraus ergibt sich logischerweise, dass die Befreiung durch die Aufhebung dieser drei Ursachen umgesetzt werden kann.

Die Therapie dieser drei Ursachen von Leiden sollte also in jeder Behandlung berücksichtigt werden:
Befreiung von unserer Unwissenheit
(und deren 1000 Ausprägungen)
Befreiung von unserer Anhaftung
(und deren 1000 Ausprägungen)
Befreiung von unserem Widerstand
(und dessen 1000 Ausprägungen)

Die für die Umsetzung notwendigen theoretischen Aspekte dieser drei Ursachen werden unter anderem in der 13., 14. und 15. Grundlage vermittelt; die praktischen Seiten werden im Rahmen der nachfolgenden 19. Grundlage beschrieben.

Für die Aufnahme der vielen neuen Informationen, Sichtweisen und Handlungsstrategien brauchen wir einen gewissen geistigen Spielraum. Damit ist weniger Intelligenz als vielmehr eine Haltung der Neugier oder Offenheit gemeint. In der Regel sind wir aber recht „voll" von Meinungen, Ideen, Wünschen, Hoffnungen, Sorgen, Bewertungen und vielen Emotionen, die uns manchmal eine klare Sicht versperren.

Die Notwendigkeit loszulassen oder: Wie angefüllt sind wir?

Wenn wir als Therapeuten spüren, dass unser Gegenüber „angefüllt" zu sein scheint von festen Ansichten, vielen Theorien, fixen Meinungen und (zu) viel Information, gleichzeitig aber von dem Therapeuten noch mehr kluge Ratschläge einfordert, helfen manchmal auch die geduldigsten Ausführungen nicht weiter. Dann sollten wir auf konkrete Übungen zurückgreifen, die nicht unbedingt lange rational erklärt werden müssen. Bei dem genannten Beispiel hilft ein leeres Glas und eine Wasserflasche: Wir stellen das Glas vor den Hilfesuchenden und beschreiben seinen früheren Zustand als (fast) leeres Glas. Im weiteren Verlauf sind sehr viele (leidvolle) Erfahrungen hinzugekommen. Wir beginnen das Glas mit Wasser zu füllen und erklären, dass mit den Jahren immer weitere

Probleme, Sorgen, aber auch immer fester werdende Meinungen, Ideen und Urteile hinzugekommen seien. Wir gießen das Glas bis zum Rand voll. Und jetzt sitzen wir hier zusammen und sollen noch etwas Neues hinzufügen? Noch mehr Ratschläge, noch mehr Wissenswertes?

Diese konkrete Übung soll deutlich machen, wie wichtig es ist, sich von einigen Dingen zu verabschieden, innerlich etwas lockerer zu werden, bevor etwas Neues kommen kann. Sie regt jedoch auch dazu an, sich klar darüber zu werden, wie angefüllt wir sind mit festen Meinungen, Vorurteilen, Erwartungen, Hoffnungen, aber auch mit Stress, Ärger, Wut, Trauer etc. Für jeden kann das Wasser in dieser Übung eine andere Bedeutung haben.

Angela P. kann nur schwer zur Ruhe kommen, sie fühlt sich zurzeit mit allem total überfordert. Sie äußerte die Sorge, sich nicht genügend auf alle Lehrinhalte konzentrieren zu können und so womöglich wieder eine Versagenserfahrung machen zu müssen. Auf Nachfrage erzählte Angela, dass ihr von dem bislang Gehörten besonders die Vier Grenzenlosen Geisteszustände gefielen. Es wäre für sie so schön, wenn sie das spüren könnte, aber dafür müsste sie wohl noch viel arbeiten.
Es war für Angela eine angenehme Überraschung, als sie erfuhr, dass sie vielleicht erst einmal alles über die verschiedenen Lehrinhalte vergessen und sich voll und ganz auf die Vier Grenzenlosen Geisteszustände konzentrieren solle. Angela begann damit, die Vier Zustände kalligrafisch in mehreren Variationen aufzuschreiben. Diese kleinen Zettel positionierte sie an allen möglichen Plätzen ihres Alltags, sodass sie sie über den ganzen Tag hin begleiteten. Des Weiteren profitierte Angela anfangs sehr von den geführten objektlosen Meditationen, in denen jeweils einer der Vier Grenzenlosen Geisteszustände erzeugt, kultiviert, gestärkt und stabilisiert wurde. Angela wurde schnell sicherer in der eigenständigen Durchführung der Meditation und der Erzeugung von Liebe, Mitgefühl, Freude und Gleichmut.

Diese Grundlage sollte uns Folgen des vermitteln:

Die Lehre des Dharma ist so groß wie der Ozean. Wir werden ihn nie ganz ausschöpfen, und das müssen wir auch nicht.

Wir konzentrieren uns achtsam auf die einzelnen Lehrinhalte, die unser Lehrer, Meister oder Therapeut gemeinsam mit uns herausgreift, und vertiefen diese, so wie es uns möglich ist.

Jeder einzelne Aspekt der buddhistischen Lehre beinhaltet das ganze Wissen und die ganze Kraft der gesamten Lehre. Es ist nicht wichtig, möglichst viel über den Buddhismus und den Dharma gelesen zu haben; wichtig ist vielmehr, möglichst viel verstanden, verinnerlicht und verwirklicht zu haben. Grenze den Dharma ein, um nicht den Hauptzweck, das Ziel aus den Augen zu verlieren: unsere Befreiung.

Die **19.**

Grundlage der BPT

Erkenne und vermittle die konkreten buddhistischen Techniken

> Aufgrund meiner eigenen Erfahrung
> weiß ich,
> dass der Geist trainiert werden kann, und
> durch die Mittel dieses Trainings kann
> man sich selbst tief greifend wandeln.
>
> DALAI LAMA XIV
>
> . . .
>
> Fast alle buddhistischen Methoden sind
> darauf ausgelegt, dass unheilsame
> Geisteszustände aufgegeben und
> heilsame angenommen werden.
>
> JACK KORNFIELD

Kommen wir nun zu den konkreten Techniken, Übungen und Praxisanweisungen der buddhistischen Psychotherapie. Es soll hier nochmals kurz daran erinnert werden, dass wir diese 19. Praxisgrundlage mit den verschiedenen Übungen nur dann umsetzen sollten, wenn wir die vorausgegangenen Grundlagen verstanden und ausreichend gut verinnerlicht haben. Ohne Vorbereitung können wir zwar keinen Schaden nehmen, doch werden unsere Bemühungen nur wenig effektiv sein; dann drohen wir vielleicht zu resignieren und aufzugeben, was unnötig wäre.

Ein hilfreicher Weg, der sich als recht praktikabel herausgestellt hat, besteht in einer Kombination aus vorausgehender theoretischer Unterweisung im jeweiligen Aspekt des Dharma und anschließender praktischer Übung. Das bedeutet ein schrittweises Vorantasten mit sukzessiver, immer weiter zunehmender Integration zwischen Lehre und Praxis. Auf diesem bewährten Weg wird die oftmals bitter beklagte Kluft zwischen Theorie und Praxis, zwischen dem Wissen und seiner Umsetzung überwunden. Dementsprechend werden wir im buddhistisch-psychotherapeutischen Behandlungsalltag stets die verschiedenen, hier dargestellten Grundlagen miteinander kombinieren.

Die therapeutischen Maßnahmen der buddhistischen Psychotherapie

Wir werden uns nun einer gezielten Auswahl von buddhistischen Techniken detaillierter zuwenden. Die Wirkungsgeschwindigkeit dieser sehr unterschiedlichen einzelnen Techniken ist verschieden. Während wir für einige Übungen ein wenig Geduld aufbringen müssen, um eine kontinuierliche Veränderung herbeizuführen, werden andere Techniken und Anleitungen einen sofort spürbaren Effekt zeigen.

Eine konkrete Übung, die eine persönliche sinnliche Erfahrung vermittelt, ist in der Regel wesentlich effektiver als lange Erklärungen. Die in der 6. Grundlage über unseren Geist vorgestellte einfache Übung des *Rumpfdrehens* ist als Vorbereitung bestens geeignet. Hier nochmals eine Kurzanleitung: Wir drehen erst den Oberkörper so weit wir können nach rechts oder links. Danach führen wir die Übung etwa zehnmal schnell nacheinander im Geiste durch. Wenn wir die Übung jetzt tatsächlich wiederholen, werden wir feststellen, dass wir uns weiter drehen können.

Für viele Menschen ist diese kleine Übung eine sehr wichtige Erfahrung, da sie zeigt, dass sich mentales Training schnell und sichtbar auswirken kann. Eines der Kennzeichen der buddhistischen Psychotherapie ist die *nachvollziehbare* Vermittlung von Erkenntnissen. Da wir Menschen am intensivsten durch *eigene* sinnliche Erfahrungen lernen, kommt dem Buddhismus seine etwa 2500 Jahre alte große Praxisorientierung sehr zugute. Wenn wir in den paar Minuten, die die Übung des Rumpfdrehens dauert, schon derart sichtbare Veränderungen erreichen können, um wie viel mehr können wir dann durch ein kontinuierliches Training für uns selbst und für andere bewirken. Mithilfe dieser Verdeutlichung können wir auch zu anderen geistigen Übungen leichter einen Brückenschlag vollziehen.

Wir beginnen nun mit der wohl bekanntesten buddhistischen Technik der Geistesschulung: der Meditation. Sie ist zwar eine buddhistische Technik, doch es hat sie schon viel früher als den Buddhismus gegeben; ihr Ursprung verliert sich in den langen Jahrtausenden unserer Geschichte. Als Siddhartha Gautama als junger Mann seine Suche nach Befreiung begann, erlernte er die Meditation zuerst selbst von indischen Meistern. Diese Technik ist also weit mehr als 3000 Jahre alt und seitdem durchgängig praktiziert worden.

Meditation

Der Begriff Meditation ist mittlerweile zwar sehr bekannt und wird schon fast inflationär verwendet, aber dennoch haben die wenigsten Menschen konkrete Erfahrungen damit aufzuweisen oder verbinden klare Handlungsschritte damit. Es geht wohl doch um etwas mehr, als nur mit geschlossenen Augen auf einem Kissen zu sitzen.

Wenn wir uns dem Thema Meditation nähern, fragen wir uns vielleicht: Ist das schwer zu lernen? Muss ich völlig abschalten und kann ich das überhaupt? Habe ich denn während der Meditation endlich meine ersehnte Ruhe? Sollte ich womöglich stundenlang auf einem Kissen hocken? Oder werden nur indische Gurus diese Technik richtig beherrschen? Werde ich das überhaupt in meinen oft hektischen oder aufgabenreichen Alltag integrieren können? Ich bin oft so müde, werde ich davon nicht noch träger? Wie oft muss ich das machen und wie merke ich, dass es funktioniert? Und wenn diese so zentrale buddhistische Methode bei mir nicht funktioniert, kann ich dann die gesamte buddhistische Praxis nicht für mich nutzen?

Es erscheint ratsam, solche und ähnliche Fragen und Erwartungen achtsam *vor* den praktischen Übungen zu klären.

Meditation ist nur ein Begriff. Das, was dieser Begriff beschreibt, ist eine kulturübergreifende Technik und Praxis, wie wir sie in den noch ursprünglichen Gesellschaften, die wir abwertend als „primitive Kulturen“ bezeichnen, in verschiedenen Formen vorfinden, wie als Tanz- und Trommelmeditation, als Anrufungsmeditation oder als schamanische Meditation etc. Wir finden den Vorgang der Meditation aber auch in allen drei großen Religionssystemen:

- in den westlichen Religionen: Judentum, Christentum, Islam
- in den chinesischen Religionen: Konfuzianismus, Taoismus
- in den indischen Religionen: Hinduismus, Buddhismus

Wir stoßen in den großen Religionssystemen auf Begriffe wie Gebet, Kontemplation, Anrufung, Versenkung, Meditation, Sammlung, Yoga-Meditation, Mentales Training, Fokussierung etc.

Meditation ist also eine sehr weit verbreitete Praxis, die wir vergleichen können mit dem Eintauchen in uns selbst und damit in etwas Ungewohntes, das wir bislang nur relativ oberflächlich kennen. Dabei scheinen wir doch so vertraut mit uns selbst zu sein, weshalb wir oft nur schwer verstehen, dass wir uns eher auf einer nur funktional oberflächlichen als auf einer tiefer gehenden Ebene kennen. Wenn wir in dieses weitgehend unerforschte Gebiet vordringen, erleben wir meist die eine oder andere Überraschung und einige Erwartungen werden vielleicht auch enttäuscht.

Mahathera Gunaratana, ein weltweit tätiger Buddhist aus Sri Lanka, der unter anderem auch als Berater für Buddhismus an der *American University* und als Präsident der *Bhavana Society* fungiert, benennt aus seinem reichen Erfahrungsschatz verschiedene Missverständnisse, aber auch Beachtenswertes in Bezug auf unser Verständnis von Meditation.

Elf Missverständnisse über Meditation

1. Meditation ist einfach eine Entspannungstechnik
2. Meditation bedeutet, in Trance zu versinken
3. Meditation ist eine geheimnisvolle Praxis, die nicht verstanden werden kann
4. Zweck der Meditation ist es, ein Superwesen mit übernatürlichen Kräften zu werden
5. Meditation ist gefährlich, und ein kluger Mensch sollte sie vermeiden
6. Meditation ist etwas für Heilige, nicht für gewöhnliche Menschen
7. Meditation ist ein Weglaufen vor der Realität
8. Meditation ist ein großartiger Weg, um high zu werden

9. Meditation ist selbstsüchtig
10. Wenn Sie meditieren, sitzen Sie herum und haben erhabene Gedanken
11. Ein paar Wochen Meditation, und all meine Probleme werden verschwinden

Nach Mahathera Gunaratana leiten sich daraus natürlich auch elf Aspekte der Meditation ab, die wir beachten sollten:

Die elf Regeln für die Meditation

1. Erwarte nichts
2. Mühe dich nicht ab
3. Beeile dich nicht
4. Hänge an nichts und weise nichts zurück
5. Lass los
6. Nimm alles an, was auftaucht
7. Geh sanft mit dir um
8. Erforsche dich selbst
9. Betrachte alle Probleme als Herausforderung
10. Grüble nicht
11. Verweile nicht bei Gegensätzen

Auf den genauen Ablauf einer Meditation werden wir später noch eingehen, doch schon jetzt sollte deutlich werden, dass wir hier einen völlig anderen Lernvorgang beschreiten, als wir ihn vielleicht bislang in unserem Leben kennengelernt und erfolgreich absolviert haben. Viele Menschen dürften üblicherweise wohl die Erfahrung machen, dass nur anstrengendes Arbeiten die Wahrscheinlichkeit auf Erfolg erhöht. Die Liste der elf Regeln für die Meditation signalisiert hier aber eine fast entgegengesetzte Haltung. Wir wollen etwas lernen = die Meditation, sollen aber nichts erwarten, uns nicht abmühen etc. Diese Unterschiede verdienen im Rahmen einer Vermittlung von Meditation besondere Beachtung

Neben den Punkten, die oft missverstanden werden, und den guten Ratschlägen wollen wir nun einen Schritt weitergehen und betrachten, was wir mit der Meditation erreichen wollen beziehungsweise können.

Wie Gunaratana klarstellt, ist Meditation *kein* Entspannungsverfahren. Vielmehr ist Meditation ein altbewährtes *aktives* Geistestraining, bei dem der Meditierende geistig sehr *wach* und *aufmerksam* bleibt beziehungsweise seine Wachheit und Aufmerksamkeit noch zu steigern und zu stabilisieren sucht.

Durch die verschiedenen Grundlagen der buddhistischen Psychotherapie haben wir erfahren, wie unsere Probleme entstehen und auf welchen Wegen wir sie bewältigen können. Das Wissen allein reicht jedoch nicht aus. Wir brauchen eine alltagstaugliche Übungspraxis, die uns vermittelt, wie wir selbst stärker Einfluss nehmen können. Einige wesentliche Etappenziele bestehen darin, vormals unbewusste und unhinterfragte Gewohnheiten und unheilsame Abläufe mit dem Licht unserer Aufmerksamkeit, durch Konzentration und Achtsamkeit zu erhellen und zu klären. Dafür brauchen wir einen ebenfalls klaren ruhigen Geist. Die Beruhigung und Klärung unseres Geistes ist die erste Lernaufgabe in der Meditation.

Gunaratana nennt fünf Meditationsziele

1. Reinigung des Geistes
2. Überwindung von Kummer und Jammer
3. Überwindung von Schmerz und Trauer
4. Betreten des Rechten Pfades, der zur Erlangung ewigen Friedens führt
5. Erlangung von Glück durch das Verfolgen des Rechten Pfades

Wir werden in dieser Grundlage noch genauer darauf eingehen, wie diese Ziele umzusetzen sind.

Autonomie durch Meditation

Ein weiteres Ziel, das wir durch Meditation für uns erreichen wollen, liegt in der Erhöhung unserer Selbstkontrolle. Oftmals haben wir vielleicht die Wahrnehmung, dass sich unsere Gefühle gewissermaßen automatisch entwickeln und womöglich sogar eine eigenständige, logische Intelligenz besitzen. Schließlich werden wir zum Beispiel traurig, wenn etwas Trauriges passiert. Im Rahmen der 7. Grundlage der BPT über unsere Gefühle haben wir die genauen Abläufe der Entstehung von Emotionen zumindest theoretisch schon kennengelernt. Wenn wir dort erfahren, dass achtsam beobachtete Gefühle eine nur relativ kurze Lebensdauer haben, können wir jederzeit einige wenige Minuten für eine gezielte Meditation nutzen, um unheilsame Gefühle verglühen zu lassen.

Studien zeigten, dass viele Menschen relativ gut Ärger, Angst und Trauer in sich *erzeugen* können. Während sie diese Gefühle aktivierten, wurde ihr Gehirn im Computertomografen durchleuchtet. Bei Menschen, die eine gute Meditationspraxis entwickelt hatten, wie zum Beispiel der frühere französische Molekularbiologe und langjährig praktizierende Buddhist Matthieu Ricard, konnte im CT nachgewiesen werden, wie intensiv sie durch Meditation *heilsame* Geisteszustände, wie Mitgefühl, Freude, Güte, Liebe, in sich schaffen können.

Durch die meditative Praxis werden wir konkret erleben können, wie Wissen sich umsetzen lässt. Gunaratana fasst diesen Aspekt als 2. und 3. Meditationsziel zusammen: die Überwindung von Kummer, Jammer, Schmerz und Trauer. Seine Punkte 4 und 5 bedeuten, dass wir mithilfe der Meditation die Vierte Edle Wahrheit über den Rechten Weg zur Beendigung des Leidens leichter umsetzen können.

Wie funktioniert Meditation genau, worauf müssen wir achten?

Wie dies oft der Fall ist, gibt es genauso wenig *die* Meditation wie *den* Buddhismus oder andere vereinfachende Verallgemeinerungen. Es haben sich recht unterschiedliche Meditationsformen herausgebildet. Die wohl bekanntesten sind die Stille und die Sitzmeditation. Weitere Varianten sind die Dynamische Meditation, die Gehmeditation, meditativer Tanz, meditatives Hören, Putz- oder Kochmeditation, Achtsamkeitsmeditation, die Meditation mit sogenannten Koans (scheinbar sinnlosen Fragen) aus der Zen-Tradition, Atemmeditation, freie oder geleitete Meditationen etc.

Jede dieser einzelnen Formen weist wiederum verschiedene Variationen auf. So variieren zum Beispiel Sitzmeditationen in Form und Inhalt: In einigen Meditationsgruppen wird sehr auf die Form geachtet, hier ist *absolutes* Stillsitzen erwünscht; in anderen sollen wir auf Körpersignale achten und Schmerzen vermeiden, d. h., wir dürfen uns achtsam bewegen, wenn zum Beispiel ein Bein schmerzt oder auf unangenehme Weise einschläft. Inhaltlich gibt es noch wesentlich mehr Differenzierungen, da das Ziel der jeweiligen Meditation natürlich auch deren Inhalte deutlich beeinflusst.

Zuerst beginnen wir in der Meditation damit, unseren (meist recht unruhigen Geist) zu besänftigen. Buddha selbst führt hierfür den Vergleich mit einem See an, auf dem viele Wellen die Oberfläche aufwühlen. Es ist uns nicht möglich, tiefer in das Wasser zu blicken, geschweige denn auf den Grund zu sehen. Erst müssen wir die Oberfläche sich beruhigen lassen. Unser Geist muss sich klären und zur Ruhe kommen. Nur mit einem klaren Geist können wir tiefer blicken.

Es sei hier nochmals daran erinnert, dass der Geist zwar ruhiger und weniger aufgeregt, gleichzeitig aber auch *klarer* und *wacher* wird. Meditation ist kein Entspannungs- oder Beruhigungsprogramm.

Der zweite Aspekt der Meditation ist das sogenannte *Tiefe Schauen.* Auf der Basis eines ruhigen klaren Geistes, den wir im ersten Schritt trainiert haben, können wir gewissermaßen in uns hineinschauen und ohne oder zumindest mit möglichst wenigen Verzerrungen erkennen, was in uns wirkt, wie wir einen guten Weg für uns selbst und für alle anderen finden.

Die beiden Aspekte der Meditation sind: die Klärung des wachen Geist und das Tiefe Schauen.

Diese beiden Aspekte stehen in einer Wechselwirkung zueinander. Wenn wir unseren Geist klären, können wir tiefer blicken; haben wir einen tieferen Einblick, finden wir mittel- und langfristig mehr Klarheit.

Nachdem wir bislang viel Allgemeines über die Meditation erfahren haben, betrachten wir jetzt ihre genaue Umsetzung. Der Meditationsmeister Yongey Mingyur Rinpoche unterweist uns in einigen beachtenswerten Grundlagen für die praktische Umsetzung der Meditation. Er beschreibt, auf was wir zu Beginn, wenn wir die Meditation erlernen und praktizieren wollen, achten sollten.

Die Sieben-Punkte-Haltung in der Meditation

1. Unsere Grundlage

In der Regel sitzen wir auf einem Kissen auf dem Boden. Der Grundgedanke dabei ist, sich so zu setzen, dass wir bequem, fest und sicher sitzen können.

Sehr geübte Praktizierende beherrschen den vollen oder den halben Lotossitz.

Halber Lotossitz: Beide Knie sind gebeugt und berühren den Boden. Ein Fuß liegt auf dem gegenüberliegenden Oberschenkel, der andere Fuß liegt unter dem gegenüberliegenden Oberschenkel.

Voller Lotossitz: Beide Knie sind gebeugt und berühren den Boden. Der linke Fuß liegt auf dem rechten Oberschenkel, der rechte Fuß liegt auf dem linkem Oberschenkel.

Wir können die Beine aber auch so verschränken, wie es bequem für uns ist, zum Beispiel im sogenannten *Schneidersitz* oder auf *burmesische Art:* Beide Knie sind angewinkelt und berühren den Boden. Die Füße und Unterschenkel liegen flach und parallel zueinander auf dem Boden.

Wenn es uns – aus welchen Gründen auch immer – nicht möglich ist, auf dem Boden beziehungsweise auf einem Meditationskissen zu sitzen, können wir natürlich auch auf einem Stuhl meditieren. Dieser sollte aber keine Armlehnen haben. Wir müssen auch darauf achten, dass wir die Beine parallel nebeneinander stellen (nicht überschlagen) und die Füße fest auf dem Boden stehen können. Ansonsten brauchen wir eine Unterlage für die Füße.

2. Unsere Hände

Die eine Hand liegt in der anderen Hand, beide Hände sind entspannt mit leicht gekrümmten Fingern, ohne dass die Finger aber wie beim Gebet verschränkt sind.

3. Unsere Oberarme

Die Arme sind leicht vom Rumpf abgewinkelt, sodass sie nicht zu eng anliegen. Arme und Hände liegen auf den Oberschenkeln. Es ist wichtig, dass die Hände ineinander liegen. Es sollte unbedingt vermieden werden, dass die Arme rechts und links am Körper herunterhängen. Das würde in den Meditationssitzungen schmerzhafte Empfindungen erzeugen.

4. Unser Rücken und unsere Haltung

Dieser Punkt ist von zentraler Bedeutung, denn das *aufrechte* Sitzen ist ein wesentlicher Schlüssel zum Erfolg. Wir sitzen so, als würde unsere Wirbelsäule, unser Rückgrat, aus Münzen bestehen und wir bestrebt sind, diese Münzen zu einem senkrechten geraden Turm aufzuschichten.

Wenn wir hier von unserer *Haltung* sprechen, so ist dieser Begriff zu Recht doppeldeutig: Die Haltung des Körper und die Haltung dem Leben gegenüber sind nicht selten ziemlich identisch. Eine gebeugte Körperhaltung ist oft auch ein Zeichen für eine gebeugte Lebenshaltung.

Wir schulen bei der Meditation allein schon durch die notwendig aufrechte Körperhaltung auch einen aufrechten Geist.

In der 5. und 6, Grundlage der BPT haben wir den Zusammenhang zwischen Körper und Geist genauer kennengelernt, sodass wir nun verstehen können, wie wir durch die Körperhaltung, das Körpertraining den Geist schulen und umgekehrt durch die Geistesschulung den Körper positiv beeinflussen. Da wir während der Meditation stets wachsam, aufmerksam und achtsam bleiben und keinesfalls abschalten und abdriften, nehmen wir die Signale unseres Körpers achtsam zur Kenntnis, um zum Beispiel auf mögliche Fehlhaltungen jederzeit korrigierend Einfluss nehmen zu können.

Wahrscheinlich müssen wir das aufrechte Sitzen zuerst einmal eine gewisse Zeit trainieren. Wir können täglich, wenn wir irgendwo sitzen, für einige Minuten üben, uns wirklich gerade hinzusetzen. Wenn wir dann schmerzhafte Spannungen spüren, meist im Lendenwirbelbereich, können wir die Sitzposition sofort wieder verändern, um den Vorgang bald zu wiederholen.

Schon allein diese simple Haltungsübung ist von sehr großer Bedeutung und zeigt eine Vielzahl an unterschiedlichen positiven Wirkungen. Menschen, die mit diesen Übungen beginnen, berichten davon, dass sie, wenn sie aufrecht sitzen und gehen, auch leichter atmen können und sich irgendwie besser fühlen. Interessanterweise wird dies auch sofort von anderen Menschen wahrgenommen.

Eine kurze Übung zur Königshaltung
(in Anlehnung an Jack Kornfield)
Wir werden einen ganzen Tag lang eine Königinnen- oder Königshaltung einnehmen. Diese Haltung praktizieren wir in allen Lebensbereichen: Wir gehen und sitzen stets aufrecht, so als hätten wir eine Krone auf dem Kopf. Wir hetzen nicht, wir schreiten, wir essen nicht, wir speisen, wir quatschen nicht, wir reden würdevoll und aufmerksam. Wir sind achtsam auf unsere sich verändernden Emotionen und auch auf die Reaktionen unseres Umfeldes.

5. Unser Kopf

Der Kopf ist gleichsam die natürliche Verlängerung des Rückens. Wir achten darauf, dass er gerade auf unserer ebenfalls aufgerichteten Wirbelsäule sitzt. Besondere Beachtung sollte dabei dem Kinn gelten. Wenn wir darauf achten, dass wir das Kinn gut ausgerichtet und etwas angehoben halten, vermeiden wir das nicht erwünschte Absenken und damit Hängenlassen des Kopfes. Bei dieser Ausrichtung des Kinns sollte auch der Kopf möglichst gut auf dem Rückgrat ruhen, nicht zu weit nach vorn, nicht zu weit nach hinten.

Oft kann es eine Hilfe sein, wenn wir uns die für uns typische Haltung einmal genauer im Spiegel anschauen. Nicht selten können sich im Laufe der Zeit aus unterschiedlichen Gründen die verschiedensten Fehlhaltungen herausgebildet haben. Die gerade Haltung des Rückens, der Position des Kopfes, des Kinns, besonders aber auch der Schultern ist wichtig. Sind die Schultern verspannt hochgezogen? Sind sie nach vorn gezogen? Schieben wir das Kinn weiter nach vorn als gut wäre? Ist unser Kopf zu sehr geneigt? Jede Fehlhaltung wird sich in den Meditationssitzungen sehr deutlich spürbar, weil schmerzhaft bemerkbar machen. Wir erfahren durch diese körperlichen schmerzlichen Rückmeldungen sehr viel über uns und unsere Haltung beim Sitzen wie auch im Leben.

Auf dieser Ebene ist Meditation eine Art Haltungstraining, das zugleich auch schon Geistestraining ist.

6. Unser Mund

Wir halten unseren Mund entspannt geschlossen. Wir pressen die Lippen nicht zusammen, lassen den Mund sich aber auch nicht zu entspannt öffnen. Auch kann es manchmal hilfreich sein, die Zunge mit leichtem Druck unter den Gaumen zu positionieren, da so der in der Meditation bisweilen als störend empfundene Speichelfluss mit dem Impuls zu häufigem Schlucken reduziert werden kann.

7. Unsere Augen

Die Augen können geschlossen werden. Die Unterbrechung der äußeren Reize durch die deutliche Verminderung des Lichteinfalls auf unserer Netzhaut führt zu einer Reduzierung von äußeren Ablenkungen und einer Förderung von inneren Prozessen. Darüber hinaus reagiert unser Gehirnstoffwechsel auf die Reduktion von Helligkeit, indem er Neurotransmitter wie zum Beispiel Melatonin freisetzt, die eine weitere Beruhigung unterstützen.

Wenn es bei Gruppenmeditationen vielleicht manchmal als unangenehm empfunden wird, die Augen zu schließen, ist es aber auch kein Problem, den Blick auf einem festen Punkt im Raum ruhen zu lassen.

Weitere Hilfsmittel und beachtenswerte Hinweise

Neben dieser wichtigen Sieben-Punkte-Haltung gibt es noch ein paar weitere hilfreiche Aspekte:

Unsere Kleidung

Das Prinzip heißt: Wir machen es uns bequem. Nichts an unserer Kleidung sollte uns einzwängen, drücken, kneifen oder sich auf andere Art schmerzhaft bemerkbar machen. Wir wählen eine bequeme, leichte und weite Kleidung, die uns nicht einengt. Die Wahl der Hose ist wichtig. Wenn wir mit verschränkten Beinen sitzen, sollte sie nicht zu eng sein. Bei der Meditation ziehen wir außerdem unsere Schuhe aus.

Unser Meditationskissen

Die ideale Höhe des Kissens beträgt etwa acht Zentimeter, wenn wir darauf sitzen. Wenn sich ein Kissen zusammendrücken lässt, sollten noch acht

Zentimeter übrig bleiben, wenn wir darauf sitzen. Man muss also beim Kissenkauf prüfen, wie weit es sich eindrücken lässt.

Eine Decke

Eine Decke kann dann hilfreich sein, wenn wir in größeren Gruppenräumen meditieren, die möglicherweise kühler oder nicht gut geheizt sind; sie kann aber auch als Puffer für die Beine dienen, wenn der Fußboden ziemlich hart ist.

Unser Meditationsraum

Vor allem zu Beginn unserer Meditationspraxis ist es hilfreich, einen festen Platz zum Meditieren zu haben. Wir sollten in unserer Wohnung dafür einen kleinen Ort finden, den wir mit ein paar hilfreichen Gegenständen ausschmücken. So sind für manche Menschen angenehme Düfte wie Duftöle, Räucherstäbchen etc. oder anregende und hilfreiche Symbole in Form von Buddha- und Bodhisattva-Statuen oder Mandalas wichtig. Der Platz sollte aber trotzdem noch relativ schlicht bleiben. Die Achtsamkeit, die wir diesen Dingen zukommen lassen, entspricht nicht selten auch der Achtsamkeit und Wertigkeit, die wir auf uns selbst und unsere Belange verwenden. Wird dieser Ort in einem Kellerraum oder auf dem Dachboden, in einem zentralen Wohnraum oder in einem nur dafür genutzten Zimmer seinen Platz finden? Wenn wir mit ein wenig Geduld nach einiger Zeit eine gute Meditationspraxis entwickelt haben, können wir diese Technik jederzeit und an jedem Ort ausüben.

Neben ihrer eigenen Praxis zu Hause werden Therapeuten und Hilfesuchende auch regelmäßig in der Woche an Gruppenunterweisungen mit anschließender Gruppenmeditation teilnehmen.

Unsere Meditationszeit

Zu Beginn unserer Übungspraxis scheint es hilfreich zu sein, einen festen Zeitpunkt für das tägliche Praktizieren festzulegen. Wir benötigen ein paar Wochen, bis wir eine neue Tätigkeit als hilfreiche Gewohnheit etabliert haben. Wir sollten den Zeitrahmen am besten festlegen, *bevor* wir mit der Meditation beginnen. In der Anfangsphase können 10 bis 20 Minuten völlig ausreichend sein. Das hilfreiche Motto lautet: Lieber mit

Freude häufiger kurze Meditationen als mit Unlust und deshalb vielleicht seltener lange Meditationen.

Wenn wir mit falschem Ehrgeiz beginnen und vielleicht meinen, dass wir gleich stundenlang sitzen und die bestimmt auftretenden körperlichen und geistigen Probleme einfach nur aushalten müssten, dann werden wir wahrscheinlich wohl bald die Lust daran verlieren und aufgeben. Zu Beginn ist weniger also mehr.

Für die zeitliche Orientierung kann eine Meditationsuhr hilfreich sein. Das sind Uhren, die einen Countdown anzeigen und danach einen Klang abgeben.

Mittlerweile ist vielleicht deutlich geworden, dass es eine Reihe von beachtenswerten Dingen gibt, die wir kennen sollten, um unsere Erfolgschancen zu steigern.

Die ersten Meditationssitzungen

Die ersten Meditationssitzungen werden wir als Hilfesuchende wahrscheinlich unter direkter Anleitung eines Lehrers oder einer Lehrerin durchführen. Wir können dann sofortige Rückmeldungen in Bezug auf unsere Sitzposition und Körperhaltung bekommen. Des Weiteren werden wir eine *Geführte Meditation* durchführen. Dies kann uns anfangs dabei helfen, auf die wesentlichen Aspekte zu achten, ohne durch die Konzentration auf die verschiedensten Dinge Verwirrung und Verunsicherung bei uns hervorzurufen.

Der Lehrer oder die Lehrerin wird uns dazu anleiten, auf unsere Atmung zu achten und eine möglichst ruhige, gleichmäßige Bauchatmung durchzuführen. Die ersten Meditationen werden wahrscheinlich eher kürzer gehalten sein. Nachdem wir mithilfe der Bauchatmung unseren Körper und Geist beruhigen konnten, werden wir dazu angeleitet, auf die nun aufsteigenden Emotionen und Gedanken zu achten. Ein wesentlicher Aspekt hierbei ist die Akzeptanz jeder Regung, die entsteht. Wir werden ohne Bewertung alles im ruhigen Geist betrachten. Dabei nehmen wir eine *Beobachterposition* ein. Wie in einem eigenen privaten Kinosaal werden wir uns unseren Film betrachten und gespannt sein, was wohl als Nächstes geboten wird.

Dieser Punkt ist in vielfacher Hinsicht bedeutsam: Wir werden *zunächst* an keinem bestimmten Gedanken festhalten. Die ersten Lernschritte bestehen darin, Geist und Körper zur Ruhe zu bringen. Das bedeutet aber *nicht,* sich völlig zu entspannen; wir bleiben vielmehr durchgängig sehr wach und achtsam. Der erste Schritt führt dazu, dass wir unsere Gedanken zügeln lernen. Parallel dazu bleiben wir auch auf das Hier und Jetzt achtsam: Wir betrachten unsere inneren Prozesse im Hier und Jetzt, doch bleiben gleichzeitig präsent, nehmen weiterhin die Dinge um uns herum im Hier und Jetzt wahr, wozu die Geräusche im Raum und jede eigene Körperempfindung gehören. Wenn Meditationsanfänger enttäuscht berichten, dass sie gar nicht abschalten konnten und jedes Geräusch um sich herum wahrgenommen haben, sollten wir ihnen gratulieren und sie darin bestärken, auch weiterhin wachsam zu bleiben.

Wir müssen uns demzufolge erst einmal von dem Gedanken verabschieden, dass wir in der Meditation absolute Ruhe finden. Anfangs wird das Gegenteil der Fall sein. Wir werden zunächst erleben, wie viele Gedanken sich melden und wie schnell sie wieder verfliegen.

In der Anfangsphase kann es gelegentlich hilfreich sein, unsere inneren Unruhezonen zu visualisieren: Wir können uns zum Beispiel einen personifizierten inneren Unruhestifter oder ein sehr stürmisches Landschaftsbild vorstellen, auf das wir dann beruhigend einwirken. So können wir uns dann mit mehr Klarheit und Ruhe der weiteren Meditation widmen. Die Übung des Rumpfdrehens (s. o.) hat uns verdeutlicht, wie intensiv unser Organismus auf unsere gedanklichen Vorstellungen reagiert.

Die Übung des Gedankenzählens

Wir betrachten unseren Gedankenfluss, halten nichts fest und schauen, was als Nächstes passiert, welcher Gedanke wohl als nächster kommt. Meditation darf nicht zu einem Abdriften in unbewusste Bilderwelten führen. Tagträume, Grübeleien, Erwartungen, Hoffnungen, Erinnerungen sind also kontraproduktiv. In der Anfangsphase besteht ein wesentlicher Schritt darin, jeden Gedanken weiterziehen zu lassen.

Hierfür kann es hilfreich sein, wenn wir die *Übung des Gedankenzählens* umsetzen. Dabei achten wir nicht so sehr auf den jeweiligen Inhalt des aufsteigenden Gedankens, sondern geben ihm einfach eine

Nummer und warten auf den nächsten Gedanken, um ihm die nächste Nummer zu geben. Wahrscheinlich wird anfangs ein ziemlich schneller Wechsel von Gedanken stattfinden und wir merken vielleicht, dass wir in den 10 Minuten der Meditation fast 30 Gedanken hatten. Das ist gut so. Wir fahren damit in den nächsten Tagen fort.

Die Anfangsphase der Meditation ist geprägt durch die Aspekte

- einen regelmäßigen Meditationsrhythmus zu finden und die Meditation in unser Leben zu integrieren
- die Sitzposition zu üben und zu festigen sowie die aufrechte Haltung auf unseren Alltag zu übertragen
- die Bauchatmung zu trainieren und zu stabilisieren
- zu verinnerlichen, dass Meditation keine Entspannung ist, sondern aktives Training. Es ist ein bewusstes Wahrnehmen von allem, was jetzt ist. Genau aus diesem Grunde ist Meditation, wenn wir damit beginnen, auch oft ein Bewusstwerden des inneren Chaos
- die Übung des Gedanken- oder Atemzählens zu trainieren und zu stabilisieren

---

Wenn wir diese Aspekte in unser Leben integrieren können, haben wir schon sehr viel erreicht.

Wir können etliche Hilfen für unsere Meditation nutzen. Das Gedankenzählen kann eine solche sein. Die Konzentration auf den Atem und das stetige Wiederholen eines oder mehrerer heilsamer Worte *(Mantra)* dienen uns als eine Art Sicherungsseil, an dem wir uns immer wieder neu festhalten oder ausrichten können.

Fortschritte in der Meditation

Mit regelmäßiger Übung werden wir uns fast automatisch zu den fortgeschrittenen Bereichen der Meditation hinentwickeln. Wir werden feststellen, dass es zunehmend leichter wird, die meditative Haltung einzunehmen; wir werden uns nach und nach immer wohler fühlen in der aufrechten Sitzposition und wir werden schneller in der Lage dazu sein, unseren Körper und Geist zu klären und zu beruhigen.

Anfangs nutzen wir zunächst die ruhigen Momente, um zu üben. Erst wenn wir das Meditieren in diesen ruhigen Phasen beherrschen, können wir es auch in angespannteren Momenten üben. Mehrmals wurde bereits Mathieu Ricard erwähnt, der französische Meditationsmeister, der sagte, dass wir das Segeln bei leichtem Wind lernen sollten und nicht im Sturm. Wenn wir dann aber das Segeln beherrschen, verbessern sich unsere Chancen sehr, auch in einem Sturm nicht unterzugehen.

Im weiteren Übungsverlauf spüren wir vielleicht, dass bei der Übung des Gedankenzählens während 10 Minuten nicht mehr 30, sondern vielleicht nur noch 20 oder weniger Gedanken von uns zu identifizieren sind. Mit fortschreitender Übung werden die Gedanken tatsächlich langsamer und weniger. Die Übung des Gedankenzählens ist deshalb hervorragend bei Grübelzwängen geeignet.

No Mind

Wenn sich die Gedanken verlangsamen, nehmen wir im weiteren Verlauf wahr, dass sich irgendwann Lücken zwischen ihnen bilden: Ein Gedanke vergeht und der nächste lässt noch ein wenig auf sich warten. Das sind die sehr kostbaren, heilsamen und besonders wertvollen Momente, denen wir besondere Beachtung schenken sollten. Wir genießen diese Augenblicke des Keinen-Gedanken-Habens, die als No Mind und im Zen-Buddhismus als *Satori* oder *Kensho* bezeichnet werden.

Genau diese Erfahrung wollen wir verstärken. Der Zustand des No Mind führt zu meist sehr angenehmen individuellen, Empfindungen. Wenn wir diese Erfahrung wiederholen und festigen können, werden wir auch in Zukunft zunehmend leichter den Zugang dazu finden und können den No Mind schneller und sicherer erzeugen. Natürlich können wir nicht daran festhalten. Wir versuchen nicht, Gedanken wegzuschieben, sondern halten Ausschau nach den nächsten Gedanken. Daher versuchen wir eher, Gedanken weiterziehen zu lassen, als sie zu unterdrücken.

Der Zustand von No Mind kann nicht durch „meditative Leistung“ erzeugt werden. Wenn wir in absichtsloser Achtsamkeit ruhen, können wir betrachten, wie dieser natürliche Vorgang sich entfaltet; wie eine Knospe, wenn das Klima entsprechend warm bleibt.

Wir verbinden mit unserer Meditationspraxis vielschichtige Zielvorstellungen und Wirkungswünsche. Neben den Momenten von No Mind und der Förderung von Achtsamkeit und bewussterem Handeln sollte die regelmäßige Meditationspraxis einen meditativen Lebensstil entwickeln, stärken und kultivieren. Aus der meditativen Übung wird eine meditative Lebenshaltung, wozu gehören: eine möglichst dauerhafte oder immer schneller zu erreichende Gelassenheit, Achtsamkeit, Klarheit und daraus folgend eine befreite Grundhaltung. Nicht das Meditationskissen ist unser Wirkungsort, sondern unser gesamtes Lebensspektrum.

Die Psychotherapeuten sollten unbedingt sehr achtsam und fachlich fundiert mit den Aspekten von Entgrenzung und Ich-Auflösung in der Meditation und außerhalb von ihr umgehen. Hier ist eine abgesicherte diagnostische Einschätzung unumgänglich. Einige Therapeuten bewerten solche Entgrenzungen generell als Fortschritt auf dem Weg zur Egolosigkeit. Wir müssen aber zum Wohle der Hilfesuchenden klar unterscheiden, ob es sich um das Ergebnis heilsamer Geistesübungen oder um Symptome eines getrübten Geistes handelt, wie wir sie zum Beispiel bei Menschen mit schwereren Persönlichkeitsstörungen finden.

Meditation und Emotionen

Den Zustand des No Mind können wir mit fortschreitender Praxis auch in emotional turbulenteren Phasen herbeiführen. Wenn wir als regelmäßig Meditierende emotionale Anspannungen, wie zum Beispiel Ärger, erleben, sichern wir unsere meditative Haltung, atmen bewusst und regelmäßig, praktizieren unsere Bauchatmung, klären unseren Geist und achten auf unsere körperliche Wahrnehmung: Wo im Körper kann sich der Ärger manifestieren? Wie fühlt sich der Ärger genau an? Welche Qualität hat er? Zeigt er sich als ein drückendes, ein stechendes, ein brennendes, ein reißendes oder als welches Gefühl im Körper?

Im nächsten Schritt werden wir auf zweierlei Dinge fokussiert bleiben:

1. Wir achten darauf, wie sich das Gefühl verändert.
2. Wir klären unsere geistige Verfassung in einer Weise, die es uns ermöglicht zu beobachten, welche weiteren Emotionen und welche

> Gedanken zu den körperlichen Empfindungen entstehen. So verhindern wir, dass zum Beispiel wütende Gedanken unsere wütenden Emotionen nährend am Leben erhalten und verstärken.

Durch diese achtsame Beobachtung wird das Gefüge aus unseren körperlichen Empfindungen, unseren Gedanken und den zugehörigen Emotionen immer transparenter. Insbesondere werden wir die Gedanken, die unseren Ärger weiterhin anfachen, genau beobachten. Wir werden die dazu gehörende innere Stimme (siehe weiter unten zur Praxis des *Chöd*) achtsam und mit Bewusstheit zur Kenntnis nehmen und akzeptieren. Wenn wir eine zusätzliche Dimension hinzufügen, indem wir eine Beobachterposition einnehmen, wird unserer inneren, in diesem Beispiel also ärgerlichen Stimme die Bewusstseinsenergie entzogen. Wir haben bereits im Rahmen der 7. Grundlage der BPT über unsere Emotionen erfahren, dass eine Emotion eigentlich nur eine kurze Lebensdauer besitzt – es sei denn, wir erhalten zum Beispiel unseren Ärger durch unsere entsprechenden Gedanken am Leben. Wenn unsere Aufmerksamkeit darauf ruht, verliert er seine uneingeschränkte Macht und Kontrolle.

Wir finden hier eine sehr wichtige Technik vor und erhalten in unserem Alltagsleben sicherlich oft die Gelegenheit, dies auch konkret zu trainieren. Nicht selten werden wir erst in der Anfangsphase unserer Geistesschulung darauf aufmerksam, wie oft unsere eigenen Gedanken uns und auch unsere Mitmenschen belasten.

Es ist ratsam, die 7. Grundlage der BPT genau zu studieren und sie mit den Hilfesuchenden möglichst praxisnah durchzuarbeiten. Wir müssen wirklich verstehen lernen und verinnerlichen, wie unsere unspezifischen Gefühle zu den Emotionen werden, unter denen Menschen so sehr leiden. Wir möchten diese belastenden Emotionen *verglühen* lassen und werden in der BPT dafür passende Selbstinstruktionen entwickeln, wie: „Ich lasse meine Wut verglühen", „Ich lasse meine Angst verglühen", „Ich lasse meine Trauer verglühen" oder „Ich lasse meinen Schmerz verglühen".

Für fast alle Menschen ist das zuerst einmal sehr ungewohnt und widerspricht teilweise sogar unseren wenig reflektierten Alltagserfahrungen. Deshalb ist die *eigene* Erfahrung mit dieser Technik so wichtig. Wir werden in der buddhistischen Psychotherapie im Rahmen der Einzelsitzungen mit den genauen Abläufen vertraut gemacht und erhalten Instruktionen für unser alltägliches Training.

Switchen lernen

Wenn wir das *Switchen* beherrschen, haben wir einen Zustand in Richtung von Befreiung erreicht. Jetzt entscheiden *wir,* welche Seiten von uns aktiviert beziehungsweise deaktiviert werden sollen. In der 5., 6. und 13. Grundlage der BPT haben wir bereits erfahren, dass wir trotz anderer spontaner Empfindungen über keinen festen Persönlichkeitskern verfügen. Im Laufe eines Tages wechseln wir mehr oder weniger oft unsere Persönlichkeiten und reagieren je nach Situation und Verfassung entweder ruhig, gelassen und friedfertig oder dünnhäutig, gereizt und angriffslustig. Mit einem ungeschulten Geist üben wir darüber nur sehr wenig Eigenkontrolle aus. Wenn wir uns durch eine Situation gekränkt fühlen, fallen wir automatisch in eine unserer Persönlichkeiten oder Rollen und finden oft keinen Ausweg daraus.

Switchen lernen bedeutet hier, selbst wieder das Kommando zu übernehmen: *Wir* entscheiden, welche unserer verschiedenen Rollen wir aktivieren und welcher wir die Energie entziehen. Wir *switchen* von einer unheilsamen in eine heilsame Rolle.

Dafür müssen wir unsere dominantesten Rollen kennenlernen, sie transparent für uns machen und mit ihnen in einen Dialog treten, sodass wir unsere Eigenkontrolle nach und nach immer mehr ausbauen können. Wenn wir zum Beispiel merken, dass sich in einer Situation unsere Opfer- oder unsere Kämpferpersönlichkeit in den Vordergrund drängen will, können wir unsere Aufmerksamkeit auf diesen Prozess lenken, *switchen* und so die Dynamik verändern. Noch größeren Einfluss darauf werden wir durch die *Chöd*-Technik (siehe unten) gewinnen können.

Die Zeit, die wir brauchen

Wahrscheinlich werden unsere Fortschritte schnell spürbar werden, sodass wir daraus Hoffnung, Zuversicht und Motivation schöpfen können. Mittlerweile gibt es Meditationsstudien, zum Beispiel von Frau Prof. Dr. Tania Singer in Zusammenarbeit mit dem Buddhisten Matthieu Ricard, die belegen konnten, dass schon nach einem *dreimonatigen* Retreat deutliche positive geistige Veränderungen stattgefunden haben. Bei den Versuchsteilnehmern kam es zu einer signifikanten messbaren Steigerung ihrer Aufmerksamkeitsspanne und Aufmerksamkeitsflexibilität, ihrer Achtsamkeit, Gelassenheit und ihrer Fähigkeiten zur Stressbewältigung.

Die Geschwindigkeit, mit der sich unsere Nervenbahnen im Gehirn dauerhaft verändern und durch das Training ausdifferenzieren, wachsen und sich verstärken, kann recht unterschiedlich sein. Im Rahmen der 5. Grundlage der BPT über unseren Körper haben wir schon von einer Studie berichtet, die beweisen konnte, dass bereits innerhalb von nur fünf Tagen Training ein signifikantes Wachstum in dem trainierten Hirnareal festzustellen war. Ein interessantes Detail der Studie war die Erkenntnis, dass es gleichgültig war, ob nur körperlich oder nur geistig, d. h. in der Vorstellung trainiert wurde: Bei beiden Varianten entwickelte sich das Nervenwachstum ohne Unterschied.

Jeder Mensch hat jedoch seine eigene Geschwindigkeit und eine sehr persönliche Art, derartige neue Tätigkeiten in sein Leben zu integrieren. Wir benötigen *Geduld* für uns und alle anderen Wesen. Durch eine geduldige und achtsame Haltung gewinnen wir viel mehr als durch einen falschen Ehrgeiz, mit dem wir möglichst schnell möglichst viel erreichen wollen.

Wir werden im Rahmen der buddhistischen Psychotherapie noch eine ganze Reihe von Meditationsvarianten kennenlernen, bei denen wir sehr unterschiedliche Bilder für die Meditationspraxis nutzen. Die übergeordneten Ziele beziehen sich bei allen auf eine erhöhte Selbstkontrolle, Achtsamkeit, Konzentration, den Einfluss auf unsere Gefühle und die Klärung unseres Geistes.

Die Analytische Meditation

Wenn wir die bis jetzt genannten Aspekte gut umsetzen können, entstehen weitere Perspektiven, Optionen und Bereiche, wie wir die Meditation nutzen können. In der sogenannten *Analytischen Meditation* fokussieren wir unseren Geist auf ein bestimmtes Thema. Wir erzeugen im ersten Schritt einen klaren, ruhigen und gelassenen Geist, der nicht anhaftet, der nicht abwertet, der gütig und heilsam in uns verweilt. Wenn wir auf diesem

Fundament ein Problem analysieren, werden wir zuerst wieder als Beobachter fungieren, der dem eigenen Verstand beim Problemwälzen sozusagen über die Schulter schaut. Durch die Beobachterrolle wird dem grübelnden Verstand Bewusstseinsenergie entzogen und er wird ruhiger. Nur mit diesem ruhigen, klaren Geist können wir unseren analytischen Verstand wirklich heilsam für uns einsetzen. Erst dann können wir eine eigene Wahl treffen und müssen nicht mehr nur unseren unbewussten Mustern folgen.

Um solch einen heilsamen Zustand zu erreichen, müssen wir uns ein wenig um uns selbst bemühen. Wir brauchen die Geistesschulung genauso, wie wir uns der täglichen Körperhygiene widmen. Die Fortschritte werden in der Regel allerdings eher einem aufsteigenden Wellenmuster ähneln und nicht einer aufsteigenden Geraden. Das bedeutet, nach Phasen des Fortschritts wird es auch immer wieder kleinere Rückschritte geben. Diese zeigen sich in Phasen der Unlust, der Frustration, vielleicht auch in Rückfällen in längst überwunden geglaubte Wutanfälle, Ängste oder generelle Zweifel an dem, was wir hier tun.

Jack Kornfield beschreibt diese Phänomene sehr eindrücklich in seinem Buch *Tor des Erwachens.* Sie können selbst bei Meditationsmeistern auftreten, die Erleuchtungserfahrungen hatten. Es geht hier also nicht um die Frage, *ob* in der Meditation Probleme auftauchen, denn sie werden unweigerlich entstehen, sondern *wie* wir damit umgehen lernen. Jeder wird seine eigenen Probleme kennenlernen.

Die häufigsten Probleme, die wir bei der Meditation erleben

Zu nennen sind hier Schmerzen, Missempfindungen, Müdigkeit, Unruhe, Gedankenrasen, Träumerei-Trips, Langeweile und Zweifel.

Schmerzen

Wenn wir Schmerzempfindungen erfahren, sollten wir zuerst eine Linderung anstreben. Ein zähes Aushalten und Absitzen der Zeit mit gequältem Geist sollte vermieden werden. Wir sollten also zum Beispiel unsere Muskeln achtsam und ruhig lockern und vielleicht entspannen. Doch wir müssen unseren Schmerz auch erforschen. Wie ist er einzuschätzen? Liegt es möglicherweise an unserer Haltung? Wird er wieder vergehen, wenn wir achtsam damit umgehen? Können wir ihn durch geistiges Training und

Atemübungen positiv verändern? Diese Aspekte sollten vielleicht auch mit dem buddhistischen Psychotherapeuten bearbeitet werden.

Missempfindungen

Die häufigsten Missempfindungen entstehen durch ein Taubheitsgefühl in den Beinen, wenn diese einschlafen. Dieses Phänomen wird uns in der Lernphase ziemlich lange begleiten. Es entsteht, weil es in westlichen Kulturen schon sehr lange Zeit nicht mehr üblich ist, mit verschränkten Beinen auf dem Boden zu sitzen, denn wir haben eine Stuhl-, Sessel- und Sofakultur.

Solche Missempfindungen werden von vielen Menschen als relativ bedrohlich erlebt und oft mit dem Satz kommentiert: „Meine Beine sterben ab." Als Therapeuten sollten wir schon im Vorfeld darauf hinweisen, dass diese Missempfindungen entstehen können, und es sollte auch deutlich vermittelt werden, dass es sich dabei um kein bedrohliches körperliches Symptom handelt, denn es werden lediglich ein paar Nerven gedrückt. Die Missempfindungen entstehen nicht, weil zum Beispiel die Blutzirkulation unterbrochen wird. Es besteht also keinerlei Gefahr. Das Taubheitsgefühl sollte angenommen werden, der Körper wird sich daran gewöhnen.

Darüber hinaus können auch andere Empfindungen wie Kribbeln, Hautjucken, Kitzelgefühle etc. auftreten. Bei bestimmten Meditationsformen, in denen wir in eine tiefere Trance hineingehen, d. h. unseren Geist sich in einem ruhigen Modus, aber trotzdem sehr konzentriert auf bestimmte Aspekte fokussieren lassen, können sich Missempfindungen einstellen, die bis zur *Auflösung des Körperschemas* führen können. Normalerweise wissen wir auch mit geschlossenen Augen, wo sich unsere Arme und Hände gerade befinden, doch bei tieferen Trancezuständen können wir dieses Wissen kurzfristig verlieren. Wenn wir noch wenig Erfahrung damit haben und vielleicht deshalb besorgt sind, können wir kurz die Körperstellen berühren oder bewegen, zu denen wir den Kontakt verloren zu haben scheinen. Auf diese Weise erhalten wir wieder Zugang zu unserem Körperschema.

Müdigkeit/Schläfrigkeit

Es sei hier nochmals eine Vorbemerkung über den Unterschied zwischen Meditation und Entspannung vorausgeschickt. In der Entspannung reduzieren sich die vegetativen körperlichen Symptome, wie Blutdruck, Puls, Stresshormone, Muskeltonus etc. In der Meditation, wie auch in der Hypnose und Trance, findet der gegenläufige Prozess statt. Der Unterschied zwischen beiden lässt sich vielleicht grob vergleichen mit dem zwischen Tiefschlaf (= Entspannung) und Traumschlafphase (= Meditation): Während des Tiefschafs ruhen Geist und Körper, während der Traumphase kommt es dagegen zu hohen geistigen und körperlichen Aktivitäten. Meditation ist Aktivität, keine Entspannung, aber natürlich auch kein Traum.

Wenn wir während der Meditation ermüden, sollten wir uns über den Zeitpunkt der Übung und die ihr vorangegangenen Aktivitäten Gedanken machen. Auch sollten wir uns nochmals verdeutlichen, dass wir in der Meditation nicht primär entspannen wollen, sondern unseren Geist schulen und klären. Hier kann die Vorstellung vom *Mittleren Weg* hilfreich für uns sein. Wenn wir müde werden, ist unsere Spannung zu schwach; wir müssen mehr Energie aufbauen, um auf den Mittleren Weg zu kommen. Sind wir hingegen zu angespannt, sollten wir uns mehr entspannen, um ebenfalls auf den Mittleren Weg zu kommen.

Unruhe

Wir müssen differenzieren, ob es sich um eine Unruhe handelt, die der ungeschulte Geist anfangs immer produziert, oder ob die Ruhelosigkeit so stark ausgeprägt ist, dass wir über die Sitzmeditation keinen Zugang finden werden. Diese genaue Analyse sollte gemeinsam mit einem buddhistischen Psychotherapeuten durchgeführt werden. Wenn die Sitzmeditation anfangs noch nicht genutzt werden kann, bestehen eine Vielzahl weiterer Meditationsmethoden, wie zum Beispiel die Geh-, Putz-, Koch-, Mal-, Tanz-, Trommel- oder Gärtner-Meditation, um nur einige zu nennen.

Gedankenrasen/Grübelei

Buddha erwähnt diese Problematik schon vor 2500 Jahren und verwendet in diesem Zusammenhang die *Flussanalogie:* Zuerst rasen unsere Gedanken wie ein schnell fließender Fluss. Im weiteren Verlauf reduziert sich die Fließgeschwindigkeit zu einem sanft dahinfließenden Bach, um sich dann später immer weiter zu verlangsamen, bis wir als Meditierende gedanklich vor einem schönen, friedvoll ruhenden See sitzen können, an dessen Oberfläche hier und da manchmal noch für uns relevante Objekte auftauchen. Doch der See bleibt ruhig und die auftauchenden Dinge vergehen auch wieder von selbst. Der See ist klar, wir können tief in ihn hineinschauen.

Träumerei-Trips

Viele berichten stolz von Visionen, Erscheinungen und allen möglichen Tagträumereien während ihrer Meditation. Buddhisten nutzen die Meditation jedoch, um dem Ziel der Befreiung und einer möglichst durchgängigen Wachheit und Bewusstheit näher zu kommen beziehungsweise dies zu erreichen. Um besondere „psychedelische" Erfahrungen zu haben, können wir auch Drogen konsumieren, doch wir wollen ja das genaue Gegenteil davon erreichen: Klarheit, Wachheit, Bewusstheit. Wenn der Lehrer während einer Zen-Meditation den Eindruck bekommt, dass ein Schüler sich in Gedanken und Träumereien verliert, versetzt er diesem einen Schlag mit einem Holzstock auf den Rücken. Dies schafft eine mehr als deutliche Rückbesinnung auf die zentrale buddhistische Maxime, dass es darum geht, im Hier und Jetzt zu bleiben.

Langeweile

Als Zivilisationsmenschen sind wir einen hohen Input und mehr oder weniger durchgängige Action gewohnt, sodass wir Ruhemomente zum Teil sogar als Langeweile erleben. Auch hier ist es wiederum wichtig, den Mittleren Weg zu respektieren. Wir sollten uns zwar nicht überfordern, aber es sollte auch keine Unterforderung aufrechterhalten werden. Dementsprechend müssen wir für uns und für die Hilfesuchenden immer wieder aufs Neue den Mittleren Weg erkunden.

Zweifel

Insbesondere bei der fortgeschrittenen Meditation werden wir uns mit den verschiedenen inneren Stimmen befassen. Wir lauschen unserem inneren Kritiker, unserem Zensor ebenso wie unserem ewigen Zweifler etc. Wir alle beherbergen so viele innere Stimmen in uns: die optimistische, die pessimistische, die hochnäsige, die ehrgeizige, die eifersüchtige, die aggressive, die konkurrierende, die begehrliche, die süchtige, die ängstliche, die vorsichtige, die schlaue und kluge, die besonnene, die abenteuerlustige und noch viele mehr. Wenn wir etwas Neues praktizieren und versuchen, diesen neuen Dingen eine gewisse Wertigkeit zu geben, werden verschiedene Stimmen in uns aktiv, die das natürlich wieder kommentieren müssen. Dazu gehört eben auch unsere innere zweifelnde Stimme.

Wir werden jeder Stimme zuhören und verstehen, dass zum Beispiel die zweifelnde Stimme in uns einfach zweifeln *muss*, sie kann gar nicht anders. Wir werden sie daher auch nicht durch eine andere Stimme, zum Beispiel die zuversichtliche, abschwächen oder mit der strengen Disziplinstimme niederzudrücken versuchen. Wir lassen uns nicht mehr zum Sprachrohr einer unserer Stimmen machen, sondern bleiben der Zuhörer: „Ach ja, da ist sie ja wieder, meine alte Zweiflerstimme …"

Die Veränderung in der Struktur unseres Geistes führt meist zu ähnlichen Prozessen wie denen, wenn wir nach längerer Zeit völlig verändert wieder nach Hause kommen und alle Angehörigen sich jetzt neu auf uns einstellen müssen. Das wird einigen vielleicht gefallen, aber manche auch verwundern oder sogar verärgern. Die regelmäßige gezielte Meditation entzieht dem grübelnden Verstand nach und nach immer mehr Energie. Das löst in der Regel eine Vielzahl von Verteidigungsreaktionen bei ihm aus, wie Grübeleien, Ideenvielfalt, Ruhelosigkeit, Zweifel, Hadern, ungute Vergleiche und Abwertungen, Empfindungen von Sinnlosigkeit etc. Wenn wir den analytischen Verstand in uns auf seinen Platz verweisen, wird er es uns zu Anfang nicht unbedingt danken. Wir brauchen dann etwas Geduld mit uns selbst und vielleicht auch die Unterstützung in der buddhistischen Psychotherapie.

Meditation und Atem

Eine besondere Bedeutung bei der Meditation kommt der Atmung zu. Wieso ist das Atemtraining für die Meditation wohl so wichtig? Was ist denn das Wichtigste überhaupt im Leben? Familie? Liebe? Geld? Arbeit? Nahrung? Wir können sehr wichtige Dinge, wie zum Beispiel Essen, Trinken, ein Dach über dem Kopf, Geld und sogar die Liebe für eine gewisse Zeit entbehren, aber auf unsere Atmung können wir – ebenso wie auf unseren Herzschlag – nur wenige Minuten verzichten, beides ist notwendig zum Überleben. Während wir auf unseren Herzschlag keinen direkten Einfluss haben, können wir unsere Atmung innerhalb eines bestimmten Rahmens gezielt beeinflussen und verändern. Damit haben wir einen direkten Zugriff auf wichtige Steuerungsprozesse in unserem Körper. Die Atmung wird daher gleich zu Anfang ein sehr zentraler Aspekt unserer Meditationsübungen sein.

Dieser Aspekt ist nicht zufällig gewählt. Bereits vor vielen Jahrhunderten, auch schon vor Buddha, erkannten die Meditierenden, dass wir mit Atemtechniken tief greifenden Einfluss auf unseren Körper und Geist nehmen können. Heute wissen wir, dass wir mit dem Sympathikus des vegetativen Nervensystems eine Schaltzentrale für unsere Stresssymptome gefunden haben und mit dem Parasympathikus über eine Schaltzentrale für körperliche und geistige Beruhigung verfügen.

Aus diesem Verständnis heraus ergibt sich die naheliegende Frage: Wie können wir Einfluss nehmen auf die dort stattfindenden elementaren Steuerungsprozesse in uns? Wie wir im Rahmen der 5. Grundlage erfahren haben, werden im vegetativen Nervensystem die meisten der wichtigsten lebenserhaltenden Prozesse gesteuert, wie Blutdruck, Blutwerte, Verdauung, Muskeltonus etc. und eben auch unsere Atmung.

Wenn wir eine Schreckatmung praktizieren, also eine schnelle flache Atmung in den oberen Brustbereich hinein, kurz unterhalb der Kehle, wird unser Sympathikus im vegetativen Nervensystem aktiviert und wir produzieren Stress. Wenn wir uns stark erschrecken und die Luft in dieser Schrecksekunde schnell einatmen, gelangt sie immer in den *oberen* Brustbereich. Wenn wir jedoch die Bauchatmung praktizieren, wird nicht der Sympathikus, sondern der Parasympathikus angesprochen, der für körperliche und geistige Beruhigung zuständig ist.

Beim Training der Bauchatmung legen wir eine Hand sanft auf unseren Bauch. Beim Einatmen soll sich der Bauch jetzt nach *außen* wölben, sodass sich die Hand damit h*ebt.* Beim Ausatmen senkt sich die Hand mit dem Bauch wieder. Mit der gezielten Atmung verfügen wir daher über eine der wichtigsten Lebensfunktionen und besitzen über diese Atemfunktion eine Art Schlüssel für die zentrale Steuerungseinheit in unserem Körper: das vegetative Nervensystem.

Es sollte nun verständlich geworden sein, welche Rolle die gezielte Atmung für die Meditation spielt.

Buddhas Anweisungen zur Atemmeditation in 16 Schritten

Wir finden das Sutra *Die Pfeiler der Einsicht* über die Grundlagen der Achtsamkeit, worin auch die Atemübung eine wichtige Rolle spielt, als 10. Lehrrede in der Mittleren Sammlung (siehe 22. Grundlage der BPT zur Literatur). Buddha fragt: „Wie aber wird bedachtsam, ihr Mönche, Ein- und Ausatmung geübt, wie gepflegt, auf das sie hohen Lohn verleihe, hohe Förderung?“, und Buddha gibt selbst die Antwort darauf:

„Da begibt sich der Mönch ins Innere des Waldes oder unter einen großen Baum oder in eine leere Klause, setzt sich mit verschränkten Beinen nieder, den Körper gerade aufgerichtet, und pflegt der Einsicht. Bedächtig atmet er ein, bedächtig atmet er aus. Atmet er tief ein, so weiß er ‚Ich atme tief ein‘, atmet er tief aus, so weiß er ‚Ich atme tief aus‘, atmet er kurz ein, so weiß er ‚Ich atme kurz ein‘, atmet er kurz aus, so weiß er ‚Ich atme kurz aus‘. Den ganzen Körper empfindend will ich einatmen. Den ganzen Körper empfindend will ich ausatmen, so übt er sich. Diese Körperverbindung besänftigend will ich einatmen. Diese Körperverbindung besänftigend will ich ausatmen, so übt er sich.“

Buddha unterbricht und fordert dazu auf, stetige Achtsamkeit auf den *Körper* zu legen, das Begehren und Bekümmern wahrzunehmen, den Körper zu achten durch die Atmung.

Er fährt fort:

„Heiter empfindend will ich einatmen, heiter empfindend will ich ausatmen, so übt er sich. Selig empfindend will ich einatmen, selig empfindend will ich ausatmen, so übt er sich. Die Gedankenverbindung empfindend will ich einatmen, die Gedankenverbindung empfindend will ich ausatmen, so übt er sich. Diese Gedankenverbindung besänftigend will ich einatmen, diese Gedankenverbindung besänftigend will ich ausatmen, so übt er sich.“

Wieder unterbricht Buddha und fordert dazu auf, stetige Achtsamkeit auf die *Gefühle* zu legen, das Begehren und Bekümmern wahrzunehmen, die Gefühle zu achten durch die Atmung.

Er fährt fort:

„Die Gedanken empfindend will ich einatmen, die Gedanken empfindend will ich ausatmen, so übt er sich. Die Gedanken ermunternd will ich einatmen, die Gedanken ermunternd will ich ausatmen, so übt er sich.

Die Gedanken einigend will ich einatmen, die Gedanken einigend will ich ausatmen, so übt er sich. Die Gedanken lösend will ich einatmen, die Gedanken lösend will ich ausatmen, so übt er sich."

Buddha unterbricht erneut und fordert dazu auf, stetige Achtsamkeit auf das *Gemüt* zu legen, das Begehren und Bekümmern wahrzunehmen, das Gemüt zu achten durch die Atmung.

Er fährt fort:

„Die Vergänglichkeit wahrnehmend will ich einatmen, die Vergänglichkeit wahrnehmend will ich ausatmen, so übt er sich. Die Reizlosigkeit wahrnehmend will ich einatmen, die Reizlosigkeit wahrnehmend will ich ausatmen, so übt er sich. Die Ausrodung wahrnehmend will ich einatmen, die Ausrodung wahrnehmend will ich ausatmen, so übt er sich. Die Entfremdung wahrnehmend will ich einatmen, die Entfremdung wahrnehmend will ich ausatmen, so übt er sich."

Buddha endet und fordert dazu auf, stetige Achtsamkeit auf die *Erscheinungen* zu legen, das Begehren und Bekümmern wahrzunehmen, die Erscheinungen zu achten.

Buddha beschreibt damit, wie wir unseren Körper, unsere Gefühle, unser Gemüt (= unseren Geist) und die von uns wahrgenommenen Erscheinungen, also die *Geistobjekte,* mit Achtsamkeit wahrnehmen können: Mit der elementaren Lebenserhaltungsfunktion unserer Atmung gekoppelt, lenken wir unsere Achtsamkeit auf die für uns so wichtigen Bereiche von Körper, Gefühl und Geist.

In Anlehnung an die von Buddha gegebene Unterweisung über Achtsamkeit mithilfe unserer Atmung vermitteln uns auch gegenwärtige Meditationsmeister, wie zum Beispiel Thich Nhat Hanh, die Praxis des achtsamen Atmens.

Zusammenfassung der 16 Atemübungen von Buddha

1. Lang einatmend weiß ich, dass ich lang einatme.
   Lang ausatmend weiß ich, dass ich lang ausatme.

2. Kurz einatmend weiß ich, dass ich kurz einatme.
   Kurz ausatmend weiß ich, dass ich kurz ausatme.

3. Ich atme ein und nehme meinen Körper ganz bewusst wahr.
   Ich atme aus und nehme meinen Körper ganz bewusst wahr.

4. Ich atme ein und lasse meinen ganzen Körper ruhig und friedvoll werden.
   Ich atme aus und lasse meinen ganzen Körper ruhig und friedvoll werden.

5. Ich atme ein und empfinde ein Gefühl der Freude.
   Ich atme aus und empfinde ein Gefühl der Freude.

6. Ich atme ein und empfinde ein Gefühl des Glücks.
   Ich atme aus und empfinde ein Gefühl des Glücks.

7. Ich atme ein und nehme die Aktivitäten des Geistes in mir bewusst wahr.
   Ich atme aus und nehme die Aktivitäten des Geistes in mir bewusst wahr.

8. Ich atme ein und lasse die Aktivitäten meines Geistes ruhig und friedvoll werden.
   Ich atme aus und lasse die Aktivitäten meines Geistes ruhig und friedvoll werden.

9. Ich atme ein und nehme meinen Geist bewusst wahr.
   Ich atme aus und nehme meinen Geist bewusst wahr.

10. Ich atme ein und lasse meinen Geist ruhig und friedvoll werden.
    Ich atme aus und lasse meinen Geist ruhig und friedvoll werden.

11. Ich atme ein und konzentriere meinen Geist.
    Ich atme aus und konzentriere meinen Geist.

12. Ich atme ein und befreie meinen Geist.
    Ich atme aus und befreie meinen Geist.

13. Ich atme ein und beobachte die unbeständige Natur aller Dharmas.
    Ich atme aus und beobachte die unbeständige Natur aller Dharmas.

14. Ich atme ein und beobachte das Erlöschen aller Dharmas.
    Ich atme aus und beobachte das Erlöschen aller Dharmas.

15. Ich atme ein und beobachte die vollkommene Befreiung.
    Ich atme aus und beobachte die vollkommene Befreiung.

16. Ich atme ein und betrachte das Loslassen.
    Ich atme aus und betrachte das Loslassen.

Als buddhistische Psychotherapeuten können wir diese Anleitungen wunderbar dafür nutzen, um diese Atemmeditation zum Beispiel im Rahmen einer geführten Meditation anzubieten und durchzuführen. Es ist auch durchaus möglich, nur einen einzigen Satz oder auch bestimmte Sätze herauszugreifen und immer wieder zu wiederholen.

Was ist eigentlich Geistesschulung?

Wir haben schon erfahren, das der Buddhismus nicht nur eine Religion ist, sondern von seinem Ursprung her auch eine Wissenschaft des Geistes und eine praktische Geistesschulung. Der Begriff Geistesschulung ist mittlerweile recht populär geworden und wurde auch in diesem Buch schon des Öfteren benutzt, aber was genau ist mit „Geistesschulung" eigentlich gemeint? Leider ist dieser Begriff etwas missverständlich, denn unseren Geist müssen und können wir nämlich gar nicht direkt schulen.

> Die Geistesschulung ist eigentlich eher eine Geistes*entdeckung* und ein Geistes*gewahrsein.*

Durch unsere meditative Übungspraxis erkennen und erfahren wir sozusagen „am eigenen Leibe", dass wir nicht mit unseren Emotionen, Körperempfindungen und Verstandestätigkeiten identisch sind. Da gibt es noch eine weitere Instanz: unseren Geist. Unser Geist geht weit über unsere Emotionen und unseren Verstand hinaus, doch fatalerweise ist uns seine Existenz nicht sofort zugänglich. Die Meditation, die wir hier in dieser Grundlage der BPT etwas genauer betrachtet haben, wird als eine bedeutsame Technik der Geistesschulung definiert. Leider vernebeln wir den Zugang dazu mit unseren unheilsamen Konsumgewohnheiten und den unheilsamen menschlichen Faktoren von Unwissenheit, Anhaftung und Widerstand. In der Regel fehlt uns die notwendige Achtsamkeit dafür.

Wenn wir sagen, Meditation sei eine Geistesschulung, dann bedeutet das konkret, dass wir uns durch die Meditation mit unserem Geist *vertraut* machen. Meditation lässt sich übersetzen als: Sich-vertraut-Machen.

Wenn wir diesen Zugang einmal gefunden haben und nun über eigene Erfahrungen mit unserem Geist verfügen, werden wir diesen Zugang nach und nach immer weiter ausbauen und festigen. Das ermöglicht uns ein tiefes Gewahrsein unserer wahren geistigen Natur.

Darüber hinaus können wir dann auch auf einer praktischen Ebene eine schnelle innere Klarheit entwickeln. Wir kennen nun unsere emotionalen und verstandesmäßigen Seiten und können beide Aspekte in Ruhe und mit souveräner Klarheit differenzieren und achtsam zuordnen. Wir sind dann im Geist Ruhende und nicht mehr nur so etwas wie Befehlsempfänger unseres ruhelosen Verstandes und unserer Emotionen. Wir sind frei.

Loslassen

Den Begriff „Loslassen" als Lösungsstrategie finden wir hier ebenso immer wieder, wie wir die Ursache für Leiden im „Festhalten" erkennen. In diesem Zusammenhang müssen wir achtsam mit unserer Motivationen verfahren und sehr genau eruieren, *was* wir und *warum* genau wir loslassen wollen.

Für das Loslassen gibt es wichtige, zum Teil miteinander konkurrierende Notwendigkeiten, wie zum Beispiel die Übernahme von Verantwortung für uns selbst und für andere. Als Therapeuten müssen wir vor allem gemeinsam mit den Hilfesuchenden ergründen, wieweit das Loslassen wirklich Leiden lindern kann und an welcher Stelle Loslassen möglicherweise eher ein Vermeidungsverhalten, einen Fluchtimpuls oder eine Weigerung, Verantwortung zu übernehmen, bedeutet. Wie es heißt, reisen Nomaden niemals ohne Grund. Erfahrungsgemäß werden vermeidende Menschen sich mehr vom Prinzip des Loslassens angesprochen fühlen, während etwas zwanghaft veranlagte Menschen sich eher auf die Übernahme von Verantwortung berufen. Auch hier können wir wieder die Weisheit vom Mittleren Weg entdecken: Einige müssen vielleicht etwas weiter „rechts" gehen, andere vielleicht etwas weiter „links", um in die Mitte zu finden.

Es gibt aber allgemeingültigere Ebenen, die für eine Vielzahl von uns gemeinsam zutreffen. Beispielsweise sind wir wohl alle sehr angefüllt mit Meinungen, Urteilen, Bewertungen etc.; auch erleben viele von uns, dass wir die Dinge am besten stets selbst in die Hand nehmen sollten. Wir bekommen eine Ahnung, dass Vertrauen auf andere und die Abgabe von Verantwortung in bestimmten Situationen unsinnig und in anderen Momenten sehr hilfreichen wären. Können wir das aber wirklich ganz individuell und flexibel steuern, oder hat sich da schon ein Muster eingeschliffen?

Trennungs- und Loslassübung

Eine recht wirkungsvolle Trennungs- und Loslassübung speziell für Menschen, die einen Todesfall zu beklagen haben, die sich von ihrem Partner getrennt haben oder selbst verlassen wurden, wird wie folgt durchgeführt:

Zwei Stühle werden gegenübergestellt. Auf den ersten Stuhl setzt sich beispielsweise eine Hilfesuchende, der andere Stuhl bleibt leer. Da die Hilfesuchende zur Ruhe kommen soll, wird sie zu einer leichten Trance angeleitet. Dann stellt sie sich den Partner, von dem die Trennung erfolgen soll, auf dem Stuhl gegenüber vor. Die Aufgabe besteht darin, sich die konkrete Verbindung zwischen beiden vorzustellen. Die Hilfesuchende soll dabei ganz unvoreingenommen alle Bilder in sich zulassen. Oft entstehen Visionen von Bändern, auch Gummibändern, Seilen oder Lichtstreifen zwischen beiden, es können jedoch alle möglichen Materialien sein. Hierbei ist auch darauf zu achten, an welchen Körperstellen die Verbindungen angedockt sind.

Im nächsten Schritt wird die Hilfesuchende dazu angehalten, diese Verbindungen zu durchtrennen und im Anschluss daran alle Hilfsmittel und Gegenstände in Gedanken zu verbrennen.

Diese Kurzform sollte einen ungefähren Eindruck von möglichen Loslass- und Trennungsmethoden vermitteln.

Vertrauens- und Loslassübung

Diese Übung können wir sehr gut in der Gruppe oder, wenn das nicht möglich ist, auch im Rahmen einer Einzelsitzung durchführen. Allerdings brauchen wir dafür entweder einen etwas größeren Raum oder wir gehen ins Freie.

Es handelt sich um eine Zweierübung. Zuerst ist eine der beiden Personen „blind" (die Augen sind geschlossen) und die andere Person führt nun den Blinden umher. Nach etwa 3 bis 10 Minuten werden die Rollen gewechselt. Die beiden Personen, die die Übung durchführen, erhalten die Instruktion, in sich hineinzulauschen, um zu prüfen, wie es sich in der jeweiligen Rolle anfühlt: entweder als „Blinde" die Verantwortung abzugeben und loszulassen oder als „Blindenführer" die Verantwortung zu haben und nicht loslassen zu dürfen.

Dabei zeigen sich für die Teilnehmer oft sehr unerwartete Ergebnisse. Der erste Wunsch loszulassen wird hier selbstkritisch durch eigenes Erleben konkret erfahren; nicht selten erleben wir dann, dass es wohl doch angstfreier ist, die Kontrolle zu behalten und nicht loszulassen.

An dieser Stelle können wir auch recht gut noch die Übung des Loslassens einfügen, die wir bereits im Rahmen der 14. Grundlage über das Anhaften und Festhalten als Ursache des Leidens vorgestellt haben.

Wenn wir erkennen, wie kompliziert und differenziert die Thematik des Loslassens ist, müssen wir möglicherweise nochmals an einer anderen Stelle nachhaken. Wenn wir mit dem Loslassen vielleicht unbewusst größere Ängste und schlechte Erfahrungen verbinden, führt uns unser Weg erst einmal durch ein Paradoxon: Wir lernen die völlige Akzeptanz und das komplette Annehmen unseres Problems als einen möglichen Weg des inneren Loslassens kennen.

Um die Möglichkeiten, die wir haben, auch ausschöpfen zu können, müssen wir uns engagieren. Doch sollten wir auch die Dinge, wie wir sie heute vorfinden, annehmen, wirklich annehmen in dem Bewusstsein, dass wir sie heute nicht ändern werden. Beides, Loslassen und Annehmen, sind große Herausforderungen, wenn sie wirklich stimmig sein sollen und nicht Ausdruck unserer Abwehrmechanismen sind. Unser Schwerpunkt liegt hier, *nach* kritischer Würdigung aller Umstände, im Bereich Loslassen, und zwar vor allem deshalb, weil sich das Wesen der Welt für uns als Unbeständigkeit zeigt und wir früher oder später alles loslassen müssen.

Eine recht drastische und sehr anschauliche Loslassübung

In der Gruppe oder im Einzelkontakt mit einem Hilfesuchenden leiten wir eine leichte Entspannung ein und lenken den Fokus auf die Atmung.

Wir geben den Atemrhythmus vor, er sollte zum harmonischen ruhigen Atemfluss im Ruhezustand passen. Gleichzeitig streuen wir immer wieder Anweisungen ein wie: „Atem anhalten und festhalten ... und loslassen, ausatmen." Wir erwähnen mit ruhiger Stimme, wie schwer es manchmal ist loszulassen. Dann geben wir wieder die Instruktion: „Atem anhalten und festhalten ... und weiter anhalten und festhalten ... und weiter anhalten und festhalten ... und weiter anhalten und festhalten." Wir versuchen die Spannung möglichst lange zu halten, bevor dann die erlösende Instruktion kommt: „Und loslassen, ausatmen ... Ist es nicht manchmal eine Erlösung loszulassen?"

Wir können das Fazit ziehen, dass die Meditation und ihre verschiedenen Varianten dem Menschen schon lange als eine Art Königsweg der Geistesschulung gedient haben. Buddha sah darin eine wesentliche Technik, die aber auch ihre Grenzen hat. Er selbst hat in den ersten Jahren seiner spirituellen Suche sehr von der Meditation profitiert, dann aber erkannt, dass diese Technik allein nicht ausreicht, um ans Ziel zu gelangen. Nur das Verständnis, die Verinnerlichung und die Verwirklichung der buddhistischen Weisheiten, hier dargestellt in den Grundlagen der buddhistischen Psychotherapie, bieten die Chance zu einer nachhaltigen Befreiung, die jeder erreichen kann.

Holger K. sitzt während seiner Meditation sehr gebeugt da; er wirkt fast so, als wolle er sich „einigeln". Diese Körpersprache wurde sehr ernst genommen, sodass seine Bedürfnisse nach Selbstschutz bei der weiteren Behandlung im Vordergrund standen. Parallel dazu konnte Holger sich aber auch darauf einlassen, sich in den Einzel- und Gruppensettings für ihn passende geschützte Plätze zu suchen, an denen er eine aufrechtere Haltung erproben konnte. Durch diese zweigleisige Vorgehensweise, die seine Schutzbedürftigkeit ebenso würdigte wie adäquate Haltungskorrekturen, die seine Stärke und Standhaftigkeit für ihn selbst, aber auch für andere sichtbarer und spürbarer werden ließen, konnte Holger zunehmend bessere Fortschritte machen.

Wenden wir uns nun einer weiteren Technik zu. Die Visualisierung wird in der Regel zwar recht häufig während der Meditation genutzt, ist aber eine eigenständige Übung, die wir auch ohne meditative Versenkung praktizieren können.

Visualisierung

Wenn wir mit inneren und äußeren Bildern arbeiten, sollten wir verstehen und glaubhaft vermitteln können, dass sie einen messbaren Einfluss auf unseren Geist und Körper haben. Die bereits mehrfach genutzte kurze Übung des *Rumpfdrehens* kann den Hilfesuchenden und insbesondere den Zweiflern einen *eigenen* konkreten Eindruck vermitteln, sodass auch zur Visualisierungstechnik ein wesentlich besserer Zugang erreicht werden kann.

Jack Kornfield bringt diesen Sachverhalt auf den Punkt, wenn er sagt: Was immer wir visualisieren, verändert unseren Körper und unser Bewusstsein. Was immer wir zum Beispiel betrachten, löst in uns messbare physiologische Reaktionen aus. Wenn wir ein grausames Folterbild sehen, werden in unserem Körper Stoffwechselvorgänge entstehen, die wir unterschiedlich wahrnehmen können als Ekel, Scheu, Angst und als Zittern, Verspannungen, Magendrücken etc. Ebenso schaffen wir heilsame psychosomatische Abläufe in unserem Körper durch die Betrachtung beziehungsweise Visualisierung von positiven Bildern. Das Betrachten und die Meditation über Mandalas oder Yantras dienen unter anderem genau diesem heilsamen Grundverständnis. Achten wir also sehr auf unseren Input, er hat immer eine Wirkung.

Die Visualisierungstechnik erfordert, wie alle hier vorgestellten Methoden, den parallelen Zugang aus theoretischer Wissensvermittlung und regelmäßigen, selbstständig durchgeführten praktischen Übungseinheiten. Wir müssen verstehen, verinnerlichen und weitergeben können, dass und in welcher Form wir tatsächlich unsere Umwelt und unseren Körper durch unsere Vorstellungen beeinflussen, verändern und dauerhaft prägen. Vielen von uns erscheint es vielleicht erst einmal fast unglaubwürdig, wenn wir hören, dass unsere inneren Bilder, unsere Ideen und Vorstellungen auch schon ohne unsere Handlungen etwas Konkretes verändern können. Deshalb nutzen wir zum Beispiel solche Übungen wie das Rumpfdrehen.

Wenn wir die Konsequenzen genauer betrachten und uns Zeit nehmen zu bedenken, welche Auswirkungen sich daraus ergeben, werden wir vielleicht erst einmal verunsichert. Wir erkennen darin einen großen Wirkmechanismus, den wir lange Zeit mehr oder weniger unkontrolliert haben arbeiten lassen.

Auf einen kurzen Nenner gebracht: *Das, was wir uns im Geiste vorstellen, verändert unseren Körper und, untrennbar, damit unseren Geist.*

Wenn wir uns zum Beispiel lange in Rachefantasien verlieren, wird unser Körper dauerhaft Stress produzieren. Dadurch stärken sich entsprechende Nervenbahnen, die durch dieses Thema ständig gefordert werden, und bilden noch mehr Verbindungen aus. Wütende Gedanken und wütende Bilder festigen einen wütenden Geist in einem wütenden Körper.

In der 6. Grundlage über unseren Geist haben wir bereits erfahren, dass wir recht gut darin sind, spontan *unheilsame* Geisteszustände, wie Wut, Ärger, Zorn, Hass etc., in uns zu erzeugen, allerdings recht unbeholfen, wenn es darum geht, *heilsame* Zustände, wie Liebe, Güte, Mitgefühl oder Freude, spontan zu entwickeln.

In der buddhistischen Psychotherapie arbeiten wir mit den Auswirkungen von heilsamen Visualisierungen. Hierfür können alle positiven Objekte genutzt werden, die den jeweiligen Hilfesuchenden persönlich ansprechen, zum Beispiel Mandalas, Buddhafiguren, Symbole etc. Dabei kommt es zu einer heilsamen Verbindung zwischen dem Praktizierenden und den Visualisierungsobjekten, wobei so etwas wie ein imaginierter „Energie-Transfer" stattfindet.

Visualisierung und Triggern

Anfangs ist es hilfreich, wenn wir unsere Übungen, Meditationen oder Visualisierungen nur an bestimmten Orten durchführen. Entweder suchen wir uns einen Platz in der Natur, richten uns selbst einen heilsamen Ort ein oder nutzen hilfreiche Gemeinschaftsorte. Wenn wir an diesem Platz regelmäßig praktizieren, prägen wir uns dort geradezu automatisch alle Sinneseindrücke ein. Wenn wir im Urlaub eine neue Eissorte probieren und diese später zu Hause zufällig wiederentdecken und genießen, werden wahrscheinlich wieder Urlaubserinnerungen wach. Eine Vielzahl von Sinneseindrücken, wie bestimmte Gerüche und Geräusche, können intensive Erinnerungen auslösen.

Wenn wir daher unsere Übungen an heilsamen Orten erlernen und praktizieren, werden alle Sinneseindrücke, die wir dort sammeln, mitgespeichert. Nach recht kurzer Zeit ist dieser Prozess tief in uns eingeprägt, sodass wir nun in schwierigen Situationen, wenn wir die Übungen nutzen wollen, gleichzeitig viele andere sehr hilfreiche Empfindungen aktivieren können. Wir erinnern uns dann nicht nur an den Übungsablauf, sondern zum Beispiel auch an den Einfluss anderer hilfreicher Sinneseindrücke, die wir an unserem ursprünglichen Übungsort hatten. Viele Menschen berichten, dass ihnen oft, wenn sie woanders praktizieren, plötzlich das Bild ihres lächelnden Buddha einfällt, den sie an ihrem üblichen Praxisort stehen haben.

Damit nutzen wir unsere Fähigkeiten zum *Triggern:* Es wird etwas ausgelöst und dadurch eine Verknüpfung geschaffen. Der Impuls, unsere Übungen als Hilfe in einer bestimmten Situation zu nutzen, ist dann wie ein Schlüssel, der eine Tür in uns öffnet, hinter der eine Vielzahl von hilfreichen Empfindungen für uns zur Verfügung stehen.

Der Sichere Ort

Die Technik der Visualisierung darf in ihrer Bedeutung nicht unterschätzt werden. In der buddhistischen Psychotherapie explorieren, trainieren, sichern und festigen wir individuell für jeden Hilfesuchenden passende innere *heilsame* Bilder. Wir nutzen hierfür solche Bilder wie beispielsweise den *Sicheren Ort.* Diese Variante kennen Psychotherapeuten zum Beispiel auch aus der Hypnose- und Traumatherapie. In einer leichten Trance werden die Hilfesuchenden instruiert, sich einen sicheren Ort vorzustellen, an dem sie allein und sicher sind. Keine anderen Menschen, auch keine bereits verstorbenen, befinden sich dort. Wir können uns dort aber andere hilfreiche Wesen vorstellen, falls es unangenehm für uns sein sollte, an diesem Ort allein zu sein. Diese innere Vorstellung wird im Bewusstsein der Hilfesuchenden verankert, sodass sie sich jederzeit gedanklich dorthin begeben können. Dies geschieht immer im Bewusstsein, dass unsere Vorstellungskraft konkrete effektive Auswirkungen in Geist und Körper bewirken kann. Besonders in extremen Krisensituationen hat dies sich als eine sehr heilsame Methode und Ressource erwiesen, die es den Hilfesuchenden ermöglicht, selbst wenn es um sie herum sehr schwierig wird, zumindest zeitweise ihren Inneren Sicheren Ort aufzusuchen.

Des Weiteren werden wir uns andere hilfreiche Symbole zu eigen machen, die wir in den Visualisierungsübungen nutzen können. Erfahrungsgemäß sehr hilfreich dafür sind Buddha- und Bodhisattvastatuen, die wir lange betrachten, wobei wir die Augen abwechselnd offen und geschlossen halten. Dadurch sollen diese Symbole verinnerlicht werden, wofür eine regelmäßige häufige Wiederholung unumgänglich ist.

Wenn wir dieses Element der Visualisierung in unsere tägliche Praxis integrieren können, haben wir eine weitere Methode zur Verfügung, wenn wir zum Beispiel aufgebracht und wütend sind oder ängstlich und mutlos. Erfahrungsgemäß wird es dann irgendwann einmal eine *Schlüsselsituation* geben, in der wir nicht wieder unseren inneren Dämonen zuhören und in den Kampf ziehen oder in die Opferhaltung fliehen. Stattdessen wird plötzlich die Erinnerung in uns geweckt an die sanftmütig und freundlich lächelnde Buddhastatue, die bei uns zu Hause steht, und wir verspüren durch diese Visualisierung einen tatsächlich ablaufenden körperlichen Prozess der Beruhigung.

Die Rolle von heilsamen Visualisierungsobjekten

In erster Linie dienen Buddha- und Bodhisattvastatuen nicht der Heiligenverehrung im Sinne des Eingestehens der eigenen Nichtigkeit und der Projektion oder Verlagerung aller positiven Eigenschaften nach außen auf diese Figuren. Durch das buddhistische Grundverständnis der Verbundenheit soll hier vielmehr eine aktive Verbindung geknüpft werden zwischen dem Heiligen, das die Figur symbolisiert, und dem Heiligen in uns selbst.

Das bedeutet, wenn wir uns Symbolen mit heilsamer Bedeutung zuwenden, sie uns vorstellen und visualisieren oder sie direkt intensiv betrachten, wird unser Nervensystem diese Erfahrungen abspeichern und entsprechende Nervenverbindungen stärken. Dadurch werden unter anderem Stoffwechselprozesse im gesamten Körper heilsam verändert und stabilisiert. Damit kommt eine Bestätigung der außerordentlich großen Relevanz von Visualisierungen aus den Neurowissenschaften. Diese konnten beweisen, dass sich Nervenbahnen durch unsere Vorstellungskraft dauerhaft verändern. Für unser Gehirn scheint es egal zu sein, ob wir uns zum Beispiel nur vorstellen, dass wir unsere Finger bewegen, oder ob wir sie tatsächlich bewegen. In jedem Fall werden die Hirnstrukturen, die unsere Fingerbewegungen vermitteln, aktiviert und trainiert. Damit empfiehlt sich die Visualisierung als effektive Methode zum mentalen Training.

Mittlerweile sollte deutlich geworden sein, dass, wenn wir uns einen brutalen Kampf anschauen oder vorstellen, unser Geist und unser Körper bis auf die tiefste Ebene in gewisser Weise mitkämpfen, während sich Geist und Körper bei heilsamen Visualisierungen ebenfalls heilsam verändern. Wir sollten auch sehr genau zur Kenntnis nehmen, dass schon durch einige Wiederholungen die jeweils heilsame oder unheilsame Verbindung im Nervengewebe unseres Gehirns sichtbar und messbar wächst.

Der westliche Zugang zur Visualisierung

Die große Kraft und Bedeutung der Visualisierung wurde auch von westlichen Therapeuten aufgegriffen. Beispielsweise arbeitete C. G. Jung mit diesem Verfahren, das er *Imagination* nannte, in seinen analytischen Sitzungen. Klinische Hypnosetherapeuten nutzen die Kraft dieser Technik ebenso wie zum Beispiel Therapeuten, die mit dem sogenannten Konzentrativen Imaginativen Bilderleben (KIB) arbeiten. Auch in der Traumatherapie werden, wie bereits erwähnt, verschiedene heilsame Visualisierungen genutzt, wie zum Beispiel der Sichere Ort.

Zur Wirkung von Fernsehen und Videospielen

Wenn die täglichen Stunden, die vor dem Bildschirm am Fernseher oder Computer verbracht werden, hochgerechnet werden, kommen viele Lebensjahre zusammen. Natürlich kann beides ein unterhaltsames und informatives Medium sein, doch in Verbindung mit dem Thema „Macht der Visualisierung" sollten wir verstehen, dass sich Körper und Geist sehr intensiv auf das einstellen, was wir beim Betrachten erleben: Schauen wir uns eine Sportsendung an, werden unsere Muskeln und unsere geistig-nervlichen Koordinationsfähigkeiten tatsächlich geschult; das ist allerdings kein Ersatz für eigenes sportliches Training. Wenn wir brutalere Sendungen verfolgen, werden sich unsere Nervenbahnen dahin gehend prägen. Wir werden buchstäblich selbst brutaler beziehungsweise bilden eine große Neigung dafür aus. Dann wird es sehr entscheidend sein, was wir dem geistig, psychisch und ethisch entgegenzusetzen haben. Es gibt keine 1:1-Verbindung zwischen Gewaltspielen und Gewaltverhalten, entscheidend wird hier die zwischengeschaltete Instanz unserer erwachsenen Kompetenzen sein. Da Jugendliche noch nicht so viele Kompensationsstrukturen ausgebildet haben, können die Auswirkungen bei ihnen erheblich drastischer ausfallen.

Wir tragen alle nur denkbaren heilsamen und unheilsamen Potenziale in uns. Welche wir fördern oder fördern lassen, sollte *unsere* Entscheidung sein.

Die als Nächstes dargestellte Technik der buddhistischen Psychotherapie hat mehrere Besonderheiten. Sie ist vor allem auch ein Ausdruck der friedfertigen und gewaltfreien Grundhaltung aller Buddhisten. Sie verdeutlicht, dass sich diese Friedfertigkeit nicht nur auf unser Verhalten anderen Menschen gegenüber beziehen soll, sondern natürlich auch auf uns selbst bezogen sein muss.

Wenn wir unter *unheilsamen* Emotionen wie Wut, Hass, Ärger, Angst etc. leiden, wollen wir diese vielleicht ausagieren, zumal wenn unsere geistigen Qualitäten noch nicht voll bewusst sind. Wenn wir etwas bewusster sind, wollen wir sie vielleicht loswerden und sie am liebsten ausrotten. Man beachte die Wortwahl: Problemlösungen sind eben nicht selten mit kämpferischen Ideen assoziiert.

Hier lernen wir eine alte buddhistische Methode kennen, die sich auf das genaue Gegenteil einlässt. Dabei werden unsere inneren und äußeren Feinde nicht bekämpft, sondern „gefüttert".

Chöd – Den Dämonen Nahrung geben

Die amerikanische Buddhistin Tsültrim Allione hat lange in Asien gelebt, praktiziert und auch geforscht. In ihrem Buch *Den Dämonen Nahrung geben* stellt sie eine für uns sehr wichtige und machtvolle Behandlungsform vor.

Mit unseren inneren Dämonen sind keine wirklichen Dämonen gemeint, sondern unsere unheilsamen inneren Impulse, Triebkräfte, unsere inneren Stimmen, die uns unheilsam beeinflussen.

Die *Chöd*-Methode kann diesen inneren Kräften eine Form geben und sie sogar für uns nutzbar machen, anstatt kämpferisch gegen sie vorzugehen.

Chöd ist zum ersten Mal von der tibetisch-buddhistischen Lehrerin Machig Labdrön (1055–1145) formuliert worden. Diese Yogini gehört zu den wenigen weiblichen Praktizierenden, die eine Übertragungslinie schaffen konnten, also eine Lehre begründeten, die auf Schüler und von diesen auf die jeweils folgenden Schüler übertragen und weitergegeben werden konnte.

Ihre spirituelle Übung nannte Machig Labdrön *Chöd,* was so viel wie „durchtrennen, abschneiden" bedeutet. Diese recht martialisch klingenden Begriffe scheinen der Methode eigentlich gar nicht gerecht zu werden, denn diese hat mehr mit Annahme und Versöhnung zu tun. Letztlich geht es aber darum, die falsche Vorstellung eines Ich zu durchtrennen und zu realisieren, dass alle Erscheinungen aus dem Bewusstsein hervorgehen.

Unsere inneren Stimmen, durch die unsere verschiedenen Persönlichkeitsanteile (vgl. dazu die 5. und die 6. Grundlage der BPT) zu uns sprechen, sind es, die uns leiten und vor allem verleiten. Diese verschiedenen Persönlichkeiten und deren Stimmen in uns, also der oder die Ängstliche, Wütende, Verletzte, Gierige, Bequeme, Faule, Fleißige, Eifersüchtige etc., haben wir schon weiter oben als Störfaktoren für unsere geistige Ausgeglichenheit kennengelernt. Diese unzähligen Stimmen verdienen Gehör. Wir können sie niemals vollständig und endgültig abschalten. Irgendwie müssen wir mit ihnen leben lernen.

Die hier vorgestellte Methode trägt diesem Sachverhalt Rechnung, indem sie zur bewussten Kommunikation mit diesen Stimmen aufruft und eine Haltung der Versöhnlichkeit, des Teilens und Mitteilens vertritt. Sie spricht eine mütterliche, nährende Seite in uns allen an, die gleichzeitig gebend *und* empfangend ist.

Zur Durchführung dieser Übung sollte als Basis ein ausreichend stabiles und vertrautes Bündnis zwischen dem Hilfesuchenden und dem Therapeuten bestehen. Ein solches Vertrauensverhältnis ist zwar für alle

Übungen und die gesamte Therapie von grundsätzlichem Wert; insbesondere für Maßnahmen, die sich mit unseren tieferen Triebfedern, wie zum Beispiel unseren „Dämonen", befassen, sollte jeder Hilfesuchende aber ein möglichst sicheres Gefühl im Kontakt mit seinem Therapeuten haben.

Der Kontakt zum eigenen Dämon mag sich vielleicht etwas beunruhigend anhören, doch diese Dämonen sind in Wirklichkeit nichts anderes als unsere eigenen Fantasie-Geschöpfe. In der Regel sind sie sogar etwas aufgeblähter und drastischer, je mehr sie sich missachtet und allein fühlen. Für den, der es genauer wissen will, sei das sehr hilfreiche Buch von Tsültrim Allione empfohlen.

Die Fünf-Schritte-Methode der Dämonenfütterung

Zu den Vorbereitungen

Vor dem Beginn der gemeinsamen Arbeit wird der genaue Ablauf der Übung mit dem Hilfesuchenden besprochen und der Prozess transparent gemacht. Wir benötigen drei Sitzgelegenheiten: einen Platz für den Therapeuten, den zweiten für den Hilfesuchenden und den dritten, der leer bleibt, für den „Dämon".

Der Hilfesuchende setzt sich und rückt sich den Sitz für seinen Dämon so zurecht, dass er diesen Platz gleich mit geschlossenen Augen einnehmen kann.

Als Therapeuten werden wir auf den Ablauf der folgenden fünf Schritte achten, die uns diese Übung vorgibt.

1. Schritt: Den Dämon finden

Wir instruieren den Hilfesuchenden, sich möglichst bequem hinzusetzen, die Schultern fallen zu lassen, mithilfe der Bauchatmung den Geist zur Ruhe und Klarheit zu bringen. Wenn das erreicht ist, sollten die Augen geschlossen werden und auch während der ganzen Übung geschlossen bleiben.

Zuerst wird eine sehr typische und sich häufig meldende Stimme, unser erster Dämon, gesucht. In weiteren Sitzungen werden dann auch noch andere Dämonen folgen. Diese erste Stimme ist in der Regel schnell gefunden, weil sie recht vorlaut ist und sich ohnehin andauernd Gehör verschaffen will.

Diese Stimme könnte beispielsweise unser Zweifel-Dämon sein: „Na, das hier schaffst du doch auch wieder nicht ..." Dieser Zweifler in uns wird uns im Laufe des Tages ganz unterschiedliche Zweifel einpflanzen, doch für die Übung nehmen wir einfach den ersten Satz, der kommt. Wir lassen den Zweifel-Dämon jetzt also ein wenig reden.

Nun wird die Aufmerksamkeit des Hilfesuchenden mithilfe des Therapeuten auf den Körper gelenkt. Wo ist der Zweifel-Dämon im Körper spürbar? Im Bauch? Im Rücken oder in den Schultern etc.? Das Körpergefühl sollte beim Hilfesuchenden mittels der Aufmerksamkeit jetzt noch ein wenig verstärkt werden.

2. Schritt: Den Dämon personifizieren und ihn fragen, was er braucht

Der Hilfesuchende wird nun dazu angehalten, seinen Zweifel-Dämon eine Form annehmen zu lassen und sich einmal bildhaft vorzustellen, wie er/sie/es sich jetzt als Dämon auf dem Platz vor ihm niederlässt und sich als Wesen zeigt. Das kann eventuell recht schnell gehen, aber manchmal braucht es auch ein wenig Zeit, bis sich in der Vorstellung des Hilfesuchenden eine Form für seinen Dämon finden lässt. Der Hilfesuchende soll uns das genaue Aussehen seines Dämons beschreiben können: Größe, Geschlecht, Ausdruck, Ausstrahlung etc.

Wie vorher abgesprochen, soll der Hilfesuchende seinem Dämon nun laut und deutlich die folgenden drei Fragen stellen:

1. *Was **verlangst** du von mir?*
2. *Was **brauchst** du wirklich von mir?*
3. *Wie **fühlst** du dich, wenn du bekommst, was du brauchst?*

Nachdem der Hilfesuchende diese drei Fragen gestellt hat, wobei der Therapeut seiner Erinnerung nachhelfen kann, wechselt der Hilfesuchende sofort den Platz. Er setzt sich jetzt auf den Sitz ihm gegenüber, und zwar nicht gedanklich, sondern real, und nimmt damit den Platz seines Dämons ein. Die Augen bleiben weiterhin geschlossen.

3. Schritt: Selbst der Dämon werden

Der Hilfesuchende schlüpft jetzt sozusagen in die Haut seines Dämons. Der Therapeut verankert diesen Vorgang, indem er genauer nachfragt, wie es sich denn anfühlt, dieser Dämon, in unserem Beispiel dieser Zweifel-Dämon zu sein. Wie ist das Körpergefühl des Dämons?

Jetzt hat der Hilfesuchende zum einen die interessante Möglichkeit, sich in die Rolle seines Dämons zu begeben, und zum anderen die Chance, sich in der Vorstellung einmal von außen zu betrachten, denn er sitzt sich jetzt selbst gegenüber.

Der Therapeut erkundigt sich danach, wie das „normale Ich“ gegenüber auf den Dämon wirkt. Mit geschlossenen Augen kann der Hilfesuchende in der Gestalt des Dämons sich selbst betrachten, wobei er aber in der Rolle des Dämons bleibt. Als Dämon wird er jetzt dazu aufgefordert, auf die drei ihm zuvor gestellten Fragen laut und deutlich zu antworten:

1. *Was ich von dir **verlange,** ist …*
2. *Was ich von dir **brauche,** ist …*
3. *Wenn ich bekomme, was ich brauche, **fühle** ich …*

Dabei soll sich der Hilfesuchende weiterhin mit dem Dämon identifizieren und möglichst spontan reagieren und nicht lange über die Antworten nachdenken, die er gibt. Auch hier kann der Therapeut bei den Fragestellungen noch etwas erinnernd nachhelfen.

Erfahrungsgemäß werden sehr interessante Ergebnisse zu erwarten sein. Der Zweifel-Dämon könnte zum Beispiel sagen:

1. *Was ich von dir **verlange,** ist, dass du zweifelst, dass du zögerst, dass du nicht handelst.*
2. *Was ich von dir **brauche,** ist mehr Sicherheit und Schutz.*
3. *Wenn ich bekomme, was ich brauche, **fühle** ich mich geborgen und ruhig.*

In der folgenden Tabelle finden wir noch vier weitere Beispiele.

Die drei Schritte	Vier Beispiele			
1. Verlangen →	Alkohol	deine Anstrengung	deine Lebenskraft	Zigaretten
2. Brauchen →	Ruhe	Sicherheit	Kraft	Geborgenheit
3. Gefühl →	Sicherheit	Entspannung	Stärke	Frieden

Ein Alkohol-Dämon braucht vielleicht nur Ruhe und würde sich dann sicher fühlen.

Ein Disziplin-Dämon braucht vielleicht nur Sicherheit und würde sich dann entspannt fühlen.

Ein Depressions-Dämon braucht vielleicht nur Kraft und würde sich dann stärker fühlen.

Ein Zigaretten-Dämon braucht vielleicht nur Geborgenheit und würde sich dann friedlicher fühlen.

Eigentlich wird immer deutlich, dass unser Dämon – egal um welchen Dämon es sich handelt – zwar ständig etwas von uns verlangt, uns pausenlos Kommentare gibt und insistiert, doch gibt es bei ihm (oder ihnen) immer tiefer liegende Bedürfnisse, die stets verborgen geblieben sind. Eine entscheidende Erkenntnis besteht in der Regel darin, dass es eine erhebliche Diskrepanz gibt zwischen dem, was unser Dämon von uns verlangt, und dem, was er eigentlich will.

4. Schritt: Den Dämon füttern und den Verbündeten kennenlernen

Nachdem sich der Dämon äußern durfte und die drei an ihn gerichteten Fragen laut und deutlich beantwortet hat, setzt sich der Hilfesuchende wieder auf seinen ursprünglichen Platz zurück. Seinen Dämon lässt er unbedingt auf dem anderen Platz zurück. Der Therapeut muss nachfragen, ob der Hilfesuchende den Dämon wieder sich gegenübersehen kann. Hilfreich ist meist auch die Frage nach dem eigenen Körpergefühl des Hilfesuchenden.

Und was ist jetzt mit dem Dämon? Manchmal hat dieser sich schon ein wenig verändert oder ist dabei, sich zu verändern. Dieser Prozess wird nun mit therapeutischer Unterstützung erheblich forciert. Der Hilfesuchende erhält die Instruktion vom Therapeuten: „Verwandle deinen ganzen Körper in das Gefühl, das dein Dämon braucht." Damit wird eingegangen auf die 3. Antwort des Dämons: *Wenn ich bekomme, was ich brauche,* ***fühle*** *ich mich …*

In unserem Beispiel hatte der Dämon erklärt, dass er *Sicherheit und Schutz* brauche. Der Hilfesuchende wird in diesem Prozess jetzt unterstützt, indem er dazu aufgefordert wird, in seinem eigenen Körper das Gefühl von *Sicherheit und Schutz* sehr stark auszubilden. Das Gefühl von *Sicherheit und Schutz* sollte immer stärker werden. Oft hilft auch die Vorstellung in Form einer Visualisierung, dass diese Kraft von oben in den Hilfesuchenden hineinströmt. Wenn er eine ausreichende Menge davon spürbar angesammelt hat, soll sich der Hilfesuchende vorstellen beziehungsweise visualisieren, wie *Sicherheit und Schutz* von ihm selbst ausgehen und in seinen ihm gegenübersitzenden Dämon einfließen.

Der Therapeut hat dabei die Aufgabe zu vermitteln, dass der Hilfesuchende unerschöpfliche Ressourcen an *Sicherheit und Schutz* entwickeln kann. *Sicherheit und Schutz* können immer weiter in den Hilfesuchenden hineinströmen, während er in seiner Vorstellung seinen Dämon damit füttert.

Der Dämon wird so lange gefüttert, bis er völlig satt ist. Falls es ein unersättlicher Dämon sein sollte, kann der Therapeut dazu anleiten, dass der Hilfesuchende sich nach einiger Zeit vorstellt, der Dämon sei jetzt satt.

Nach der Fütterung wird auf die Veränderung des Dämons geachtet. In bislang allen Fällen erfolgten deutlich positive Veränderungen, meist in der Form, dass nun ein völlig anderes Wesen übrig geblieben ist. Es fand also eine Transformation des Dämons und, damit verbunden, eine Transformation innerer Kräfte hin zu heilsamen Veränderungen statt.

Zum Abschluss können wir nochmals die Kommunikation zwischen dem neuen Wesen und dem Hilfesuchenden unterstützen und den Hilfesuchenden erneut Fragen stellen lassen:

1. *Bist du ein hilfreiches Wesen für mich?*
2. *Wie wirst du mir helfen?*
3. *Wie rufe ich dich?*

Zeitgleich damit erfolgt wieder der Platztausch, das Eintauchen des Hilfesuchenden in die „Hülle" seines Gegenübers. Der Hilfesuchende antwortet nun wieder auf die vorher von ihm gestellten Fragen in der Rolle des anderen Wesens. Wenn dieses bei der ersten Frage, ob es ein hilfreiches Wesen sei, mit „Nein" antwortet, muss unterbrochen und ein hilfreiches Wesen gerufen werden.

Dann werden auch noch die beiden weiteren Fragen beantwortet:

2. *Ich helfe, dir, indem ich …*
3. *Du kannst mich herbeirufen, indem du …*

Der Hilfesuchende wechselt nun wieder zurück auf seinen alten Platz und nimmt seine eigene „Rolle" wieder ein. Wenn ein hilfreiches Wesen erschaffen oder herbeigerufen werden konnte (was bislang in der Praxis immer der Fall war), funktioniert der Abschluss als eine Verschmelzung zwischen dem hilfreichen Wesen, das nun zum Verbündeten geworden ist, und dem Hilfesuchenden.

5. Schritt: Im natürlichen Gewahrsein ruhen

Der Hilfesuchende verweilt nun noch ein wenig in einem Zustand der Ruhe und Klarheit. Oft muss dieser Zustand gar nicht bewusst angestrebt werden, sondern stellt sich ganz von selbst ein.

Sonja F. wirkt sehr überlastet und ist bemüht, immer alles richtig zu machen. Deshalb ist sie erst skeptisch, als sie die genaue Beschreibung über den Ablauf des *Chöd* hört. Sie zweifelt daran, ob sie tatsächlich in der Lage sein wird, einen „Dämon sehen" zu können. Als sie aber erfährt, dass sie dazu selbst nichts beitragen muss, sondern sie und der Therapeut gemeinsam einfach schauen werden und wie bei einem Kinofilm nur neugierig zu sein brauchen, kann sie zustimmen.
Sonja ist recht fasziniert, als sie ihren Dämon als ein extrem dürres Wesen, fast schon ein Skelett, sieht. Bislang hatte sie den Dämon, also ihre innere Stimme als streng, gnadenlos und teilweise sogar bedrohlich erlebt.
Als sie in die Rolle ihres Dämons schlüpft, wird sie ein wenig traurig und spürt große Spannungen. Sie erhält die Unterstützung weiterzumachen. Als Dämon beantwortet sie ihre eigenen Fragen:

1. *Was ich von dir* ***verlange,*** ist, dass du dich pausenlos anstrengst.
2. *Was ich von dir* ***brauche,*** *ist mehr Sicherheit und Schutz.*
3. *Wenn ich bekomme, was ich brauche,* ***fühle*** *ich mich sicher und geborgen.*

Noch in der ersten *Chöd*-Sitzung kann Sonja sehr viel Sicherheit und Geborgenheit in sich entwickeln. Dabei helfen ihr Erinnerungen an eigene Erfahrungen von Geborgenheit. Mit diesen heilsamen Energien beginnt sie ihren dürren Skelettdämon zu füttern. Sie stellt sich vor, wie Sicherheit und Geborgenheit in Form einer Art Wärmestrahlung zu ihrem Dämon hinüberfließen. Nach kurzer Zeit sieht sie in ihrer Vorstellung, wie ihr Dämon sich langsam erholt und sein Körper sich allmählich stärkt. Dann sieht sie, wie ihr früherer Dämon jetzt in Form eines kleinen Mädchens

vor ihr sitzt. Das macht es ihr noch leichter, Sicherheit und Geborgenheit zu entwickeln und weiterzugeben.
Nun kann Sonja in Situationen, in denen sie sich selbst unter Druck setzt, ihr inneres kleines Mädchen visualisieren und dieses mit ihrer Sicherheit und Geborgenheit füttern, sodass sie beide sich beruhigen können.
Mit dem weiteren Vorgehen wurde das Ziel verfolgt, aus dem kleinen Mädchen eine noch ältere und stärkere Frau zur Verbündeten zu machen.

Eine Variante:
Wenn der Dämon von außen zu kommen scheint

Bisher haben wir hier von *inneren* Stimmen, von *inneren* eigenen Dämonen gesprochen. Es kommt aber recht häufig vor, dass wir uns von anderen Menschen unheilsam berührt fühlen. Wir mögen vielleicht das Gefühl haben, dass ein anderer Mensch zum Beispiel Ärger, Trauer oder Angst in uns auslöst – Emotionen, die wir ohne diesen Menschen gar nicht spüren würden.

Der Ablauf der Dämonen-Übung ist fast identisch. Der von einem anderen Menschen bei uns erzeugte Dämon sollte genauso identifiziert werden, zu Wort kommen und alle drei Fragen beantworten, insbesondere was er/sie/es w*irklich* von uns will. Bei der Variante, in der ein Mitmensch involviert ist, werden wir jedoch im 4. Schritt der Dämonen-Übung sowohl den Dämon als auch den Menschen, der diesen Dämon in uns erschafft, in unserer Visualisierung füttern.

Fazit: Wir haben mit dieser *Chöd*-Methode sowohl eine sehr wirkungsvolle Transformationshilfe als auch eine sehr heilsame Anleitung für den generellen Umgang mit uns, unseren Konflikten und unseren Mitmenschen erhalten. Die Botschaft lautet: nicht kämpfen, dominieren und beherrschen wollen, nein, den friedvollen Weg beschreiten, der in anderen, selbst in Dämonen, die heilsamen Seiten sich entwickeln lässt. Das ist eine segensreiche Botschaft für uns, für unsere therapeutische Arbeit, aber auch für unsere Gesellschaft, die sich zunehmend mit Integrationsleistungen auseinandersetzen muss.

Vertiefende Methoden zur Diagnose und Bewältigung von Konflikten

Für die tiefgründigere Bearbeitung einer Konfliktthematik erscheint es ratsam, die Persönlichkeitsstruktur des Hilfesuchenden etwas genauer zu ergründen. Dafür nutzen wir die buddhistische Einteilung in widerständige, anhaftende und unwissende Persönlichkeitsstrukturen ebenso wie die tiefenpsychologische Diagnostik der Persönlichkeitsakzentuierung. Wir ergründen als Therapeuten, ob die vom Hilfesuchenden dargestellte Problematik ichsynton oder ichdyston ist, d. h., ob er glaubhaft eine selbstkritische Distanz zum Erzählten signalisieren kann (= ichdyston: „Ja, ich weiß, das ist von mir nicht ganz korrekt“), oder ob er sich selbstschützend und unselbstkritisch darstellen muss (= ichsynton: „Das ist völlig normal, alle würden das doch so tun wie ich“).

Eine ichsyntone Haltung erschwert die Bearbeitung natürlich deutlich. Die zweite Frage, die wir Therapeuten uns stellen, ist die Frage nach einem durchgängigen (problematischen) Lebensthema. Welches Thema beschäftigt den Hilfesuchenden am meisten? Mögliche Lebensthemen sind:

- Überwältigung und Überflutung von Reizen
- selbstverletzende und selbstschädigende Muster
- Nähe und Distanz
- Wer ist wie viel wert und wer ist wofür zu gebrauchen?
- Wer hat die Kontrolle, wer hat die Macht?
- Wie verhalte ich mich still und leise, wie bleibe ich unsichtbar?

Es gibt noch eine Reihe weiterer signifikanter (problematischer) Themen, die helfen können, eine grobe Tendenz zu einem Verhaltens- und Wahrnehmungsmuster zu erkennen. Darüber hinaus werden noch andere Persönlichkeitsmerkmale der Hilfesuchenden einbezogen, wie zum Beispiel die Qualität der Ich-Strukturen (vgl. dazu die 3. Grundlage der BPT) und der sozialen Ressourcen. Diese Einschätzungen sollten dem Therapeuten dabei helfen, Ressourcen und Handicaps für die Konfliktbewältigung zu finden, und sollten auch mit den Hilfesuchenden transparent kommunizieret werden.

Nach buddhistischem Verständnis sind alle Probleme, auch strukturell tiefgründigere Probleme, auf den *äußeren* Schutzschichten des Menschen angesiedelt. Diese umschließen den Inneren Edlen Kern und schützen ihn zwar, engen ihn aber auch ein, doch in keinem Fall können sie ihn beschädigen.

Die Arbeit mit dem widerständigen Charaktertypus

Bei diesem Typus, der sich schnell auf die Defizite und Probleme fokussiert, sind intensive *Dankbarkeits- und Demutsübungen* indiziert. Als Hausaufgabe bietet sich zum Beispiel das permanente „Innere Bedanken" an. Dieser Hilfesuchende bedankt sich für den Sonnenschein ebenso wie für den Regen, dafür, dass das Auto für ihn da ist, dafür, dass eine rote Ampel für alle eine Hilfe ist, dafür, dass er essen kann, Durst verspürt, sich bewegen kann, sehen und reden kann (wenn diesbezüglich keine Behinderung vorliegt) etc.

Die am Übungstag oder an den Übungstagen immer wieder selbst gestellte Frage lautet: Was mache ich hier jetzt, was erlebe ich, was sehe, höre, fühle, schmecke, rieche, denke ich jetzt? Dann wird sofort ein klarer innerer Dank genau für das formuliert, was in diesem Augenblick gerade präsent ist, und zwar auch dann, wenn es sich scheinbar negativ anfühlt, zum Beispiel im Augenblick kritisiert zu werden, vor einer roten Ampel zu warten, Hunger zu haben. So oft wie möglich bedanken wir uns für das, was wir haben. Die ständigen Wiederholungen des Dankes können unter anderem dazu beitragen, aus einem widerständigen einen eher dankbaren Menschen zu machen, der natürlich immer noch einen leichten Hang zur Kritik aufweisen wird.

Dabei behalten wir im Auge, dass sich die stetigen Wiederholungen auch auf einer tiefen psychischen und physiologisch-neuronalen Ebene in uns eingraben und uns prägen werden. Matthieu Ricard meint dazu: „Du könntest beispielsweise die Hassstraße nach und nach verengen und die Straßen des Mitgefühls weit öffnen."

Dankbarkeitsübungen

Wir nutzen häufig die verschiedenen Dankbarkeitsübungen, um zum Beispiel unsere Umgangsformen und Umgangsweisen mit unseren Mitmenschen, aber auch mit eigenen Anteilen zu ändern.

In der Regel reagieren wir oft mit Ärger oder anderen unheilsamen Impulsen auf Störungen in einem reibungslosen Ablauf. Wir haben vielleicht gelernt, dass wir mit Druck, Kraft, Bemühen und womöglich mit Gewalt Notwendiges erreichen können. Eine andere Variante wäre ein spannungsfreieres Handeln. Hierfür können uns die Dankbarkeitsübungen gute Dienste leisten,

Als Vorbereitung für diese Übungen sollten wir uns nochmals an die schon mehrmals erwähnte Übung des *Rumpfdrehens* erinnern, die uns zeigen konnte, wie geistige Vorstellungen auf körperliche Abläufe einwirken. Mit dieser Erfahrung finden wir einen schnelleren Zugang zu den folgenden geistigen Übungen.

In der meditativen Haltung bringen wir unseren Geist zur Ruhe und sagen entweder laut oder mit unserer inneren Stimme:

„Danke meine Füße, dass ihr mich tragt."

„Danke meine Knie, dass ihr mich bewegt."

„Danke meine Beine, dass ihr mich laufen lasst."

„Danke meine Hüfte, dass du mir die Möglichkeit zur Bewegung gibst."

„Danke mein Rücken, dass ich mich aufrichten kann."

„Danke meine Schultern, dass ich so viel tragen kann."

„Danke meine Arme."

„Danke meine Hände, dass ich alles greifen kann."

„Danke mein Kopf."

„Danke mein Herz, dass du schlägst."

„Danke meine Augen, Ohren, Nase, Mund, Haut, dass ich durch euch die Welt erspüren kann."

„Danke mein Magen, dass du alles verarbeitest."

„Danke meine Organe, dass ihr so viel für mich tut."

u.s.w.

Diese Formulierungen sind nur Vorschläge, jeder sollte seine eigenen Worte dafür finden. Auch müssen nicht alle Aspekte aufgelistet werden. Oft ist die Konzentration auf besondere Problemzonen sehr hilfreich.

Wir werden also nicht mehr wütend, abwertend etc. mit uns umgehen, sondern dankbar. Wenn zum Beispiel ein Mensch mit starken Schmerzen diese Übungen durchführt, ist es zu Anfang sicherlich recht ungewohnt, sich bei einem schmerzenden Körper zu bedanken, doch schon nach kurzer Zeit werden sich die entsprechenden Empfindungen verändern. Es ist eine Kontaktaufnahme, eine Art Friedensangebot an uns selbst.

Die Dankbarkeitsübungen sollten mehrmals am Tag wiederholt werden.

Die Arbeit mit dem anhaftenden Charaktertypus

Bei diesem Typus, der sich schnell begeistert, schnell begehrt, schnell auf etwas einlässt, brauchen wir ebenfalls Zeit und Geduld. Wir werden nach den individuellen Anhaftungen Ausschau halten und einen möglichst exakten Entwurf für einen alltagstauglichen Mittleren Weg ausarbeiten und trainieren. Die verschiedenen Loslassübungen und das adäquate Austarieren zwischen der Übernahme von Verantwortung und dem Loslassen werden bei anhaftenden Menschen von besonderer Bedeutung sein.

Die Übungen werden in jedem Fall sehr häufig und täglich zu wiederholen sein. Dabei denken wir immer daran, dass sich die stetigen Wiederholungen auch auf einer tiefen psychischen und physiologisch-neuronalen Ebene in uns eingraben und uns prägen werden. Auf diese Weise können wir aus einem anhaftenden ein lockereres und kritischeres Muster machen.

Die Arbeit mit dem unwissenden, verwirrten Charaktertypus

Bei diesem Typus brauchen wir als Therapeuten sehr viel Klarheit, eine gute Standfestigkeit und Bodenhaftung. Diese Typologie hat nichts mit der Frage nach Intelligenz zu tun; sie beschreibt Menschen mit Eigenschaften, die wir als sehr kreativ-flatterhaft empfinden und die nur so durch die Luft schwirren und summen. In der sogenannten *Gegenübertragung,* bei der es sich zu Recht um ein umstrittenes psychoanalytisches Konzept handelt, werden wir dann zumeist auch selbst ganz konfus und verwirrt. Hier werden insbesondere leichte Einbremsungen notwendig sein, die mit aktiveren Meditationsformen wie der Geh-, Putz- oder Kochmeditation beginnen und durch Übungen wie das *Heilige Innenhalten* intensiviert werden. Wiederum wird auch hier die Weisheit des Mittleren Weges zu verwirklichen sein. Dabei denken wir immer daran, dass sich die stetigen

Wiederholungen auch auf einer tieferen psychischen und physiologisch-neuronalen Ebene in uns eingraben und uns prägen werden. Auf diese Weise können wir aus einem unwissenden, verwirrten und verwirrenden ein klareres Muster machen, das aber nach wie vor sehr lebendige und lebenslustige Energien aufweisen wird.

Hinweis zur Gegenübertragung: Analytiker bezeichnen damit ihre Gefühle, die bei ihnen deshalb entstehen, weil der Patient sie in ihnen auslöst. Da sie durchanalysiert sein sollten, haben sie im Kontakt mit den Hilfesuchenden angeblich selbst keinen signifikanten Anteil an ihren Gefühlen. Bei der Gegenübertragung fühlen sie demnach etwas, das die Hilfesuchenden entweder selbst oft erleben oder das sie nicht spüren und verdrängen und dabei unbewusst an ihr Gegenüber delegieren.

Die Übung des Heiligen Innehaltens

Das *Heilige Innehalten* ist eine sehr wirkungsvolle Übung, die sich für nahezu alle Menschen anbietet, vielleicht aber in besonderem Maße für Menschen mit unwissenden Neigungen. Das ist deshalb eine schwierige Aufgabe, weil hier eine permanente Selbsteinbremsung verlangt wird. Wenn wir etwas gefragt oder um Hilfe gebeten werden, wenn wir den Impuls verspüren aufzustehen, etwas Bestimmtes zu tun oder zu sagen etc., dann erfolgt für die Dauer von etwa zwei Atemzügen eine kleine Verzögerung, ein kurzer Moment des Innehaltens.

Das Auge des Hurrikans

Manchmal erfahren wir unser Leben vielleicht als einen Wirbelsturm an Aufgaben, Pflichten, Stress, Termindruck, Arbeit, Anstrengungen, Prüfungen etc. Jeder noch so große Wirbelsturm hat jedoch ein sogenanntes Auge: ein inneres Zentrum, in dem Ruhe herrscht, obwohl ringsherum alles durcheinandergewirbelt wird. Unsere Übung des *Heiligen Innehaltens* ist vergleichbar mit dem Schritt in sich selbst zurück, in das ruhende Auge des Wirbelsturms. Das Eintreten in das Auge des Hurrikans ist eine sehr wirkungsvolle Maßnahme, die verdeutlicht, dass wir äußere Umstände nicht immer sofort ändern können oder müssen. Wir können selbst das größte Chaos erleben und es erst einmal so lassen, wie es gerade ist. Wir verändern lediglich unsere eigene Position und treten hinein in das Auge des Hurrikans, in unser inneres Ruhezentrum, von dem wir wissen, dass es immer da ist.

Durch diese und andere Übungen wie das *Rumpfdrehen* können wir die konkrete Erfahrung vermitteln, dass innere Vorstellungen sehr wirkungsvoll sind. Solche Übungen mögen vielleicht wenig bedeutend erscheinen und nur ein Detail darstellen, doch durch den steten Tropfen der Wiederholung können wir jeden Stein aushöhlen. Auch können wir uns nochmals in Erinnerung rufen, wie wir einen anscheinend festen Charakter, ja sogar ein Schicksal verändern: Wir achten auf unsere *Motivation,* diese ist der Grundstein für unser Schicksal, denn aus der Motivation folgt unsere *Handlung* und Tat. Wenn wir das stetig wiederholen, wird daraus eine *Gewohnheit.* Unsere Gewohnheiten bilden wiederum den Unterbau für unseren *Charakter* und dieser ist verantwortlich für unseren *Schicksalsweg.*

Wir wenden uns nun einem Aspekt buddhistischer Techniken zu, den wir schon des Öfteren in diesem Buch angesprochen und genutzt haben, um bestimmte Themen zu verdeutlichen.

Mythen und kurze Lehrgeschichten

Der buddhistische Übungsweg bietet einen reichhaltigen Pool an Fabeln, Mythen, Anekdoten und kurzen Geschichten, die sehr gut dafür zu nutzen sind, um auch kompliziertere Sachverhalte zu veranschaulichen. Wenn es zum Beispiel um Achtsamkeit und einen versöhnlicheren Umgang mit unliebsamen Menschen oder auch mit schwierigen eigenen Anteilen geht, gibt es dafür eine Vielzahl von beispielhaften Geschichten. Wenn wir diese als Behandler nutzen, können sich die Hilfesuchenden je nach Offenheit und Motivation in individueller Tiefe damit auseinandersetzen. Wenn wir einem Klienten zum Beispiel vermitteln möchten, dass seine Kampfhaltung und sein Gefühl, einen „gerechten Zorn" zu haben, keine wirklich gute Lösung ist, erscheint es manchmal vielleicht aussichtslos, auf der Ebene reiner Argumentation und Logik etwas erreichen zu wollen.

Sicherlich brauchen viele Menschen, insbesondere in der Psychotherapie, einen direkten menschlichen Kontakt, doch als buddhistische

Psychotherapeuten sollten wir zwar durchaus sehr präsent und aktiv sein, aber nicht in einer Art „Boxerhaltung", in der wir uns allen Affekten direkt gegenüberstellen, sondern indem wir eher Schulter an Schulter die Situation gemeinsam betrachten. Hierbei können alle Energien der Hilfesuchenden ihren Platz finden und die Therapeuten sorgen ebenfalls für die eigenen Schutzbereiche.

Wie erwähnt, kann die Nutzung von Metaphern, kurzen Lehrgeschichten, Anekdoten unter anderem sehr hilfreich sein, insbesondere im Falle von besonders angespannten Hilfesuchenden. Wenn die therapeutische Situation es zulässt und wir zum Beispiel einem Kämpfertyp den bildhaften Vergleich mit einem Kampfhund erfolgreich anbieten können, kann dies genutzt werden, um die nächsten Schritte daraus abzuleiten: Wann gibt es für den Hund Streicheleinheiten? Wo ist das Knurren hilfreich, wo nicht? Was sind die leckeren Knochen? etc. Dem Workaholic können wir vielleicht mit dem Bild des Lastenesels weiterhelfen etc. Auf diese Weise schöpfen wir aus Ressourcen, ohne dabei die mögliche Identifikationsgefahr aus den Augen zu verlieren. Wahrscheinlich *hat* jeder Mensch einen mehr oder weniger großen Kampfhund in sich, aber kein Mensch *ist* ein Kampfhund.

Der weise König

Ein Beispiel, das wir nutzen können, um den problematischen Umgang mit Konflikten zu verdeutlichen, ist die Geschichte vom weisen König, der einmal sein Schloss verlassen musste. Sogleich kam ein Dämon aus dem Schlosskeller, der lange auf diese Gelegenheit gewartet hatte, und setzte sich auf den vakanten Thron. Die herbeigeeilten königstreuen Wachen beschimpften den Dämon und drohten ihm massiv, woraufhin er aber nur noch größer wurde. Die Wachen bekamen Angst und beschossen den Dämon mit ihren Waffen, doch der Dämon wuchs nur noch weiter und wurde immer stärker. Die Situation schien ausweglos zu sein: Je aggressiver die Wachen vorgingen, desto größer und mächtiger wurde der Dämon.

Als der König zurückkehrte und das Problem erkannte, eilte er sogleich zu dem Dämon und bat ihn mit sanften Worten um Entschuldigung für das Verhalten seiner Wachen. Das Leben im Schlosskeller sei bestimmt auch nicht immer leicht gewesen. Der König ließ dem Dämon Essen und Trinken kommen. Die Folge war, dass der Dämon immer kleiner wurde, mit jeder weiteren Nettigkeit des Königs und von dessen Gefolge schrumpfte und auf diese Weise immer ungefährlicher wurde.

Wie man Biber fängt

Wenn wir heilsam wirken wollen, werden wir immer wieder mit der Schwierigkeit konfrontiert, unser Wissen in die Tat umzusetzen. Oftmals beklagen wir ebenso wie die Hilfesuchenden uns darüber, dass die Theorie so einleuchtend sei, aber ihre Umsetzung so schwer. Die außerordentliche Macht der alten Muster und Angewohnheiten scheint manchmal fast übermächtig zu sein.

In verschiedenen Grundlagen der buddhistischen Psychotherapie haben wir einiges über die Veränderbarkeit unserer Nervenbahnen (Neuroplastizität) erfahren und wie schnell sich neue Bahnen durch regelmäßiges Training festigen, aber auch, wie schwer sich alte Bahnen manchmal modifizieren lassen. Diese Problematik können wir den Hilfesuchenden vielleicht mit der Geschichte vom Biberfangen verdeutlichen:

Biber sind im Wasser kaum zu fangen, denn sie sind dort in ihrem Element und ihr umfangreicher Holzbau mitten im Wasser ist fast uneinnehmbar. An Land sind sie jedoch deutlich gefährdeter, weil sie nämlich die Eigenart haben, an den Seeufern immer die gleichen Wege durchs Gras zu laufen. Vergleichbar mit einem eingetrampelten Ziegen- und Schafpfad in den Bergen, finden Jäger leicht die Wege der Biber im hohen Gras. Sie brauchen lediglich eine Falle direkt auf den Biberweg zu stellen und werden unweigerlich mit Jagdglück belohnt werden. Der Biber ist zwar ein kluges Tier, aber er hat eben seine Gewohnheiten. Auf der Suche nach passenden Bäumen zum Annagen steigt er regelmäßig aus dem Wasser und trottet auf den ihm bekannten Wegen durchs Gras. Dort sieht er auf seinem Weg dann auch die Falle stehen. Rechts und links davon liegt unbekanntes Grasland. Er folgt aber weiter seinem Weg und sieht dabei, wie er immer mehr auf die Falle zuläuft. Dabei wird er immer trauriger und aufgewühlter, denn er will nicht in die Falle gehen, aber er verlässt auch seinen Weg nicht. Die Falle rückt immer näher und der Biber wird immer trauriger, aber er geht weiter und weiter direkt auf die Falle zu – bis die Falle zuschnappt.

Wenn wir diese Geschichte hören, neigen manche von uns vielleicht dazu, uns mit dem Biber und seinen festen Gewohnheiten zu identifizieren; andererseits finden wir den Biber aber auch irgendwie dumm, weil er die Falle sieht und trotzdem weitergeht.

Auf den tieferen Ebenen soll diese Geschichte die Hilfesuchenden natürlich dazu animieren, einmal einen anderen Weg „quer über die Wiese" zu gehen. Die Therapeuten soll sie ebenfalls dazu ermuntern, kreativ und offen zu bleiben für alle möglichen Anregungen. Routine kann zwar manches erleichtern, aber nicht selten droht dann doch irgendwo eine Falle.

Der Umgang mit zwischenmenschlichen Konflikten

Dieses Thema verdient eine besondere Würdigung, da sich hier viele Quellen für Leiden auftun. Die Zahl der Konflikte, die wir mit unseren Liebespartnern, Kindern, Verwandten, Nachbarn, Arbeitskollegen, Vorgesetzten, mit Institutionen und anderen Gruppen, anderen Nationen etc. haben, scheint uferlos zu sein. Dies ist ein Tummelplatz für unsere Unwissenheit und genauso für unsere Anhaftungen und Widerstände.

Insbesondere in zwischenmenschlichen Konflikten verwischen sich schnell die Grenzen und Wahrnehmungen der Verantwortlichkeit. Mit unserer Position fühlen wir uns aus vielerlei Gründen meistens im Recht. Das Problem ist nur, dass jeder Mensch stets gute Gründe für sein Verhalten hat. Im Rahmen der 15. Grundlage der BPT über unseren Widerstand haben wir schon einiges darüber erfahren, wie zum Beispiel über unsere Neigung, manchmal lieber im Recht unterzugehen, als mit Weisheit zu reagieren (das Michael-Kohlhaas-Syndrom). In der 18. Grundlage haben wir einiges zum Thema Verantwortung und Vergebung gehört. Dennoch sind wir uns kaum einer Sache so sicher wie unserer – obwohl trügerischer – Gefühle.

Die hier notwendigen Erkenntnisse vermitteln wir sowohl theoretisch (durch die Grundlagen der BPT) und praktisch (durch die Meditation zur Förderung von heilsamen Geisteszuständen wie Liebe, Güte, Mitgefühl, Freude und Gleichmut) als auch mithilfe von tiefenwirksamen Geschichten.

Die Geschichte vom Töten der Schwiegermutter

Aus der buddhistischen Literatur kennen wir die Geschichte, wie man am besten seine Schwiegermutter tötet:

Eine ältere Frau bewirtschaftet zeit ihres Lebens einen Gutshof, den ihre Eltern ihr hinterlassen haben. Der Hof ist seit vielen Generationen im Besitz der Familie. Die Frau wohnt dort mit ihrem erwachsenen Sohn. Beide müssen viel arbeiten, um den Hof zu erhalten. Das sieht die Frau mit Sorge.

Eines Tages verkündet der Sohn, dass er nun endlich heiraten werde. Er habe in der Stadt eine Frau kennengelernt und beide wollen nun zusammen hier auf dem Hof leben. Seine Mutter ist sowohl erfreut als auch ein wenig in Sorge um ihren Sohn und den Familienhof. Eine Frau aus der Stadt? Auch die junge Frau freut sich auf das Leben auf dem Lande und mit ihrem Mann, weiß aber, dass sie in eine alteingesessene Gemeinschaft und auf einen Hof zieht mit Schwiegermutter als Beigabe zum Ehemann.

Als sich die beiden Frauen zum ersten Mal begegnen, sind beide recht freundlich zueinander, aber auch prüfend. Sie bleiben erst einmal skeptisch. Bestimmte Kleinigkeiten führen dazu, dass sie nicht so recht warm miteinander werden. Die jeweiligen Sorgen sind nicht gering. Die junge Frau möchte einiges neu gestalten, die ältere Frau möchte die Würdigung des Bestehenden. Die Spannung zwischen beiden steigert sich langsam. Die Ältere erwartet Respekt und Einordnung, die Jüngere erwartet von der Älteren Offenheit für ihre Ideen. Wenn sich die Frauen jetzt treffen, sehen beide in ein entschlossenes und grimmiges Gesicht. Die Mahlzeiten verlaufen in einer bleischweren Atmosphäre, jede Minute wird wie eine Stunde gefühlt.

Nach Monaten des stillen und des Öfteren auch immer lauteren Kampfes sucht die junge Frau nach Lösungen. Sie will ihren Mann nicht verlieren, kann aber mit der Schwiegermutter nicht mehr unter einem Dach leben. Irgendwann steht sie bei dem alten Apotheker des Dorfes, der berühmt-berüchtigt sein soll für seine Mixturen. Sie deutet an, dass sie ein sehr starkes Pulver brauche. Sie würde schon aufpassen, es nicht zu hoch zu dosieren. Der schlaue alte Apotheker weiß sofort, was gespielt wird, und spricht es ganz offen an. Alle im Dorf wüssten ja schon lange, wie schwer es die junge Frau habe. Die Schwiegermutter sei ja auch schon alt. Also gut, sie bekomme ein Pulver, das schmerzlos und endgültig wirke. Damit aber nicht alle im Dorf sofort die Zusammenhänge erkennen, wenn die Schwiegermutter gleich nach dem Apothekerbesuch sterbe, müsse die junge Frau Geduld bewahren und strategisch vorgehen. Sie solle die nächste Zeit betont freundlich zu ihrer Schwiegermutter sein und ihr das Pulver nur in sehr kleinen Dosierungen verabreichen.

Damit geht die junge Frau heim. Sie beginnt gleich am ersten Abend damit, das Lieblingsessen der älteren Frau zu kochen. Sie mischt ein wenig von dem Pulver darunter und lädt zum Essen ein. Dabei wirkt sie freundlich und voller Elan und Lebenshoffnung, wie schon lange nicht mehr. Sie lächelt der Schwiegermutter zu und fragt sie, wie ihr Tag verlaufen sei. Zuerst ist die ältere Frau misstrauisch, aber nach einer Weile wirkt die gute Laune der Schwiegertochter irgendwie ansteckend. Alle haben einen netten Abend.

So ähnlich geht es nun weiter. Wenn die ältere Frau hereinkommt, hat die jüngere meist für sie schon ein Süppchen, einen Tee und abends bereits das Essen gekocht – stets mit dem Pülverchen versetzt. Die ältere Frau verliert langsam ihren Groll und fragt nun auch die junge Frau nach ihrem Leben in der Stadt und wie es so ist, als junge Frau von der Stadt aufs Land zu ziehen. Beide kommen im Laufe der nächsten Tage und Wochen immer mehr ins Gespräch. Und wir ahnen es schon: Beide werden sich langsam sympathischer. Irgendwann bekommt die junge Frau dann auch ein schlechtes Gewissen, so lässt sie jetzt das Pulver weg. Doch ihre Schuldgefühle lassen sie nicht los. Hat sie womöglich mit den bisherigen Pulvergaben die Schwiegermutter schon ziemlich vergiftet?

Sie läuft bald wieder zum Apotheker, beichtet ihm ihre Schuldgefühle, fragt, ob es nicht ein Gegenmittel gebe. Der weise alte Mann lächelt und zeigt ihr die Vitamindose, aus der er ihr das Pulver gegeben hatte. Die junge Frau ist kurz verärgert, aber dann doch überglücklich.

Diese und andere therapeutischen Geschichten können wir sehr gut für unsere Psychotherapie nutzbar machen. Sie werden in einer günstigen Situation, in der die Hilfesuchenden aufnahmefähig dafür sind, detailreich erzählt. Danach folgt lediglich noch eine kurze Abschlussmeditation, ansonsten werden solche Geschichten anschließend auf keinen Fall analysiert. Wir gehen hier von einer Art Tiefenwirkung aus, die durch die Aufnahme von Geschichten und Bildern in unserem Speicherbewusstsein heilsam wirken kann. Zu *späteren* Gelegenheiten können wir dann einzelne Aspekte von Geschichten therapeutisch aufarbeiten; oft geht der Impuls dazu auch von den Hilfesuchenden aus.

Kommen wir nun zu einer weiteren buddhistischen Technik, der Arbeit mit unseren Träumen.

Der Traum-Yoga: Arbeiten mit Träumen und Traumdeutung

Schon im alten Indien wurde Träumen ein sehr hoher Wert beigemessen. Buddhas Geburt und seine zukünftige Bedeutung für die Menschheit sollen der Legende nach seiner Mutter in einem Traum vorhergesagt und mithilfe von weisen Traumdeutern ausgelegt worden sein.

Im Buddhismus hat sich der Umgang mit Träumen aber verändert. Für Buddhisten und in der buddhistischen Psychotherapie liegt die Priorität bei der Bewusstheit und Wachheit. Die konkreten Trauminhalte sind zwar auch von Bedeutung, aber trotzdem nur sekundär.

Wir dürfen das übergeordnete Ziel nie aus den Augen verlieren. Das heißt, wir werden an unseren Träumen nicht festhalten und uns nicht mit ihnen identifizieren. Auch bringen uns unsere Träume keine Freiheit von Widerstand, Anhaftung und Unwissenheit. Der Kernpunkt ist stets ein wacher klarer Geist, der uns befreien soll.

Dementsprechend stellt der Traum-Yoga eine sehr fortgeschrittene Form der Geistesschulung dar. Das oberste Ziel besteht darin, auch im Schlaf und im Traum klar und bewusst zu bleiben. Das ist ein sehr hohes Ziel, das wir nur mit viel Geduld und regelmäßiger Übungspraxis erreichen können.

Wie heißt es so schön: Nicht, weil es schwierig ist, versuchen wir es nicht, sondern weil wir es nicht versuchen, ist es schwierig. Für jeden ist es relativ leicht möglich, sich seiner Träume bewusster zu werden. Wir legen ein Traumtagebuch neben unser Bett und nehmen uns abends fest vor, am nächsten Morgen unsere Traumerinnerungen aufzuschreiben. Wir werden dann erstaunt sein, wenn wir feststellen, dass wir uns jeden

Morgen an mehr Träume und an mehr Details daraus erinnern können. Durch unsere umfassende und reichhaltige Geistesschulung werden wir spüren, dass unser Bewusstsein nicht nur die Kategorien Schlaf, Traum, wach oder müde kennt, sondern sehr viele weitere Feinabstufungen. Diese gilt es genauer kennen- und Einfluss darauf nehmen zu lernen.

So können wir, selbst wenn wir unser Bewusstsein in den Schlaf schicken, unseren Schlaf auf eine wache Art und Weise begleiten. Abgesehen von der relativ kurzen Tiefschlafphase von weniger als zwei Stunden sind wir jede Nacht einige Stunden in den Traumphasen geistig sehr aktiv. Durch unser Training werden wir auch nachts in den Träumen ein waches Bewusstsein erleben, sodass wir unsere Träume tatsächlich mitgestalten lernen.

Dieser Vorgang wird in der Psychologie und Traumforschung „luzides oder helles Träumen" genannt. Dass dieser Zustand tatsächlich erreichbar ist, haben zum Beispiel Forscher von der Universität Stanford nachgewiesen. Sie konnten feststellen, dass es uns möglich ist, bewusst auf den Schlaf und unsere Träume einzuwirken.

Reisen

Zum Abschluss dieser 19. Grundlage der BPT sei noch ein für Therapeuten relativ unorthodoxer und vom Buddhismus unabhängiger Weg der Selbsterfahrung und Veränderung im Sinne einer Therapie erwähnt: das Reisen. Typischerweise wird in Erzählungen, Märchen, Geschichten, spirituellen Berichten etc. stets von Reisen berichtet, die sicherlich auch als Symbol für das innere Reisen gelten können. Niemand sollte jedoch die starke Magie unterschätzen, der wir ausgesetzt sein werden, wenn wir unsere gewohnten Plätze, unsere Heimat verlassen und ins Unbekannte aufbrechen – umso mehr, wenn wir dies alleine tun.

Wenn wir diesen Weg achtsam beschreiten, kann diese Erfahrung intensiver sein als jede noch so lange Psychotherapie. Wir werden dabei mit unseren Ängsten und Sehnsüchten, mit unseren Befürchtungen ebenso wie mit unseren Stärken und Schwächen konfrontiert. All unsere Vorurteile und festen Meinungen über uns selbst und andere Menschen können ins Wanken geraten. Fast automatisch werden wir zum Umdenken gezwungen, zur Relativierung, um unsere alten mit den neuen Erfahrungen in einen Zusammenhang zu bringen. Da können plötzlich alte Sorgen sehr klein werden und schnell ganz neue entstehen.

„Reisen bildet" tatsächlich beziehungsweise es eröffnet neue geistige Horizonte, die dazu beitragen können, dass wir unsere eigenen Probleme zwar nach wie vor ernst nehmen und würdigen, aber vielleicht auch selbstkritischer relativieren können.

Können wir Heilung finden?

Die ziemlich provokante Antwort darauf lautet: Wir sind bereits heil. Wir waren es immer. Unser Leiden besteht, weil wir den Zugang zu unserem Heilsein verloren haben. Wenn wir damit durch die buddhistischen Techniken wieder in Verbindung gebracht werden können, zum Beispiel mit unserem Inneren Edlen Kern, erleben wir eine spürbare Anreicherung unserer Lebensenergie und unseres Heilseins.

Wir kommen langsam zum Schluss unserer kleinen Auswahl an buddhistisch-psychotherapeutischen Techniken. Vieles ist offengeblieben, denn im Rahmen dieses Buches konnten wir nur einen eingegrenzten, wenn auch wichtigen Ausschnitt aus den buddhistischen Praktiken und den Inhalten der buddhistischen Psychotherapie darstellen.

Hat die buddhistische Psychotherapie ein Ende? Was ist das Ende? Das sollte inzwischen hoffentlich deutlich geworden sein. Am Ende steht unsere Befreiung! Da wir aber auch wissen, dass es sich dabei nicht um einen stabilen Zustand handelt, den wir einmal erlangen und dann für immer konservieren können, bleibt uns ein offenes Ende beziehungsweise ein offener Weg.

Wir werden auf dem Mittleren Weg durch dieses Leben gehen, immer mal wieder nach rechts oder links davon abweichen, aber immer schneller wieder zurückfinden. Dafür reicht ein rein theoretisches Wissen ebenso wenig wie eine mehr oder weniger lange buddhistische Psychotherapie. Durch die spürbaren heilsamen Veränderungen, die wir durch unsere Übungspraxis erfahren, entwickeln wir eine Motivation und ein gutes Engagement für die weitere regelmäßige Umsetzung unseres buddhistischen Wissens in unser Alltagsleben: im Dienste für uns selbst und alle anderen Wesen.

Diese Grundlage sollte uns Folgendes vermitteln:

Wir haben hier folgende Techniken kennengelernt:

- Die Vier Prinzipien der Wandlung
- Die Fünf Methoden der Schulung des Geistes
- Meditation
- Atem-Meditation
- Achtsamkeitsübungen
- Visualisierungen
- Das Heilige Innehalten
- *Chöd:* Arbeit mit unseren „Dämonen“
- Loslassübungen
- Arbeit mit therapeutischen Geschichten
- Traum-Yoga

Die Teilnahme an der buddhistischen Psychotherapie kann sehr hilfreich für uns sein, um ein stabiles psychisches, psychosomatisches und spirituelles Fundament zu konsolidieren. Auf einem Fundament allein können und sollten wir jedoch nicht wohnen. Ein wenig Gemütlichkeit kann der Sache nicht schaden. Auf dem Fundament brauchen wir ein individuelles, für uns bequemes Lebenshaus, in dem wir das Wissen, das wir uns angeeignet haben, in unseren Alltag transferieren können.

Die generelle Strategie der buddhistischen Psychotherapie besteht darin, heilsame Handlungen zu sichern, zu fördern und durch regelmäßige Wiederholungen zu stabilisieren. Unheilsame Erinnerungen, Erfahrungen Handlungen, Angewohnheiten werden nur im Falle einer sehr klaren Indikation kurzfristig im Fokus der Aufmerksamkeit stehen. Es wird also weniger ein Durcharbeiten alter Probleme geben als vielmehr die Sicherung heilsamer Aspekte.

Was immer wir wiederholen, festigt sich.

Die nun folgende 20. Grundlage soll uns darin unterstützen, für die alltäglichen Belange einen guten eigenen Praxisübungsweg zu finden.

Die **20**.
Grundlage der BPT

Wir praktizieren jederzeit

> Wer als Buddhist ausgebildet und geschult worden ist, sieht den Buddhismus nicht als Religion an. Sie oder er betrachtet ihn als eine Art Wissenschaft, eine Methode zur Erforschung unserer Erfahrungen mithilfe von Techniken, die eine bewertungsfreie und unvoreingenommene Untersuchung und Überprüfung unserer Handlungen und Reaktionen ermöglichen.
>
> – Yongey Mingyur Rinpoche –

Vom Teilzeit-Buddha zum Ganztags-Buddha

Den Slogan „Vom Teilzeit-Buddha zum Ganztags-Buddha" hat der buddhistische Lehrer Thich Nhat Hahn geprägt. Darin kommt die Erfahrung zum Ausdruck, dass wir oft langsam mit den buddhistischen Praktiken beginnen und dann, wenn wir deren heilsame Wirkung zunehmend stärker spüren, unsere Übungen mit größerer Zuversicht und Motivation regelmäßig durchführen. Selbst ein Buddha zu werden scheint vielleicht für die meisten Menschen ein nahezu unerreichbares Ziel zu sein, doch wir sollten verstehen und uns auch daran erinnern, was Buddha selbst deutlich formuliert hat: Jeder Mensch besitzt bereits die Buddhanatur und hat sie schon immer besessen. Unser Bemühen um Befreiung ist nichts anderes, als wieder zu dem zurückzufinden, was wir schon immer besessen haben. Buddha war oder ist kein ferner Gott. Vielleicht ist eine göttliche Kraft damit gemeint, doch diese ist nicht nur einigen wenigen Heiligen vorbehalten, sondern sie steckt in uns *allen.* Leider ist sie dort aber ziemlich zugeschüttet.

Wir studieren den Dharma, wir arbeiten in der buddhistischen Psychotherapie, wir erleben dort intensive menschliche Bemühungen um den eigenen und den Fortschritt für alle anderen. Wir treffen uns zu den buddhistischen Unterweisungen und danach zur Meditation. Damit aber nicht genug: Mit der buddhistischen Psychotherapie bestehen vielleicht auch deshalb so große Heilungschancen, weil wir – ebenso wie die gesamte buddhistische Philosophie – unsere Fortschritte täglich in die Praxis umsetzen, sie dort erproben und konsolidieren. Jede Art von Fortschritt findet umgehend seine Feuerprobe im Alltag. Für Buddhisten ist es nur ein Einzelaspekt, sich selbst zu stärken und zu stabilisieren, den eigenen Geist zu schulen, zu trainieren, zu beruhigen und zu klären; die eigentliche Qualität dessen, was wir wirklich erreicht haben, zeigt sich erst, wenn wir in unserem Alltagsleben für uns und vor allem auch für alle anderen Wesen hilfreich sein können.

Bei dieser Bewährungsprobe erleben wir nicht selten auch echte Dämpfer. Wenn wir auf dem Meditationskissen so etwas wie ultimativen Frieden erfahren haben und meinen, dieses Gefühl nun für uns sichern und konservieren zu können, beginnt erst der spannendste Prozess. Nach der Meditation gehen wir heim und dann folgt der zweite, ebenso wichtige Lernaspekt. Selbst wenn wir meinen, schon viel für uns erreicht zu haben, finden wir stets wieder einen neuen Lehrmeister. Diese Meister finden sich oft in Form von kläffenden Nachbarshunden, den stressigen und manchmal durch uns gestressten Lebenspartner, die laut kreischenden Kinder, den Riss in der neuen Sofaecke etc. Stetige Übungsmöglichkeiten für unsere Praxis finden wir ebenso in großen Dimensionen, zum Beispiel durch Krankheit, Altern, Tod und Verlust, wie auch in kleineren Bereichen durch Ärgernisse, Konflikte, Sorgen, Grübeleien, Ängste etc.

Jack Kornfield schreibt dazu: „Fast alle Meister stimmen darin überein, dass es nach der ersten Erleuchtung noch Phasen der Angst, Verwirrung und Versuchung gibt – und entsprechend unethische und ungeschickte Verhaltensweisen."

Wie bereits in der 1. Grundlage der BPT über die Befreiung dargestellt, werden wir uns an keinem Fortschritt – auch an der erreichten Befreiung – jemals festhalten können. Das Wesen der Welt und die Lehre Buddhas besagen, dass sich alles in einem steten Fluss befindet. Häufig ist unser Leben eine große Ansammlung von Herausforderungen, die unsere Aufmerksamkeit hierhin und dorthin lenken. Wir verlieren uns oder zerstreuen uns selbst in den tausend Alltäglichkeiten. Die Weisheit des *Mittleren Weges* als Richtmaß ist zwar leicht zu verstehen, doch oft schwer einzuhalten. In unserem alltäglichen Leben gibt es so wenige klare Hinweise für das rechte Maß und für den richtigen Weg.

Rituale

Wir brauchen daher dringend wieder *Rituale* für unsere innere und auch für unsere äußere Struktur. Damit sind regelmäßige besinnliche Handlungen und heilsame Gewohnheiten gemeint, die uns zum Beispiel in unserer Achtsamkeitspraxis unterstützen. Insbesondere zu Beginn unserer Ausbildung ist es sehr hilfreich, relativ feste Uhrzeiten für unsere tägliche Praxis zu bestimmen. In der Regel dauert es zwischen sechs Wochen und drei Monaten, bis eine neue Tätigkeit durch regelmäßige Übung zur Gewohnheit geworden ist.

Ehe wir durch Wiederholung hilfreiche Gewohnheiten geschaffen haben, kann für viele Hilfesuchende erst einmal eine Art Wochenplan hilfreich sein. Während unserer Arbeit in der buddhistischen Psychotherapie sind relativ feste Abläufe vorgegeben mit regelmäßigen Einzel- und Gruppensitzungen sowie mehrmals in der Woche stattfindenden Unterweisungen mit anschließender Meditation. Dieser Rhythmus sollte in etwa auch weiter fortgeführt werden: feste Tage für bestimmte Übungen, feste Uhrzeiten für unsere tägliche Meditation, feste Tage für unsere ein bis zwei Übungstage pro Monat. Nach langen Jahren der Praxis besteht mittlerweile ein guter Erfahrungsschatz, der uns als Ressource und für die Bewältigung von Schwierigkeiten zur Verfügung steht. Die Vermittlung der buddhistischen Lehre und deren Aneignung verlaufen in unterschiedlichen Zyklen; sie kennt Höhen und Tiefen, ist in der Regel aber recht gut zugänglich.

Die vierfache Herausforderung

Der ewige Zwist, von der Theorie in die Praxis zu kommen, wird in der buddhistischen Psychotherapie sehr ernst genommen. Die Hilfesuchenden werden nicht nur mit Instruktionen und Hausaufgaben versehen, sondern neben den täglichen Übungen, den wöchentlichen Einzel- und Gruppensitzungen, den Dharmaunterweisungen und Gruppenmeditationen werden sie auch mit therapeutischer Unterstützung ihre ganz persönliche *Heils-Quadrille* erarbeiten.

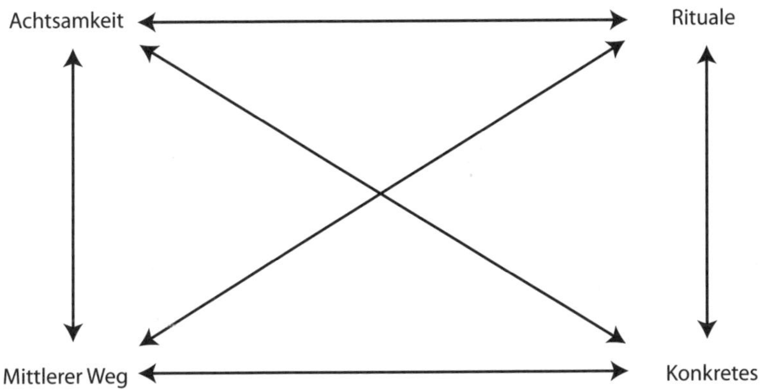

Diese Heils-Quadrille hat sich zu einem der wirkungsvollsten Aspekte der buddhistischen Psychotherapie entwickelt. Jeder ihrer vier Eckpfeiler wird individuell für jeden Hilfesuchenden mit Leben gefüllt. Jeder einzelne Punkt wird so nachhaltig konkretisiert, dass er für die tägliche Umsetzung bestens geeignet ist. Jeder dieser Faktoren interagiert mit jedem anderen, jeder ist gleich wertvoll und wichtig.

Rituale

Wie bereits oben beschrieben, brauchen Rituale in der Anfangszeit erst einmal feste Zeiten und klare Abläufe. Regelmäßig durchgeführte heilsame Handlungen festigen unsere heilsamen Geisteszustände. Die Absichten, die wir mit unseren Taten verfolgen, werden intensiv durchleuchtet. Die heilsamen Taten werden wiederholt, wofür feste Abläufe und gegebenenfalls auch Uhrzeiten festgesetzt werden. Daraus bilden sich unwiderlegbar unsere Gewohnheiten, die sich nach einer überschaubaren Zeit in unserem Temperament und Charakter wiederfinden. Auf diese Weise werden wir unser Schicksal mitbestimmen können.

Achtsamkeit

Ohne Achtsamkeit sind wir wie ein blinder Geländeläufer: Wir werden ständig im Kreis laufen, irgendwo anstoßen und uns und andere verletzen. Wir können uns daher gar nicht oft genug unserer Achtsamkeit vergewissern. Dafür müssen wir uns die folgenden Punkte detailliert erarbeiten: Was genau bedeutet Achtsamkeit für unser Leben? Wie fühlt es sich an, wenn wir achtsam sind? Wie können wir Achtsamkeit erzeugen, wie verändern sich damit unsere Handlungen? In welcher Handlung und in welcher Veränderung genau wird die Achtsamkeit wirksam?

Mittlerer Weg

Jeder neue Weg hat erst einmal seine Faszination. Wir beginnen etwas Neues, wie zum Beispiel die buddhistische Psychotherapie, und merken dort vielleicht zu Anfang schon rasch ein paar Erfolge. Der Wunsch, sich dem ganz zu verschreiben, kann bedeuten, den Mittleren Weg zu verlassen. Doch natürlich gibt es auch eine unbegrenzte Zahl an Abzweigungen vom Mittleren Weg. Überall in uns und außerhalb von uns lauert sozusagen der „böse Wolf", der uns vom Weg abbringen will.

Das *Heilige Innehalten* kann uns dabei helfen, uns möglichst häufig zu fragen, ob wir noch auf dem Mittleren Weg sind. Leider gibt es dafür noch kein Navigationsgerät. Wir müssen uns selbst ein inneres Navigationsgerät entwickeln, das uns bei größeren Kursabweichungen warnt.

Konkretes

Es geht um das Hier und Jetzt, nicht um ein späteres Paradies oder jenseitiges Nirvana, nicht irgendwie, irgendwo, irgendwann, und auch um keine schönen „Blumenerlebnisse" auf den Meditationskissen. Wir verlieren uns auch nicht im Labyrinth des umfangreichen Dharma. Mit therapeutischer Unterstützung erarbeiten wir ganz *konkret* die genauen Lebensbereiche, die *exakten* Handlungen, in denen wir unsere Fortschritte *konkret* umzusetzen haben.

Die Herausforderung lautet also: Die *Rituale* begleiten unseren Alltag, wir bemühen uns um eine möglichst durchgängige *Achtsamkeit,* wir vermeiden die Extreme, bleiben in der *Mitte* und schauen, wo wir *konkret* für uns und alle anderen fühlenden Wesen Gutes wirken können.

Buddhistische Tugend bedeutet, aktiv zu sein

Der Buddhismus und auch die buddhistische Psychotherapie legen größten Wert auf eine *aktive* Selbststeuerung. Wir übernehmen Verantwortung für uns selbst und für andere. Unser Denken und Handeln orientiert sich an Tugend.

In manchen Kulturkreisen ist der Tugendbegriff mit eher negativen Assoziationen verbunden, da er Vermeidung, Verzicht, Entsagung und eine Abkehr vom Leben zu suggerieren scheint. Der buddhistische Tugendbegriff, der in diesem Buch schon oft erwähnt wurde, ist dagegen ein recht aktiver: Es reicht nicht aus, etwas Unheilsames zu vermeiden, wir müssen uns *aktiv* für heilsame Zustände einsetzen. Tugend ist für unseren Alltag und unser Praktizieren sehr hilfreich und unumgänglich. Ohne eine Ausrichtung an tugendhaftem Verhalten werden wir in unserer Übungspraxis, zum Beispiel in der Meditation, auf größere Schwierigkeiten stoßen. Ein weniger tugendhaftes Verhalten verwirrt und beunruhigt unseren Geist erheblich. Jede Abweichung vom Mittleren Weg werden wir unweigerlich – spätestens auf dem Meditationskissen, wenn alle Ablenkungen wegfallen – deutlich zu spüren bekommen.

Eine aktive tugendhafte Haltung können wir in den folgenden drei Stufen umsetzen und dann differenzierter in drei Bereichen konkretisieren. Durch diese Drei Tore, die nur mittels einer tugendhaften Handlung zu durchschreiten sind, können wir unser Karma selbst stark beeinflussen.

Die Drei Stufen der Tugend

Das hohe buddhistische Ziel einer tugendhaften Haltung beschreibt eine Integrität, die heilsam für uns selbst und alle anderen Wesen ist. Für Buddhisten ist Tugend etwas wesentlich Interessanteres als nur Vermeidung.

Die 1. Stufe der Tugend

Auf der ersten Stufe bemühen wir uns allerdings zuerst einmal darum, einige unheilsame Eigenarten zu unterlassen. So vermeiden wir es, uns selbst und anderen zu schaden, und befolgen damit die uns Westlern bekannte Tugendform der Vermeidung. Hier helfen uns die *Fünf Regeln für Laien,* die Buddha für Nicht-Mönche und Nicht-Nonnen aufgestellt hat und die wir schon im Zusammenhang mit dem Edlen Achtfachen Weg kennengelernt haben:

1. Kein Lebewesen bewusst zu töten oder zu verletzen (dazu gehören auch Tiere)
2. Nicht-Gegebenes nicht zu nehmen
3. Ein sittliches Leben zu führen
4. Lügen und grobe Worte zu vermeiden
5. Die Bewusstheit nicht durch Drogen zu trüben

Nach diesen Vermeidungsstrategien folgen nun die aktiven Anforderungen.

Die 2. Stufe der Tugend

Hier praktizieren wir eine *aktive* Fürsorge:

1. Nicht nur nicht zu töten oder zu verletzen, sondern *aktiv* für den Schutz des Lebens einzutreten
2. Nicht nur Nicht-Gegebenes nicht zu nehmen, sondern anderen *aktiv* zu dienen
3. Nicht nur unsittliches Verhalten zu vermeiden, sondern *aktiv* die eigene Integrität zu fördern
4. Nicht nur nicht zu lügen und grobe Worte zu vermeiden, sondern *aktiv* für Wahrheit und Gerechtigkeit einzutreten
5. Nicht nur die Bewusstheit nicht durch Drogen zu trüben, sondern *aktiv* unsere Wachheit zu fördern

Die 3. Stufe der Tugend

Diese Stufe meint die natürliche Tugend, eine intuitive Integrität, ein Gespür für den richtigen Weg zu entwickeln, zu festigen, zu verinnerlichen und zu praktizieren. Diese Stufe erreichen wir durch die regelmäßige und achtsame Durchführung der 1. und 2. Stufe.

Zur konkreten Umsetzung können die folgenden Drei Tore hilfreich für uns sein.

Die Drei Tore tugendhaften Verhaltens

1. Unser Körper
2. Unsere Rede
3. Unser Geist

Diese drei Punkte sind nochmals differenzierter und in Form von Appellen formuliert, die unter anderem auch den aktiven Tugendbegriff verdeutlichen.

Unser Körper

a. Nicht nur nicht zu stehlen, sondern *aktiv* für Gerechtigkeit einzutreten
b. Nicht nur sexuelles Fehlverhalten zu vermeiden, sondern *aktiv* Achtsamkeit in sexuellen Beziehungen zu üben
c. Nicht nur nicht zu töten, sondern *aktiv* Leben zu schützen und zu fördern

Unsere Rede

a. Nicht nur grobes Reden zu vermeiden, sondern *aktiv* positiv zu kommunizieren
b. Nicht nur nicht zu lügen, sondern *aktiv* für die Wahrheit einzutreten
c. Nicht nur auf das Verbreiten von Gerüchten zu verzichten, sondern *aktiv* Positives weiterzugeben
d. Nicht nur auf sinnloses Reden zu verzichten, sondern bedacht zu sprechen

Unser Geist

a. Nicht nur nicht zu hassen, sondern andere respektvoll zu würdigen
b. Nicht nur unser Verlangen zu zügeln, sondern *aktiv* die Befreiung zu fördern
c. Nicht nur falsche Sichtweisen zu vermeiden, sondern *aktiv* das Erkennen zu fördern

Es hat sich als sehr hilfreich erwiesen, sich die Liste mit diesen Punkten regelmäßig langsam und achtsam durchzulesen und sich um deren Verinnerlichung, Verwirklichung und Weitergabe zu bemühen.

Um den Alltäglichkeiten noch ein wenig mehr Struktur zu geben, hat es sich ebenfalls als sehr hilfreich erwiesen, ein- bis zweimal pro Monat einen Übungstag als kleines Retreat einzulegen.

Unsere regelmäßigen Übungstage

Wenn wir die regelmäßigen Übungen und Meditationen praktizieren und die Unterweisungen hören, sollten wir etwa ein bis zwei Übungstage pro Monat einlegen. Wenn wir damit beginnen, ist es hilfreich, dabei einen festen Rhythmus einhalten, zum Beispiel jeden ersten und dritten Sonntag im Monat. Für einige Menschen ist es auch hilfreich, diesen Übungstag nicht alleine, sondern in der Gemeinschaft zu verbringen.

Die Gemeinschaft der buddhistischen Praktizierenden, der *Sangha,* wird als eine der wesentlichen Lebenssäulen angesehen. Das Leben mit dem Sangha, die gemeinsamen Übungen, Meditationen und Gespräche sind ein mächtiges Werkzeug, um Befreiung schnell zu erreichen. Die Übung in Gemeinschaft ist aber nicht zwingend; sicher können wir einen Übungstag ebenso alleine, mit einem Partner oder auch mit anderen Gleichgesinnten durchführen.

Der Übungstag sollte einem festgelegten Ablauf folgen und sich an zehn Regeln halten.

Der Ablauf unseres Übungstages

Für diesen Tag sind einige kleinere Vorbereitungen erforderlich. Die Räumlichkeiten sollten schon vorher aufgeräumt und gereinigt werden, obwohl auch achtsame, besonnene Arbeiten am Übungstag selbst gemacht werden können. Wir sorgen dafür, dass wir möglichst wenig Ablenkung erfahren. Eventuell stellen wir den ganzen Tag über das Telefon und das Handy aus oder auf eine lautlose Anrufbeantworter- oder Mailboxfunktion um.

Wir befolgen die nachstehenden zehn Regeln für den Übungstag:

1. Nicht töten (Tiere eingeschlossen)
2. Nicht stehlen; nichts einfordern; Nicht-Gegebenes nicht nehmen
3. Keine sexuellen Handlungen

4. Nicht lügen; keine groben, lauten Reden oder verbalen Angriffe
5. Keinen Alkohol oder andere Drogen und Substanzen nehmen, die den Geist trüben
6. Keinen Schmuck tragen
7. Keine Medien nutzen (Fernseher, Computer, Zeitungen, Bücher, Telefon, Handy)
8. Maßvolles Essen schweigend in Stille genießen
9. Gemäßigte, achtsame Bewegungen; keinen Sport treiben
10. Stille Meditationen und Gehmeditationen

Insbesondere bei Punkt 10 sollte vorher festgelegt werden, wie lange und wie oft meditiert werden soll. Wenn wir noch nicht viel Meditationserfahrung haben, sollten wir lieber kurze Meditationssitzungen von jeweils 15 bis 20 Minuten durchführen und diese dann häufiger wiederholen. Wir müssen uns erst an vieles gewöhnen, dann können wir auch längere Zeit sitzen.

Auf diese Weise können wir den Tag in Ruhe verbringen mit Sitz- und Gehmeditationen, mit Spaziergängen, der achtsamen Zubereitung unserer Speisen und dem achtsamen Austausch mit anderen. An dem Tag selbst werden wir einige interessante Erfahrungen machen, aber auch später, wenn wir den Übungstag in unser Leben bringen, kann es noch spürbare Auswirkungen geben. Wir vermitteln stets eigene konkrete Erfahrungen, keine rigiden Regeln. Nichts ist reiner Selbstzweck. Auch sollte jede Übung eigenständig geprüft werden.

Als eine weitere Hilfe für die Umsetzung unserer Fortschritte hat sich die Entwicklung und Festlegung von *eigenen* klaren Regeln in Form von Gelübden erwiesen.

Unser Gelübde

Tulku Lama Lobsang erklärt im Rahmen seiner Lehrveranstaltungen und persönlichen Unterweisungen, dass wir sehr vielen *äußeren* Regeln folgen müssen. Es gebe sehr viele Gesetze, Verordnungen, Regelungen etc., aber in Relation dazu anscheinend nur wenige *innere* Regeln. Die äußeren Regeln und Bestimmungen werden, wenn es sich irgendwie machen lässt, gerne umgangen. Wenn aber etwas schiefgeht, fordern wir womöglich sogar noch *mehr äußere* Regelungen und Gesetze.

Daher betont Tulku Lama Lobsang, dass wir neben den äußeren Regeln unbedingt selbst *unsere inneren* Regeln aufstellen und formulieren müssen.

Nehmen wir uns einmal einen Augenblick Zeit und überlegen, welchen *eigenen*, von uns selbst aufgestellten inneren Regeln wir folgen. Welche Regeln haben wir für uns selbst? Können wir sie benennen?

Jeder Teilnehmer, der sich auf die buddhistische Psychotherapie einlässt, entwickelt im Laufe seiner Praxis mit therapeutischer Unterstützung sein eigenes Gelübde. Ein für Buddhisten allgemein wichtiger Stützpfeiler für eine gezielte positive und heilsame Veränderung sind die *Vier Unermesslichen*, die als Gebet, als Segenswunsch oder als Hilfe für eine gute innere Sammlung genutzt werden.

Die Vier Unermesslichen

Mögen alle Wesen glücklich sein und die Ursachen von Glück besitzen.

Mögen alle Wesen frei sein von Leiden und den Ursachen des Leidens.

Mögen alle Wesen Freude und die Ursache der Freude besitzen.

Mögen alle Wesen im Gleichmut verweilen, frei von Anhaftung und Ablehnung.

Wir können die *Vier Unermesslichen* auch als eine Art Orientierungshilfe anwenden. Sie können Zielvisionen sein oder eine Art Kompass, ebenso aber auch als Mantra für schwierige Situationen genutzt werden.

Im Rahmen der Grundlagen über unseren Körper und unseren Geist haben wir bereits erfahren, wie wirkungsvoll geistige Vorstellungen sowohl im Hinblick auf unsere Stimmungen als auch in Bezug auf unseren Körper sind. Was auch immer wir uns geistig vorstellen, verändert unser Nervensystem. Wenn wir regelmäßig heilsame Vorstellungen entwickeln, wird sich unser Nervensystem auch messbar verändern, sodass sich ein positiver Kreislauf ergibt, wodurch wir schneller und effektiver zum Ziel finden.

Ein Gelübde, das Buddha uns für Laien (Nicht-Mönche und Nicht-Nonnen) gegeben hat, lautet:

Ich gelobe, keine Lebewesen zu töten.
Ich gelobe, Nicht-Gegebenes nicht zu nehmen.
Ich gelobe kein sexuelles Fehlverhalten.
Ich gelobe keine groben Reden.
Ich gelobe, keine Drogen zu konsumieren, die mein Bewusstsein betäuben.

Ein nach buddhistischen Maßstäben *tugendhafter* Umgang mit diesem Laiengelübde würde so aussehen, dass wir nicht nur in der Vermeidung bleiben, sondern uns auch *aktiv* für das Gegenteil einsetzen. Eine Variante des Gelübde könnte wie folgt lauten:

Ich gelobe, alle Lebewesen zu schützen.
Ich gelobe, mich aktiv für Gerechtigkeit einzusetzen.
Ich gelobe, mich in Partnerschaften um eine wertschätzende Haltung zu bemühen.
Ich gelobe, sehr achtsam und respektvoll mit allen Wesen zu kommunizieren.
Ich gelobe, mein Bewusstsein möglichst durchgängig wach und achtsam zu halten.

Für einige Menschen kann das Bodhisattvagelübde das passende sein, andere benötigen vielleicht kleine Abänderungen im Text. Wir haben dieses Gelübde schon im Rahmen der 3. Grundlage der BPT als große Hilfe für Therapeuten kennengelernt, doch kann die Wiederholung eines so heilsamen Textes nie schaden:

Das Bodhisattvagelübde

Die leidenden Wesen sind ohne Zahl.
Ich gelobe, sie alle zur Befreiung zu bringen.

Die Anhaftung ist grenzenlos.
Ich gelobe, mich vollkommen davon abzuwenden.

Die Tore zur Wahrheit sind ohne Zahl.

Ich gelobe, sie alle zu durchschreiten.

Die Wege zum Erwachen sind erhaben.
Ich gelobe, sie alle zu verwirklichen.

Wieder andere Menschen kreieren für sich ganz eigene Formulierungen, in denen sie sich auf ihre Schwächen beziehen und um die benötigten Stärken bitten.

Unser persönliches Gelübde können wir täglich zu festen Zeiten rezitieren oder immer dann, wenn wir es brauchen.

Walter G. kommt mit viel Hochachtung und Respekt zu uns; er verbeugt sich tief und kann seine Ehrfurcht kaum ablegen. Es dauert einige Zeit, bis er spürt, wie viel Distanz er dadurch erzeugt. Für Walter scheint es eine große Hilfe zu sein, als er erkennt, dass sich unsere Praxis nicht nur auf „heilige" Zeremonien beschränkt, sondern in allen Alltäglichkeiten umgesetzt werden kann.

Diese Grundlage sollte uns Folgendes vermitteln:

Keine buddhistischen Lehren, keine klugen Bücher, keine intelligenten Vorträge, keine noch so intensive Psychotherapie *alleine* wird unsere Transformation hin zur Befreiung bewirken. Hier sind wir selbst gefragt. Wir brauchen die Geduld für unsere regelmäßige Übungspraxis und heilsame Mitmenschen, die uns fördern.

Der Weg von der Theorie in die Praxis findet nur durch uns und unsere regelmäßige Übungspraxis statt. Mithilfe unserer Geduld wird es bald keine Übungen mehr geben, dann wird alles zur Praxis.

Buddha sagte: *Seid euer eigener Meister!*

Die 21.
Grundlage der BPT

Erkenne und vermittle den Schritt von der relativen zur absoluten Wahrheit

Wenn wir es schaffen, bei der absoluten Wahrheit anzukommen, erkennen wir, dass Glück und Leid eins sind.

– Thich Nhat Hanh –

. . .

Alles Sichtbare grenzt an das Unsichtbare,
alles Hörbare an das Unhörbare,
alles Fassbare an das Unfassbare,
und vielleicht alles Denkbare an das Undenkbare.

– Lama Anagarika Govinda –

Wir haben die Beschreibung der buddhistischen Psychotherapie in der 1. Grundlage mit der Darstellung der Essenz des Buddhismus sowie der gesamten BPT begonnen. Diese Essenz, die Befreiung, Erleuchtung oder auch das Nirvana, sollte als ein klares und realistisches Ziel erkennbar geworden sein. Der Weg als das Ziel sollte jetzt transparent genug sein, um ihm folgen zu können. Auch die Mystifizierung des Begriffs Befreiung oder Erleuchtung sollte entschlüsselt sein, sodass nun durch den Wegfall des mystischen Schleiers das Wesen der Erleuchtung und die nötigen Schritte zum Erreichen des Ziels klar erkennbar sind.

Mit dieser Herangehensweise haben wir versucht, *absolute* und tiefgründige Wahrheiten in unsere *relative* Welt zu übersetzen.

Das Relative und das Absolute

Thich Nhat Hanh differenziert zwischen der *relativen* weltlichen und der *absoluten* Wahrheit.

Die gesamte Lehre des Dharma gehört zum *relativen* Bereich der Wahrheit. Die Lehre ist kein Selbstzweck, sie dient uns als Mittel zum Zweck. Sie verweist lediglich auf die dahinterliegende *absolute* Wahrheit.

Dementsprechend könnte die Lehre vielleicht mit einem Hinweisschild verglichen werden, das uns den Weg weisen soll. Sicher werden wir dem Ziel mehr Beachtung schenken als dem Hinweisschild. Sollen wir unser Leben etwa um das Hinweisschild herum aufbauen? Oder sollen wir es nicht lieber genauer betrachten, um zu verstehen, worauf es hinweist, und uns dann weiter auf den Weg machen, um unser Ziel zu erreichen? Da uns die Lehre aber lange begleiten wird, ist der Vergleich mit einem Navigationsgerät vielleicht etwas zutreffender. Doch auch diese Technik, so hilfreich sie auch sein mag, kann niemals das praktizierte reale Leben und unser eigenes Bemühen ersetzen, das Ziel zu erreichen.

Die *relative* oder weltliche Wahrheit bezieht sich auf die Formen, Wörter und Begriffe, Vereinbarungen und Regeln etc., die sämtlich auf etwas Dahinterliegendes verweisen. Für unser individuelles Leben und unser kollektives Funktionieren miteinander sind sie von elementarer Bedeutung.

Die *absolute* Wahrheit ist für uns nicht direkt wahrnehmbar. Nur mit viel Klarheit und einem ruhigen Geist können wir vielleicht einen Blick auf und in absolute Werte werfen.

Beide Bereiche sind gleich wichtig und auch gleichwertig. Beispielsweise versucht die *relative* Wahrheit, die uns sagt, dass wir Unheilsames vermeiden sollten, uns in die Nähe der tiefgründigeren *absoluten* Wahrheit von Nirvana zu bringen. *Relative* Dinge sind gut mir Worten zu beschreiben. *Absolute* Bereiche betreffen Aspekte jenseits aller Worte und lassen sich dementsprechend mit Worten kaum noch treffend benennen.

Wir beginnen den Übungsweg mit der *relativen* Wahrheit. Wir lernen und erkennen, was uns Glück und was uns Leiden bringt. Wir lernen über einen längeren Zeitraum hinweg immer besser zu differenzieren und gewinnen damit ein immer sichereres Gefühl für gut und schlecht oder, genauer ausgedrückt, für das, was sich heilsam und was sich unheilsam für uns und andere auswirken kann.

Viele Suchende driften zu schnell in scheinbar absolute Welten ab. Hier liegt eine große Gefahr, das notwenige Relative und Reale zu ignorieren, etwa nach dem Motto: Es ist sowieso alles nur Sinnestäuschung, diese Welt ist materiell und unwichtig, nur die spirituelle oder geistige Welt ist von Bedeutung. Doch Buddha hat uns gezeigt, wie wichtig es ist, *ganz* in der Welt zu sein. Dafür ist es erst einmal nötig, die realen und relativen Bezüge sehr genau zu studieren und das Wissen darüber zu verinnerlichen und umzusetzen. Ohne unsere relativen Bezüge sind die absoluten Wahrheiten wertlos für uns. Wir brauchen bildlich gesprochen also gute Wurzeln in der Erde, um uns auch sicher in luftigere absolute Bereiche vorwagen zu können. Konkret werden wir zum Beispiel erst einmal unser Ego deutlich sichern und stärken, sodass wir uns dann im weiteren Prozess immer häufiger davon verabschieden können. Wenn wir uns schließlich auf dieser Ebene sehr sicher fühlen, können wir dann mit der Unterstützung von hilfreichen Menschen noch weitere Schritte gehen.

Wenn wir es schaffen, bei der *absoluten* Wahrheit anzukommen, entwickeln wir einen Blick für die Ebenen, die darunter- oder darüberliegen. Wir können dann wahrnehmen, dass alle Gegensätze aus *einer* Quelle stammen. Wir erkennen zum Beispiel, dass Glück und Leiden eins sind. Geist und Körper sind eins, Natur und Mensch, wir und andere, Gefühl und Verstand, leicht und schwer, lustig und traurig, Geburt und Tod – sie alle sind nur Hilfskategorien für uns, sozusagen künstliche Aufspaltungen einer darunterliegenden *absoluten* Einheit.

Zu erkennen, das es ein festes Ich nicht gibt, ist eine schwierige und im wahrsten Sinne des Wortes umwerfende Erkenntnis. Um einen Blick in die *absoluten* Wahrheiten zu werfen, braucht es viel Mut. Wir benötigen eine gute und stabile Festigkeit, um unsere Luftigkeit im Sinne von Nicht-Substanzialität zu erkennen und zu ertragen.

Wenn wir den Geschmack von der *absoluten* Wahrheit kosten dürfen, nimmt der Grad unserer Befreiung nochmals deutlich zu. Auch dann werden wir zwar immer noch in dieser Welt sein und uns auch weiterhin für alle wichtigen Belange einsetzen, aber nun als freie Menschen, ohne Anhaftung an Groll, Hass, Wut, Angst, Frust, Enttäuschung etc. Die

Befreiung finden wir allerdings nicht nur in absoluten Welten, sondern gleich im Hier und Jetzt.

Absolute oder relative Befreiung?

Unser Befreiungsprozess geschieht nicht in der absoluten Welt durch Überwindung der relativen Welt. Wir können Befreiung *in* dieser Welt erfahren, aber nicht *von* dieser Welt. Vielleicht ist das im Sterbeprozess oder danach anders, aber das wissen wir nicht wirklich. Solange wir leben, werden jedenfalls stets Begrenzungen bestehen bleiben, wie zum Beispiel unsere Körperlichkeit, die uns das Absolute nicht als Dauerzustand erfahren lässt. Dies ist ein weiterer Grund, weshalb wir die Befreiung nie als permanenten Zustand für uns konservieren können.

Es scheint eine sehr lohnenswerte Aufgabe zu sein, für sich zu ergründen, wie wir unseren Zugang zum Absoluten entwickeln können und was es für uns bedeuten würde. Der Weg dorthin führt uns an einigen Hindernissen vorbei, die wir kennenlernen, verstehen, verinnerlichen und verwirklichen müssen. Es werden einige Alltagserfahrungen kritisch zu hinterfragen und ein paar Paradoxa aufzuschlüsseln sein.

Mit Paradoxa nähern wir uns der Wahrheit

Beispielsweise möchten wir mit möglichst genauen Beschreibungen (= relative Wahrheit) darstellen, dass sich das Wesen hinter den sichtbaren Objekten (= absolute Wahrheit) gar nicht darstellen lässt. Wir benutzen Begriffe, stellen aber fest, dass Zeichenlosigkeit ein Merkmal unserer Umwelt ist. Das heißt, wir sollen erkennen, dass jeder Begriff, jeder Name nur ein Etikett ist, eine hilfreiche Konstruktion, die aber die Unergründlichkeit dessen, was es benennen soll, nicht vollständig erfassen kann. Begriffe haben keine eigene Realität.

Alles ist in steter Wandlung. Es gibt keine Geburt und keinen Tod, sondern nur einen ewigen Prozess des Werdens und Vergehens oder auch des Weder-Kommens-noch-Gehens. Dieses Verständnis haben wir in der 13. Grundlage der BPT in Verbindung mit dem Begriff „Intersein" vertieft. Wir aber legen das in schriftlichen Grundsätzen fest und beschreiben zum

Beispiel den Edlen Inneren Kern in jedem Menschen und die Illusion des Ich-Gefühls. Wir legen so viel Wert auf die Umsetzung im Alltag, es gibt so viele Lehrer und Meister, doch gleichzeitig betonen wir das Ausmaß unseres Unwissens über die wahre Natur aller Dinge. Wir lernen zwischen heilsamen und unheilsamen Zuständen, zwischen gut und schlecht, konstruktiv und destruktiv etc. zu differenzieren, ersehnen das Glück und sind bestrebt, das Leiden zu verringern. Im weiteren Verlauf lernen wir aber, dass es auf einer tieferen Ebene weder Glück noch Leid, weder gut noch schlecht etc. gibt. Für uns sehr wichtige Belange weisen also sicherlich Qualitäten auf, die uns sehr hilfreich sind und die wir erkennen lernen, die jene auf einer anderen Ebene aber gar nicht besitzen. Auch wenn wir in den westlichen Wissenschaften, beispielsweise in der Physik, tief vordringen, werden wir dort auf die paradoxe Natur der Materie selbst stoßen. Schon seit über hundert Jahren wissen die Naturwissenschaftler, dass sich Atome sowohl als Teilchen (= Materie) wie auch als Wellen (= Energie = Nicht-Materie) erkennen lassen, obwohl diese beiden Seinsformen sich gegenseitig eigentlich ausschließen. Einstein zeigte uns zwar die Äquivalenz von Energie und Materie auf, aber wieso sich ein konkretes Atom mit seinen Elementarteilchen *gleichzeitig* sowohl als Materieteilchen als auch als Energiewelle zeigt, verschließt sich uns nach wie vor.

Normalerweise erleben wir unsere Welt und die Objekte darin entweder als materiell oder als nicht-materiell, aber nicht beides zugleich. Die Physiker sprechen hier von der komplementären Natur aller Dinge. Auf der einen Ebene nehmen wir bestimmte Objekte als fest und hart wahr, auf einer tieferen, elementareren Ebene gibt es bei diesen Objekten nichts Festes mehr, nur Raum und Leere.

Unser normales Alltagsbewusstsein hat mit der Existenz von Paradoxa dieser Art große Probleme. Entweder ist jemand lebendig oder er ist tot; daher können wir uns auch kaum vorstellen, dass es auf einer tieferen Ebene Zustände geben soll, die beides gleichzeitig ermöglichen. Der Physiker Erwin Schrödinger beschreibt diesbezüglich ein interessantes Gedankenexperiment mit seiner Katze.

Das westliche Verständnis von relativer und absoluter Wahrheit

Schon seit über hundert Jahren haben Physiker uns erklärt, dass wir nur auf einer oberflächlichen (= relativen) Ebene von festen Körpern und Objekten sprechen können. Die Naturwissenschaftler gingen analytisch vor, d. h., sie zerstückelten unsere Umwelt und die Dinge darin immer weiter und drangen immer tiefer in die kleinsten Bauteile ein. Sie wurden aber enttäuscht, denn sie suchten eigentlich nach so etwas wie dem festen Kern aller Materie. Was sie fanden, war dagegen scheinbares Chaos. Auf atomarer und subatomarer Ebene fanden sie Beweise, die alle ihre Annahmen auf den Kopf stellen sollten. Auf den tieferen Ebenen gibt es hauptsächlich viel Raum und Abstände, aber keinen festen Kern. Es gibt dort keine Kausalitäten mehr, Abläufe scheinen entgegen dem Zeitstrom zu verlaufen. Zeit und Raum verschmelzen miteinander. Atome und deren Elementarteilchen stehen in teilweise unerklärlicher Wechselwirkung und Verbindung (Einstein-Rosen-Brücke). Diese subatomaren Teilchen scheinen sogar irgendwie auf unsere Fragestellung zu reagieren und verändern je nach Versuchsanordnung (als Wellenfunktion oder als Teilchen) offenbar sogar ihr Wesen. Auf diesen tieferen Ebenen werden die Fundamente unserer Alltagserfahrung widerlegt. Deshalb können wir vielleicht auch heute, über hundert Jahre nach diesen epochalen Entdeckungen, immer noch keinen rechten Zugang zu derartigen Informationen finden.

Inzwischen werden diese Erkenntnisse jedoch in der modernen Technologie genutzt, sodass sie bis heute als unumstößlich gelten. Beispielsweise basiert unsere gesamte Kommunikationstechnologie auf der Satellitentechnik, und diese funktioniert nur deshalb, weil wir die Relativität von Zeit einkalkulieren. Ohne Einsteins spezielle Relativitätstheorie aus dem Jahre 1905 könnten wir heute keine Handys nutzen.

Im Unterschied zu den weichen Geisteswissenschaften spricht man von den harten Naturwissenschaften, und diese orientieren sich besonders an Menschen, die erst Beweise sehen und alles messen und analysieren wollen. Gerade diese harte Wissenschaft produziert aber seit mehr als hundert Jahren Ergebnisse, die uns ganz unmissverständlich im Hinblick auf unsere Alltagserfahrungen aufzeigen,

- dass wir unsere Umwelt nur auf einer *relativen* Ebene wahrnehmen können
- dass unser natürliches Sensorium für den tieferen Blick unzulänglich ist
- dass es auf den tieferen Ebenen keinen festen Kern, keine Konstanz gibt
- dass sich auf den tieferen Ebenen eine allumfassende Verbundenheit zeigt
- dass jede Antwort nur noch viele weitere Fragen aufwirft

Dieses Verständnis bahnte sich im westlichen Gedankengut aber schon deutlich früher an, unter anderem durch die Erkenntnisse einer Reihe von griechischen Philosophen, die vor mehr als 2000 Jahren ihre Umwelt verstehen wollten. Dazu gibt es umfangreiche Literatur. Deshalb soll hier nur sehr kurz erwähnt werden, dass zum Beispiel schon Plato in seiner *Ideenlehre* zeigen wollte, dass wir Menschen verblendet und unwissend sind; daher können wir nie das „Ding an sich" erkennen, sondern immer nur seinen Abglanz. Wir hantieren mit Begriffen und Objekten, sind aber nicht in der Lage dazu, in die tiefere Ebene zu blicken. Wir bleiben auf einer relativen Schicht. Um das Absolute zu erkennen, ist ein rigoroser Befreiungsakt notwendig. Plato prägte sein *Höhlenparadigma:* Wir Menschen sind in einer Höhle gefangen und sehen nur Schatten der Dinge, die draußen existieren. Um frei zu werden, müssen wir die Höhle verlassen.

Der feine Unterschied

Für unser Ziel der Befreiung und der Klärung unseres Geistes ist es hilfreich, wenn wir die beiden Ebenen der *relativen* und der *absoluten* Wahrheit nicht miteinander vermischen. Im Kontext der *relativen* Ebene können wir zum Beispiel Kategorien bilden, Beweisführungen nachvollziehen und die Dinge zumindest relativ exakt beschreiben und verstehen. Wir dürfen aber nicht den Fehler begehen, diese Mechanismen auch auf die Aspekte der *absoluten* Ebene übertragen zu wollen. Die tiefgründigsten absoluten Wahrheiten lassen sich kaum klar von uns wahrnehmen und noch weniger einfach messen oder regelmäßig wiederholbar beweisen. Hierfür benötigen wir einen spirituellen Zugang.

Ein eher simples Beispiel dafür: Im relativen Bereich können wir vielleicht feststellen, dass ein Hilfesuchender mit einer sehr gebeugten Meditationshaltung wahrscheinlich Verspannungen bekommen wird. Wir sollten aber sehr vorsichtig mit der Behauptung sein, dass wir mit einer unguten Körperhaltung keinen Zugang zu unserer Buddhanatur bekommen können.

Wie sicher und gültig sind die hier gemachten Aussagen?

Wenn wir uns auf den Dharma berufen und gleichzeitig versuchen, die buddhistischen Grundsätze in unsere moderne Welt zu transportieren, bemerken wir einen gewissen Spielraum, den uns die Lehre gibt. Selbst die 2500 Jahre alten buddhistischen Grundprinzipien von untrennbarer Verbundenheit, Ich-Illusion und stetigem Wandel sind mit modernen naturwissenschaftlichen Erkenntnissen kompatibel, wie sie uns zum Beispiel die Physik oder die Hirnforschung vermitteln. Trotzdem sollte die Frage gestattet sein, ob die buddhistische Psychotherapie tatsächlich die Grundaussagen des Buddhismus wiedergibt, ob also unsere Psychotherapieform sich eigentlich buddhistisch nennen darf.

Buddha hat uns Drei Gütesiegel mitgegeben, die gewissermaßen als Prüfstein für jede Lehre dienlich sein können. Die Güte unserer buddhistischen Psychotherapie muss sich an den folgenden drei Qualitätsmerkmalen messen lassen.

Die Drei Dharma-Siegel oder die Gütesiegel der Lehre

1. Nirvana: Die Essenz der gesamten buddhistischen Lehre ist die Befreiung oder Erleuchtung, das Nirvana (vgl. die 1. Grundlage der BPT).

2. Unbeständigkeit: Wenn wir etwas festhalten wollen, entsteht Leiden. Die einzige Konstante ist der Wandel. Nichts bleibt, wie es ist (vgl. die 13. und 14. Grundlage der BPT).

3. Nicht-Selbst: Wir sind auf einer tieferen Ebene untrennbar mit allem in Wechselwirkung verbunden. Nichts besitzt Eigenschaften, die aus sich selbst heraus entstanden sind. Alles ist zusammengesetzt aus einer großen Vielzahl an Vorbedingungen. Ein fester Kern existiert nicht – weder in uns als fester Ich-Kern noch in anderen Dingen. Alles ist leer in Bezug auf ein unabhängiges getrenntes Selbst (vgl. die 13. Grundlage der BPT).

Wenn wir die Grundlagen der BPT studiert haben und sie zu diesen Drei Gütesiegeln in Beziehung setzen, können wir eine gute Einvernehmlichkeit wahrnehmen. Die BPT entspricht den geforderten Drei Gütesiegeln, da die Drei Dharma-Siegel zu den Kernaussagen der BPT gehören.

Die Lehre verstehen und dann darüber hinausgehen

Die umfangreiche buddhistische Lehre, die wir hier nur sehr komprimiert darstellen konnten, ist zwar reich an vielen bedeutsamen Erkenntnissen, aber dennoch nur Mittel zum Zweck, vergleichbar einem „Floß, das uns zum Ufer des Erwachens bringt“ (Buddha). Es geht auch nicht primär um ein interessantes Floß, sondern darum, den Fluss (des immer wiederkehrenden Leidens) zu überwinden und Befreiung zu finden.

An diese Orientierungshilfe wollen wir uns auch im Rahmen dieser 21. Grundlage halten. Wir haben sehr viel erfahren über die verschiedenen Aspekte der buddhistischen Lehre, die theoretischen und die daraus folgenden praktischen Konsequenzen für unsere buddhistische Psychotherapie. Wir haben nichts Geringeres versucht, als mit Worten und bildhaften Beispielen, mit Anregungen und Informationsvermittlung einen Sachverhalt zu transportieren, der sich seiner Natur nach eigentlich nur sehr schwer in festen Begriffen fixieren lässt.

Simone A. hinterfragt jede Anleitung, es macht ihr Vergnügen, sich intensiv über die Details der Lehre auszutauschen. Längere Zeit fällt es ihr ziemlich schwer, selbstständig eine klare und ruhige Meditation durchzuführen. Sie bekommt Anregungen, zuerst aktivere Meditationsformen zu nutzen. Im weiteren Verlauf kann sie recht gut von Klangschalenmeditationen profitieren, erhält dafür allerdings die Instruktion, bewusst und gegenwärtig zu bleiben, sich in erster Linie auf ihren Körper und die Empfindungen zu konzentrieren. So kann Simone sich langsam mehr von ihrer Anhaftung an die Lehre befreien und auf ihre eigenen Erfahrungen beziehen.

Als sie später in einer tiefen meditativen Versenkung ihre ersten persönlichen Erfahrungen mit Grenzauflösungen macht, beginnt Simone zu verstehen, wie sich der Unterschied zwischen der Lehre und der eigenen Erfahrung anfühlt.

Diese Grundlage sollte uns Folgendes vermitteln:

Die buddhistische Lehre ist sehr kostbar und hilfreich für uns. Sie ist aber kein Selbstzweck, sondern sollte lediglich als Hinweisschild verstanden werden. Buddha ist den Weg zur Befreiung vor uns gegangen und hat uns klar nachvollziehbare Hinweisschilder oder Wegbeschreibungen hinterlassen. Wir studieren diese Hinweise sehr achtsam, aber wir lassen unser übergeordnetes Ziel nie aus den Augen. Wir sollten neugierig bleiben, auf was die Lehre letztendlich verweist.

Alles ist wichtig und gleichzeitig unbedeutend. Alles besitzt einen edlen Funken, aber nichts existiert eigenständig. Selbst die buddhistische Lehre ist zwar heilsam und hilfreich für uns, auf einer tieferen Ebene aber unbedeutend. Selbst im Bereich des Nirvana ist alles kostbar, wertvoll und einzigartig, doch ohne nennenswerte Bedeutung.

Alle Widersprüche haben ihre Berechtigung und lösen sich auf einer tieferen Ebene auf. Alle Gegensätze sind Punkte eines Kontinuums einer Dimension. Eine tiefer liegende Einheit liefert uns diese Kategorien und entzieht sich damit unserer direkten Wahrnehmung. Gegensätze sind kein Problem, sie sind ein Zeichen für die relative Ebene. Beide Ebenen sollten wir gut kennen- und unterscheiden lernen.

Wir erreichen Befreiung, wenn wir für uns selbst herausfinden, erkennen, verinnerlichen und verwirklichen, was wir sind, wenn wir die *relative* Ebene verlassen …

Die 22.
Grundlage der BPT

Studiere die Literatur

> Wir brauchen Geduld für uns selbst und für alle anderen. Mit Geduld können wir uns mit unserer eigenen Geschwindigkeit den Wahrheiten nähern.
>
> – Buddhistische Psychotherapie –

Die buddhistische Literatur hat fast unüberschaubare Dimensionen angenommen. Hier finden sich klassische alte Texte, moderne Auslegungen, alltagstaugliche einfache Lebenshilfen, Bücher zu einzelnen Aspekten der Lehre etc. Hinzu kommt eine große Zahl an CDs und DVDs mit Vorträgen, Filmen, Meditationsanleitungen und Musik etc. Das hat den Vorteil, dass wir uns je nach aktueller Verfassung auf unterschiedliche Aspekte und auf verschiedene Differenzierungsgrade einlassen können und eine schöne Auswahl zur Verfügung haben.

Jeder Leser kann sich bei der Literatursuche entweder auf eigene Vorlieben und seine Intuition verlassen oder auch gerne den Rat von buddhistischen Lehrern und buddhistischen Psychotherapeuten in Anspruch nehmen.

Besondere Literaturempfehlungen

Für ein erstes Kennenlernen der buddhistischen Themen kann das Buch *Wie Siddhartha zum Buddha wurde* von Thich Nhat Hanh empfohlen werden. Hier wird in Romanform das Leben und die Lehre von Buddha sehr unterhaltsam und doch tiefgründig dargestellt.

Für eine Vertiefung eignet sich das Buch *Das weise Herz* von Jack Kornfield, in dem die buddhistische Psychologie sehr anschaulich und praxisnah mit vielen Beispielen dargestellt wird.

Die Reden des Buddha – Mittlere Sammlung in der Übersetzung von Karl Eugen Neumann ist ein Klassiker. Hier finden wir 152 Lehrreden *(Sutras)* von Buddha. Die Übersetzung ist alt und schön; Sprache und Wortwahl erfordern eine gewisse Einstimmung.

Literaturempfehlungen zur buddhistischen Psychotherapie

Allione, Tsültrim: *Den Dämonen Nahrung geben*
Brahm, Ajahn: *Die Kuh, die weinte*
Brahm, Ajahn: *Nur dieser Moment*
Chödrön, Pema: *Wenn alles zusammenbricht*
Chodron, Thubten: *Es ist Dein Ärger*
Dalai Lama: *Das Buch der Freiheit* (Autobiographie)
Dalai Lama: *Das Buch der Menschlichkeit*
Dalai Lama: *Harmonischer Geist – vollkommenes Bewusstsein*
Dalai Lama: *Die Lehren des tibetischen Buddhismus*
Dalai Lama: *Die Vier edlen Wahrheiten*
Dalai Lama mit Viktor Chan: *Die Weisheit des Verzeihens*
Dalai Lama, Howard C. Cutler: *Die Regeln des Glücks*
Frasch, Albrecht: *Eine neue Dimension – Geist und Psyche; psychologisch und psychotherapeutisch relevante Aspekte des Tibetischen Buddhismus*
Goleman, Daniel: *Dialog mit dem Dalai Lama*
Govinda, Anagarika: *Die psychologische Haltung der frühbuddhistischen Philosophie*
Gunaratana, Mahathera Henepola: *Die Praxis der Achtsamkeit*
Kornfield, Jack: *Das Tor des Erwachens*
Kuby, Clemens & Olvedi, Ulli: *Living Buddha*

Küng, Hans: *Spurensuche – Die Weltreligionen auf dem Weg*
Mitchell, Robert Allen: *Buddha*
Nydahl, Ole: *Das große Siegel*
Osho: *Der Weg des Buddha*
Shantideva: *Der Weg des Lebens zur Erleuchtung – Das Bodhicharyavatara*
Sogyal Rinpoche: *Das tibetische Buch vom Leben und vom Sterben*
Thich Nhat Hanh: *Das Herz von Buddhas Lehre*
Thich Nhat Hanh: *Körper und Geist in Harmonie*
Trungpa, Chögyam: *Achtsamkeit, Meditation und Psychotherapie; Einführung in die buddhistische Psychologie*
Wetering, Janwillem van de: *Ein Blick ins Nichts*
Wetering, Janwillem van de: *Das Koan*
Wetering, Janwillem van de: *Der leere Spiegel*
Wetering, Janwillem van de: *Reine Leere*
Yongey Mingyur Rinpoche: *Buddha und die Wissenschaft vom Glück*
Yongey Mingyur Rinpoche: *Heitere Weisheit*
Zotz, Volker: *Mit Buddha das Leben meistern*

Literaturempfehlungen zu westlichen Wissenschaften

Psychologie und Psychotherapie

Freud, Anna: *Das Ich und die Abwehrmechanismen*
Fromm, Erich: *Haben oder Sein*
Fromm, Erich, Daisetz T. Suzuki, Richard de Martino: *Zen-Buddhismus und Psychoanalyse*
Jung, C. G.: *Zur Psychologie westlicher und östlicher Religion*
Kernberg, Otto F., Birger Dulz, J. Eckert: *WIR: Psychotherapeuten über sich und ihren „unmöglichen" Beruf*
Reich, Wilhelm: *Charakteranalyse*
Wilber, Ken: *Wege zum Selbst*

Psychologie und Hirnforschung

Bauer, Joachim: *Das Gedächtnis des Körpers*
Geyer, Christian (Hrsg.): *Hirnforschung und Willensfreiheit*
Gleick, James: *Chaos – die Ordnung des Universums*

Grawe, Klaus: *Neuropsychotherapie*
Harris, Judith Rich: *Jeder ist anders – Das Rätsel der Individualität*
Libet, Benjamin: *Mind Time – Wie das Gehirn Bewusstsein produziert*
Lurija, Aleksandr R.: *Das Gehirn in Aktion*
Nörretranders, Tor: *Spüre die Welt; die Wissenschaft des Bewußtseins*
Pert, Candace B.: *Moleküle der Gefühle – Körper, Geist und Emotion*
Ratey, John J.: *Das menschliche Gehirn*
Rüegg, Johann Caspar: *Psychosomatik, Psychotherapie und Gehirn*
Sacks, Oliver: *Der Mann, der seine Frau mit einem Hut verwechselte*
Schiepek, Günter (Hrsg.): *Neurobiologie der Psychotherapie*
Singer, Wolf & Ricard, Matthieu: *Hirnforschung und Meditation; ein Dialog*

Bisherige Veröffentlichungen des Autors:

Buddhistische Psychotherapie – Ein Leitfaden für heilsame Veränderungen
Befreit – Verbunden – Der buddhistische Weg zu einer glücklichen Liebesbeziehung
Praxisbuch Buddhistische Psychotherapie
Einführung in die Buddhistische Psychotherapie
Der leichte Weg – Buddhistische Strategien, die in unserem Alltag funktionieren
Der Tod des Dalai Lama (Roman)
Buddhistische Lebenskunst
Leben und Sterben – Buddhistische Inspirationen für unseren Weg zwischen Geburt und Tod
Achtsame Selbststeuerung – Grundlagen und Praxis der Achtsamkeit
Psychosomatik ist die Art und Weise wie wir alle funktionieren
So beruhigen Sie sich! – Eine psychologische Anleitung zum Umgang mit Bedrohung und Terror
Buddhistische Psychotherapie in der Anwendung
Meditation ON THE GO – Einstieg und Vertiefung für unterwegs
KörperBewusstSein – Die Kunst der Entspannung in der Anspannung

Weitere Informationen (Fortbildungstermine, Seminare, Vorträge, Literatur, Konzepte, Kontakte etc.) zur Buddhistischen Psychotherapie können abgerufen werden unter: *www.BuddhistischePsychotherapie.de*

Über den Autor

DR. MATTHIAS ENNENBACH arbeitet seit rund 20 Jahren in klinischen Kontexten, eigener Praxis, sowie als Seminarleiter und Ausbilder für Buddhistische Psychotherapie BPT®. Neben einem Abschluss als Diplom-Psychologe, psychotherapeutischen Fachausbildungen zum approbierten Psychologischen Psychotherapeuten und der Promotion an der medizinischen Fakultät der Universität München ist der Autor langjährig praktizierender Buddhist. Seine buddhistische Ausbildung basiert auf Seminaren, Unterweisungen, Konferenzen, Meditationsretreats, Lektüre, Tempelbesuchen und Teilnahme an buddhistischen Zeremonien in Asien und Deutschland. In seiner therapeutischen Arbeit in Kliniken, privaten Einrichtungen und eigener Praxis war es ihm möglich, die östlich-buddhistische und die westlich-psychotherapeutische Behandlungsform zu einer heilsamen und erfolgreichen Praxismethode zu integrieren.

Die Buddhistische Psychotherapie BPT® ist eine integrative, therapeutische Lehr- und Praxismethode, die Elemente aus den angewandten Neurowissenschaften und den westlichen Methoden der Psychotherapie umfasst. Die nicht-religiösen buddhistischen Inhalte bilden den konzeptionellen Rahmen, die Leitlinien und Leitbilder. Zudem werden konkrete buddhistische Übungen integriert.